名中医治疗痰病医案精选

主　编　王宏莉　唐先平　于亚南

U0140612

中国纺织出版社有限公司

图书在版编目（CIP）数据

名中医治疗痰病医案精选 / 王宏莉，唐先平，于亚南主编 . -- 北京：中国纺织出版社有限公司，2023.4

ISBN 978-7-5180-1049-3

Ⅰ . ①名… Ⅱ . ①王…②唐…③于… Ⅲ . ①痰证—医案 Ⅳ . ① R255.8

中国国家版本馆 CIP 数据核字（2023）第 026692 号

责任编辑：樊雅莉 高文雅 责任校对：王蕙莹 责任印制：王艳丽

中国纺织出版社有限公司出版发行

地址：北京市朝阳区百子湾东里 A407 号楼 邮政编码：100124

销售电话：010—67004422 传真：010—87155801

http://www.c-textilep.com

中国纺织出版社天猫旗舰店

官方微博 http://weibo.com/2119887771

三河市宏盛印务有限公司印刷 各地新华书店经销

2023 年 4 月第 1 版第 1 次印刷

开本：710×1000 1/16 印张：26.5

字数：423 千字 定价：98.00 元

序
Preface

医案是继承发扬中医药学遗产、交流临床经验和学术思想的一种形式，它既能体现中医辨证论治的鲜明特点，又能反映各家学派的独特见解。在每个鲜活医案中包含着丰富多彩的临床心得体会，从个体化治疗的成功经验中可归纳总结出一些可供学习借鉴的新的诊疗思路和方法，而且也可供同道从中领悟到完整系统的中医理论，提高临床疗效。中医医案是中医学宝库中重要的组成部分，我认为学习医案可以令人大开眼界，拓展思路，从中受到教益和启迪，提高临床工作者辨证论治水平和临床疗效。学习医案如能做到反复阅读、仔细揣摩，前后对照、层层剖析，以方测证、审证求因，虚心学习、触类旁通，病证结合、中西汇通，勇于实践、大胆印证，无疑会大有裨益。

当前，面临继往开来、与时俱进、勇于创新的良好学术环境，在中医理论指导下，提高疗效是中医药发展的关键所在，剖析古今医案，收集、整理、总结当今名老中医经验，势在必行，应引起足够的重视。这也是我的学生们编撰此书的初衷。

对于医案的剖析，本书力求抓住疾病的特点，或用药特点，或治法立法的独到之处等，把主病、主症、主脉、主要治法、主方、主药展示给读者，特别是对辨证立法何以如此及用药心得等衬托得格外鲜明。同时，力求尽量从理论上阐述得精辟、透彻、生动，使读者阅后一目了然，知其所云，心悦诚服。诚然，由于我们中医药理论水平不高、临证诊疗经验的局限性等原因，恐仍有未达其意、挂一漏万，乃至谬误之处，望同道给予批评指正。

胡荫奇

二〇二二年六月于北京

前 言
Foreword

　　中医药学历史悠久，中医药宝库内容博大精深。继承和发展，是中医学术研究的永恒主题，继承是为了更好地发展。收集整理现代名医医案是继承中医学宝贵遗产的一项重要内容。医案既是临床医生在诊疗过程中对于病证案例的真实记述，又是总结和传授临床经验的重要方法之一。

　　古训有：怪病、疑难病多从痰论治。痰病是一类临床上常见、多发的疑难性疾病，其病因病机复杂，临床表现常呈多学科、边缘性特征。痰病医案，尤其是现代痰病医案多散见于内、外、妇、儿、皮肤等各科医案中，读者很难于短时间内全面阅读了解。鉴于此，我们组织人员，从中医专病角度编写了《名中医治疗痰病医案精选》，希望能对提高中医痰病的诊疗水平发挥一定的促进作用。

　　本书意在选取当代中医临床名家治疗痰病的验案，以资临床借鉴。其遴选标准：一是医案必须出自当代中医名家；二是医案必须有复诊情况，是能够判断治疗效果的验案。全书共分绪论、上篇、下篇和附录4部分。绪论阐述了痰病的概念、痰邪致病特点、痰病的体征与症状特点、痰病的治疗原则与治法、痰病常见证候与治法等；上篇以中医病名为纲，以医家为目，对所收集的名家验案进行分类编写；下篇以西医病名为纲，以医家为目，对所收集的病案进行分类编写；附录收录了几位有代表性的当代知名痰病专家的诊疗经验与验案，以使读者了解目前痰病的诊疗进展。

　　根据《中华人民共和国野生动物保护法》《中华人民共和国陆生野生动物保

护实施条例》《濒危野生动植物种国际贸易公约》和国务院下发的《关于禁止犀牛角和虎骨贸易的通知》精神，犀牛角、虎骨、穿山甲亦不能入药。为保持处方原貌，故本书中涉及含有犀牛角、虎骨、穿山甲的处方，均未删除，但临床上切勿使用，若使用此类处方，可根据原卫生部卫药发（1993）第59号文件精神执行。文中处方涉及何首乌等现代研究证明有肝肾毒性的中药，请读者酌情使用。

为保持原貌，部分医家处方用药剂量等仍按其处方用名，原剂量两钱分等；具体使用时可转换成国际通用的克（g）为单位。汉唐一两 =13.8g、宋金元一两 =41.3g、明清一两 =37.3g，现代药材一般一钱 =3g。

本书在编写过程中得到了中国中医科学院望京医院、中国纺织出版社有限公司及其他有关单位的大力支持，在此一并表示衷心感谢。

由于编者水平有限，疏漏、谬误之处在所难免，恳请中医同道及广大读者不吝指正。

唐先平

2022 年 6 月

目 录
Contents

第三章　饮证眩晕

第四章　痰　厥

第五章　中　风

第十四章　哮　病

第十五章　胸　痹

第十六章　噎　膈

第十七章　反　胃

第十八章　痰　秘

第三十五章　风湿类疾病

第三十六章　消化系统疾病

第三十七章　呼吸系统疾病

第三十八章　泌尿系统疾病

第四十二章　男科疾病

第四十三章　妇科疾病

附　录

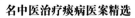

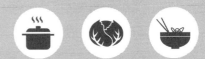

绪　论

　　痰饮是机体水液代谢障碍所形成的病理产物。这种病理产物一经形成就作为一种致病因素作用于机体，导致脏腑功能失调而引起各种复杂的病理变化。痰饮一般分有形和无形两类。①有形之痰：是指视之可见、触之可及、闻之有声的实质性痰浊和饮液，如咳嗽之吐痰、喘息之痰鸣等。这是由呼吸道分泌的痰液。②无形之痰：是指由痰饮引起的特殊疾病和症状，只见其症，不见其形，看不到实质性的痰饮，因无形可征，故称无形之痰。其作用于人体，可表现出头晕目眩、心悸气短、恶心呕吐、神昏谵狂等，多以苔腻、脉滑为重要临床特征。

　　总之，痰饮不仅指从呼吸道咳出来的痰液，更重要的是指作用于机体后所表现出来的症状和疾病。这两个方面，前者易于领会而后者却难以理解，但后者比前者更为重要。

一、概述

（一）痰的概念

　　中医学所论之痰，有狭义、广义之分。狭义的痰，单指产生于呼吸道或鼻腔，由其黏膜分泌，经由口腔咳吐而出的黏稠、混沌的液状物质，又称为有形之痰。广义的痰包括"饮"（统称"痰饮"），泛指脏腑功能失调，或疾病过程中由于水液代谢障碍而产生的病理产物。这种病理产物一旦形成，可引起一系列独具特点的病证，具体包括有形之痰及无形之痰。所以，所谓痰饮，既指经由口腔咳吐而出的黏稠、混沌的液状物质，即有形之痰，又指稽留在脏腑、组织、肌肉、经络、关节内的无处不到、无物可征、无形可见，但能引起某些特殊病证的致病因子，即无形之痰。由于痰能阻滞气血，流窜经络，妨碍脏腑功能，影响整体气化，故而致病多端，可随其侵犯（或停留）部位的不同，出现不同的症状。

痰和饮虽属同类（痰即煎炼之饮，饮即稀薄之痰），实不相同，是一个大概念中的不同方面。一般的区别是，稠浊滑利者为痰，清稀质黏者为饮；停聚于机体某一部位的为饮，流窜全身各处的为痰。正如《景岳全书·杂证论·痰饮》所云："痰之与饮，虽曰同类，而实有不同也。盖饮为水液之属。"

（二）痰的生成

痰饮是由人体津液凝聚变化而成。其形成，在外与风、寒、暑、湿、燥、火六淫邪气及思虑、恼怒、惊恐等七情因素有关，在内则主要与五脏（心、肝、脾、肺、肾）功能失调及气化、水液代谢障碍相关。

（1）六淫致痰

风寒外袭，内舍于肺，影响肺之气化，肺津不布，凝而为痰。以风为主者，痰质清稀而多沫；以寒为主者，痰质稍稠而色白。

暑热火邪外袭，内灼于肺，影响肺之直肃，肺津停蓄，加之热邪煎熬，凝炼为痰，其痰质多稠浊而黏，甚则夹带血丝。

燥邪外袭，内伤及肺，肺失清肃，耗灼阴津，津凝为痰，其痰质胶黏成块，难以咳出。

湿邪外袭，殃及中焦，困遏脾阳，影响水液运化，水湿停蓄，聚而成痰。痰留胃肠，可致恶心、纳呆、肢体困重、肠鸣辘辘，泻痢不爽；痰注四肢，可致肢体酸痛、重着肿胀等。

一般说来，痰生于六淫者，除以咳嗽为主症外，多兼外感表证或恶风怕冷，鼻塞流涕；或发热汗出，口渴咽痛；或口干咽燥，皮肤皲裂。

（2）七情致痰

若情志不遂，肝失疏泄，气机郁滞，日久化热，热邪内炽，津受煎灼，凝炼为痰；若思虑过度，脾胃呆滞，运化失职，水津停蓄，聚而为痰；所愿不遂或心事过重，暗耗心阴，心火亢盛，炼津成痰；过度悲伤，损及肺气，肺失宣肃，水津不布，停聚为痰。

一般说来，七情所生之痰，多为无形之痰，其致痰过程，大都先由某种特殊情志损伤相应脏腑，影响某脏腑的气化功能，进而变生痰饮，故七情所生之痰，一般都伴有受损脏腑的相应症状。

（3）酒食致痰

过量饮酒，或以酒为浆，或嗜饮如命，一则酒可内生湿热，湿邪内盛，受热邪煎熬成痰；二则酒可损伤脾胃，使运化失职，水津不布停聚为痰。

暴饮暴食，或饮食自倍，或饥饱无时，损伤脾胃，使运化失职，饮食停滞成痰；恣食肥甘厚味，内生湿热，久而凝聚成痰；贪凉饮冷，中阳受损，清气不升，水饮不化，水饮与浊物混聚中焦，酿生痰饮。

一般说来，酒食所致之痰证，多见腹胀、纳呆、恶心泛吐、头昏且闷、身体困乏、肢体沉重、大便稀溏、舌苔腻、脉滑等症。

（4）五脏与痰

1）脾为生痰之源：痰是在水液代谢失常基础上产生的病理产物。正如王节斋所云："痰属湿，乃津液所化。"而水液的运行、分布及代谢主要由脾所主。若脾气亏虚，一则不能运化水湿，水湿潴留，聚而成痰；二则不能布精于肺，下输水道，则清者难升，浊者难降，留中滞塞，瘀而成痰；三则摄纳无权，中焦水液泛滥于上，变生为痰。由于"脾主湿，湿动则为痰"，故曰"脾为生痰之源"。

2）肺为贮痰之器：肺位居上焦，除主司呼吸外，其"宣发"和"通调水道"功能是保证"水津四布"的重要环节，故有"肺主行水"之说。若肺气虚馁，或肺受邪侵，失去宣发和通调水道的功能，就会影响水液的运行和排泄，从而停蓄为痰。加之平常咳吐的有形痰液，大都出自肺系，因而中医认为"肺为贮痰之器"。

3）肝为风痰之窠：肝为风木之脏，体阴而用阳，各种内外因素作用于肝脏，均可招致肝风。若暴感温热之邪，热势高涨，阳化风动，或邪热深入厥阴，引动肝风，可见颈项强直、目睛上吊、角弓反张、四肢抽搐、身板木僵等"风胜则动"之征。此证多兼高热，而热邪内炽，可灼津炼痰，痰热内盛，蒙蔽神明，往往伴见神志不清。若素体阴虚，或年迈寿高，营阴内耗，肝木失养，虚风内动，同时阴虚必有内热，内热可生痰，风痰相兼，上扰清宫则眩晕头痛；横窜筋脉则肢麻震颤；若肝阳暴涨，风火相煽，痰火互恋，风鼓痰涌，可蒙心犯脑，蔽遏神明，从而出现神昏不语、舌强语謇、口眼㖞斜、肢体偏瘫诸症。由此可见，肝风既成（无论属实属虚），往往与痰邪相挟为患，形成"风痰"这一特殊病理现象。而风痰大都源于肝木，故曰"肝为风痰之窠"。

4）肾为生痰之根："痰之本，水也"，而"肾主水"。肾为元气之宅，气化之本。肾通过气化作用参与水液的蒸腾利用和排泄。肾气亏虚，气化无力，水液代谢失常，水液潴留，泛溢成痰。故曰"肾为生痰之根"。临床上常见年高肾衰之人，易患咳嗽、痰喘之疾，其痰深伏于下，咳吐困难，且多伴腰酸腿软，小便频数等肾虚症状，此痰即所谓肾生之痰。

5）心痰易蔽神明：若肝郁气滞，郁而化火，肝火殃及于心；或所愿不遂，心气不宣，郁而化热；或脑力过度，耗费心血，皆可造成心阴虚而心火炽，火炽则炼痰，心痰既成，其阴黏、胶顽之性最易阻遏心气、蒙蔽神明，从而出现心悸、怔忡、不寐、健忘，甚则癫狂诸症。痰饮者，津液凝聚之变也，与湿同类，属阴邪，易困遏阳气，阻滞气机。痰饮一旦形成，一部分通过人体的"气化"作用，逐渐消除（或消散）；另一部分则蓄留体内，酿成百病之祸端。

其属饮者，多停积于肺和胃肠，可随口腔咳吐而出，或从大便排出；其属痰者，性滑利，可渗润于血脉之中，随气血运行，流动不测，上至巅顶，下至涌泉，随气升降，外而皮肉经络，内而五脏六腑，无处不到，犹如"云雾之在天壤，无根底，无归宿，来去无端，聚散靡定"。

（三）痰饮的分类

（1）从形来分

分为经口鼻而出的有形之痰和渗润于血脉、藏于经络之中的无形之痰。

（2）从质来分

分为痰和饮，前者稠浊，后者清稀。

（3）从生痰原因来分

1）由外因而生者：一曰风痰，外邪贼风乘虚而入，多致瘫痪奇症，见头痛、眩晕、闷乱昏糊、抽搐挛急等；二曰寒痰，即冷痰也，症以骨痹、四肢不举、刺痛多见，以无烦热、凝结清冷为特点；三曰湿痰，症以身重而软、倦怠困弱为特点；四曰热痰，即火痰也，多烦热燥结，头面烘热，或为眼烂喉痹，癫狂嘈杂，懊𢙅怔忡，其色亦黄；五曰郁痰，即邪郁于心肺，久则凝滞成痰，滞于胸膈，稠黏难咳，多毛焦，咽干、口燥、咳嗽喘促，色白如枯骨；六曰气痰，七情郁结，痰滞咽喉，形如败絮或如梅核，咳之不出，咽之不下，胸膈痞闷；七曰食痰，饮食不消，或夹瘀血，遂成窠囊，以至痞满不通；八曰酒痰，因饮酒不消，或酒后多饮茶水，但得酒次日即吐，饮食不美，呕吐酸水等；九曰惊痰，因惊而生，痰结成块，在胸腹发则跳动，痛不可忍，或发癫痫，临床上妇人患此证者多见。

2）由五脏而生者：生于脾者，名曰湿痰，症见四肢倦怠，或腹痛、腹胀、泄泻，脉缓，形肥体胖之人多患此证；生于肺者，名曰燥痰，症见咽干口燥，咳嗽、喘促，毛焦，面白如枯骨；迷于心者，名曰热痰，症见怔忡、癫狂、梦寐奇怪，其脉洪；聚于肾者，名曰寒痰，症见足膝酸软，眩晕，头风，眼目瞤动，昏涩，耳轮瘙痒，胁肋胀痛，瘫痪，麻木蜷跛奇症。

（4）从痰饮停留部位来分

1）痰饮：饮留胃肠，谓之痰饮。症见脘腹胀满而痛，胃中时有振水声；或肠间辘辘有声，脉沉弦有力。

2）悬饮：饮停胸胁，谓之悬饮。症见胸胁胀满疼痛，以胁下部位为主，呼吸、咳唾、转侧时疼痛加重，气短息促，舌苔白，脉沉弦。

3）支饮：饮犯胸肺，谓之支饮。症见咳喘、胸满，不能平卧，呼吸困难，痰如白沫，量多，久咳则面目水肿，舌苔白腻，脉弦紧。

4）溢饮：饮溢四肢，谓之溢饮。症见四肢沉重或关节疼痛，甚则肢体微肿，无汗恶寒，口不渴，或兼见咳喘，痰多白沫，苔白，脉沉紧。

（四）痰与气血津液及其他病邪的关系

（1）痰与气

1）气能行痰：气是水液及血液运行的动力，气行则血行，气行则水行。而痰饮与血、水同属液性，而且痰饮一旦形成，其无形之质多渗润于血脉之中，在气的推动下可周流运行无处不到，故曰气能行痰。

2）气能生痰：气是脏腑功能活动的体现，元气更是温煦和激发脏腑功能活动的原动力。元气越充沛，脏腑功能越强盛。若元气衰弱，脏腑不健，气化无力，水液代谢失常，水精该布不布、该行不行、该排不排，就可导致水湿停聚，聚而生痰，故曰气能生痰。

3）气能化痰：精、气、血、津液在人体内的新陈代谢及其相互转化，是通过气化作用来实现的；如果气化作用失常，则影响整个物质的代谢过程，尤其是影响气、血、津液的生成输布，影响汗液、尿液和粪便的排泄，从而变生痰饮。反之，若气化旺盛，一则水液代谢正常，痰邪无由变生；二则既生之痰饮也可随代谢作用的加强，"化"而消失，故曰气能化痰。

（2）痰与血

痰属液性，与血同类，其滑利之性渗润于血液中，可随血流动；其胶黏之性附着于脉管壁上，可影响气血运行，成为"瘀"血的致病因子。

（3）痰与津液

津液是生成痰饮的物质基础，津液代谢失常，或凝而成痰，或聚而为痰，或灼炼生痰，故善治痰者，必以调节津液代谢为先。

（4）痰、饮、水、湿

四者同源而异流，都是由于人体津液的运行、输布、传化失调，而形成的一种病理产物，又是一种致病原因。四者皆为阴邪，具有阴邪的一般性质。湿聚为水，积水成饮，饮凝成痰，其中痰、饮、水三者的区别是：稠浊者为痰，清稀者为饮，更清者为水。

（5）痰热（火）互结

火热之邪易伤气耗津，津液受煎，炼而为痰，故火热邪气为酿生痰邪的重要致病因子，痰乃阴津的凝炼状态，正如古人所云："痰即有形之火，火即无形之痰。"而热痰一旦形成，其胶黏之性，极易与热邪胶合黏结，互恋难分，故有"痰热互恋""痰火互结"之说，且痰随火而升降，火引痰而横行。鉴于此，治疗因热（火）致痰时，必须首先清热降火，以断生痰之因，而在清热降火时，必须注重化痰涤痰，有形痰浊得以涤除，火热之邪无物可恋，则易清易息。

（6）寒凝痰滞

寒为阴邪，寒邪袭肺或寒邪直中肠胃，或素体阳虚，寒邪内生，均可困遏阳气，使湿凝水聚，变生痰饮。因寒主凝滞，性收引，故因寒邪所生之痰，大都停聚凝滞于某一局部部位，表现为局部疼痛，冷厥不仁等。

（7）痰瘀同因互生

痰瘀同属阴类，为人体脏腑经络、气血阴阳功能失调的病理产物，凡外感六淫、内伤七情、饮食劳倦损伤，均可导致人体脏腑经络、气血阴阳功能失调，产生痰瘀，故痰瘀产生的原因在多数情况下是相同的，故称为痰瘀同因；痰瘀之所以同病，除其具有上述共同的发病病因外，还有一个重要的机制，就是痰瘀之间可出现相互转化的病理机制，即瘀可以转化为痰，痰亦可转化为瘀，终致痰瘀同病。对此，历代医家多有阐述，如《医宗粹言》（明·罗周彦撰）中云："先因伤血，血逆则气滞，气滞则生痰，与血相聚，名曰瘀血夹痰。"《血证论》中更是明确指出"须知痰水之壅，由瘀血使然"，都说明瘀血内停，阻碍气机，津液凝聚，则痰浊内生。另外，痰浊内生，也可阻碍气机，使血行不畅，瘀血内生。正如《医学正传》（明·虞抟）中所云："津液稠黏，为痰为饮，积久渗入脉中，血为之浊。"

（8）风痰上扰

在热性病发病过程中，热势亢盛，往往引动肝风，出现四肢抽搐、目睛上吊、角弓反张等动风见症。同时，由于高热，炼津为痰，痰热互结，蒙蔽心窍，也可兼见神志昏迷或昏糊，或胡言乱语，或舌强言謇等热扰心包、痰蒙神明的病证；在脑中风发病过程中，也表现为"风""痰"相兼为患，且风越亢，痰越深、越盛，以上病理现象，临床上称为风痰上扰。

二、痰邪致病特点

（一）痰为阴邪，易困遏阳气

痰与湿同类，属阴邪，故痰邪所犯，易困遏阳气，随停蓄部位不同而有不同见症。如痰聚中焦，困遏脾阳，可见纳呆、腹胀、呕恶、泄泻等症；痰居胸中，痹阻胸阳，可见胸闷气短、前胸闷痛或刺痛等症；痰饮凌心，困遏心阳，可见心悸、怔忡等症；痰邪上犯阻遏清阳，不能升达于脑，可见头晕、头昏、头重如裹等症；痰滞经络，阳气不能达于四末则见手肢麻木、皮肤不仁，甚至瘫痪等症。

（二）痰性黏腻，易阻碍经脉气血运行

痰乃有形阴邪，性黏质滑，渗润于经络之中，随气流行，机体内外无所不至。若痰饮流注经络，易使经络阻滞，气血运行不畅，出现肢体麻木、屈伸不利，甚至半身不遂等；若结聚于局部，则形成瘰疬痰核，或形成阴疽流注等。

（三）痰湿同类，易于互恋

湿邪乃生痰之本，痰邪为湿邪之聚。湿邪既为生痰之本，则痰邪一旦形成，易与湿邪互恋，临床上，凡痰邪致病，或多或少都同时表现出"湿"的特点，如肢体重着、纳呆、腹胀、泛吐涎沫，舌苔滑腻，脉滑、缓濡等，故治疗痰证，应立足或重视祛湿，湿去痰易散。

（四）痰火相搏，易于胶结

热邪内蕴日久或火邪内炽，均可炼津为痰，痰邪一旦形成，借其黏腻之性，易与火热之邪胶结为患，临床见症既有"热邪"或"火邪"的致病特点，又有"痰"的特点。治疗上单纯化痰不行，单纯清热或降火也不行，必须清热、降火与化痰同时进行，清热以断痰之因，化痰（或涤痰）则热无所恋。

（五）阻滞气机升降出入

痰饮为水湿所聚，停滞于中，易于阻遏气机，使脏腑气机升降失常。例如，肺以清肃下降为顺，痰饮停肺，使肺失宣肃，可出现胸闷、咳嗽、喘促等。胃气宜降宜和，痰饮停留于胃，使胃失和降，则出现恶心、呕吐等。

（六）影响水液代谢

痰饮本为水液代谢失常的病理产物，其一旦形成之后，便作为一种致病因素反过来作用于机体，进一步影响肺、脾、肾的水液代谢功能。如寒饮阻肺，可致宣降失常，水道不通；痰湿困中，可致水湿不运；饮停于下，影响肾阳的转化，可致蒸化无力，从而影响人体水液的输布、排泄，使水液进一步停聚于体内，导致水液代谢障碍更为严重。

（七）易于蒙蔽神明

痰浊上扰，蒙蔽清阳，则会出现头昏目眩，精神不振，痰迷心窍，或痰火扰心，心神被蒙，则可导致胸闷心悸、神昏谵妄，或引起癫、狂、痫等疾病。

（八）痰邪有形，易兼瘀证

痰乃有形阴邪，其胶黏之性，渗润脉道，沉积脉壁，易阻塞血脉管腔，影响血液运行，从而形成瘀血，故痰邪易致瘀，有痰必有瘀，痰瘀多同病。

（九）症状复杂，变幻多端

从发病部位言，饮多见于胸腹四肢，与脾胃关系较为密切。痰之为病，则全身各处均可出现，无处不到，与五脏之病均有关系，其临床表现也十分复杂。一般说来，痰之为病，多表现为胸部痞闷、咳嗽、痰多、恶心、呕吐、腹泻、心悸、眩晕、癫狂、皮肤麻木、关节疼痛或肿胀、皮下肿块，或溃破流脓，久而不合，苔白滑，脉滑等。饮之为害，多表现为咳喘、水肿、疼痛、泄泻等。总之，痰饮在不同的部位表现出不同的症状，变化多端，其临床表现可归纳为咳、喘、悸、眩、呕、满、肿、痛8大症。

三、痰病的体征与症状特点

痰病既然由痰邪所致，必然具有痰邪致病的特有体征和症状。

（一）特有体征

（1）形体大多偏胖

痰为阴邪，易困遏脾阳，致使清气不得正常输布，而过度蓄积于皮下，水湿不得正常运化而大量潴留于组织间隙，渐而皮脂臃肿，形肥体胖，所谓"肥人多湿""胖人多痰"正是通过长期临床观察，对这一病理现象的高度概括和总结。

（2）舌体胖大或弛纵，舌苔腻滑

痰为湿邪所聚，而湿蕴日久，必困遏脾气，导致脾虚，故舌体胖大，且有齿痕。湿气沿脾之络脉上潮于舌面，则舌苔腻滑。舌体弛纵，古称"纵舌"或称"拖舌"，为气虚痰浊壅滞之重症，乃痰浊之邪重浊停聚壅塞阻滞舌之络脉所致。

（3）两目无神，面色晦黯无光

五脏六腑精气皆上注于目，使目睛得养则眼目清灵，炯炯有神。若痰湿内蕴，滞涩经络，肝肾精气不能上注于目，则目睛失神，滞涩呆板，视物昏花；若痰气停伏皮里肉间，卫营之气运行受阻，则面色晦黯无光。

（4）皮肤油垢明显

痰邪常与热邪互恋。热属无形阳邪，主动主外，痰为有形阴质，具黏腻之性。当痰热内蕴之时，有形痰质随阳热之气趋聚体表，欲随之外透而不透，则皮肤油垢明显，或面色晦黯；若痰热随阳热之气蒸腾，渗透于外，则前阴、腋窝、手、足常泌液渗津，且有秽气，或面色光亮如涂油。

（5）体表皮下可触及肿块或结节

痰浊为有形阴邪，易凝滞、阻塞气血而致瘀；痰瘀相兼，形成肿块或结节，其质地坚牢，推之不移者，称为"岩"，乃顽痰死血相互凝结所致。

（6）肢体感觉异常

"痰随气行，无处不到"，痰随气血运行，若停留某一局部，滞涩脉络，进而影响经气通行，可出现肢体某一局部发热或发凉（或背部冰冷如掌大），或麻木不知痛痒，或肢体某些局部感觉异常，但神经科、骨外科、皮肤科等检查均未发现病变。若痰浊凝而日久，聚结不散，患处可出现肿胀或结节。

（7）溃疡、糜烂、滋水渗津或流黏稠脓液，久不收口

痰湿留伏，久而化热，痰热胶结，化腐为脓，浸淫血肉，可形成溃疡、糜烂、滋水渗津或分泌黏稠脓液。本症长期不愈，正气亏损，加之患处腠理洞开，常受外来风寒邪热之气的侵袭，营卫气血难以恢复正常，以至于患处久不收口。

（8）大便黏腻不爽或夹带黏液

痰浊滞留肠腑，阻遏腑气，使肠失传导，则大便黏腻不爽，胶黏之质随便排出，使粪便中夹带黏液。其色白者，多为寒痰；其色黄或红者，多为热痰，治疗此种"便秘"，从痰入手，方可获效。

（9）脉象多弦、滑、沉、迟

痰病脉象以滑、弦、沉、迟多见。热痰内盛者，多见弦、滑之象；顽痰痼疾凝结于里，则现沉、迟之候。对此，李时珍在《濒湖脉学》中曾有详细论述："数热迟寒滑有痰""寸沉痰郁水停胸""迟司脏病或多痰""寸滑膈痰多呕吐"。但由于广义痰病、痰证临床表现复杂，因此脉症不符者颇多，处方用药时，应以症状为准，所谓"舍脉从症"也。

（二）症状特点

（1）肢体重着、嗜睡或困倦

脾主四肢，"四肢者诸阳之末也"，痰湿内阻，困遏脾气，清阳之气不能布散、充达于四肢，故肢体重着、困倦；痰邪蔽阻，清阳之气不能升发，同时，心窍被蒙，神明不宣，故神疲困倦，或心迷嗜睡，正如《诸病源候论》所云："气短为眠，为诸痰之候。"

（2）头眩而痛，头重如裹

痰湿内蕴，困遏脾气，使清阳之气不能升达，而头乃诸阳之会，头失荣养，故见头眩、头痛、头重。

（3）低热身困，或自觉身热不扬

痰为阴邪，黏滞之性使其易于内伏。痰浊内伏，遏阻阳气，阳气不能伸，致使阴不配阳，阴遏阳郁而发热。此型发热，既不同于外感六淫之气化火，又不同于血虚、阴虚、气虚之证，其特点是身困重而热势不扬。临床上不少原因不明之低热，如未出现阴虚、气虚之类的体征，一般多属此类发热。治之当以化痰除湿为主，若妄投滋阴补气处方，则助痰恋邪，造成低热身困，缠绵难愈。

（4）呕恶或呕吐痰涎，或口黏、口腻，口干不欲饮水

痰湿停聚中焦，脾胃升降失常，胃中浊阴犯逆于上，故见呕恶诸症；痰湿困遏脾阳，水湿不得布散，停蓄胃肠，故现水声辘辘；痰为湿之聚，与湿同类，痰湿沿脾络上蒸于口，则出现口黏、口腻或口干不欲饮水。

（5）咽喉中似有物梗塞，吞吐不利

痰质黏腻，其胶凝、顽固之性，易于附着管腔，阻塞气道、食道，而现咽喉部不适，或如物梗塞，吞吐不利，或灼热痒痛，呼吸不畅。

（6）易惊悸，失眠难寐，或昏厥、抽搐，或精神失常

痰邪蔽心，神明不展，可引起惊悸、失眠；痰邪中阻，清气不能升达，脑府失常，或痰邪上犯脑府，阻闭清窍，元神受扰，可见昏厥抽搐，或精神失常。

（7）胸闷憋气，背部作胀，阴雨湿季或天气寒暖交替时，症状尤为明显

痰邪停蓄胸中，影响宗气、肺气宣发布散，气机郁闭不展，可见胸闷憋气，背部作胀。阴雨湿季或天气寒暖交替时，外界阴气较盛，与体内痰湿相应，故使症状加重。

四、痰病的治疗原则与治法

（一）治疗原则

盖痰所生，在外或因外感六淫之邪，或因饮食失调，劳倦内伤，或因瘀血停积；在内责之肺、脾、肾功能失调，本于正虚。而痰之已成，停蓄体内，临床表现以实证为多，故临床痰病多属本虚标实之证。治痰应区分标本缓急，急则先治其痰，以化痰、祛痰、涤痰、逐痰为主；缓则从本论治，重在调理肺、脾、肾。具体应用应根据痰的不同性质和涉及的不同脏腑或与他邪兼夹合病的不同情况，有针对性地辨证施治。

（1）辨病性施治

风痰，治以散法，方用防风丸加南星、生姜；寒痰治以温法，方用理中化痰丸；暑痰，治以豁法，方用消暑丸；湿痰，治以燥法，方用二术二陈汤、白术丸；燥痰，治用润法，方用润肺饮加白蜜；火痰，治用清法，方用清气化痰丸；食痰，治用消法，方用保和丸、瓜蒌丸；酒痰，治用化法，方用瑞竹堂化痰丸；郁痰，治用解法，方用（三因）七气汤加郁金、菖蒲、香附；气痰，治用利法，方用七气汤、三仙丸；惊痰，治用泄法，方用控涎丹加辰砂、蝎尾；老痰，治用软坚法，药用海浮石、海蛤粉、芒硝、瓦楞子之类，或用青礞石丸；顽痰，治用吐法，方用三圣散、青橼丸等。

（2）辨病位施治

痰在上，治以涌吐法，方用桔梗芦散或稀涎散；痰在下，治以导法，方用导痰汤，甚者滚痰丸；痰在脾，色黄，滑而易出者，方用二陈汤加枳实、白术；痰在肺，色白如米粒，涩而难出者，方用利金汤去姜、枳，加玉竹，蜜水冲；痰在肝，色青而多泡者，方用川芎丸加星、枳；痰在心，色赤而结如胶黏者，方用半黄丸；痰在肾，色黑而多咸者，方用桂苓丸加泽泻、车前；痰留胁下，阴天隐痛者，方用二陈汤加白芥子；痰滞经络，筋骨牵痛者，药用荆沥、竹沥、姜汁行之；痰入四肢，手足疲软者，方用导痰汤加桂枝、姜黄、竹沥；痰隐皮里膜外，方用二陈汤加白芥子、姜汁、竹沥；痰成块流走不定，方用导痰汤加姜汁、竹沥；痰成核结聚项间，方用痰核丸、痰核酒；膈上停痰痞闷，方用小陷胸汤加茯苓、枳实、姜汁、竹沥；脘中伏痰臂痛，方用指迷茯苓丸。

（3）辨病候施治

痰滞气逆多嗽，方用六安煎；寒涎沃胆不眠，方用温胆汤；多惊者，加蝎尾；痰夹死血攻注，方用控涎丹加韭汁、桃仁、木香、胡椒、鲮鲤甲；痰结窠囊呕吐，药用姜汁、竹沥、韭汁饮；中风痰迷心窍，属寒者，方用涤痰汤下牛黄丸；属热者，方用涤痰汤下二丹丸；癫痫痰闷抽掣，方用牛黄丸。

（4）辨病本施治

脾虚湿痰，健脾以运之，方用四君汤、参术健脾丸；肺热火痰，清肺以润之，方用清肺饮、四饮煎；脾肺气虚不运生痰，方用六君子汤加木香；脾胃气虚不运生痰，方用六君子汤加桔梗；脾气滞而生痰，方用异功散加砂仁；中气弱而生痰，方用补中益气汤；脾胃虚夹湿，脉濡缓，痰清稀者，方用六君子汤加炮姜或补中汤加茯苓、半夏；肝肾虚痰中见血，方用滋阴清化丸；肾阳衰水泛为痰，方用薛氏八味丸，如不应，用真武汤；劳损咳白痰，痰如鸡蛋清，俗名白血者，方用补肺汤。

总之，临床施治应根据具体情况，掌握和遵循热痰宜清之、湿痰宜燥之、风痰宜散之、郁痰宜开之、顽痰宜软之、食痰宜消之、在胸膈则吐之、在肠胃则下之、肺虚有痰者宜补肺以输布津液、脾虚有痰者宜培脾以化其痰湿、肾虚有痰者宜滋肾以引下行等治法。同时，还应注意以下几点。

1）治重健脾，以治其本：脾之运化不及，是津液停滞的最常见原因。治痰从调理脾胃入手，温补脾之阳气，促进脾气健运，方能从根本上杜绝痰的再生。正如李中梓《医宗必读》所云："治痰不理脾胃，非其治也。"

2）治重调气，是为上策：痰及水液停聚而成，水湿停滞又与气机不畅密切相关。气能行水行痰，故治痰者不治痰而治气，气顺则一身之津液也随之而顺矣。必待一身之气调顺，痰饮水湿自化。

3）痰易致瘀，痰瘀兼治：痰一旦形成，其胶黏之性，易滞塞脉络，形成血瘀，而血瘀一旦形成又易生痰，痰瘀常相兼为患，故治痰同时要注意兼治其瘀。

（二）治法

运用传统八法治痰，即汗、吐、下、和、温、清、消、补八法，均以调整脏腑气血功能为目的。脏腑各司其职，气血调和，则痰无所生，痰浊自清。

（1）汗法

运用发汗方法以达宣肺解表的目的，肺气得宣则水道通调，津液得以输布，痰则自消，适用于外感风寒或风热而引起的在外表证不解，在里痰饮内蓄，肺失宣肃诸证，方用小青龙汤。

（2）吐法

运用催吐法祛除痰饮，适用于痰停膈上、老痰固结之证，症见胸膈痞塞，或头痛神呆，或精神迷离，方用瓜蒂散、稀涎散等。

（3）下法

运用通腑导下法，以攻逐泄下肠胃间的痰饮，使痰有出路，方用滚痰丸等。

（4）和法

是指调和气机，恢复疏泄，使气顺痰消，调和胃肠，恢复传导，以散结聚、中阻之湿痰，方用半夏厚朴汤、紫苏子降气汤、平胃散等。

（5）温法

因痰为水津所化，属阴邪，故用温燥药物可促使其消散，此即所谓"病痰饮者，当以温药和之"之意，方用阳和汤治阴疽流注。

（6）清法

运用清热药釜底抽薪，以免邪火灼津为痰，方用清金化痰汤。

（7）消法

运用消导药以消除因饮食停滞日久而形成的食积痰痞，方用保和丸等。

（8）补法

补脏腑气血之虚，使气化有力，津液得以正常运化布散、排泄，从根本上断绝生痰之因，故为治痰之本，方用六味丸、八味丸等。

五、痰病常见证候与治法

（一）风痰证

风痰证有二：一为肝风夹痰，上扰清窍或风痰窜络，经脉失养导致痰盛动风的一系列表现。属内伤范畴，多因脾虚生痰，肝阳化风，痰随风动所致；二为风痰入络，口眼㖞斜，为外感风邪，风痰互结所致。

主要临床表现：喉中痰鸣，恶心呕吐，吐出痰涎清白多泡沫，胸胁满闷，头晕目眩，肢体麻木，甚至突然跌倒，神志昏迷，舌强不语，抽搐痉厥，或口眼㖞斜，半身不遂，舌苔厚腻，脉弦滑。本证常见于"眩晕""中风""痫证"等疾病中。

证候特点与治法：凡风痰证都有痰盛而动风的表现，但出现在不同的疾病中有不同的特点。

眩晕的风痰证以头晕如旋、目眩耳鸣、呕吐痰涎为特征，多由风痰上扰、肝木乘胃、胃气上逆所致，治宜平肝降逆、祛痰息风，方用半夏白术天麻汤加减。

中风的风痰证又有风痰阻络与风痰闭窍的不同。风痰阻络证，多由外风引动内风，风痰流窜经络、气血郁滞所致，主要表现为口眼㖞斜，肢体麻木，甚至半身不遂。治当祛风化痰，疏通经络，方用牵正散或大秦艽汤加减；风痰闭窍证，多由阳亢化风、风痰上壅、蒙蔽清窍所致，主要表现为突然昏仆、不省人事、舌强不语、喉中痰鸣、口角流涎等，治当豁痰开窍，方用涤痰汤加减。风痰阻络证即中风之中经络，无神志障碍，病情一般较轻；风痰闭窍证即中风之中脏腑，出现神志昏迷、语言謇涩，病情一般较为严重。

痫证的风痰证是由风痰上扰、心神被蒙所致，是一种发作性的疾病。发作时主要表现为突然昏倒，不省人事，口吐涎沫，两目上视，肢体抽搐，口中发出猪羊叫声，移时苏醒，且经常发作，无后遗症。治当涤痰息风，开窍定痫，方用定痫丸加减。

（二）寒痰证

寒痰证又称为冷痰证，是指寒与痰相搏结，寒痰阻肺所表现出来的一系列症状。寒痰证是由于素有痰浊又感外寒，或阳虚生寒，水湿不运，寒与痰相搏结。

主要临床表现：痰色白而清稀，胸闷咳喘，形寒肢冷，尿清便溏，舌质淡，苔白滑，脉沉滑。寒痰证常见于"哮病""咳嗽""呕吐"等疾病中。

证候特点与治法：寒痰证出现在哮病、咳嗽、呕吐等疾病中，虽然都有痰与寒结的共同表现，但又有各自的特点，其治法也有区别。

寒痰证所致的哮病与咳嗽，因病因病位相同，均出现上述寒痰证的一系列表现，但哮病为寒痰伏肺所致的反复发作的痰鸣气喘病，不发时如常人，发作时以呼吸急促、喉间哮鸣为特征，治宜温化寒痰，利气平喘，方用小青龙汤；咳嗽出现寒痰证为寒痰阻肺、肺失肃降所致，以咳嗽日久、时轻时重、后背冷感为特征，治宜温肺散寒、化痰止咳，方用苓甘五味姜辛汤合二陈汤加减。

呕吐出现寒痰证是由寒痰内停、胃失和降所致，特点是胃脘胀闷，喜温恶寒，呕吐痰涎，治宜温化寒痰，和胃降逆，方用小半夏汤合茯苓桂枝白术甘草汤加减。

（三）热痰证

热痰证又称为火痰证，是指痰与热结，痰热壅肺，或痰火扰心所引起的一系列症状的总称。本证由热邪煎熬津液而生痰，或痰郁生热，热与痰相搏结而成。

主要临床表现：痰稠色黄，或痰白而胶结难出，咳嗽气喘，烦热胸痛，口干咽燥，或惊悸失眠，或时多喜笑，或发狂妄，小便短赤，大便燥结，面赤唇红，舌质红，苔黄腻，脉滑数。

热痰证常见于"咳嗽""哮病""喘证""不寐""狂证"结胸"等疾病中。

证候特点与治法：热痰证出现在咳嗽、哮病、喘证、不寐、狂证、结胸等疾病中，虽都可见一系列痰与热结的共同表现，但在不同的疾病中有各自的特点。

热痰证之痰热阻肺可致咳嗽、哮病和喘证三病，它们有相同的病因病位，所以有许多共同表现，如痰稠色黄、胸中窒闷、烦热口干等症。三者的区别是：咳嗽以咳嗽气逆为特征，哮病是一种发作性痰鸣气喘疾患，往往有发作病史可寻，以呼吸急促、喉间哮鸣为特征；喘证由热痰所致者，多由外感引起，常有恶寒、发热等外感证候，并以呼吸急促，甚至张口抬肩、鼻翼扇动为特征。热痰咳嗽治宜清热化痰、宣肺止咳，方用千金苇茎汤加减；因热痰而致哮者，治宜清热化痰、宣肺降逆，方用定喘汤加减；因热痰而致喘者，治宜清热化痰、宣肺平喘，方用麻杏石甘汤或桑白皮汤加减。

热痰证可见于不寐，主要特征为失眠惊悸、心烦易惊、胸闷呕恶、嗳气脘胀、舌苔黄腻、脉滑数，方用温胆汤加减。

热痰证可见于狂证，大多由情志不遂，肝气郁结，郁而化火，煎熬津液成痰，痰热扰乱神明所致。主要特征为神志狂乱，临床表现为性情急躁易怒，头痛失眠，狂乱无知，两目怒视，叫骂无常，气力逾常，伤人毁物，登高逾垣，舌质红绛，舌苔黄腻，脉弦大滑数。治当清心涤痰、镇心泻肝，方用生铁落饮加减。

热痰证还可见于结胸，邪热入里与痰相结于胸脘，则成热痰结胸证，主要临床表现为身热面赤，烦渴冷饮，得水则吐，胸脘痞满，按之疼痛，大便秘结，苔黄腻，脉弦数。治当清热化痰开结，方用小陷胸汤加枳实汤加减。

（四）燥痰证

燥痰证是指燥邪灼津、痰阻肺络所引起的一系列症状的总称。本证多因外感秋燥之邪，兼有痰浊内阻，或肺肾阴虚，虚火灼津所致。

主要临床表现：痰少色白，胶黏难咳，咽喉干痒少津，咳嗽气喘，鼻干唇燥，舌质红少津，脉弦细数，或细涩。

燥痰证主要见于"咳嗽"，在其他疾病中较少出现。

证候特点与治法：燥痰证每见于阴虚之体及老年人。阴虚之体，易感燥邪，灼熬津液致燥痰证。由于阴津不足，可见有潮热盗汗、五心烦热等表现。老年人气阴不足，阴虚津少，气不化津，易生燥痰，常兼见咳喘气短、倦怠乏力等气虚之象。燥痰证多出现于秋季燥热之时，燥热之邪易耗伤津液，炼液成痰。秋燥季节，燥邪犯肺出现燥痰证，多兼燥邪犯表的症状，如发热、微恶风寒、头痛、少汗等。燥痰证治宜润燥化痰，方用贝母瓜蒌散加减。

（五）湿痰证

湿痰证又称痰湿证，是指湿浊内停日久而产生的痰证，多因脾虚失运，水湿内停所致。

主要临床表现：咳嗽痰多，色白质稀，或吐涎沫，胸部痞闷，或痰鸣喘促，或呕恶纳呆，肢体困重，面色萎黄或虚浮，舌淡胖，苔滑腻，脉滑或缓。本证常见于"咳嗽""喘证""呕吐"，也可见于"昏迷"等疾病中。

证候特点与治法：湿痰证可出现在多种疾病中。咳嗽与喘证见湿痰证者多为湿痰阻肺，肺失肃降所致。

咳嗽以咳嗽痰多、痰易咳出、色白质稀为特征，治宜健脾燥湿、化痰止咳，方用二陈汤加减。

喘证以呼吸急促、痰鸣胸闷，甚至张口抬肩、鼻翼扇动为特征。治宜燥湿祛痰，降气平喘，方用三子养亲汤合二陈汤加减。

呕吐见湿痰证，则以反复呕吐痰涎为主症，此由湿痰中阻、胃气不降所致。治宜和胃降逆、燥湿化痰，方用小半夏汤或二陈汤加减。

神识昏迷出现湿痰证者，喉中痰鸣，辘辘有声，呕吐痰涎，神志模糊，语言不清，昏迷不醒，此为湿痰上蒙清窍所致。治宜燥湿化痰，开窍醒神，方用涤痰汤送服苏合香丸。

湿痰证每易出现于肥胖之人，在夏末湿盛的季节，湿痰证患者往往症状加重。湿痰为阴邪，至夜得阴气之助，故夜间痰量增多。

（六）痰气互结证

痰气互结证又称为郁痰证，是由痰与气郁结于身体各部引起的一系列症状的总称。痰气互结证多由七情所伤，气滞痰阻所致。

主要临床表现：情志抑郁，急躁易怒，胸胁满闷，善太息，或咽喉如有梅核堵塞，或吞咽梗阻，或神志痴呆，或发瘿瘤瘰疬，舌苔薄腻，脉弦细而滑。痰气互结证主要见于"胸痹""梅核气""噎膈""癫证""瘿瘤""瘰疬"等疾病中。

证候特点与治法：痰气互结证因其阻滞的部位不同，症状各异，故临床表现比较复杂。情志抑郁、急躁易怒、胸胁满闷、善太息是其共同表现，在不同的疾病中各有特征。

若痰气痞结于胸，气机不畅则导致胸痹，表现为胸闷痞满，短气不利，痛引心背，俯仰不舒。治宜宣通降逆，行气化痰，方用橘枳姜汤加减。

若痰气搏结于咽部则成梅核气，表现为咽喉如梅核或败絮堵塞，咽之不下，吐之不出，胸闷痞满，气郁不畅。治宜理气消痰，方用四七汤加减。

若痰气交阻于食道则致噎膈，表现为吞咽梗阻，呕恶痰涎，胸膈痞满，口干咽燥，早期舒畅时可稍缓解。治宜开郁化痰润燥，方用启膈散加减。

若痰气郁结，蒙蔽神明可导致癫证，表现为神情抑郁淡漠，沉默痴呆，行动迟缓，语无伦次，治宜理气解郁，化痰开窍，方用导痰汤加减。

若痰气互结于经络可成瘿瘤，常见颈前肿物，漫肿或结块，皮色不变，按之发软，治宜理气解郁，化痰软坚，方用海藻玉壶汤加减。也有结于颈项、腋、胯之间成为瘰疬，表现为局部出现结块如豆，累累如串珠状，数目不等，无痛无热，以后逐渐增大串生，或有微痛。治宜疏肝解郁，软坚化痰，方用消瘰丸加减。

（七）痰瘀互结证

痰瘀互结证是痰滞与瘀血相互搏结、阻碍气机而出现的一系列临床表现的概称。本证是由脏腑功能失调，血瘀聚湿生痰或痰滞碍血致瘀，痰滞与瘀血交结所致。

主要临床表现：麻木沉重，刺痛不移，经久不愈，遇寒尤甚，得温则舒，体内肿块，固定不移，神识不清或狂躁不安，舌质黯紫，舌苔厚腻等。

痰瘀互结证常见于"胸痹""痹证""肺痈""狂证""中风后遗症""癥瘕"等疾病中。

证候特点与治法：痰瘀互结证往往见于缠绵时日、久治不愈的疾病，在不同的疾病中表现不同。

在胸痹中出现痰瘀互结证，则表现为胸部刺痛彻背，固定不移，入夜或感寒则痛甚，咳唾痰涎，舌质黯紫，舌苔厚腻。此由寒痰与瘀血相互搏结于胸，脉络不通，气机阻滞所致。治宜化痰祛瘀，宣痹通阳，方用瓜蒌薤白半夏汤合血府逐瘀汤加减。

在痹证中出现痰瘀互结证，则以局部刺痛、固定不移、遇寒痛甚、夜痛增剧，伴麻木沉重、皮色紫黯、关节畸形为特征，此为痰瘀阻滞，脉络不通所致。治宜化痰祛瘀，通络止痛，方用活络丹加减。

在肺痈中出现痰瘀互结证，其特点为咳吐脓痰，气味腥臭，或咯血，胸部胀闷刺痛，其病机为邪热痰浊与瘀血阻肺，内结成痈。治宜涤痰化瘀，清热开结，方用千金苇茎汤合小陷胸汤加减。

在狂证中出现痰瘀互结证，其临床表现除喧扰打骂、狂躁不宁，或痴呆迟缓、神情淡漠等精神失常症状外，尚有面色晦黯、舌质黯紫、脉沉涩等瘀血内阻的特征，此为痰瘀犯心、扰乱神明所致。治宜镇心涤痰，活血化瘀，方用癫狂梦醒汤加减。

在中风后遗症中出现痰瘀互结证，除表现为半身不遂、肢体麻木、口眼㖞斜、语言不利等症外，尚有面色晦黯、舌质紫黯有瘀斑等特点。此为痰瘀互结、脉络痹阻、气不能行、血不能荣、肢体失养所致，治宜益气活血，祛风化痰，方用补阳还五汤加石菖蒲、远志、天南星、白附子等。

在癥瘕中痰瘀互结证表现为腹内肿块、按之不移、胀痛或刺痛、舌黯苔腻等症，此为痰瘀互结，积而成块。治当活血化痰，消癥散结，方用鳖甲煎丸化积丸。

（八）痰火扰心证

痰火扰心证是指痰火互结，上扰心神所出现的一系列症状的总称。多因情志忧郁，喜怒无常，导致痰火上扰所致。痰湿偏盛，湿久蕴热，也可引起痰火扰心。

主要临床表现：心悸，心烦，面赤，口干，失眠多梦，易惊，重者胡言乱语，哭笑无常，狂躁妄动，小便黄赤，大便干，舌苔黄腻，脉滑数。痰火扰心证常见于"癫狂""不寐""中风"等疾病中。

证候特点与治法：痰火扰心证在不同疾病中的临床表现各具特点，治法也不尽相同，必须加以辨析。

若癫狂病中出现痰火扰心证，临床表现为心烦、心悸，重则胡言乱语、狂躁妄动、大便干、脉数、苔腻等，多因情志不畅，恼怒伤肝，气郁化火，灼津为痰，痰火上扰，心窍蒙蔽，神志逆乱所致。治宜涤痰清火，镇心安神，方用生铁落饮。

若不寐病中出现痰火扰心证，临床表现为不易入眠，甚则整夜不眠，心烦易怒，舌尖边红，脉弦等，多因痰火上扰，心神不宁所致。治宜清心涤痰，方用十味温胆汤。

若中风病中出现痰火扰心证，临床表现为半身不遂、口眼㖞斜、语言謇涩、神识蒙眬、口干、烦躁、便干、苔黄而腻、脉弦数等，多因忧、思、恼、怒等情志失常，饮食不节，不良嗜好，紧张劳累诸因素导致阴阳失调，阴陷于下，阳亢于上，阳化为火，夹痰上扰，引起本证。治宜清火降逆，平肝息风，方用清肝汤。若热盛便结，可加大黄、芦荟泻火通便，荡涤热结；若心热心烦，神昏谵语，头痛，甚则抽搐，治宜清心开窍，方用牛黄清心丸。

（九）痰热壅肺证

痰热壅肺证又称痰热阻肺证。本证是外邪犯肺，郁而化热，热伤肺叶，炼液成痰，或素有宿痰，复感风热而出现痰与热结、壅阻肺络的临床表现的概称。

主要临床表现：发热咳嗽，胸膈满闷，咳黄稠痰或痰中带血，甚则呼吸迫促，胸胁作痛，舌红、苔黄腻，脉滑数等。痰热壅肺证常见于"哮病""失音""胸痛""肺痈"等疾病中。

证候特点与治法：痰热壅肺证可出现于多种疾病中，其临床表现及治法也不同。

如哮病中出现痰热壅肺证，临床表现每以呼吸急促、喉中有水鸡声、咳嗽痰稠而黄、胸膈满闷等"热哮证"为特点，此由痰热交阻、郁蒸于肺所致。治宜清热化痰、平喘降逆，方用定喘汤。

若失音病中出现痰热壅肺证，临床特点为声音重浊不扬，咳痰稠黄，咽干而痛，口燥，此由痰热蕴伏于肺、阻塞气道所致。治宜清热化痰利咽，方用清咽宁肺汤。

若胸痛病中出现痰热壅肺证，临床特点为胸痛咳喘，咳痰黄稠，或咳痰腥臭，烦闷发热，此由肺有痰热、灼伤肺络、气机不畅所致。治宜涤痰泻热，宽胸开结，方用小陷胸汤加减。

若肺痈病中出现痰热壅肺证，临床每以壮热汗出、寒战、胸闷作痛、转侧不利、咳嗽气急、咳吐脓痰、气味腥臭、口干咽燥、烦躁不安等为特点，此由痰热蕴结，邪毒壅肺，热壅血瘀，蕴结成痈，腐而成脓。治宜清热化痰，解毒排脓，方用千金苇茎汤。

若因痰火壅盛，出现颜面掣动，手足振摇或搐搦，身热，咳嗽多痰，脉洪数，称为"痰火痉"；若因痰火上逆，出现头痛脑鸣，或偏侧头痛，胸脘满闷，呕恶，泛吐痰涎，心烦善怒，面红目赤，称为"痰火头痛"；若因痰浊夹火，上蒙清窍，出现眩晕，头目胀重，心烦而悸，恶心，泛吐痰涎，口苦，称为"痰火眩晕"；若因痰火扰动心神，出现怔忡时作时止，因火而动，称为"痰火怔忡"等。诸证均可为痰热壅肺之变证，也可单独发病。临床当视具体病证，或清化热痰以解肺壅，或再辅以镇痉、息风、安神、降火等法。

（十）胆郁痰扰证

胆郁痰扰证是胆失疏泄、气郁生痰、痰热内扰而出现的一系列临床表现的概称，多因七情郁结，气机不畅而形成。

主要临床表现：眩晕，口苦，呕恶，烦躁，失眠，胸闷，舌苔黄腻，脉弦滑等。本证常见于"眩晕""不寐""郁证"等疾病中。

证候特点与治法：许多疾病可见胆郁痰扰证，各有特点，治疗也不尽相同，应加以区分。

眩晕而见本证者，因胆失疏泄、气郁生痰、痰浊引动肝阳所致，虽以头晕目眩为主症，然因胆经郁热、痰浊内阻，故常兼见口苦、呕恶胸闷、右胁不舒、纳呆、夜寐多梦等。治宜清热化痰、平肝潜阳，方用温胆汤加天麻、钩藤等。

不寐而见本证者，因情志内伤，胆失疏泄，郁而化热，气郁痰生，痰热内扰，心神不宁所致，以烦躁、不寐、多梦、易惊为其症状特点，兼有口苦咽干、小便黄赤、舌红苔黄腻、脉弦数等表现。治宜清热化痰、养心安神，方用黄连温胆汤加远志、酸枣仁等。

郁证而见本证者，以气机郁滞、痰涎结聚为主要病机，故常见咽中不适，似有物梗，咳之不出，吞之不下，胸闷胁痛，苔薄而腻，脉弦滑。治宜清热化痰，调气解郁，方用温胆汤合四逆散加减。

（十一）痰浊内蒙心包证

痰浊内蒙心包证是湿热郁蒸，酿成痰浊，痰浊蒙闭心包，以神识昏蒙为主要临床特征的证候。

主要临床表现：身热不甚，似清似昧，或时清时昧，时或神昏谵语，苔黄腻，脉濡滑而数等。痰浊内蒙心包证常见于外感热病的"湿温"中，也可在"中风""癫证""痫证"等疾病中出现。

证候特点与治法：痰浊内蒙心包证可出现于多种疾病之中，其临床表现各有特点。

如湿温病中出现痰浊内蒙心包证，则多表现为身热不扬，午后热甚，神识痴呆，时昏时醒，昏则谵语，醒则呆钝，呼之能应，昼轻夜重，苔白腻或黄腻，脉濡数或滑数。此乃湿热病发展过程中，气分湿热郁蒸不解，蒸酿痰浊，蒙蔽心包，心神失守所致。治宜化湿清热，芳香开窍，方用菖蒲郁金汤送服苏合香丸或至宝丹。

若中风病出现痰浊内蒙心包证，其临床表现为平素头晕头痛，形体肥胖，面色潮红，耳鸣目眩，突然昏仆，不省人事，牙关紧闭，口眼㖞斜，半身不遂，痰涎壅盛，喉中痰声辘辘，苔白腻，脉弦滑。此乃抑郁暴怒，气结痰生，痰气交阻，上蒙清窍所致。治以化痰开窍，先用苏合香丸灌服或鼻饲，后进导痰汤。

若癫证中出现痰浊内蒙心包证，则表现为起病缓慢，精神抑郁，表情淡漠，神志痴呆，语无伦次，或神昏谵语，或喜怒无常，初作怪异，妄见妄闻，苔白腻，脉弦滑。治宜化痰开窍，理气解郁，方用顺气导痰汤。

若痫证中出现痰浊内蒙心包证，则其临床表现为发作前常有眩晕、胸闷、乏力等症，发作时突然跌仆，神志不清，抽搐吐涎，或有吼叫与二便失禁等，苔白腻，脉弦滑。治宜涤痰息风，开窍定痫，方用定痫丸或温胆汤。

（十二）痰阻胸膈证

痰阻胸膈证是指痰浊结滞胸膈，阻塞气机升降，表现为胸中痞硬，欲吐不能吐，气上冲咽为主症的证候。

主要临床表现：胸中痞硬或心下满，气上冲咽喉不得息，欲吐而不能吐，心烦，饥不能食，或手足厥冷，或发热，恶风，汗出，寸脉微浮或脉乍紧。痰阻胸膈证可见于伤寒太阳中风的类似证和厥阴病的痰厥证，内伤杂病常见于癫证。

证候特点与治法：痰既是人体脏腑功能失调、水液凝聚而化生的一种病理产物，也是致病的一个重要因素。痰邪形成之后，可流注到人体的各个部位而致病。胸膈乃心肺之居处，为宗气与卫气开发之地，故胸间有"上气海"之称。痰阻胸膈，使宗气不能贯心脉而行呼吸，所以见胸中痞硬，心下满闷；若影响卫气宣发，使营卫失和，则可见发热、恶风寒、汗出等类似太阳中风的证候；痰阻结于膈上胸间，其位高，正气有上拒以驱邪外出之势，故其人见心烦、气上冲咽喉不得息、欲吐而不能吐、饥不欲食等症；若痰阻胸间阳气，不能通达四末，则可见手足厥逆，因由痰阻而致厥，故称"痰厥"；由于痰结在上焦而又有上越之机，故寸脉微浮或脉有乍紧之象。《素问·阴阳应象大论》谓："其高者，引而越之。"本证治用瓜蒂散酸苦涌泄，以祛痰浊、调气机，为因势利导之法。

水谷津液的运化流行，有赖于气的温化与推动，而气机的滞塞不畅，往往是水液凝聚化饮生痰的重要因素。因此，气郁不舒，情志不畅，特别是肝气郁结，多是引起痰阻胸膈证的直接原因。另外，宿食不化，变生痰涎，阻滞胸膈，也可形成本证。痰阻胸膈若蒙蔽心神，则可并发癫证，见如疑如呆、神情淡漠、少言寡语等症状，方用瓜蒂散，也每获良效。

（十三）痰湿阻胞证

痰湿阻胞证是指素体阳虚、脾失健运，湿聚生痰，下注冲任，壅滞胞宫胞脉所引起的一系列症状。本证多见于肥胖之人。

主要临床表现：月经错后，或闭止不行，经量或多或少，质稠色淡，带下量多，色白质黏稠，气味腥臭，形体肥胖，胸闷泛恶，口淡纳呆，身体困重，倦怠嗜卧，便溏尿浊，面色㿠白，舌质淡，苔白腻，脉滑，或濡细或弦滑。痰湿阻胞证，常见于"月经后期""月经过少""闭经""月经过多""带下""不孕""伪胎""癥瘕"等。

证候特点与治法：痰湿阻胞证可常见于妇科多种疾病中。然而，在不同疾病中，其临床表现又各有特点，故其治法也不尽一致。

痰湿阻胞证出现于月经后期病时，其临床表现多见经行错后、经量少、经色淡、质稠黏，带下量多、色白稠黏、气味腥臭，胸脘满闷，纳少痰多，大便不实，舌质淡苔腻，脉滑无力等。《万氏女科·调经章》说："痰涎壅滞，血海之波不流，故有过期而经始行。"此由素体肥胖，痰湿壅盛，或恣于酒酪肥甘炙煿之物，脾失健运，湿聚生痰，痰湿下注冲任，壅于胞宫胞脉所引起。治宜健脾燥湿，化痰调经，方用苍附导痰丸。

本证出现于月经过少病时，则见经行血量明显减少，甚或一二日即净，色淡质稠黏，形体肥盛，胸闷泛恶，口淡乏味，带下增多，面色㿠白，舌质淡，舌苔白腻，脉濡细等。因痰湿内盛、阴精不能化血所致。《陈素庵妇科补解·调经门》云："大率脾气虚，土不能制水，水谷不化精，生痰不生血。"《叶氏女科证治·调经》亦曰："形肥经少，此痰凝经隧也。"治宜健脾燥湿化痰，方用二陈汤合芎归汤。

闭经病中出现痰湿阻胞证时，常以形体肥胖为特征，同时以月经停闭数月不潮，带下色白质稠黏，胸闷呕恶，大便不实等为其主要临床表现。本证所引起的闭经，常常由月经后期、月经过少逐渐发展而成，故其治法相同，但须佐以活血通经之品。

痰湿阻胞证如在月经过多病中出现，临床表现多见经量增多、色淡稠黏，经行时间延长，头晕目眩，胸脘闷满，纳少痰多，带下量多、色白质稠，形体肥胖，舌淡苔腻，脉弦滑等症。此由脾虚失运，水湿不化，痰湿内聚，壅滞胞宫胞脉，血不循经而致。治宜健脾燥湿，化痰调经，方用香砂六君子汤加炒荆芥、艾叶等。

痰湿阻胞证出现于带下病时，每以带下过多、绵绵不断、色白质稠黏如痰，气腥臭为其主要表现，并兼身体困重，胸满泛恶，纳谷欠佳，体倦嗜卧，舌淡苔白腻等症。乃因脾阳不振，运化失职，带脉不约，痰浊流注于冲任所致。治宜健脾升阳，化痰除带，方用胃苓汤、完带汤。

痰湿阻胞证出现于不孕症时，多表现为素体肥胖，脘闷纳少，经行多错后，或经行血量过少，而带盛稠黏，体倦乏力等痰湿内阻之候。此因脾失健运，水谷之精微，不能化生精血，聚而为痰为湿，下阻胞宫胞脉，影响气机之通畅，而胎孕之成艰难。《医宗金鉴·妇科心法要诀》说："体盛痰多，脂膜壅塞胞中而不孕。"治宜燥湿化痰为主，方用启宫丸。

痰湿阻胞证出现于伪胎病时，临床表现则见月经停闭数月，小腹胀大，似胎非胎，头晕头重，胸闷恶心，泛溢痰涎，口淡纳少，便溏尿浊等痰阻胞宫，痰血相结之症。《女科精华》云："多痰之妇，当其经行胞净，痰乘虚入，则血与痰结，令人经闭腹大，方书谓之痰胎。"治宜健脾化痰，理气下胎，方用调正散加生山楂、当归尾、刘寄奴等行血之品。

痰湿阻胞证还可出现于癥瘕之疾，其临床表现多见少腹坠胀，腹大如怀子状，按之有块，胸脘闷满，泛恶食少，月经不调，脉弦滑等痰凝气结的症状。此由脾虚失运，湿聚成痰，阻于胞络，积而成癥瘕之患。治宜燥湿化痰，消癥散结，方用涤痰丸加行血之品。

（十四）小儿痰热蒙闭心窍证

小儿痰热蒙闭心窍证，是痰涎壅盛，蒙闭心窍而出现高热神昏等一系列症状的总称，多因外感暑热、湿热、瘟毒以致热邪炽盛，痰浊蒙闭心窍而成。

主要临床表现：高热不已，神志昏迷，闭目握拳，面色秽浊或紫黯，呼吸气短，痰声辘辘，二便不通，甚或失禁，脉象滑数，舌质红绛或偏紫，舌苔黄或黄厚。此证多见于"暑温""湿温""肺闭喘咳""疫毒痢"等疾病中。

证候特点与治法：小儿痰热蒙闭心窍证，在不同疾病中的临床表现和治疗方法均有差异。

若小儿暑温见痰热蒙闭心窍证，其主要临床表现为高热不退，面赤神昏，躁动不安，甚则肢厥，舌绛语涩等。此皆由暑热之邪深伏营分，使痰热内阻，阳气内闭所致。治宜开闭透热、豁痰醒神为主，先服紫雪丹，再进清宫汤加鲜竹沥。

若小儿湿温出现痰热蒙闭心窍证，症见神昏谵语，晨轻夜重，斑疹隐见，舌质红绛，舌苔黄腻。此由湿热熏蒸，痰热互结，邪毒中于心包血分所致。治以芳香逐秽化痰、甘凉清热之品为主，方用犀角地黄汤加玄参、银花、连翘、石菖蒲等，并可送服安宫牛黄丸。

若小儿肺闭喘咳出现痰热蒙闭心窍证，则见高热，气喘鼻扇，咳嗽声如犬吠，痰声辘辘，烦躁神昏，甚则肢厥，故治宜开心肺之闭，方用验方猴枣散合安宫牛黄丸。

若小儿疫毒痢出现痰热蒙闭心窍证，乃因大肠湿热疫毒，深陷营血，蒙闭心包所致。临床表现除高热神昏外，必先有下痢赤白，秽臭难闻，舌质绛，舌苔黄腻等症。治宜通下清热、豁痰开闭，方用白头翁汤合大黄黄连泻心汤，同时服用安宫牛黄丸。

（十五）湿痰流聚皮下证

湿痰流聚皮下证是指气机不畅，痰湿停结于皮里膜外诸症的概称，多因情志内伤，脾虚失运所致。

主要临床表现：皮下结核，大小不一，多少不等，不硬不痛，软滑活动，皮色如常，皮温不变，终不溃破。多发生于颈项、下颌部、腋间、四肢及背腹部。湿痰流聚皮下证常见于"痰核""肉瘿""肉瘤""脂瘤"等疾病中。

证候特点与治法：湿痰流聚皮下证可见于多种疾患，临床表现及治法均有差别。

如痰核多出现于颈项、下颌部，也可见于腋窝、腹股沟等部位，可由头面、口腔、上肢或下肢外疡引起。初起于上述部位，为大小不等的硬结，生长较快，压之疼痛，不红不热，软滑且能活动，很少化腐，无明显全身症状。乃因脾虚不运，湿痰流聚而致皮下生核，治宜健脾利湿，化痰软坚，方用海带丸，甚者加昆布，或与消核丸合用。

如肉瘿出现本证者，在结喉正中附近可有单个或多个肿块，肿块多呈半圆形，表面光滑，可以随吞咽动作上下移动，按之不痛，生长缓慢，且无明显全身症状。多因情志内伤，以致肝脾气逆，脏腑失和，湿痰随经留注于结喉，聚而成形。治宜化痰、软坚、开郁，方用海藻玉壶汤加香附、郁金、黄药子。外用阳和解凝膏掺桂麝散敷贴。

肉瘤可发于四肢及背腹，瘤的数目、大小不一，其根宽大，坚实柔韧，推之可移，皮色不变，不痛，也无全身症状。此因脾失健运，湿痰内生结聚而成。治宜健脾益气，化痰软坚，方用归脾丸合二陈汤，也可行手术切除。

再如脂瘤常发于头面、项背、臀部等处。肿物位于皮肤表层内，小如豆粒，大如鸡卵，界限分明，形圆质软，推之可移，中央有凹陷小坑，略带黑色，用力挤之，有豆腐渣样物质溢出，且有臭气。肿物生长缓慢，可终年存在，一般无自觉症状，多由湿痰凝聚肌肤而生，一般不需内治，可行手术切除，如继发外疡，可按疮疡处理。

（十六）痰浊瘀阻咽喉证

痰浊瘀阻咽喉证指痰浊阻于咽喉，经络受阻，气血流通不畅而引起的一组临床表现的总称，多因肝气郁滞，痰气内结，或外感湿邪所致。

主要临床表现：咽喉不利，吐之不出，咽之不下，似有"梅核"梗阻于喉。或声哑日久，逐渐加重。舌质黯红，苔薄或腻，脉弦或滑。本证常见于"喉瘖""梅核气"等疾病中。

证候特点与治法：痰浊瘀阻咽喉证多因七情所伤，肝失调达，则肝气郁结，肝乘脾土，肝郁气滞，则脾失健运，聚湿生痰，痰气互结于咽喉，或因外感湿邪，邪毒内侵，凝聚成痰，阻于咽喉而发病。由于痰阻于咽喉的不同部位，常有不同的临床表现。

若痰阻于声门者，属慢性喉瘖，其表现特点为声音嘶哑，逐渐加重，经久不愈，咽干，咽部有异物感，并见声带肥厚，或生瘜肉，或生小结。导致本证之因，不外以下3个方面：一者因虚火上炎，灼伤声门，津液瘀阻，炼液成痰，痰浊凝结而为病；二者因肺胃蕴热，上蒸咽喉；三者为外受湿邪，湿毒积聚咽喉而为病。

治宜消痰化浊、散结，方用清气化痰丸或指迷茯苓丸。

若为梅核气的痰浊瘀阻咽喉证，表现为咽部异物感，咽之不下，咳之不出，吞咽时无阻碍感，咽喉部黏膜多无明显改变，也伴有胸脘满闷、嗳气、叹息等症，由于肝气不舒，痰涎郁结，循经上逆，结于咽喉而为病，治宜疏肝解郁、行气化痰，方用半夏厚朴汤。

（十七）水轮痰湿证

水轮痰湿证是指因脾虚不能输布水湿，水湿内聚，上凌目窍，病及水轮的概称，多因劳倦内伤，饮食不节，伤及脾胃所致。

主要临床表现：眼前有黑影如蝇蝶飞舞，或云雾飘动，或视大为小，视正反斜，视直如曲，或突然盲而不见，全身可见身重而软，倦怠喜卧，腹胀纳呆，或泄泻，舌苔白，脉缓滑等。水轮痰湿证常见于"云雾移睛""视大为小""暴盲"等疾病中。

证候特点与治法：水轮痰湿证可出现于多种眼科疾病中，其临床表现各具一定特点，治法也各有所异，必须加以辨析。

若云雾移睛病中出现水轮痰湿证，则多表现为眼前有如云雾飘荡，或蚊蝇飞舞之状，甚则视物如雾障朦胧。全身可见头晕身重，胸闷心烦，舌苔腻浊，脉滑数等特点。此由湿痰内蕴，浊邪上泛所致。如《诸病源候论·目茫茫候》谓："脏腑虚损，为风邪痰热所乘，气传于肝，上冲于目，故令视瞻不分明。"治宜清胆利湿，方用猪苓散。

若视大为小病中出现水轮痰湿证，其临床表现为视物自觉比原来小，特别是与健眼比较尤为明显，或所视之物被一片淡淡带色黯影遮挡，或视直物如弯曲之状。全身可见头晕目眩，胸闷泛恶，纳食不馨，苔白，脉滑等表现。此由脾为湿困，痰湿上凌，水轮受病所致。治宜燥湿化痰，理气和中，佐以清利，方用温胆汤加木通、车前子、薏苡仁、白豆蔻仁。

若暴盲病中出现水轮痰湿证，常表现为眼前某一方向有黯影，逐渐向中央发展，而后突然盲而不见。眼底检查可见视网膜有大片脱离，波及黄斑区，脱离视网膜下有较多水饮积聚。全身可见头重体倦，胸闷泛恶，舌红苔腻浊，脉濡弱等。此由脾虚气弱，输布津液之职失司，水液上乘，病及水轮所致。治宜益气行水利湿，方用视网膜剥离方。

（十八）水轮头风痰火证

水轮头风痰火证是指肝风与痰火相搏，上犯头目，而出现的清阳诸窍被扰，痰火上逆及头风攻痛等临床表现的概称，多因过度疲劳，忧思悲泣，或忿怒暴悖，喜食辛热，嗜酒恣燥等所致。

主要临床表现：眼胀痛连及鼻根部及眼眶骨，头痛，恶心呕吐，视灯火有虹视现象，瞳神散大，眼压增高，舌红苔白或黄，脉弦或弦数。水轮头风痰火证常见于"青风内障""绿风内障""雷头风内障"等疾病中。

证候特点与治法：水轮头风痰火证可出现于多种眼病之中，其临床表现各具特点，治法也不尽相同，必须加以辨析。

若青风内障病中出现水轮头风痰火证，则多表现为轻度头痛，痛在太阳及前额部，眼球胀痛，瞳神呈淡青色，视物模糊，视灯火有虹视现象，常在晚间发作，有时经适当休息或情绪平静之后可自行缓解。此由肝气偏旺，痰火上逆，清窍受扰所致。如《审视瑶函·青风内障》谓："阴虚血少之人，及竭劳心思，忧郁忿恚用意太过者，每有此患，然无头风痰气火攻者，则无此患。"治宜清肝祛风，方用青风羚羊汤。

若绿风内障病中出现水轮头风痰火证，其临床表现每以头痛，眼胀痛，黑睛呈哈气样水肿，瞳神散大，呈淡绿气色，视物模糊，抱轮红赤，眼压较高，前房变浅为特点。此由肝风痰火升扰，上乘清窍，熏蒸瞳神所致。如《证治准绳·七窍门》谓："虽头风所致，亦由痰湿所攻，火郁忧思忿怒之过，若伤寒疟疫热蒸，先散瞳神而后绿后黄。"治宜凉肝息风，清化痰火，方用羚羊角散。

若雷头风内障病中出现水轮头风痰火证，常以突然发病，头痛如劈，目胀欲脱，瞳神散大，视力下降，甚则全无光感，眼压升高，小便赤涩，大便秘结为特点，此由肝风上凌，痰火僭越，清阳被扰，头风攻痛所致。治宜泻火息风，方用大承气汤。

上 篇

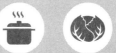

第一章
痰浊头痛

头痛虽由多种原因引起，外邪侵袭，内伤诸疾，导致脏腑功能失调，痰浊内生，上扰清窍，阻塞脑络，清阳之气不升，气血为之逆乱，瘀阻清窍，脑络失养，皆可导致头痛，故古人有"头痛多主于痰"之说。痰浊引起的头痛以头痛而重、伴有呕恶多痰为特征，临证较为常见，泛见于现代医学的内、外、神经、精神、五官等科的疾病中，尤常见于颅内疾病、神经官能症、高血压病、偏头痛等内科疾病中。

头痛根据其临床症状的不同分为风痰头痛、痰湿头痛、痰火头痛、痰瘀头痛4个证型。治疗分别采用祛风化痰、燥湿化痰、清热化痰降火、痰瘀同治等方法。

（1）风痰头痛

【主症】头痛眩晕，自觉头重脚轻，甚欲眩仆，或痛连眉棱骨，目闭不欲开，身重体倦懒言，胸闷恶心，或吐痰涎，舌苔白腻，脉弦滑或弦细滑。

【治法】祛风化痰。

【处方】指迷茯苓丸加减。茯苓、半夏、风化硝、甘草、枳壳、防风、白蒺藜。

（2）痰湿头痛

【主症】头痛昏蒙，沉重如裹，伴有恶心呕吐，胸脘满闷，舌苔白腻，脉滑。

【治法】燥湿化痰，和中降逆。

【处方】半夏白术天麻汤加减。半夏、白术、天麻、茯苓、白蒺藜、甘草、陈皮。

（3）痰火头痛

【主症】头痛胀痛，头晕耳鸣，口干苦不欲饮，喉间多黏稠痰，胸脘满闷不舒，大便秘结，小便黄赤，舌红苔黄腻，脉弦滑。

【治法】清降痰火。

【处方】黄连温胆汤加减。黄连、枳实、竹茹、陈皮、半夏、茯苓、白蒺藜、甘草。

（4）痰瘀头痛

【主症】头痛头重，痛如针刺或钝痛，固定不移，或痛处麻木不仁，或痛时欲吐，口腻多痰，面色晦黯，舌质黯红，或有瘀斑，苔滑腻，脉涩或濡细。

【治法】活血化瘀，燥湿化痰，通络止痛。

【处方】半夏白术天麻汤合桃红饮加减。半夏、白术、天麻、茯苓、甘草、陈皮、桃仁、红花、川芎、当归、威灵仙、僵蚕、白蒺藜。

1. 化湿祛痰，和中降逆法治疗痰浊头痛（李树年医案）

患者，男，70岁。

主诉：头痛月余。病史：患者形体肥胖，近1个月来，头痛昏重，时重时轻，时恶心欲吐，当地医院予镇静止吐剂，症状无减，头痛且重，并现颜面、口唇、肢末有麻木感，纳谷尚可，不热、不咳，血压130/86 mmHg，头颅CT平扫正常，舌苔厚腻，舌体胖大有齿痕，脉弦滑。

辨证：痰湿内阻。

治法：化湿祛痰，和中降逆。

处方：半夏10 g，陈皮12 g，茯苓12 g，白术12 g，川芎15 g，蔓荆子12 g，细辛3 g，甘草5 g，生姜3片。

二诊：服上方5剂，头痛好转，呕恶已止，颜面、口唇、肢末麻木感减轻，上方有效，再予继进。

三诊：共服上方20剂，患者头痛消失，饮食正常，偶感肢末麻木，舌苔薄白，脉弦。予以复方丹参滴丸口服，以巩固疗效。

［李树年.温胆汤治验拾零［J］.甘肃中医，2007（5）：42-43.］

【评析】 脾为生痰之源，脾虚之体，水湿失运，痰从湿化，阻滞于中，清阳不升，浊阴不降，清窍被阻，发为头痛。治宜化湿祛痰，和中降逆。

2. 温肾扶阳，活血化瘀，理气化痰，通络止痛法治疗痰浊头痛（张国伦医案）

赵某，女，30岁，2012年10月9日就诊。

主诉：头痛5年。病史：患者诉其头冷痛历时5年，痛则心烦不安，恶心欲呕。平时睡眠欠佳，腰痛膝软、畏寒足冷，舌质黯、苔白腻，脉细涩。

辨证：阳虚血亏，瘀阻不行，痰浊内聚，清阳不升。

治法：温肾扶阳，活血化瘀，理气化痰，通络止痛。

处方：天麻15 g，狗脊10 g，巴戟天10 g，鸡血藤30 g，当归10 g，白芍12 g，桂枝6 g，丹参30 g，川芎12 g，磁石（先煎）30 g，半夏12 g，郁金12 g，广木香6 g。水煎服。

服10剂后复诊，自觉头冷痛锐减，睡眠改善，腰痛膝软、畏寒足冷明显减轻，效不更方。处方略加减，共服药约30剂，诸症消失。

【评析】 头冷痛为阳气不达巅顶，舌质黯、苔白腻，瘀痰交结之证显然。综合分析，头痛系由素体阳虚血少，渐致湿聚血凝，清阳不升，浊阴不降，脉络阻滞，不通则痛。且瘀痰阻遏，更伤阳气，从而阳虚，瘀痰互为因果，故头痛日晕，久治不愈。今从温肾扶阳、补血养血、活血化瘀、祛痰降浊着手，扶正祛邪，攻补兼施，以使真阳得复，瘀祛湿除，血脉通利，清升浊降而头痛渐愈。

3. 化痰除湿法治疗痰浊头痛（付汝林医案）

张某，男，71岁，2013年3月14日就诊。

主诉：头痛、头闷胀不适一周。病史：既往有高血压史，但长期服用降压药血压不高，为130/70 mmHg。自述头痛如裹，头闷胀不适，口淡无味，脉滑，舌红苔黄厚腻。

辨证：湿邪痰浊上扰清阳。

治法：化痰除湿。

处方：羌活12 g，法半夏12 g，茯苓30 g，陈皮12 g，藿香12 g，佩兰12 g，石菖蒲12 g，川芎5 g，白芷12 g，竹叶6 g。

二诊（3月31日）：头闷胀稍减，脉滑，舌苔黄厚腻稍减，前方加减：法半夏12 g，茯苓30 g，陈皮12 g，佩兰12 g，石菖蒲12 g，川芎15 g，白芷12 g，薏苡仁12 g，白豆蔻（后下）6 g，黄连6 g，竹叶6 g。5剂，水煎服。

三诊（4月7日）：头胀闷痛减轻，舌苔黄厚腻明显减退，脉滑，嘱前方再进7剂。

【评析】 患者乃湿邪痰浊上扰清阳导致头痛、头闷胀不适，故以化痰除湿为要。以羌活、川芎、白芷疏风止痛，半夏、陈皮化痰利气，藿香、佩兰、石菖蒲化湿醒脾，茯苓利水渗湿，竹叶清热。

4. 健脾祛湿，化痰开窍法治疗痰浊头痛（路志正医案）

崔某，男，38岁，1976年2月28日就诊。

主诉：头痛8年余。病史：1969年5月因头部受伤，此后长期头痛头晕，失眠多梦，舌体麻木，言语不清，时有精神失常，四肢麻木不仁，纳差。由家属陪同来京医治。查其体态肥胖，手足颤动，行走不稳，脉沉而弦滑，舌苔白腻。家属述患者平素喜食肥甘，嗜烟酒。

辨证：痰浊内生，久病入络，复因外伤，痰浊上蒙清窍。

治法：健脾祛湿，化痰开窍。

处方：夏蒲礞石汤。拟方如下：青礞石（先煎）30g，陈皮6g，半夏、茯苓、黄芩、石菖蒲、远志、白术、天麻各9g。6剂，每日1剂，水煎服。

二诊（3月5日）：睡眠稍见好转，余症同前，继服6剂，每日1剂，水煎服。

三诊（3月15日）：近日来未见呕吐痰涎，夜能安睡，神志较前清楚，能和医生正常对话，言语较前清楚，头痛减轻，舌脉同前。宗原方随证略有加减，调治月余，头痛明显减轻，诸症均有不同程度的缓解或减轻。嘱服下方：川贝母、胆南星、半夏、石菖蒲、远志、白术、太子参、郁金各9g，陈皮6g，青礞石、磁石（先煎）各30g。水煎服，隔日1剂，在家持续调治，以收全功。

［梅祥胜，李丽，杨明杰.国医大师验案良方·五官卷[M].北京：学苑出版社，2010.］

【评析】 此证多见形体丰腴之人，复因素日饮食不节，食甘肥甘，饮酒失度，脾胃运化失调，痰浊内生，上蒙清窍则头昏而沉重。痰浊阻于胸腔则痞满不舒，呕吐痰涎；痰浊阻阻经脉，故肢体不仁，舌麻木。常用自拟夏蒲礞石汤治之。盖痰浊内生乃脾胃素虚，运化失常所致，故方中用白术、茯苓、陈皮健脾祛湿，以治生痰之源。《脾胃论》说："足太阴痰厥头痛，非半夏不能疗，眼黑头旋，虚风内作，非天麻不能除。"故用半夏、天麻与上药相配，补虚以治其本；痰浊上蒙清窍，诸症蜂起，故用青礞石、石菖蒲、远志涤痰开窍以治其标。痰久郁有化热之势，佐以黄芩以清其热。诸药相合，共奏健脾祛湿、化痰开窍之功，标本兼顾，投剂辄应。

5. 通腑泄热化浊，平肝息风法治疗痰浊头痛（路志正医案）

沈某，男，66岁，2004年5月13日就诊。

主诉： 眩晕、头痛月余。病史：已患眩晕（高血压病）二十余年，常服复方降压片等维持血压在（150～170）/（90～100）mmHg。4月6日过生日时，心情愉悦并饮酒助兴。下午5时在送别亲友时，突感头痛加剧，伴眩晕、呕吐，随即意识不清，牙关紧闭，四肢抽搐，当时血压240/120 mmHg。立即注射硫酸镁等药，抽搐控制，急住某医院，诊为"高血压脑病"，静脉滴注甘露醇、呋塞米、硝普钠、清开灵等药，6小时后意识转清，头痛好转，但仍眩晕，时有恶心呕吐，用甘露醇、呋塞米可缓解，停用则病复如初。经用天麻钩藤饮、镇肝熄风汤、泽泻汤等中药，效果不著。特请路志正会诊，症见眩晕，目不敢睁，天旋地转，时有恶心、呕吐，心胸烦闷，脘腹胀满，口出浊气熏人，大便十余日未行，小便短赤，面红目赤，舌红苔黄厚腻，脉沉弦有力，血压180/110 mmHg。

辨证： 痰热内结阳明，腑气不通，浊热上扰。

治法： 通腑泄热化浊，佐以平肝息风。

处方： 小承气汤合小陷胸汤加味。拟方如下：大黄（后下）10 g，厚朴15 g，枳实12 g，黄连6 g，全瓜蒌20 g，法半夏15 g，天麻10 g，钩藤（后下）15 g，蔓荆子12 g。3剂，每日1剂，水煎服，嘱频频服用。

1剂后患者腹中矢气频转；2剂后恶心呕吐止，眩晕减，矢气仍频，味极臭；3剂后下大便十余枚，腹胀顿减。建议停用静脉输液，上方大黄减为6 g，再进3剂诸症皆除，察舌微红，苔薄微腻，脉弦细滑，血压150/95 mmHg。热势见去，腑气已通，易以健脾化痰、平肝息风之半夏白术天麻汤善其后。半年后随访，患者饮食起居及血压如常。

［高尚社.国医大师路志正教授治疗高血压验案赏析［J].中国中医药现代远程教育，2012，10（17）：5-7.］

【评析】 观其脉症，患者胸腹胀满，呼吸急促，面目俱赤，口中浊气熏人，大便十余日未行，舌苔黄厚腻，脉沉弦有力，显为阳明痰热内结，腑气不通之候；

眩晕、头痛、呕恶，乃浊热上蒸，清窍被蒙，引动肝风之征。由此可见，其病位在肝、脾胃、大肠。病因为热、痰、风三因夹杂，病机为痰热壅滞，腑气不通，浊热上逆，清窍被蒙，肝风内动。治宜泄热涤痰，畅利腑气，平肝息风，因此针对热、痰、风三因夹杂采取了以上治法。

第二章
痰证眩晕

眩是目眩、眼花，晕指头晕，二者常同时并见，故统称眩晕。轻者闭目即止，重者如坐舟车，旋转不定，难以站立，并伴有恶心、呕吐、汗出，甚至昏仆等症状。临床谓"无痰不作眩""无虚不作眩""无风不作眩"。由于饮食失节，过食生冷，损伤脾胃，脾失健运，聚湿生痰，而致痰湿停滞中焦；或冒雨涉水，久居湿地，气候多雨，寒湿之邪内侵；或过食肥甘厚味，痰浊湿邪内生，中阳受阻，清阳不升；或情志不畅，肝气郁结，肝郁乘脾，脾失运化，痰浊内生；痰湿久郁，郁而化热或感受湿热之邪；或过食辛热肥甘，或嗜酒无度酿成湿热，内蕴脾胃而成痰热或湿热中阻之证。《丹溪心法·头眩》曰："无痰则不作眩。"痰湿或湿热中阻，清阳不升；浊阴不降，则头晕嗜睡，或头晕头重如裹；中焦气机受阻，则胸闷呕恶，不思饮食；脾主肌肉四肢，湿性重浊，流注肢体则伴有肢体困重等症。治疗原则为祛湿化痰兼疏肝解郁或清热利湿。常用方剂：半夏白术天麻汤，温胆汤，二陈汤等。

痰浊导致的眩晕，根据其发病原因及临证的不同，可分为痰浊中阻型、痰火上扰型、痰瘀互结型。湿痰佐以燥湿，痰饮佐以温化，痰火佐以清降，痰瘀佐以行气活血。《寿世保元·眩晕》云："治眩晕之法，尤当审谛，先理痰气，次随证施。"

（1）痰浊中阻型

【主症】眩晕而头重如蒙，突然发病，如坐车船，天旋地转，改变体位则加剧，闭目卧床则眩晕稍减。常有胸闷不适，泛恶欲吐，甚或呕吐痰涎，口中黏腻，少食多寐，多由食油腻肥甘厚味之品而发作，舌苔白腻，脉弦滑或濡缓。

【治法】燥湿化痰，健脾和胃。

【处方】半夏白术天麻汤。半夏、白术、茯苓、天麻、陈皮、大枣、甘草。

（2）痰火上扰型

【主症】眩晕，恶心呕吐，口苦，口中黏腻，夜寐不安，头额光亮如涂油，头目胀重，眩晕即发，小便短赤，大便黏而不爽，舌质偏红，苔黄腻，脉滑、滑数或弦滑。

【治法】清化热痰，和胃降逆。

【处方】黄连温胆汤加减。黄连、半夏、茯苓、橘红、郁金、石菖蒲、枳实、竹茹、泽泻、白术。

（3）痰瘀互结型

【主症】眩晕，头胀刺痛，反复发作，经久不愈，兼见失眠心悸，急躁善怒，面色晦黯，两眼浑浊少神，爪甲紫黯滞涩，舌质黯红、边有瘀斑，苔腻，脉弦细涩，或沉细滑。

【治法】化痰通络，活血化瘀。

【处方】桃红饮合温胆汤加减。桃仁、红花、郁金、川芎、橘红、半夏、茯苓、甘草、枳实、竹茹。

1. 燥湿化痰，升清降浊法治疗痰证眩晕（路志正医案）

陈某，女，67岁，2006年11月22日就诊。

主诉：头晕反复发作1年半。病史：患者1年半前无明显诱因出现头晕，视物旋转，恶心呕吐，无头痛，于当地医院住院，诊为"椎基底动脉供血不足"，予川芎嗪、葛根素等静脉滴注，3天后症状改善，1周后于改变体位时即发头晕，遂住院治疗1个月。出院后仍觉头晕，无视物旋转，行走不稳，而先后数次住院治疗，现仍觉头晕，无视物旋转，恶心欲吐，口干不思饮，伴周身乏力，纳谷不馨，夜寐欠安，不易入睡，大便稍干。既往糖尿病4年，并发眼底出血。否认高血压、冠心病病史。2005年9月经沧州市某医院MRI提示脑萎缩。刻下症见：舌体略胖边有齿痕，舌质淡黯，苔白腻，脉沉细滑，左弦滑。

辨证：痰浊阻滞，清阳不升。

治法：燥湿化痰，升清降浊。

处方：天麻12 g，菊花10 g，蔓荆子8 g，丹参15 g，苍术、白术各12 g，瓜蒌18 g，姜半夏10 g，茯苓20 g，僵蚕8 g，胆南星10 g，郁金10 g，旋覆花（包煎）9 g，桃仁10 g，炒紫苏子12 g，川牛膝12 g。每日1剂，水煎服。

二诊（11月29日）：服上方7剂，症状平稳，眩晕晨起缓解，午后加重，休息、闭目后减轻，偶有视物旋转，体位变化时明显，睡眠稍有改善，周身乏力，纳食有增，大便尚可，小便午后次数增多，时见腰酸楚，舌体略胖，质淡，苔白微腻，少量裂纹，脉细滑，左小弦。上方去炒紫苏子、桃仁、丹参、瓜蒌，加珍珠母（先煎）30 g，夏枯草15 g。每日1剂，水煎服。

三诊（12月13日）：服上方14剂后，头晕明显减轻，无视物旋转及恶心呕吐，翻身时及午后头晕偶作，数秒即可缓解，口干减轻，周身乏力，食纳欠佳，夜间偶有腹胀，入睡难，多梦，易醒不易复眠，大便尚可，1～2日一行，腰腿凉，小腿微肿，易汗出，舌淡红，苔薄白根稍腻，脉沉细小弦。拟方如下：太子参15 g，黄精12 g，石斛12 g，生山药15 g，枇杷叶12 g，桑寄生15 g，炒杜仲12 g，枸杞子10 g，黑大豆15 g，白术10 g，女贞子15 g，制何首乌12 g，茯苓15 g，怀牛膝12 g，生龙骨、牡蛎（先煎）各30 g。每日1剂，水煎服。

［李剑颖，赵丹丹，杨建宇．国医大师验案良方·心脑卷 [M]．北京：学苑出版社，2010.］

【评析】 本例患者眩晕病程长久，年事已高，脾胃虚弱，痰湿内生，风痰交阻上扰清空，发为眩晕。首诊以调理脾胃为法，燥湿化痰、升清降浊。二诊见其舌淡而不黯，纳食有增，大便能畅，左脉小弦不滑，瘀邪渐去，升降趋于相宜，津液渐复，故上方去桃仁、丹参、紫苏子、瓜蒌，偶发视物旋转，为肝风内动，经云"诸风掉眩，皆属于肝"，故加入珍珠母及夏枯草增加平肝息风之力。三诊时，患者诸症大减，出现腰腿凉、腿肿、多汗，考虑消渴宿疾已4年，当培元固本为法，佐以降浊潜阳，以进一步巩固疗效。

2. 消导化痰法治疗痰证眩晕（赵绍琴医案）

鲁某，男，56岁。

病史：患者眩晕经常发生，形体肥胖，体重逾100 kg，面色红赤，油光满面，口臭便干，大便7～8日一行，舌黄垢厚，脉象弦滑，按之力盛。西医检查确诊为高脂血症、动脉硬化。

辨证：痰热瘀滞。

治法：消导化痰。

处方：莱菔子10 g，大腹皮、大腹子各10 g，紫苏子10 g，白芥子6 g，皂角6 g，水红花子 10 g，焦三仙各 10 g，大黄 6 g，牛膝 10 g。7 剂。

二诊：药后大便畅通，头晕已减，夜寐渐安，心中舒适。舌苔渐化，脉仍弦滑，痰瘀互结，非一日可除。须得节饮食，戒厚味，经常运动锻炼，方为根本之策。否则，徒赖药物无益也。前法进退。方用莱菔子 10 g，紫苏子 10 g，白芥子 6 g，冬瓜子 10 g，皂角子 6 g，水红花子 10 g，大腹皮、大腹子各 10 g，焦三仙各 10 g，丹参 10 g，茜草 10 g，白茅根、芦根各 10 g，大黄 6 g。10 剂。

三诊：患者按上方坚持服药 1 个月，并遵医嘱实行节食，基本素食，并加强运动锻炼，每日步行 2～3 小时，体重减轻几公斤，行动较前敏捷，头已不晕，精力增加，自觉有年轻之感。遂嘱其停药，以运动锻炼为主，并合理安排饮食，素食为主。

［彭建中. 赵绍琴临证验案精选 [M]. 北京：学苑出版社，1996.］

【评析】 患者平日恣食膏粱厚味，致痰食积滞互阻肠胃，三焦不畅，升降失司，痰阻经络，日久必有中风之虞。凡形伟体肥，脉象弦滑有力者，大多属痰瘀互结，可表现为眩晕、麻木、疼痛等不同症状，其病机为痰浊阻滞经络，治以涤痰通络。赵绍琴常用三子养亲汤加入冬瓜子、皂角子，名五子涤痰汤，去痰通络，再合大腹皮、大腹子、水红花子、焦三仙等疏调三焦，便干结者必用大黄通之；若肢体麻木疼痛，可加丝瓜络、桑枝等通络之品；血中瘀滞，可加丹参、茜草、赤芍、牛膝等；如有下元不足，表现为上盛下虚者，可加杜仲、川续断、补骨脂。而用诸子涤痰则为必用之法，乃赵绍琴治痰之心法也。

3. 健脾化湿，涤痰定眩，滋养肾阴法治疗痰证眩晕（阎小萍医案）

王某，男，42 岁。

主诉：眩晕半年，加重 1 个月。病史：患者于就诊半年前开始出现发作性眩晕、耳鸣、视物模糊、行走不稳，在入院前 1 个月内加重，眩晕发作频繁，2～3 天发作一次，发作时感天旋地转、恶心、呕吐、视物不清，不能站立，在家曾服眩晕停等药物，无明显疗效。患者在 5 年前有头部外伤史。入院查血压 120/80 mmHg，神清、语利、站立不稳、行走困难、视物不清，心肺正常，肝、脾未触及，四肢肌张力略增高，双侧腱反射活跃，舌质红、苔白腻，脉弦滑略细。颈椎 X 线示颈椎病，颈椎 MRI 提示颈髓轻度受压，头颅 CT 提示脑萎缩，经颅多普勒超声（TCD）示椎基底动脉供血不足。入院诊断：颈椎病，椎基底动脉供血不足，脑萎缩。

辨证： 痰浊中阻兼肾阴不足。

治法： 健脾化湿，涤痰定眩，滋养肾阴。

处方： 涤痰定眩汤加减。拟方如下：泽泻 20 g，白术 15 g，茯苓 15 g，化橘红 10 g，胆南星 9 g，明天麻 12 g，钩藤（后下）15 g，生石决明（先煎）30 g，枳实 9 g，生地黄 10 g，熟地黄 10 g，龟甲（先煎）15 g，山茱萸 10 g，山药 12 g，葛根 15 g。7 剂。

服用上药 7 剂后，眩晕、视物不清、耳鸣、恶心呕吐等症状基本消失，站立稳定。继续服用前方 21 剂后，自觉症状完全消失，行走自如，神经系统检查未见异常体征，舌质淡红，苔薄白稍腻，脉象正常。出院后随访 1 年，未出现眩晕、耳鸣等任何不适，一直坚持上班。

[高华 . 阎小萍教授运用涤痰定眩汤治疗眩晕病经验 [J]. 中国医刊，2000（11）：54.]

【评析】 眩晕病痰浊中阻证，大多由于患者嗜酒肥甘，饥饱劳倦，或情志不舒，久病不愈，伤于脾胃，健运失司，以致水谷不化精微，聚湿生痰，痰湿中阻，则清阳不升，浊阴不降，引起眩晕。若兼肝阳上亢者，又可夹痰上扰清窍，加重眩晕；若兼气血亏虚者，气虚则清阳不展，血虚则脑失所养，皆可加重眩晕；若兼肾精不足者，髓海不足，上下俱虚还可加重眩晕。患者单纯服用涤痰定眩汤加减治疗 1 周～ 1 个月后，临床症状明显改善或消失，随访 1 年未复发。

4. 补益肝肾，益气活血化痰法治疗痰证眩晕（张国伦医案）

张某，女，73 岁，2010 年 11 月 5 日就诊。

主诉： 反复头昏 5 年余，气促半年，加重 1 天。刻下症见：头昏，胸闷，气促，劳则加重，腰膝酸软，视物昏花，头重脚轻，偶有行走不稳，精神萎软，纳眠差，二便通。舌质淡黯，舌苔薄白，脉细滑。

辨证： 肝肾亏虚，气虚痰瘀。

治法： 补益肝肾，益气活血化痰。

处方： 生地黄 20 g，枸杞子 15 g，天麻 15 g，钩藤（后下）15 g，牛膝 10 g，丹参 30 g，益母草 30 g，防己 15 g，黄芪 30 g。5 剂，水煎服，每日 1 剂，400 mL，分 3 次服。

【评析】　患者以"反复头昏"为主症，辨病属"眩晕"范畴。高龄患者，脏腑亏虚，肝肾不足突出，足厥阴肝经上达巅顶，肾主骨生髓，脑为髓海，肝肾亏虚则上下俱虚，髓海不充，清窍失养，发为"眩晕"。肝肾不足，则腰膝酸软，视物昏花，耳鸣。肝肾亏虚则气血化生乏源，痰浊、瘀血内生，阻滞心脉，心失所养，故胸闷。肝肾阴虚则口干，气虚不足，则气短气累。肝肾亏虚则头重脚轻，腰膝酸软。辨病为眩晕，病位在清窍，与心、肝、脾、肾关系密切；病性为本虚标实；病机为肝肾亏虚，气虚夹瘀。

5. 化痰平肝降逆和胃法治疗痰证眩晕（颜正华医案）

黄某，男，39岁。

主诉： 眩晕时发5年。病史：患者平日腰酸，眠差多梦，左耳鸣如蝉叫，听力减退。近日发病，头目眩晕，恶心，呕吐痰水，不能进食，脉弱细滑，苔薄腻水滑。

辨证： 肝肾阴虚，肝阳夹痰，胃失和降。

治法： 急则治其标，化痰平肝，降逆和胃。

处方： 法半夏12g，生姜10g，茯苓30g，陈皮10g，天麻10g，白菊花10g，刺蒺藜12g，生白术6g，枳壳10g。5剂，每日1剂，水煎服。忌食辛辣、油腻及吸烟。

二诊： 药尽5剂，眩晕、呕吐止，渐能进食，唯腰酸耳鸣如前，脉弱细，苔白微腻。缓则治其本，更以补肾平肝潜阳之法。药用熟地黄12g，山药10g，山茱萸10g，茯苓15g，泽泻10g，牡丹皮6g，磁石（打碎，先煎）30g，柴胡5g，白芍12g，五味子（打碎）10g，石菖蒲6g。6剂，每日1剂，水煎服。

三诊： 上方服完后药效平平，唯耳鸣稍减。治宗原法，上方加白菊花10g，沙苑子10g，刺蒺藜10g，再进10剂。先将10剂药各煎3次去渣，浓缩加蜂蜜250g收膏贮瓶，每日早晚各服一匙，温开水冲服。

3个月后来告，体质增强，眩晕未发，并嘱再以原方取10剂，如前熬膏服用，以善其后。

［常章富. 颜正华临证验案精选[M]. 北京：学苑出版社，1996.］

【评析】　眩晕一证，或因于肝肾亏虚，或因于肝阳化火，或因于痰浊内阻，或数因相兼。此患者平素肝肾亏虚，故见腰酸，耳鸣，眠差多梦等；阴虚肝阳上亢，故时发眩晕。本次发病除见眩晕外，又见呕吐痰水，不能进食，当属痰浊内阻，胃失和降所致。患者既然本虚标实，治当补虚固本与镇潜化痰并施。然补虚固体必用甘滋之味，甘滋之味又必滞湿生痰泥膈，不利于痰浊的祛除与胃气的和降。况患者呕恶拒食，症情急迫。鉴此，颜正华初诊化痰平肝降逆为治，投小半夏汤合半夏白术天麻汤之剂。服 5 剂后，不但眩晕呕吐止，而且能进食，说明药已中病，胃气已复和降。复诊投以耳聋左慈丸缓图，意在固本。但因患者病久固本不能急于求成，宜守方缓图，故三诊尽管药效平平，颜正华仍不改法更方，再以复诊原方加白菊花、沙苑子、刺蒺藜等，熬膏进补，终收全功。

6. 祛风散寒，化痰通络法治疗痰证眩晕（老昌辉医案）

唐某，男。

主诉：头晕、头痛 1 周。病史：患者 1 周前因感冒后出现头晕，头痛，刺痛为主，鼻塞，流鼻涕，略畏寒，无发热，无汗，胸闷，恶心，无呕吐，神疲乏力，纳寐差，二便可。既往体健，无药物过敏史。查体：神清，双肺呼吸音清，未闻及干湿性啰音；心率：80 次 / 分，律齐，未闻杂音。舌淡，苔薄白，脉细滑。

辨证：风痰阻络。

治法：祛风散寒，化痰通络。

处方：吴萸天麻汤。拟方如下：砂仁（后下）5 g，茯神 30 g，代赭石（先煎）30 g，白芷 10 g，白术 15 g，川芎 10 g，炙甘草 10 g，吴茱萸（打碎）5 g，天麻 15 g，党参 30 g，法半夏 15 g，大枣 15 g。

【评析】 眩晕发生的病机归纳起来，不外风、火、痰、虚 4 个方面，临床上痰浊上蒙导致眩晕并不少见。《丹溪心法·头晕》所谓"无痰不作眩"的主张，提出治痰为先的方法。临床实践中眩晕多属本虚标实之证。该患者既有头晕、头痛、刺痛为主、鼻塞、流鼻涕、略畏寒、无发热、无汗等风寒表证，又具有胸闷、恶心、神疲乏力、纳寐差等痰浊中阻的表现。吴萸天麻汤是老昌辉名医的经验方，主要治疗外感风寒，风痰阻络引起的头晕、头痛证。方中半夏燥湿化痰，降逆止呕；天麻平肝息风，而止头眩，李东垣谓"眼黑头眩，风虚内作，非天麻不能除"；代赭石苦寒质重，功善潜降肝阳，治肝阳偏亢之头痛，眩晕；白术、党参、甘草、砂仁、大枣共奏益气健脾消食之功，以杜生痰之源；川芎活血清头目，兼有引药上行作用；吴茱萸、白芷共起祛风散寒止痛之功效；诸药合用，共奏健脾燥湿、祛风散寒、化痰通络之功效，使脾健痰除风息寒散，眩晕自止。

7. 化痰清热，清肝泻火法治疗痰证眩晕（周炳文医案）

项某，女，61岁，1979年12月4日就诊。

主诉：眩晕6天。病史：患者6天前突发视物旋转，为阵发性发作，平卧减轻，坐立加重，伴呕吐和耳鸣、听力稍减退、心悸、大汗等，无发热、头痛，遂入住我院诊治，西医诊断为梅尼埃病，治疗6天（具体用药不详），症状无缓解，今邀中医会诊。患病以来，精神差，心烦不寐，不进食，小便正常，3天未排大便。无高血压病史。刻下症见：眩晕呕吐，耳鸣心悸，纳差，心烦不寐，便闭，舌红苔粗，脉弦滑。

辨证：痰热内扰，肝火亢盛。

治法：化痰清热，清肝泻火。

处方：黄连温胆汤加减。拟方如下：川黄连9 g，竹茹10 g，枳实10 g，陈皮6 g，半夏8 g，茯苓12 g，甘草3 g，菊花15 g，大黄8 g。4剂。

二诊（12月6日）：服前处方2剂，大便即通，眩晕减轻，呕吐全止，耳鸣亦停止；再服2剂眩晕全止，无心悸、出汗，食纳增加，睡眠好，大便通畅，小便正常。舌淡红、苔薄，脉弦细。患者素体阴虚，肝阳偏旺，易致肝木横逆乘土，痰浊中阻而致眩晕。舌淡红、脉弦细系肝阴不足之象。治疗在原方基础上去黄连、大黄，加沙参、麦冬，即竹茹10 g，枳实10 g，陈皮6 g，半夏8 g，茯苓12 g，甘草3 g，菊花15 g，沙参12 g，麦冬12 g。意在养阴柔肝，巩固疗效，此为治本之举。

【评析】 周炳文临证辨治眩晕，崇景岳"无虚不作眩，当以治虚为主"之观点。并一贯认为，脾居中土，升清降浊，驾驭上下，眩晕无不涉及脾，治法处方从守中理脾着手，验诸临床，无有不效，故常将眩晕分为脾虚风痰、脾肾两虚、心脾两虚、阳虚土衰、木乘风动、寒遏经脉、营卫失调、肝肾两虚等型加以辨治，这些在周炳文既往著作中均有论述。虽未描述痰热内扰并肝火亢盛一型，但此案患者眩晕症重，标为痰热，黄连温胆汤用之立竿见影，正合《丹溪心法》"头眩，痰夹气虚并火，治痰为主……无痰则不作眩"，即痰浊郁而化火，上犯清窍，可致眩晕之义。

8. 燥湿健脾，化痰清窍法治疗痰证眩晕（李辅仁医案）

耿某，女，68岁，1991年12月20日就诊。

病史：患者2年来眩晕，双目不能睁，视物旋转，恶心呕吐，耳鸣心烦，反复发作，难愈，易怒急躁，咽堵有痰，不易吐出，舌苔薄白腻、质红，脉滑数。

辨证：脾湿肝郁，痰浊不化，风痰上扰清窍。

治法：燥湿健脾，化痰清窍。

处方：清半夏10g，茯苓20g，天麻10g，白术10g，秫米15g，陈皮10g，竹茹5g，炒枳壳10g，郁金10g，石菖蒲10g，紫贝齿（先煎）15g，珍珠母（先煎）30g，白蒺藜15g，首乌藤30g，紫石英（先煎）15g。7剂，每日1剂，水煎服。

二诊：服药后眩晕减轻，痰易吐出。原方连服14剂。

三诊：服药后眩晕耳鸣消失，胸膈舒畅，痰浊亦化，病获痊愈，随访2年未复发。

[李剑颖，赵丹丹，杨建宇.国医大师验案良方·五官卷[M].北京：学苑出版社，2010.]

【评析】 脾胃生痰之源，脾失健运则木郁而不达，上逆清窍发为眩晕、耳鸣等症，以温胆汤合半夏天麻白术汤，燥湿健脾，化痰清窍；珍珠母、白蒺藜配伍，平肝潜阳，清眩晕。经过短期治疗，而达痊愈。

9. 化痰祛湿，平肝潜阳，息风止眩法治疗痰证眩晕（颜正华医案）

贾某，女，68岁，1998年10月8日就诊。

主诉：眩晕7年。病史：患者每次发作头重昏蒙，眼花缭乱，不能站立，持续半日，发无定时。昨日郁怒而重，除上症外，又兼眠差，纳呆，白带量多，舌淡胖苔薄白腻，脉弦滑。西医诊断为脑动脉硬化；血压20.5/12.5 kPa（1 kPa=7.5 mmHg）；右侧眼白内障。

辨证：肝阳上亢，痰浊中阻。

治法：化痰祛湿，平肝潜阳，息风止眩。

处方：天麻10g，清半夏10g，生白术12g，茯苓30g，炒酸枣仁15g，炙远志10g，白芍15g，白蒺藜12g，当归10g，陈皮10g，竹茹6g，生龙骨（先煎）20 g，生牡蛎（先煎）20 g。7 剂，每日 1 剂，水煎服。

二诊（10 月 15 日）：治痰健中，息风止晕，投药显效，即不更方，并增沙苑子补养肝肾兼收明目之用。处方如下：天麻 10 g，清半夏 10 g，生白术 12 g，茯苓 30 g，炒酸枣仁 15 g，炙远志 10 g，白芍 15 g，白蒺藜 12 g，沙苑子 10 g，陈皮 10 g，竹茹 6 g，当归 10 g，生龙骨（先煎）20 g，生牡蛎（先煎）20 g。7 剂，每日 1 剂，水煎服。

［梅祥胜，李丽，杨明杰．国医大师验案良方·五官卷 [M]．北京：学苑出版社，2010．］

【评析】 眩晕一症多端。经曰"诸风掉眩，皆属于肝"，意即"无风不作眩"。刘河间倡火热论，火热主动，遂主"无火不作眩"；朱丹溪认为痰蒙清阳，可发眩晕，提出"无痰不作眩"；张景岳指出精气不足脑海失养，则胫酸眩晕，力主"无虚不作眩"；王清任别开一径，谓瘀阻清窍，亦可发眩，有"无瘀不作眩"之说。本例患者，眩晕七载，此次发作，因于郁怒，气郁则伤脾，脾虚则生痰；气有余则为火，气郁化火，火动生风，内风因起。患者头晕发无定时，是气郁所化内风之象；眩晕头重，纳呆，是气郁生痰之征。颜正华教授立化痰息风一法，爰引半夏白术天麻汤、二陈汤化痰健脾，复用蒺藜、龙牡平息内风，药证相符，效果显著。

10. 清热和胃，化痰定眩法治疗痰证眩晕（卢化平医案）

孙兆艳，女，2005 年 7 月 29 日就诊。

主诉：头晕伴恶心呕吐 3 天。病史：患者近期因天热，夜寐欠佳，有时整夜不眠。前天晚上突感头晕，视物旋转，伴恶心呕吐，曾连续 2 天静脉滴注药物治疗（具体用药不详），头晕症状缓解，纳食少。今晨又感头晕，恶心，无呕吐。平素常疲乏无力，面色萎黄。舌质黯淡舌苔白，脉细。神志清，精神疲倦，步入诊室，面色萎黄。

辨证：脾虚失运，痰郁化热，上蒙清窍。

治法：清热和胃，化痰定眩。

处方：温胆汤合半夏白术天麻汤加减。拟方：半夏 10 g，陈皮 10 g，竹茹 10 g，茯苓 12 g，白术 10 g，枳实 10 g，天麻 12 g，石菖蒲 12 g，紫苏叶 10 g，砂仁（后下）6 g，生姜 6 g，代赭石（先煎）30 g，太子参 15 g，炙甘草 10 g，川芎 10 g。

3剂。

二诊（8月20日）：服上药后头晕、恶心未再发，常觉疲乏无力，面色萎黄，劳累则夜寐欠安，晨起头晕，进凉食则胃脘痛。舌质淡红有瘀象，苔薄白，脉细缓。痰浊郁阻及上扰清窍之势大减，转予健脾和胃，理气消滞为治。香砂六君子汤加减，拟方：党参12 g，苍术、白术各10 g，茯苓12 g，半夏10 g，陈皮10 g，紫苏梗10 g，黄连6 g，石菖蒲10 g，木香10 g，砂仁（后下）6 g，生姜6 g，炙甘草6 g。6剂。

【评析】 脾主四肢肌肉，其华在面。患者常觉疲乏无力，面色萎黄，乃平素脾胃虚弱之象。脾胃虚弱，加之天气炎热，暑热伤气，以致脾胃更虚，健运失职，使水湿内停，积聚成痰，痰湿日久郁而化热，痰热阻滞少阳三焦津气升降出入通道，痰热循此上蒙清窍，故头晕，视物旋转；痰浊中阻，浊阴上逆，脾阳为痰浊阻遏而不振，故出现恶心，欲吐，纳少；痰热扰心，则夜难安寐。治疗以清热和胃，化痰定眩为主。方取温胆汤合半夏白术天麻汤加减。方中半夏燥脾湿而祛痰涎，陈皮化湿浊而复脾运，辛香以醒脾利气；竹茹化痰涎而清郁热，茯苓渗水湿而通水道，令脾运健而湿痰去，水道通而津液行；枳实之苦泄以下气消痰。白术健脾除湿，使脾运健则湿痰去，湿痰去则眩晕除；再加天麻息风定眩；石菖蒲清热化痰，开窍安神；代赭石平肝息风，降逆止呕，镇心安神；太子参补脾气和胃；甘草和胃健脾，紫苏叶、砂仁理气和胃止呕，生姜健脾和胃，川芎活血祛风燥湿。二十日后来诊，诉头晕恶心症未复发。以面色萎黄，疲乏无力，夜寐欠安，胃脘痛为主，证属脾胃虚弱，气机郁滞，故治疗以健脾理气为主，予香砂六君子汤加减出入，先后共四诊，诸症消除，精神好转而停药。这也正体现了治病必求于本的治疗原则。

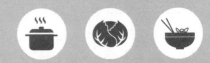

第三章
饮证眩晕

饮证是水液在体内运化输布失常，停积于某些部位的病证。饮证眩晕则是指水饮内停，上乘清阳所致的眩晕证。饮的形成，可由外邪侵袭，影响脏腑对水液的气化输布，水液停聚而形成；或因中阳素虚，或因饮食失节，嗜酒肥甘，饥饱劳倦，伤于脾胃，健运失司，致水液转输、敷布发生障碍，水谷不能化生精微，变生痰饮，水饮内停，上乘清阳而为病。痰与饮皆为水液停留体内所形成的病理产物，其本质均属于水液的停聚，而且可以相互转化，或合并为病，有时临床上也难以截然划分，常统称为痰饮。痰饮既可以是病理产物也可以是致病因素，《黄帝内经》云："阳气者，精则养神，柔则养筋。"心下有支饮，心阳被迫，不能上煦于头，故见头目冒眩，懒于睁眼；阳气不充于筋脉，则两手发颤；舌体肥大异常，为心脾气虚，水饮浸渍于上，乃是心下有支饮的见证。饮证眩晕的治疗多从健脾利湿、利水化饮立法，方剂常选用泽泻汤或泽泻汤合苓桂术甘汤。

1. 益气升清，化浊祛湿法治疗饮证眩晕（路志正医案）

贾某，男，55 岁，1983 年 2 月 11 日就诊。

主诉：眩晕十年余。经多方诊治，未能根除而来求诊。刻下症见：眩晕时作，时轻时重，重则视物旋转，如坐舟车之中，走路则头重脚轻，低头有欲倒之势，并有心悸，寐差，两目干涩，两眼睑肿胀不欲睁，耳鸣如蝉，脘闷纳呆，恶心嘈杂，咽干口渴欲饮，倦怠乏力，血压较低，经常感冒，二便正常，形体瘦削，面色㿠白，舌质黯苔薄白而腻，脉弦滑小数。曾服滋阴潜阳、平肝息风及温胆汤数十剂，初时见效，旋即如故。

辨证：脾虚气陷，清阳不升，湿浊中阻。

治法：益气升清，化浊祛湿。

处方：益气聪明汤合玉屏风散加减。拟方如下：生黄芪 12 g，炒白术 9 g，防风 9 g，柴胡 5 g，升麻 3 g，紫苏叶（后下）6 g，僵蚕 6 g，厚朴 9 g，陈皮 9 g，黄芩 9 g，白芍 9 g，当归 10 g。5 剂，每日 1 剂，水煎服。

二诊（2 月 17 日）：进上药后，头晕心悸、耳鸣口干均见轻减，脘闷觉舒，纳谷见增。唯仍感头目不清，看书不能过久，偶尔心悸，午后较重；睡眠轻浅易醒，二便尚调。舌质黯红，苔白腻见退，脉来弦细。既见效机，仍宗前法。前方去厚朴、僵蚕加谷麦芽以运脾祛湿，生牡蛎（先煎）以益肾安神。7 剂，水煎服。

迭经五诊，眩晕止，湿邪除，唯感肢倦乏力，头脑昏重，舌质淡苔薄白，脉细弱无力。中气虚陷，清阳不升毕露，法随证转，药由方变，以益气升阳法，用补中益气汤加蔓荆子、川芎，续进 24 剂而得痊愈。

［梅祥胜，李丽，杨明杰．国医大师验案良方·五官卷 [M]．北京：学苑出版社，2010.］

【评析】 芪、术、防风，原为玉屏风散，而组方运用之意，因合升、柴而有不同。其中芪、术甘温，益脾胃而健运中气，犹是原义；防风则并非为走表而设，盖用其风以胜湿，发越清阳，合升、柴、僵蚕之轻扬，以升发鼓舞胃气，上行头目也；并用紫苏叶、厚朴、陈皮和胃宽中，散满除湿；归、芍以和血敛阴，少佐黄芩以清中焦湿热。合之共奏益气升清、化浊祛湿之功。

2. 消饮定眩法治疗饮证眩晕（赵绍琴医案）

蔺某，女，51 岁。

刻下症见：突发眩晕，不能起坐，恶心欲吐，心悸不安，自觉胃中辘辘有声。舌白滑润，舌体胖大，边有齿痕，脉象濡滑而沉。

辨证：水饮上泛。

治法：消饮定眩。

处方：苓桂术甘汤加减。拟方如下：桂枝 10 g，茯苓 15 g，白术 12 g，炙甘草 6 g，半夏 10 g，陈皮 6 g，泽泻 10 g。3 剂。

二诊：眩晕渐减，心悸稍安，胸闷恶心未除。脉沉濡，舌白润。仲师云："病水饮者当以温药和之。"继用前法增损。处方：桂枝 10 g，茯苓 20 g，白术 12 g，炙甘草 6 g，干姜 3 g，半夏 10 g，陈皮 10 g，泽泻 10 g，焦三仙各 10 g。3 剂。

三诊：眩晕已止，诸症渐安，已能下地活动，微感胸闷，纳食欠佳，舌白脉沉，用《外台秘要》茯苓饮以运中阳。处方：茯苓 15 g，白术 10 g，桂枝 6 g，枳实 6 g，厚朴 6 g，白豆蔻仁（后下）3 g，焦三仙各 10 g。3 剂。

药后诸症皆安，停药休息数日而愈。

［彭建中．赵绍琴临证验案精选 [M]．北京：学苑出版社，1996.］

【评析】 此案眩晕系饮邪上泛，蒙蔽清阳，其脉沉苔滑，口不渴，胸闷呕恶，水声辘辘，皆是水饮之征，故用苓桂术甘汤以化饮定眩定悸，二诊加干姜，焦三仙以运中阳，阳气振奋则水饮自消，三诊用《外台秘要》茯苓饮加味以消余邪，大法治饮，宗仲景以温药和之之旨，治在中焦，以脾属土，饮乃水类，土能制水，脾健则饮自消弥。

3. 温心阳，健脾化饮法治疗饮证眩晕（张琪医案）

王某，女，41 岁。

主诉：晕厥 2 次。病史：患者自述近 1 周来，连续晕厥 2 次，发作前心中悸动不宁，旋即手足厥冷，昏不知人，移时即醒。现心中悸动不安，手脚厥冷，头眩晕，气少懒言，有不能支撑之势，脉象左右沉细，舌胖嫩，血压 16/9.3 kPa，经某医院诊断为神经官能症，经用安定剂及中药安神养心一类药物，悸动不减。

辨证：心阳式微，水气上凌。

治法：温心阳，健脾化饮。

处方：茯苓 40 g，桂枝 25 g，白术 20 g，甘草 15 g，泽泻 15 g，生姜 15 g，党参 15 g，大枣 5 个。4 剂，每日 1 剂，水煎服。

二诊：服药 4 剂，心中悸动大减，手足转温；晕厥未发作，头晕亦轻，精神转佳，此心阳渐复水气渐化之佳兆，再以前方治疗。

三诊：又服上方 6 剂，心中悸动等症皆愈，手足转温，全身有力，头无昏眩，脉沉，舌体转正常而安。

［梅祥胜，李丽，杨明杰．国医大师验案良方·五官卷 [M]．北京：学苑出版社，2010.］

【评析】 有水饮停于心下，清阳受阻，浊阴伤胃，出现头目昏眩，发作时欲倒，舌滑润胖大，脉沉弱或沉紧，宜用泽泻汤补脾利水除饮法治之。

4. 温阳蠲饮，健脾化湿，养心安神法治疗饮证眩晕（路志正医案）

何某，女，41 岁，1974 年 3 月 28 日就诊。

主诉：头晕脑胀，眼花目𥆛 6 年。病史：患者平时面青肢凉，神倦乏力，心悸胸闷，耳鸣不绝，眠差梦多，纳谷不馨，口干不欲饮，眩晕频作，发则头晕脑胀、眼花目𥆛、恶心呕吐、视物旋转、身体晃动、站立不稳、突然晕倒，每次发作需数日后才能逐渐缓解。多方求医，久治未效。舌淡苔白，脉细缓。

辨证：心脾阳虚，寒饮中阻。

治法：温阳蠲饮，健脾化湿，养心安神。

处方：茯苓 15 g，桂枝 10 g，白术 15 g，甘草 4.5 g，党参 12 g，厚朴 10 g，酸枣仁 10 g，远志 10 g，泽泻 6 g，大枣 4 枚。3 剂，每日 1 剂，水煎服。

上方尽剂，诸症好转，精神渐复。既见佳兆，原方继进 2 剂，以尽余氛。药尽诸症锐减，仅食欲欠佳，身倦乏力，大便时溏。舌淡苔白，脉沉缓。寒湿虽化，脾运未健。拟益气健脾法，以杜复萌。拟方如下：党参 15 g，白术 12 g，茯苓 15 g，甘草 5 g，陈皮 10 g，砂仁（后下）6 g，法半夏 10 g，焦三仙各 12 g，莲子 15 g，山药 15 g，生姜 3 片，大枣 4 枚。3 剂，每日 1 剂，水煎服。服上方尽剂而愈。

［梅祥胜，李丽，杨明杰．国医大师验案良方·五官卷 [M]．北京：学苑出版社，2010．］

【评析】　《伤寒论》第 67 条载："若吐若下后，心下逆满，气上冲胸，起则头眩，脉沉紧，发汗则动经，身为振振摇者，茯苓桂枝白术甘草汤主之。"指出了中焦阳虚、寒饮内停眩晕的证治。本患者素体阳虚，寒饮内停，重伤脾阳，健运失司，清阳不升，浊阴上逆，蒙蔽清窍，发为眩晕。故以苓、桂、术、甘温阳化饮，加党参助桂、草复其阳气，泽泻助苓、术利湿健脾，使阴消阳自得复。厚朴、大枣一刚一柔，宽中燥湿悦脾，使阳复阴消。长达 6 年之久的眩晕已杳，再以四君、香砂剂增损，补脾化湿，理气祛痰，健运中土，以杜痰再生之患。

5. 散痰化饮法治疗饮证眩晕（闫云科医案）

寇某，女，33 岁。

主诉：眩晕、手颤、麻木半年余。病史：眩晕甚时，仆倒于地，口不能言，然心中明了，此乃与痫证不同者也。颤抖剧时，不能持物，难以就餐。麻木以右手食指为甚，掐之不痛，不得穿针缝纫。胃纳一般，二便正常，痰多喜唾，头面畏冷，二目干涩，视物模糊，胸胁满，喜太息。舌淡红，苔微腻，脉象弦滑，腹无压痛。

辨证：肝郁脾伤，痰饮遂生。

治法：散痰化饮。

处方：四生丸改汤。拟方如下：川乌 6 g，生半夏 10 g，生天南星 10 g，生白附子 10 g，生姜 6 片。3 剂。

二诊：眩晕大减，再未跌仆，颤抖、麻木也明显减轻。唯情志不舒时症有反复，脉象弦滑，仍属肝气郁结证也。上方加枳壳 15 g，柴胡 10 g，甘草 6 g，3 剂。后陪友来诊，知偶尔颤抖、麻木外，眩仆再未发生。

［闫云科，闫峻．临证实验录 [M]．北京：中国中医药出版社，2005．］

【评析】 痰饮为病，随气升降，横溢旁流，无处不到。与风相结，是为风痰。李中梓谓："风痰动于肝，有眩晕头风。眼目瞤动，耳轮瘙痒，左瘫右痪，麻木蜷跛。"证之临床可谓详而恰当。

6. 健脾化痰法治疗饮证眩晕（闫云科医案）

李某，男，12 岁。

主诉：眩晕 3 年余。病史：3 年前，骑车摔倒，碰撞头部，从此病眩晕。发作时天旋地转，不得站立，不敢睁眼。恶心呕吐，大便溏薄，发作过后一如往常，久治不愈。望其颜面晦黯，舌苔白腻，诊得脉象沉滑。腻苔主湿，滑脉主痰。

辨证：脾失健运，内生痰饮。

治法：健脾化痰。

处方：泽泻汤加味。拟方如下：泽泻 10 g，白术 15 g，半夏 10 g，茯苓 10 g，陈皮 10 g，神曲 10 g。3 剂。

二诊：眩晕止，原方续进 3 剂。3 个月后暑假期，随父来忻，言病未犯，其间是否还服药，诊之无病象，遂未书方，嘱注意饮食。

［闫云科，闫峻．临证实验录 [M]．北京：中国中医药出版社，2005．］

【评析】 小儿本稚阴稚阳，加之不知摄养，饮食随便，损伤脾胃，致水谷不化精微而成痰饮，故见眩晕呕吐。《金匮要略》云："心下有支饮，其人苦冒眩，泽泻汤主之。"李中梓云："治痰不理脾胃，非其治也。"循其理法，用之果应。从高坠下，系发病之诱因，西医谓脑震荡后遗症。然未见其他损伤病候，故不以瘀血论而从痰饮治。

第四章

痰 厥

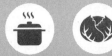

痰厥是厥证之一，指痰涎壅盛、阻闭气机所致的猝然昏仆，不省人事，喉中痰鸣，四肢厥冷的急重病症。本证发病前多有先兆症状，如头晕目眩，动则眩晕更剧，恶心呕吐，头重如裹，继而昏厥，后渐苏醒，醒后如常人，一般无后遗症，但易反复发作。但也有一厥不复而导致死亡的。从现代医学看，凡昏厥、精神性疾病（如癔症性昏迷等）出现上述症候特征者，均可参考本章内容进行辨证施治。

根据中医"急则治标"的原则，凡一时性痰涎壅塞，气闭晕厥，药食俱不能进。当先用盐汤探吐以急去其痰，或用稀涎散适量鼻饲或灌服，以涌吐痰涎；同时还可配合针灸治疗，先在合谷、内关、丰隆、足三里（双侧）针刺，强刺激手法，约隔1分钟捻转一次，留针至苏醒后出针，以祛痰开窍、疏通经脉、调和阴阳营卫，使痰浊去，正气复，而昏厥得苏。晕厥复苏，再按辨证要求，分别予以顺气豁痰开郁，行气燥湿豁痰，豁痰清热降火等法治之。

（1）气滞痰蒙型

【主症】突然昏厥，不省人事，呼吸气粗，喉间痰声辘辘，痰多气塞，多由情志因素而激发，舌苔白腻，脉沉弦滑。

【治法】顺气豁痰开郁。

【处方】五磨饮子合导痰汤加减。乌药、沉香、槟榔、枳实、木香、紫苏子、贝母、橘红、竹沥、胆南星。

（2）痰浊中阻型

【主症】突然晕仆，不知人事，四肢逆冷，喉中痰涎壅盛，鼾声如锯，或呕吐痰涎，呼吸气粗，舌苔白腻，脉象沉滑。

【治法】行气燥湿豁痰。

【处方】导痰汤。半夏、茯苓、陈皮、甘草、枳实、天南星。

（3）痰火上扰型

【主症】突然昏厥，喉中痰鸣，伴有胸闷脘痞，口苦而黏，大便秘结，小便黄赤，舌苔黄腻，脉滑数。

【治法】豁痰清热降火。

【处方】黄连温胆汤加减。黄连、陈皮、半夏、茯苓、枳实、竹茹、石菖蒲、郁金、远志、甘草。

1. 调理枢机，化痰止咳法治疗痰厥（畅达医案）

薛某，女，22 岁，2014 年 10 月 8 日就诊。

主诉：咳嗽晕厥 3 天。病史：患者自幼易患咳喘，3 天前与家人争吵后出现咳嗽，继则呼之不应，意识丧失，头歪向一侧，喉中痰鸣，面白汗出，家人掐人中约 1 分钟后苏醒，此后每遇异味刺激即诱发咳嗽，呈连续性，甚则晕厥不知人。院外心电图、头颅 CT、脑电图等检查排除心源性、脑源性晕厥。诊断考虑咳嗽晕厥综合征。西医止咳、化痰治疗效果欠佳，故来寻求治疗。患者情绪低落，善太息，口干苦，舌淡、苔薄白，脉弦。

辨证：柴胡证。

治法：调理枢机，化痰止咳。

处方：柴胡、陈皮、茯苓各 15 g，黄芩 12 g，白芍 25 g，炙甘草 9 g，姜半夏、紫苏子、桔梗、枳壳各 10 g。3 剂，每日 1 剂，水煎服。

药后未再出现咳嗽晕厥症状，但觉精神差，咽喉不利有痰，夜寐梦多，舌淡、苔薄白，脉弦细。畅达言邪气已去，当健脾化痰，益气扶正，方用六君子汤加柴胡、黄芩善后。2 周后因月经不调来诊，告知咳嗽亦愈。

［王亚丽，王金成，畅达. 畅达治疗咳嗽性晕厥验案举隅 [J]. 山西中医，2015，31（12）：9-10.］

【评析】 七情刺激，肝气犯肺，木火刑金，而致咳嗽。咳嗽剧烈时气火夹痰上蒙清窍，而致晕厥。《伤寒论》谓："伤寒中风，有柴胡证，但见一证便是，不必悉具。"本案患者以咳嗽、口干苦、晕厥为主症，其善太息、口苦、脉弦符合柴胡证，方中加芍药甘草汤入肝缓急止咳，桔梗、枳壳增强理气止咳之效，方证对应，药证相符，故能获效。

2. 豁痰降气，回阳救逆法治疗痰厥（杨德钱医案）

张某，男，65岁，2005年5月23日就诊。

病史： 患者2日前因受凉体倦不适，继而卧床不起。经门诊中西药治疗无效而邀余诊治。刻下症见：目闭面黄，牙关紧闭，口唇嚅动，呼吸急促，目光无神，角膜浑浊呈紫绿色，神志不清，肢体时时抽动，手足逆冷，苔厚腻白滑，脉散数浮大，唯右寸口脉沉滑有力。

辨证： 痰涎壅塞，胸阳被遏，肺失肃降，痰蒙清窍，气血阻滞，精不养神。

治法： 豁痰降气，回阳救逆。

处方： 半夏12g，胆南星10g，陈皮15g，茯苓12g，川贝母12g，杏仁10g，紫苏子12g，枳实10g，制附子12g，党参15g，黄芪30g，干姜6g，甘草6g。

水煎服1剂后，次晨开始口流痰涎，并用手取出数块黏稠痰，神志逐渐清楚，呼吸通畅，言语自如，唯胸部稍有胀闷。拟生脉散加味：党参15g，麦冬15g，五味子10g，桔梗20g，陈皮15g，知母10g，白芍12g，生地黄20g，厚朴15g，甘草5g。服用1剂后康复如初。

［杨德钱. 痰厥治验 [J]. 中国中医急症，2007（7）：887.］

【评析】 此例属风寒湿痰之痰厥证。患者年迈气衰，平素多湿多痰，加之外感，寒湿相搏，气机逆乱，痰随气升，上蒙清窍，发而为厥。综观此病，虽与阴盛阳微有关，但痰涎实为致病之主。因此，用导痰汤加川贝母、杏仁、紫苏子以宣肺下气，豁痰开郁；合四逆汤以温阳救逆；更用黄芪、党参助其排痰之力，增其回阳之效；且用紫苏子之降以制黄芪之升，使痰去正复。

3. 温肾暖脾，祛痰化浊法治疗痰厥（杨德钱医案）

刘某，男，52岁，2000年2月10日就诊。

病史： 患者5年来每在工作时，或与人谈话时，或晚间看电视时，或在澡堂洗澡时，突然出现眩晕，视物天旋地转，伴恶心呕吐，随之迅急昏倒，不省人事。昏倒时伴有喉间痰鸣，呼吸气粗，口角流涎，2～3分钟后苏醒。曾在本市多家医院求医，做过TCD、CT、MRI等检查，仅有"椎基底动脉供血不足"的结论。某专科医院诊断为梅尼埃病，用过丹参注射液静脉滴注、口服活血通脉胶囊等治疗，未见明显效果，仍时常发作晕厥，近年来发作更加频繁，每周2～3次或3

次以上，已不能正常参加工作。形体稍胖，头重身困，四肢不温，口中黏腻，食欲不振，腰膝酸软，大便溏薄，夜尿频数。舌质胖嫩，苔白厚腻，脉弦滑。测血压为 18.6/11.9 kPa，查心电图、肝胆 B 超，肝、肾功能、血糖、血脂等均在正常范围。

辨证： 脾肾阳虚，痰浊上扰。

治法： 温肾暖脾，祛痰化浊。

处方： 党参、炒苍术、茯苓各 20 g，炒白术、香附、厚朴、天麻、姜半夏、川芎、杜仲、桑寄生各 15 g，炮附子、淡干姜、炙甘草、陈皮、石菖蒲、炙远志各 10 g。每日 1 剂，水煎服，每日 3 次，每次 150 mL，共服 7 剂。

二诊： 患者精神稍见好转，食欲略有改善，但仍觉四肢不温，头重身困不减，晕厥仍发作 3 次。视舌苔仍白厚腻，仅舌尖部腻苔减退少许，脉弦滑。此乃病重药轻，宜重剂治之。处方：炒苍术 50 g，炮附子（开水先煎 1 小时）、姜半夏、茯苓各 30 g，党参、炒白术、厚朴各 20 g，天麻、陈皮、石菖蒲、香附、川芎、杜仲、桑寄生各 15 g，淡干姜、炙甘草、炙远志各 10 g，砂仁（后下）4 g。服 7 剂，精神明显好转，头重身困大减，四肢转温，食欲增进，大便基本成形，夜尿减少。

三诊： 晕厥发作 2 次。舌面前半部分腻苔已退，后半部分仍白腻，但已变薄，脉弦。予二诊方续服 7 剂，头重身困基本消失，仍感腰酸，晕厥未发作。舌质淡红，苔薄白，脉缓。守二诊方再服 7 剂，晕厥未发作，诸症全部消失，精神爽朗。为巩固疗效，药用天麻、姜半夏、炒苍术、炒白术、厚朴、茯苓、党参、枸杞子、菟丝子各 15 g，淡干姜、石菖蒲、炙远志、炙甘草、红花各 10 g。调治 1 个月收功，随访 1 年，未见发作。

[顾文忠. 痰厥治验 1 例 [J]. 实用中医药杂志，2003（8）：436.]

【评析】 本例晕厥病机为阳衰阴盛，痰湿内蕴，上蒙清窍，故称为痰厥。治病必求其本，故组方以附子、干姜温阳散寒，陈皮、苍术、半夏燥湿化痰，石菖蒲、炙远志化浊开窍，香附、厚朴疏肝降气，党参、白术、茯苓、甘草健脾益气，杜仲、桑寄生、枸杞子、菟丝子壮腰健肾，天麻平肝息风，川芎、红花活血通脉。诸药合用，共奏温阳散寒，燥湿祛痰，化浊开窍之功。由于方证合拍，故疗效显著。必须指出的是，由于患者痰浊甚为严重、顽固，故苍术重用至 50 g，半夏重用至 30 g 方才较快见效。有医者畏苍术量大易致衄血，故不敢重用，其实只要痰湿壅盛辨证正确，且常规剂量不效，患者无衄血宿疾，重用苍术非但无虞，反能立起沉疴！

4. 平肝潜阳，化痰开窍法治疗痰厥（颜亦鲁医案）

万某，女，52岁。

病史： 痰厥时常萌发，发则闭厥无知，喉间痰声辘辘，须臾即醒，平素心情郁闷不舒，胃纳不充，经事如常；舌淡、苔白腻，脉细滑。

辨证： 肝阳夹痰浊上蒙清窍。

治法： 平肝潜阳，化痰开窍。

处方： 明天麻6 g，青龙齿（先煎）9 g，远志4.5 g，茯神9 g，竹沥半夏9 g，矾水炒郁金6 g，陈胆南星6 g，陈皮6 g，天竺黄6 g，白芍12 g，白蒺藜12 g，九节菖蒲9 g。

[孙春霞，颜乾麟. 颜亦鲁治疗厥证的经验 [J]. 上海中医药杂志，2007，455（12）：8-9.]

【评析】 痰厥之证，多系脾失健运，聚湿生痰，湿痰上蒙所致。女子以肝为先天，患者已逾七七，素有肝郁，失于条达，久而动风，风痰相搏，痰随气逆，遏塞气机，蒙闭心窍，故而突发闭厥，不省人事。故以导痰汤出入行气豁痰；并用天麻、龙齿、白芍、蒺藜以平肝息风；取菖蒲、远志、茯神安神开窍，乃治疗厥证不可缺少之品。痰厥未发时宜常服健脾化痰之药，有固本清源之功。

5. 开胸结，化痰瘀法治疗痰厥（汪履秋医案）

黄某，男，71岁，1997年12月2日就诊。

病史： 患者慢性咳喘、气逆反复发作20年，病情加重伴发热1天，胸闷，痰多色白黏腻，纳谷欠佳，二便正常，舌淡、苔白腻，脉滑。中医辨证属痰浊壅肺。治拟化痰降气。方选紫苏子降气汤合三子养亲汤加减。服药3剂后体温正常，病程中出现面色青紫，胸闷如窒，喉有痰鸣，不能咳出，舌苔白腻，脉沉滑。

辨证： 痰瘀搏结，阻塞气道。

治法： 开胸结，化痰瘀。

处方： 香附旋覆花汤加减。拟方如下：香附10 g，旋覆花（包煎）10 g，紫苏子10 g，杏仁10 g，陈皮5 g，法半夏10 g，川厚朴10 g，瓜蒌皮10 g，郁金10 g，石菖蒲5 g。水煎，每日1剂，分2次口服。

服药 2 天后症状缓解，继续治疗 10 天，痰瘀渐去，肺肾阴虚之象突出，治从养肺阴、益肾气立法，选用生脉散合人参胡桃饮加减，以善其后。

［王冠华，汪悦.汪履秋运用香附旋覆花汤治疗肺系疾病验案举隅 [J]. 江苏中医药，2006（6）：37-38.］

【评析】　肺源性心脏病病程中若出现面色青紫，胸闷如窒，喉有痰鸣，不能咳出之症，汪履秋认为此属"痰厥"，乃病久不愈所致，不仅损伤肺肾之气，而且势必导致瘀血阻滞，盖"气不煦则血不濡"，终成气滞痰瘀相结之危候。当急用开胸结、化痰浊之法。

第五章
中 风

　　中风以猝然昏仆、不省人事、喉中痰鸣气促、口眼㖞斜、半身不遂为主症，轻者可见猝然眩晕、言语不利、口眼㖞斜、头面四肢发麻等症。其中肝风内动，夹痰上蒙清窍所致中风尤为多见。

　　以下主要介绍风痰上扰所致的中风，现代医学的脑血管痉挛、脑出血、蛛网膜下隙出血、脑血栓形成等疾病的某些发病阶段，可参考本章辨证施治。

　　（1）肝风内动、痰火上扰型

　　【主症】猝然昏仆，不省人事，喉中痰鸣气促，口眼㖞斜，半身不遂，兼见面红身热，躁动不安，口气臭秽，唇舌色红，苔黄腻，脉弦滑或滑数。

　　【治法】豁痰开窍，平肝息风。

　　【处方】半夏白术天麻汤合星蒌承气汤加减。法半夏、茯苓、陈皮、天麻、甘草、胆南星、瓜蒌、生大黄、厚朴、黄连等。

　　（2）肝风内动、痰蒙清窍型

　　【主症】猝然昏仆，不省人事，喉中痰鸣气促，口眼㖞斜，半身不遂，兼见面白晦黯，静卧不烦，四肢欠温，脘腹痞闷，舌淡，苔白腻，脉沉滑或沉缓。

　　【治法】辛温开窍，燥湿化痰息风。

　　【处方】半夏白术天麻汤合苍白二陈汤。法半夏、茯苓、陈皮、天麻、苍术、白术、甘草、石菖蒲、郁金、远志等。

　　（3）中风后遗症

　　中风经过治疗，常留有半身不遂、言语不利、口眼㖞斜等后遗症。其原因为风痰阻络，气血运行不利，脉络瘀阻，痰瘀同病，如不及时治疗，将留有终身残疾。①半身不遂：气虚血瘀、痰湿阻络所致的半身不遂，治宜补气活血、化痰通络，方用补阳还五汤合导痰汤加减。肝风内动、痰火上扰所致的半身不遂，治宜平肝息风、化痰通络，方用天麻钩藤汤合黄连温胆汤加减。兼言语不利者加石菖蒲、远志，以祛痰利窍；兼口眼㖞斜者，加白附子、全蝎、天南星、僵蚕等，以祛风化痰；兼肢体麻木者，加天南星、半夏、白蒺藜，以祛风化痰通络。若偏瘫日久，虽加重活血药物而疗效不显著者，可加水蛭、乌梢蛇等虫类活血药，以增强破瘀通络之功。②言语不利：因风痰上阻、经络失和所致者，方用解语丹加减以祛风除痰，宣窍通络。肝阳上亢、痰邪阻窍所致者，方用天麻钩藤饮加石菖蒲、远志、胆南星、天竺黄、蝎尾等以平肝潜阳、化痰开窍。肾虚痰阻所致者，方用地黄饮子加减。③口眼㖞斜：如单纯性口眼㖞斜属风痰阻络所致者，治宜祛风除痰通络，方用牵正散加味。

1. 通阳化痰，祛瘀通络法治疗中风（杨进医案）

童某，女，67岁，2012年9月15日初诊。

主诉： 上肢麻木10天余。既往有脑梗死及颈椎病病史，曾有短暂失忆及阵作眩晕，时胸闷、心悸，四肢不温，纳谷正常，二便调，舌淡苔黄腻，脉细弦。

中医诊断： 中风（中经络）。

辨证： 胸阳不振，痰瘀阻络。

治法： 通阳化痰，祛瘀通络。

处方： 方予瓜蒌薤白半夏汤加减。拟方：全瓜蒌30 g，薤白9 g，法半夏9 g，川桂枝9 g，片姜黄10 g，葛根20 g，桃仁10 g，红花10 g，川芎10 g，地龙10 g，豨莶草12 g，络石藤15 g，鸡血藤18 g，宣木瓜10 g，赤芍10 g，生甘草3 g，14剂。

二诊： 2012年9月29日。药后诸症减轻，时有手麻木，舌脉如前，仍步前法。拟方：全瓜蒌30 g，薤白9 g，法半夏9 g，浙贝母10 g，川桂枝9 g，葛根20 g，片姜黄10 g，地龙10 g，桃仁10 g，红花10 g，桑枝20 g，豨莶草15 g，宣木瓜10 g，鸡血藤18 g，络石藤15 g，生甘草3 g，继进14剂。

［武宜婷，杨进.杨进教授运用瓜蒌薤白半夏汤验案举隅 [J].中医药学报，2014，42（3）：127–129.］

【评析】 脑梗死归属于中医"中风""偏枯"范畴，多在内伤积损的基础上，因情志或外邪等触发夹痰夹瘀蒙蔽脑窍而发病。本例患者年过花甲，肝肾不足，气血衰少，肾水亏虚于下，肝阳偏亢于上，水不涵木，上蒙清窍，蒙蔽神明则眩晕、失忆，肝风夹痰，经络血脉瘀阻，气血不能濡养机体，则肢体麻木。因此治疗时以瓜蒌薤白半夏汤通阳宣窍降逆化痰，桃仁、红花活血祛瘀，赤芍凉血活血，川芎、片姜黄活血行气，使气行则血行，地龙、鸡血藤、络石藤、豨莶草通经络，宣木瓜舒筋活络，此外杨进教授更以桂枝温通经脉，葛根疏风解肌，生甘草调和诸药，全方共奏化痰祛瘀、祛风通络之功，神明得洁，肢体得养，诸症减轻。

2. 清化痰热，化瘀通络法治疗中风（张建夫医案）

刘某，男，68 岁，2003 年 6 月 9 日初诊。

病史： 既往有高血压史十余年，间断服药，诉 4 天前晨起突然感觉右侧肢体麻木，未予重视，1 天后呈进行性加重伴肌力下降，在某县医院脑部 CT 检查显示：左脑部基底节区多发性梗死。因不愿住院治疗，遂来求诊，刻下症见：老年男性，肥胖体型，神清，语言可，头晕目眩，面红，烦躁，右侧肢体无力，活动困难，右手肿胀，右上肢肌力Ⅳ级，右下肢肌力Ⅲ级，饮食可，大便干，小便正常，舌红舌下瘀滞，苔黄厚腻，脉弦滑。

中医诊断： 中风（中经络）。

辨证： 痰瘀内阻，瘀而化热。

治法： 清化痰热，化瘀通络。

处方： 黄连 6 g，法半夏 15 g，白术 12 g，陈皮 15 g，白芥子 10 g，全瓜蒌 10 g，茯苓 15 g，地龙 10 g，水蛭（冲服）3 g，丹参 20 g，红花 10 g，石菖蒲 10 g，生大黄（后下）5 g，炙甘草 6 g。7 剂，水煎取汁 400 mL，每日 1 剂。

复诊（2003 年 6 月 16 日）： 患者肢体麻木，肌无力症状改善，头晕目眩减轻，右上肢肌力Ⅴ级，右下肢肌力Ⅳ级，大便正常，上方去大黄 7 剂。

三诊： 患者肢体肌力基本恢复，饮食二便正常，继以丸药以善其后。

［张梅奎，张效科，谢福恒．张建夫教授化痰祛瘀法辨治缺血性中风痰瘀互结证经验探析 [J]．现代中医药，2014，34（4）：21-22.］

【评析】 张建夫教授梳理古人对缺血性中风的病机认识，推崇《明医杂著》所云："所以古人论中风偏枯麻木、酸痛、不举诸证，以气虚死血痰饮为言，言论其病之根源，以血病痰病为本也。"清代医家姜礼在《风病脏腑四大证治》中也指出"痰迷心窍，舌强不语，当涤痰为先"。近代名医冉雪峰对此也深有体会，他认为中风脑部病变痰邪最易滞痰不去，则窍不宣，故除痰为宣窍透络捷法。在上述认识的基础上张建夫教授以化痰祛瘀为缺血性中风治疗的基本法并创立化痰祛瘀汤，方用法半夏 15 g，白术 12 g，陈皮 15 g，白芥子 10 g，全瓜蒌 10 g，茯苓 15 g，地龙 10 g，水蛭（冲服）3 g，丹参 20 g，红花 10 g，石菖蒲 10 g，炙甘草 6 g，全方化痰祛瘀兼具开窍之功，方中半夏、陈皮、白芥子、全瓜蒌、茯苓化痰祛湿，白术健脾益气，加强化痰之效，以去其根本。地龙、水蛭搜风通络，祛血中瘀滞。红花、丹参活血养血，助地龙、水蛭以疏通血脉，则防其通利过度。菖蒲以芳香开窍并具引药入脑之用，《庆堂随笔》云"石菖蒲，舒心气、畅心神、怡心情、益心志，妙药也，清解用之，赖以祛痰秽之浊而卫宫城"。甘草调和诸药之性。临证具体应用时应根据病证之表现加减，如痰瘀化热则加黄连，大便闭结加大黄，头痛则加川芎等。现代药理学研究证明，方中药物有改善血液循环、降低血黏度、调节血脂、清除自由基、保护脑细胞等综合作用。

3. 化痰开窍，平肝通腑法治疗中风（谢昌仁医案）

陈某，男，67 岁。

主诉：患者以神志昏迷、右侧肢体偏瘫 3 天而住院。入院时血压 160/106 mmHg，神志昏糊，右侧上下肢 0 度瘫痪，完全失语，大便不通。西医诊断为脑溢血、高血压、动脉硬化、高脂血症。查体：舌质红、苔黄，口有秽味，脉弦。

辨证：乃老年体丰，肝阳上亢，引动内风，风阳痰火交炽，肠腑积热，更助阳亢，以致清窍受蒙。

治法：化痰开窍，平肝通腑。

处方：石菖蒲 6 g，郁金 6 g，天竺黄 12 g，川贝母 9 g，全瓜蒌 12 g，风化硝 6 g，炒枳壳 6 g，石决明（先煎）12 g，钩藤（后下）12 g，蒺藜 10 g，全蝎 2 条，桑枝 12 g，生大黄（后下）6 g。

药后解出积粪较多，3 天后神志由昏迷转为蒙眬，血压为 160/98 mmHg。原方加连翘 12 g 继服药 7 剂，神志转为清明，血压降为 130/70 mmHg，后配合针灸，中药改从滋阴平肝、活血通络为治。处方：地黄 12 g，麦冬 12 g，川石斛 12 g，桑叶、桑枝各 12 g，决明子 12 g，炒甘菊 6 g，丹参 12 g，赤芍 10 g，桃仁 6 g，全瓜蒌 12 g，全蝎 2 只，僵蚕 10 g。

药后失语及肢瘫逐渐恢复。

[董建华. 中国现代名中医医案精华第 2 集 [M]. 北京：北京出版社，1990.]

【评析】 中风闭实之证，大多肝阳痰火偏盛，心窍受蒙，腑气不清，临床治疗虽须化痰开窍，更应清热通腑；有时独用通腑，能使患者早日清醒，转危为安。

4. 涤痰宣窍，潜镇降逆法治疗中风（陆剑尘医案）

张某，男，37岁。1971年2月18日初诊。

主诉： 猝然昏仆，不省人事7天。刻下症见：发热面赤而现油光，呼吸气粗，喉间痰鸣如拽锯，左侧偏瘫，肢体强痉，躁动不安，手撒尿遗，大便不利，舌苔薄黄腻，脉大数。

辨证： 风中脏腑，气血上逆。

治法： 涤痰宣窍，潜镇降逆，兼以扶正。

处方： 胆南星9g，法半夏12g，石菖蒲9g，天竺黄6g，陈皮8g，云苓15g，枳实6g，红参15g，生龙骨（先煎）15g，生牡蛎（先煎）15g，石决明（先煎）15g，怀牛膝18g，黄芩10g，生大黄（开水泡汁兑）5g，甘草15g。另予至宝丹1丸，鼻饲1剂。

复诊： 发热退，似神昏不清，但瞳孔对光反射已稍有，痰鸣减轻，解大便少许。上方去云苓、陈皮、枳实、黄芩，加羚羊角（先煎）6g、珍珠母（先煎）15g，服药2剂。药后神志稍清，喉间痰鸣已平。面赤较退，下溏黑臭秽便甚多，舌苔薄黄腻，脉弦不大。腑气已通，痰热得泄，气血上逆之势已降，清窍渐开，病入坦途。后经数诊，均宗前方略事加减。服药11剂，药后神志全清。左下肢稍能活动，左上肢仍瘫。舌强语謇，舌苔薄润，脉弦虚。宜滋肾阴上通舌本。仿地黄饮子加减。
处方：生地黄18g，肉苁蓉12g，山茱萸9g，远志5g，石斛12g，五味子8g，石菖蒲9g，菊花12g，茯神15g，怀牛膝30g，枸杞子9g，细辛1.5g，胆南星8g，珍珠母（先煎）30g，生牡蛎（先煎）24g，甘草5g。

此处方加减服9剂后，患者语言清晰，左下肢活动更灵活，左上肢也稍能伸缩。后以益气养血通络之补阳还五汤为主，进药三十余剂，左偏瘫肢体逐渐恢复，能在家属扶持下步行，遂出院回家调养。半年后完全康复，恢复工作。

［董建华. 中国现代名中医医案精华1[M]. 北京：北京出版社，1990.］

【评析】 本案西医诊为高血压、脑出血，治疗7天神昏不醒，病已危殆，属风中脏腑重症，中风阳闭。但病发神昏已7天，面赤而现油光，手撒遗尿兼见部分脱证，为防内闭外脱，故治疗上以涤痰宣窍、平肝息风、潜镇降逆为主，兼以扶正，以涤痰汤加减扶正涤痰，合咸寒潜降的龙牡、石决明以平内风，大黄以通腑气，至宝丹宣窍等。由于治疗得宜，三诊后即转危为安。神清以后，舌强语謇、半身不遂为风痰阻络，肾虚精气不能上达舌本所致，故转为化痰通络、滋肾利窍，用地黄饮子加减，语言遂爽利。其后遗半身不遂，以益气活血通络之补阳还五汤善后调理而愈。

5. 潜镇息风，清热化痰开窍法治疗中风（张孝纯医案）

滕某，男，63岁。1970年初诊。

病史： 患者素有高血压史，一日做家务猝然昏仆于地，右上下肢即告瘫痪，当即送住院。人事不知，面赤气粗，小便失禁，口不能张，经抢救并服安宫牛黄丸2颗，4日后稍为苏醒。邀予会诊，改服中药。刻下症见：脉洪数鼓指，呼吸迫促，头胀目眩，舌謇难言，口渴，尿少，便结，舌质红而苔黄厚垢腻。

辨证： 肝经风火太甚。

治法： 潜镇息风，清热化痰开窍。

处方： 钩藤（后下）15 g，白芍15 g，怀牛膝12 g，杜仲15 g，黄芩9 g，枳实9 g，羌活9 g，防风9 g，石决明（先煎）24 g，珍珠母（先煎）24 g，地龙9 g，川贝母9 g，草决明15 g，夏枯草15 g，牡蛎（先煎）15 g。5剂。并仍兼吞安宫牛黄丸。

二诊： 上处方服后，症较平适。仍应化痰息风为急务。处方：生地黄24 g，白芍15 g，怀牛膝12 g，杜仲15 g，黄芩9 g，地龙9 g，川贝母9 g，胆南星9 g，天竺黄9 g，羌活9 g，防风9 g。

三诊： 进5剂，药尚投机，病症渐稳。处方：钩藤（后下）15 g，白芍15 g，怀牛膝12 g，黄芩9 g，川贝母9 g，竹茹9 g，胆南星9 g，天竺黄9 g，羌活9 g，地龙9 g，枳实9 g，石决明24 g，川黄连6 g，杜仲24 g。

四诊： 此处方连服12剂，热清风定。治应养阴生津。处方：白扁豆12 g，沙参12 g，黄精12 g，玉竹12 g，石斛15 g，黄芩9 g，川贝母9 g，连翘9 g，白芍15 g，川黄连6 g，麦冬15 g，谷芽12 g。

五诊： 此处方又服6剂，大凡肝病最横，用药忌刚喜柔。治仍清淡滋润，兼以祛痰。处方：当归9 g，白芍12 g，云苓15 g，法半夏12 g，川贝母9 g，建菖蒲9 g，枳实9 g，石斛15 g，杜仲15 g，何首乌15 g，白扁豆12 g，黄精12 g，玉竹 12 g，怀牛膝 12 g。

患者服中药已达三十余剂。其头昏胀目眩已除，言语清晰，唯右手脚偏废，活动维艰，幸食纳日增。舌苔正常，脉亦柔和。即要求归家休息，其后尚不时来门诊就治。

［王永炎 . 中国现代名中医医案精粹第 1 集 [M]. 北京：人民卫生出版社，2010. ］

【评析】　该患者不唯肝经风火内盛，且体质丰腴，痰湿偏多相互为害。经云："必伏其所主，先其所因。"王旭高云："肝风症虽多，上冒巅顶，亦能旁走四肢。"故在诊视之初，本其潜镇息风、清热化痰开窍之法为治。虽无显效，幸未另生枝节，尚可冀延其岁月也。

6. 化痰通腑法治疗中风两例（王永炎医案）

案 1

杨某，男，53 岁。

主诉：以左侧偏瘫 4 天而入院。入院查体：意识清楚，血压 150/90 mmHg，有左侧偏瘫，偏身麻木，口舌歪斜，左上肢肌力 0 度，左下肢肌力 Ⅱ 度，属重偏瘫。左侧肌张力高、腱反射亢进，并可引出病理反射。腰椎穿刺脑脊液无色透明，压力 140 mmH$_2$O。西医诊断为脑血栓形成，定位于颈内动脉系统。有萎缩性胃炎合并症。刻下症见：左半身不遂，左偏身麻木，思睡，意识蒙眬已有日半。口舌歪斜，头晕，大便 4 日未解，痰白黏不易咳出。舌质淡红，舌苔黄厚腻，脉象弦滑，偏瘫侧脉大有力。

辨证：中风（中脏腑，后转为中经络），风痰上扰，痰热腑实。

治法：化痰通腑，平肝息风。

处方：生大黄（后下）10 g，芒硝（分冲）6 g，全瓜蒌 30 g，黄芩 10 g，半夏 10 g，钩藤（后下）30 g，菊花 10 g，竹沥（分冲）30 g，生甘草 3 g。

二诊：服药 2 剂，大便已通，黄腻苔渐化，头晕稍有减轻，偏瘫亦轻，肌力左上肢 0 度，左下肢 Ⅱ 度。改用平肝化痰，加入活血通络之品。处方：钩藤（后下）30 g，菊花 10 g，全瓜蒌 30 g，黄芩 10 g，半夏 10 g，陈皮 6 g，赤芍 10 g，红花 10 g，桑枝 90 g。

三诊：上处方服 5 剂后，左上下肢肌力恢复至 Ⅳ 度，有人搀扶可以锻炼走路，左偏身麻木也明显好转。

继服上处方 10 剂后，基本痊愈，出院。门诊随诊半月，已能半日工作，又治 1 个月后，恢复全日工作。

🍅 案 2

关某，女，65 岁。

主诉： 以突然昏仆、右半身不遂、失语 3 天入院。入院查：昏迷，体温 38.5℃，血压 150/90 mmHg，右偏瘫为完全性弛缓性瘫痪，右肌张力低、腱反射低，并可引出病理反射。腰椎穿刺脑脊液为血性，压力为 270 mmH$_2$O。西医诊断为脑出血，合并有肺部感染。刻下症见：起病急骤，发热，昏迷，右半身不遂，失语，口唇干。舌痿苔薄黄腻，脉滑数有力。

辨证： 中脏腑闭脱，以阳闭为主。

治法： 化痰通腑，清心开窍。

处方： 全瓜蒌 30 g，胆南星 10 g，天竺黄 10 g，生大黄 10 g，芒硝（分冲）6 g，石菖蒲 10 g，郁金 10 g。

二诊： 上处方服 7 剂，同时采用清开灵 40 mL 兑入 10% 葡萄糖注射液 5000 mL 中静脉滴注、抗生素控制感染等措施，患者仍昏迷，颈强直，牙关紧，但身热已退，大便已通。舌质红，苔薄黄干腻，脉细弦滑数。改用育阴息风化痰之剂。处方：生地黄 12 g，玄参 12 g，生牡蛎（先煎）30 g，夏枯草 16 g，钩藤（后下）30 g，菊花 10 g，天竺黄 6 g，胆南星 10 g。

三诊： 上处方连服 3 剂，并服牛黄清心丸，每次 1 丸，每日服 2 次（鼻饲），于昏迷 12 天后神志转清。以后又用育阴益气、活血通络之剂治疗 1 个月，遗留有右侧轻偏瘫，可以扶杖步行，言语不清而出院。

［王永炎 . 中国现代名中医医案精粹第 1 集 [M]. 北京：人民卫生出版社，2010.］

【评析】　中风为本虚标实之证，在本为肝肾亏损、气血不足，在标为痰瘀内阻、风火相煽。此两例患者病情均为中风极期，以标实为主。中焦被痰热湿邪阻滞，不能升清降浊，影响气血运行布达，对半身不遂康复大为不利。考前人治中风用三化汤（厚朴、枳实、大黄、羌活），通腑泄热，除滞降痰。此两例均用化痰通腑饮加减，遏制鸱张之病势，使病情逐渐向愈而安。此方是北京中医药大学附属东直门医院于 1974 年以来，针对中风急性期出现痰热腑实证而特设，观察五百余例患者，约半数以上取得较好的疗效。渡过急性期，痰浊实邪已祛，本虚之象渐显，或气虚血瘀，或肝阳上亢，或虚风内动，抓住病机之本，运用平肝息风、益气活血等法而善后调理。

第六章
肥胖症

　　肥胖症是指形体发胖超过平常人。临床上常伴有头晕头沉、短气乏力、少动多痰、下肢水肿等症状。一般以超过标准体重10%为过重，超过20%以上为肥胖。历代医家有"肥人多痰多湿"的学术见解，临床治疗肥胖多从痰湿论治。本病之因，多由饮食失调，或长期食欲亢进，或偏食膏粱厚味、甘美甜腻食品，脾失健运，助湿生痰，痰湿内停，壅塞于组织及皮下，导致气机运行不畅，渐成肥胖之躯。亦有由于脾气亏虚，运化失职，不能正常输布水谷之精微，变生痰浊蓄积于肌肤之中，而成为肥胖之疾患。

　　本病分为痰湿内蕴和气虚夹痰两种类型，二者均以痰湿为患，治以燥湿化痰。后者为本虚标实，治疗佐以益气健脾之品。但是，临证每多虚实相兼，如痰湿盛者，日久必夹气虚之候，气虚者常致脾运失健而生痰湿。当视其孰轻孰重，酌情施治。

　　（1）痰湿内蕴型

　　【主症】体形肥胖，食纳较多，平素喜食肥甘油腻之品，多伴有咽部多痰，胸脘痞闷，肢体沉重倦怠，懒于行动，神清，但思睡，恶热，舌体胖大，苔厚腻，脉弦滑有力。

　　【治法】化痰利湿。

　　【处方】二陈汤合平胃散加减。半夏、陈皮、茯苓、苍术、厚朴、甘草。

　　（2）气虚夹痰型

　　【主症】形体肥胖，超乎常人，脘腹痞满，肢体沉重倦怠，少气懒言，动则自汗心悸，面浮纳差，神疲嗜卧，下肢水肿，畏寒怕冷，舌淡苔白腻，脉沉滑无力或沉缓。

　　【治法】益气健脾，化痰消脂。

　　【处方】六君子汤合防己黄芪汤加减。党参、白术、茯苓、炙甘草、陈皮、半夏、黄芪、防己。

1. 运脾燥湿化痰法治疗肥胖症（周筱斋医案）

董某，女，38 岁，1978 年 7 月 10 日就诊。

病史： 形体逐渐肥胖五六年并伴眩晕、闭经、漏乳等症，至 1976 年底体重增至 88 公斤。患者形体呈均匀性肥胖，眩晕耳鸣，步履不实，时欲倾跌，肢体重滞不利，手握不紧，心悸间作，咯吐大量白色黏稠细沫痰，痰出则神清气爽，口干欲饮，月经常延期或闭，舌苔腻，脉象沉滑。

辨证： 水谷成痰，痰凝气滞血瘀。

治法： 运脾燥湿化痰。

处方： 炒苍术 6g、炒白术 6g、法半夏 9g、陈皮 6g、茯苓 15g、黑豆皮 9g、生薏苡仁 12g、石菖蒲 3g、竹茹 9g、荷叶 15g、梗通草 3g。

二诊： 服药 17 剂，形肥减，腹围小，眩悸均轻，大便三四日一行；月经后期旬日来潮，量较多，5 天告尽；咯痰减而不已，质黏稠；苔脉同前。拟初议增其制，参入活血通瘀。处方：制半夏 9g、茯苓 12g、陈皮 5g、炒枳壳 9g、竹茹 6g、风化硝（分冲）4g、全瓜蒌 12g、火麻仁 12g、川贝母 5g、桃仁 6g、石菖蒲 3g、荷叶 15g。

连投药 24 剂，体重已降至 76.5 公斤，肢体灵活，两手伸摄自如，体力增加。又间断服用上方药 30 剂，最后来诊，已无不适。

［*方祝元，陈四清 . 医案圭臬：历代名医脉案范例赏析 [M]. 北京：中国中医药出版社，2019.*］

【评析】 从脾主运化，脾虚则水谷成痰立论，运用运脾燥湿化痰法治疗肥胖，执中央以运上下，是脾为后天之本的有效运用。

2. 健脾祛湿化浊法治疗肥胖症（孙定隆医案）

李某，女，42 岁，2007 年 3 月 5 日就诊。

主诉： 患单纯性肥胖症 3 年。病史：身高 1.62 m，体重 71 kg，BMI 31.25，腹围 108 cm，甲状腺球蛋白 1.82 mmol/L，伴头晕、气短、乏力、口苦、腹胀，舌红，苔白腻，脉滑微数。

辨证： 脾失健运，痰浊内蕴。

治法：健脾祛湿化浊。

处方：启宫丸加减。拟方如下：白术 15 g，法半夏 15 g，泽泻 15 g，丹参 15 g，山楂 15 g，神曲 30 g，猪苓 10 g，荷叶 15 g，莱菔子 15 g。5 剂，每日 1 剂，水煎，分 3 次服。

5 日后复诊，患者诉服药后觉饮食略有减少，腹胀减轻，苔渐退，仍遵前法，稍事增减，坚持治疗 2 个月，自觉症状消除，体重降至 62 kg，腹围 92 cm。

［李旭．孙定隆运用启宫丸治疗代谢性疾病的临床经验 [J]. 辽宁中医药大学学报，2008（5）：72-73.］

【评析】　单纯性肥胖症是指人体摄入热量多于消耗而以脂肪形式储存于体内导致体重超常的病症，它以肥胖为主要临床症状。中医认为单纯性肥胖症是由于脾胃气虚，运化传输失职，清浊相混，不化精血膏脂，痰浊瘀阻。启宫丸理中焦，调升降，化痰湿，使脂膏得化，痰湿及时排出体外，从而达到减肥的目的。

3. 健脾豁痰祛湿，疏肝清热理气法治疗肥胖症（李振华医案）

杨某，女，45 岁，1982 年 4 月 12 日就诊。

病史：患者 1981 年 3 月以来体重持续增加，形体逐渐呈均匀性肥胖，现已达 78.5 kg。伴烦躁易怒，整日无缘无故发脾气，眩晕耳鸣，神疲乏力，肢体困倦，胸闷脘胀。饮食、二便如常，经多种检查未发现异常而来就诊。查其形体肥胖，精神疲惫，舌质红，舌体胖大，脉沉缓而滑。

辨证：肝气郁结，横逆犯脾，脾失健运，滋生痰湿。

治法：健脾豁痰祛湿，疏肝清热理气。

处方：白术 10 g，茯苓 30 g，泽泻 18 g，半夏 10 g，橘红 10 g，白豆蔻仁（后下）8 g，荷叶 30 g，香附 10 g，九节菖蒲 10 g，郁金 10 g，栀子 10 g，莲子心 5 g，龙骨（先煎）10 g，甘草 3 g。每日 1 剂，水煎服。

二诊：服药 26 剂，诸症消失，体重减为 59.5 kg。1991 年 4 月 16 日本人带其女儿前来诊治肥胖症，自述体重未再增加，一切如常。

［鲁嵬，李振华，鲁兆麟，等．李振华教授辨证思维方法选析 [J]. 世界中西医结合杂志，2007（5）：256-259.］

【评析】　患者情志不畅，肝气郁结，横逆犯脾，脾失健运，滋生痰湿，堆积体内，而致本病。由于情志不遂，肝气郁滞则烦躁易怒；肝郁化热生风，上扰清窍则眩晕耳鸣；脾虚失运，无以化生气血，充养形神，则神疲乏力，肢体困倦；脾虚肝郁，胃失和降则胸闷脘胀；舌质红，舌体胖大，脉沉缓而滑均为肝郁化热、脾虚失运之象。本例初因情志不畅，而致肝气郁结，胆失疏泄，不能正常泌输精汁，精浊化脂，则浊脂内聚而肥胖；又因肝木过旺克土，致脾胃升降功能失职，水谷精微运化输布失常，滋生水湿痰浊膏脂，停留堆积体内，以致肥胖。总之，通过整体分析，本病是以肝郁脾虚为本，痰浊、水湿、郁热为标的本虚标实证，涉及肝脾胃等脏腑的生克乘侮和表里联系。

4. 补中益气，燥湿祛痰法治疗肥胖症（周京述医案）

柏某，女，48 岁，1982 年 12 月 15 日就诊。

病史：患者经常咳唾清稀痰涎，感冒后则头面水肿，咳嗽加剧，咳嗽甚至涕泪交流，有时咳而遗尿。每次发作须服小青龙加石膏汤可暂缓解。近 2 年来，身体显著发胖，体重增加到 79 kg，行动困难。头昏乏力，腰部酸痛，白带量多，双下肢经常出现青紫瘀斑。多方治疗效果不佳。观其面色晦黯，其形似肿，眼周呈青黑色，舌质淡红，苔白腻，脉弦滑。

辨证：痰湿壅滞。

治法：补中益气，燥湿祛痰。

处方：补中导痰汤去升麻、柴胡，加茜草、芡实、杜仲。拟方如下：黄芪 30 g，党参 15 g，白术 10 g，柴胡 6 g，升麻 3 g，炙甘草 3 g，天南星 6 g，陈皮 10 g，法半夏 10 g，山楂 10 g，郁金 10 g，莱菔子 10 g，泽泻 10 g。

连服 6 剂，白带少，腰痛止，瘀斑消。再服补中导痰汤二十余剂，体重减轻 8 kg，自觉行动轻快而无所苦，观察 3 年，身体健康。

［周京述 . 用补中导痰汤减肥的经验 [J]. 成都中医学院学报，1988（1）：21-22.］

【评析】　"痰湿壅滞肥胖症"临床并非少见。据观察，患者眼眶周围及鼻梁近山根处多呈青灰色。本方立足健脾胃以除生痰之源，故以黄芪、党参、白术、柴胡、升麻之类，以补其中，升其阳；用陈皮、天南星、法半夏、泽泻、茯苓、山楂、莱菔子之属燥其湿，化其痰。诸药合用，使清者上升、浊者下降，水精四布，五行并行，则生痰之源绝，而肥胖之证消。

5. 补肾活血利水法治疗肥胖症（房定亚医案）

患者，女，43 岁。

主诉： 不孕 7 年余。病史：患者婚后 7 年不育，月经量少，1 日即完，经多方调治无效。身体逐渐肥胖，体重 90 kg，气短喘促，头昏乏力，嗜睡，心慌易饥，下肢水肿，行走劳作困倦，查心、肝、肾无异常。二便调，舌淡胖有齿痕，苔白腻，脉沉细。

治法： 补肾活血利水。

处方： 仙茅 6 g，淫羊藿 10 g，知母 10 g，当归 10 g，巴戟天 12 g，生石膏（先煎）30 g，牛膝 15 g，泽泻 15 g，益母草 30 g，白矾 4 g，荷叶 12 g。

服药 30 剂，体重降至 75 kg，喘促、乏力、嗜睡消失，活动灵便，下肢水肿消失，继服上方 2 个月，体重下降至 65 kg，月经量增多，经期延至 3 天即净。

[肖森茂，彭永开，廖声俊 . 百家验案辨治心法 [M]. 北京：中国中医药出版社，2012.]

【评析】 对于肥胖，多数医者认为是本虚标实，以气虚为主，病位在脾，常用健脾益气之法，但效果不理想。房定亚根据患者全身均匀性肥胖，无明显凹陷水肿，月经量少，认为是内分泌失调引起。中医的"肾—天癸—冲任"系统，肾起控制和调节作用，补肾可以调节内分泌，鼓舞肾气，恢复气化蒸腾作用，血行则水行，故配合活血以利水，祛痰湿而减肥，诸药合用，肾气得补，痰湿化，郁热清，水气行则肿自消，月经量增多。

6. 健脾益气，化痰除湿法治疗肥胖症（王东医案）

吴某，女，30 岁，2015 年 4 月 1 日就诊。

病史： 以肥胖，久坐懒动，动则易汗出，乏力，饮食睡眠可，二便调来诊。刻下症见：形体肥胖，舌质淡，舌体胖大，边有齿痕，舌苔白腻，脉濡缓。测身高 1.61 m，体重 78 kg，腰围 90 cm，臀围 90 cm，BMI 30.12。生化及 B 超等检查无器质性病变。

辨证： 脾虚湿盛。

治法： 健脾益气，化痰除湿。

处方： 轻身消脂散去藿香，加当归、黄芪。拟方如下：当归 15 g，半夏 10 g，黄芪 15 g，陈皮 10 g，紫苏 10 g，白芷 10 g，厚朴 15 g，大腹皮 10 g，桔梗 15 g，茯苓 15 g，党参 10 g，黄连 10 g，枳实 15 g，竹茹 15 g，大黄 10 g，山楂 20 g，麻黄 10 g，生姜 2 片，大枣 10 枚。14 剂，水煎 100 mL，每日 2 次口服。同时嘱其控制饮食与餐后半个小时运动。

复诊（4 月 16 日）：体重下降 5 kg，腰围减少 4 cm，乏力、汗出症状明显好转。效不更方，上方加香附、乌药各 10 g，再予 14 剂。

电话随访（5 月 6 日）：吴某自述体重维持在 66 kg 左右，腰围 81 cm。

［李红星，王东 . 王东治疗单纯型肥胖经验 [J]. 中医药临床杂志，2016，28（12）：1682-1684.］

【评析】 该患者因久坐懒动而日渐肥胖，中医证属脾虚湿盛，故治以健脾益气，化痰除湿，方以轻身消脂散加减，以饮食运动为基础，使肥胖得到控制。王东教授认为本病的病因多是先天不足，饮食不节，久坐及情志内伤。病机虚者为气虚兼夹痰湿，实者为胃热湿阻。在中医治病求本的理论指导下，以自拟方剂轻身消脂散为基本方，并可根据虚、实及兼夹气滞、血瘀的不同分型论治。同时以饮食、运动疗法兼以调畅情志为治疗本病的基本方法，临床取得较好疗效。

第七章
痫　证

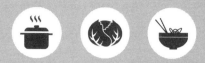

痫证是一种发作性神志异常的疾病，又名癫痫，其特征为发作时突然仆倒，昏不知人，口吐涎沫，两目上视，四肢抽搐，或喉中有叫声，移时苏醒，醒后如常人。历代医家认为，痫证病因多为惊恐伤肾，肾虚则肝失濡养，体弱用强，饮食不节，脾胃受伤，运化失调，聚湿为痰。偶因情志失调，饮食失节，劳累过甚，肝风夹痰，随气上逆，壅闭经络，阻塞清窍，以致突然发病。正如《临证指南医案》说："痫病或由惊恐，或由饮食不节，或由母腹中受惊，以致脏气不平，经久失调，一触积痰，厥气内风，卒焉暴逆，莫能禁止，待其气反然后已。"可见惊、火、痰是本病的主要病因病机。治疗方面，发作时应豁痰宣窍，息风定痫，或用针刺治疗；不发作时应补养精气，健脾化痰，以防再发。本章主要介绍痰痫，现代医学的癫痫，包括原发性癫痫和继发性癫痫，可参考本证进行辨证施治。

痫证病情不尽相同，如发作持续时间有长有短，短则数秒、数分钟，长者可达数小时。发作间歇有短暂，有每日发，或日数发，也有数月或数年一发者。发作的程度又有轻重之别，轻者仅呆木无知，不闻不见，不动不语，面色苍白，但无抽搐；重者可突然中断活动，手中物件突然落下，或头突然向前倾下而又迅速抬起，或短暂时间眼睛上翻，或两目上视，经数秒钟或数分钟后即可恢复，事后对发作情况完全不知，常遗有头晕乏力等症。发作的轻重与痰浊的轻重、正气的盛衰可能有密切关系。一般初起正气未衰，痰浊不重，故发作持续时间短，间歇期长。如反复发作，正气渐衰，痰浊不化愈发愈频，使正气更衰，互为因果，其病亦渐重。所以治病方面，要分标本虚实，频繁发作时，以治标为主，着重豁痰顺气，息风开窍定痫。平时宜健脾化痰，补益肝脾，养心安神，以治本为重。而调养精神，注意饮食，避免劳逸过度，对于防治本病也至关重要。

（1）痰热上扰型

【主症】突然昏倒，四肢抽搐，口吐黏沫，气粗息高，两目直视，或口作五畜声，平素心烦易怒，失眠，胁肋胀痛，头痛目赤，面红、口苦，便秘、尿赤，发无定时，醒后疲乏，余如常人。往往情绪易于激动，一触即发。舌质红，苔黄腻，脉弦滑数有力。

【治法】清肝泻火，化痰开窍。

【处方】黄连温胆汤合龙胆泻肝汤加减。黄连、制半夏、茯苓、枳实、陈皮、黄连、石菖蒲、竹茹、甘草、龙胆草、柴胡、泽泻、车前子、生地黄、当归、黄芩、栀子。

（2）风痰上扰型

【主症】典型的痫证发作，发作前每有短时头晕，胸闷泛恶。发作后唯觉疲惫不堪，醒后又发，时发时止，疲劳时发作更频，每于感寒则易诱发，体壮者脉多滑大，舌苔白厚腻。

【治法】息风涤痰，镇心开窍。

【处方】定痫丸加减。天麻、川贝母、姜半夏、茯苓、茯神、丹参、麦冬、陈皮、远志、石菖蒲、胆南星、全蝎、僵蚕、琥珀、竹沥、姜汁、甘草。

（3）痰瘀交阻型

【主症】发作时头晕头痛，旋即尖叫一声，瘛疭抽搐，口吐涎沫，脸面、口唇青紫，口干但欲漱水不欲咽，多有颅脑外伤史，每遇阴雨天易发。舌质紫有瘀血点，脉弦或弦涩。

【治法】涤痰化瘀。

【处方】涤痰汤加味（加赤芍、川芎、当归尾）。胆南星、枳实、菖蒲、党参、竹茹、生姜、大枣、陈皮、法半夏、茯苓、炙甘草、赤芍、当归尾、川芎。

（4）脾虚痰阻型

【主症】痫证发作日久，精神萎靡，面色不华，眩晕时发，食欲欠佳，大便溏薄，或有恶心呕吐，舌质淡，脉濡弱。

【治法】健脾化痰，和胃降逆。

【处方】六君子汤加味。陈皮、半夏、茯苓、甘草、人参、白术、天竺黄、菖蒲、远志。

（5）阴虚痰阻型

【主症】痫证发病日久，记忆力差，睡眠不宁，腰酸，头晕，大便干燥，舌质红，脉细数。

【治法】滋补肝肾，佐以清热化痰。

【处方】大补元煎加竹茹、天竺黄、贝母、人参、山药、熟地黄、杜仲、枸杞子、当归、山茱萸、炙甘草、竹茹、天竺黄、贝母。

总而言之，痫证之治，当分清标本缓急。发作时以治本、控制发作为当务之急。病情急骤，不及煎药内服者，可先针刺以促其苏醒，后投以煎剂。间歇期当调理脏腑以治其本，并佐以除痰，以标本兼顾。间歇期长者，予以丸剂缓图，以期根治。当维持服用 3 个月以上，以防复发。

1. 滋补肝肾，息风化痰，开窍醒神法治疗痫证（朱宗元医案）

患者，女，59 岁，2008 年 5 月 18 日初诊。

主诉：癫痫反复发作四十余年，近 1 个月发作频繁。病史：患者 16 岁发病，始则每年发作一两次，逐年加重，发作时突然昏倒，昏不识人，手足抽搐，双目上视，口角流涎，持续 3 ～ 5 分钟。刻下症见：头痛，头晕目眩，心悸，健忘，腰膝酸软，神疲乏力，失眠多梦，心烦易怒，大便干结，舌苔白腻，脉细滑涩。

中医诊断：痫证。

辨证：肝肾阴亏，风痰上蒙。

治法：滋补肝肾，息风化痰，开窍醒神。

处方：荣脑制痫汤加减。熟地黄 8 g，炙龟甲（先煎）5 g，白芍 4 g，亚麻子 4 g，天麻（先煎）5 g，钩藤（后下）5 g，僵蚕 4 g，蝉蜕 7 g，蛇蜕 7 g，珍珠母（先煎）10 g，石决明（先煎）10 g，甘草 2 g，14 剂，水煎服。土鳖虫胶囊 4 粒（每粒胶囊生药粉净含量约 2 g，下同）、蜈蚣胶囊 4 粒、全蝎胶囊 4 粒。

二诊（2008 年 6 月 2 日）：患者服药后头晕心悸、神疲酸软症状改善，大便好转。继服用上方 21 剂以巩固疗效。

三诊（2008 年 7 月 12 日）：患者持续服药后感觉精神体力渐好，头晕头痛未作，睡眠好转，1 月余癫痫未见发作，改做水丸，长期服用，以养肝肾，通神醒脑，处方：熟地黄 8 g，炙龟甲 5 g，白芍 4 g，亚麻子 4 g，五味子 4 g，磁石 5 g，天麻 5 g，钩藤 7 g，蝉蜕 7 g，蛇蜕 7 g，胆南星 4 g，天竺黄 4 g，珍珠母 7 g，石决明 7 g，土鳖虫 7 g，蜈蚣 3 条，全蝎 5 g，上药 10 剂，研末冲服，每次 2 g，每日 2 次。

随访至 2010 年 8 月，上药尽剂后，又先后以原方做水丸两料，患者一般情况较好，癫痫未再发作。

［李鸿涛，张宝林，龚燕冰 . 朱宗元教授从"阴阳平衡"论治原发性癫痫经验 [J]. 环球中医药，2021，14（12）：2190-2192.］

【评析】 本案患者癫痫反复发作，日久不愈，耗损肝肾精血，久病伤阴，因此同时伴见健忘、心悸、头晕目眩、腰膝酸软、脉象细弱无力等阴精亏虚证候，是为人"年四十而阴气自半"，精血愈加匮乏之象。肝肾精血亏虚，阳气不潜而妄动，化火生风，夹痰上扰，因此癫痫频作难止。综合分析，患者精血亏虚为本，阳亢化风、痰湿上蒙为标，选用荣脑制痫汤加减填补下焦精血，滋补肝肾，壮水治火，息风化痰开窍以制癫痫发作之机，收效较好，且方中药物均剂量较小，通过长期服用以图缓缓收功，未见不良反应。

2. 息风止痉祛痰法治疗痫证（赵瑞成医案）

向某，女，10 岁，2017 年 10 月初诊。

主诉：癫痫半年。病史：家长诉患儿半年前感寒发热后出现癫痫，最初发作频率较低，通常为每半个月发作 1 次，发作时患儿全身抽搐、意识丧失、呕吐白沫，同时眼球上翻，持续 2 ～ 3 分钟。随后每隔 3 ～ 5 天发作 1 次，且发作时间逐渐延长至 30 分钟左右。每次发作均为无征兆发作，伴有抽搐、四肢强直、口吐白沫以及眼睛上翻等症状，停止后精神状态不佳，舌淡红。

辨证：风痰痫证。

治法：息风止痉祛痰。

处方：茯神、茯苓各 8 g，僵蚕、胆南星、天麻各 5 g，石菖蒲、陈皮各 4 g，蚕沙（包煎）、甘草、法半夏各 3 g。每日 1 剂，用温水煎煮，同时配合针灸治疗。取督脉（背侧穴位）、百会、三阴交、足三里和合谷等穴位，依据节气施灯火灸。

二诊：服药 1 个月之后进行复诊，患儿发作时长变短，但频率未改善，故继上方加刺蒺藜、钩藤（后下）各 5 g，同时联合应用灯火灸。

三诊：半年之后复诊，患儿发作频率和发作时间显著降低，精神状态明显改善，但出现夜寐不安等症状，故在上方的基础上加酸枣仁 5 g，继服用 1 年，并联合应用灯火灸，直至未发作，则可停止服药。

经过 2 年治疗，该患儿癫痫未再复发，并且精神状态良好。

［刘泉仪，赵瑞成．赵瑞成运用灯火灸结合中药治疗小儿癫痫之风痫证经验 [J]. 湖南中医杂志，2021，37（6）：41-42.］

【评析】　患儿身体虚弱，体弱幼小，感寒发热后火盛生风，进而生痰，产生惊风。风邪与伏痰相结，造成机体络脉闭塞不通，引发癫痫。癫痫病位在脑，与肝、脾、胃密切相关，以祛痰息风、开窍止痉为主要治疗思路。患儿苔白腻，加蚕沙祛湿。二诊时，患儿癫痫发作频率仍然较高，加刺蒺藜和钩藤以平肝息火。三诊中患儿出现夜寐困难，予酸枣仁镇静安眠。本治疗思路以化痰为主，疏通督脉和经络，恢复脑部元气，从而从根本上消除顽疾。

3. 理气降火，清痰息风法治疗痫证（吴少怀医案）

张某，女，47 岁。

病史： 1965 年 10 月 15 日患者家属来函陈述，患者在 20 年前即患癫痫，一直未愈，经常发作，常服苯妥英钠，但未能除根。近来每天连续发作两次，多在午后，心烦易怒，发作时突然昏倒，不省人事，摇头抽搐，咬牙流涎，苏醒后头痛汗出，嗜睡，肢体酸痛，请予处方治疗。

辨证： 久病脾虚，肝风胆火，夹痰上壅，心神被蒙。

治法： 理气降火，清痰息风。

处方： 芩连二陈汤加味。炒黄芩 15 g，炒黄连 15 g，清半夏 30 g，橘红 18 g，茯苓 24 g，生甘草 12 g，明天麻 15 g，全蝎 18 g，柏子仁 30 g，当归 18 g，炒杭芍 18 g，炒枳壳 15 g。共研细末，炼蜜为丸，如梧桐子大，早晚各 20 丸，白水送下。

1966 年 2 月 16 日患者家属来函说：“自服用药丸以来，至今 4 月余，癫痫未再发作。”

［马继松，吴华强，朱建华．现代名医医案选析 [M]. 呼和浩特：内蒙古人民出版社，1989.］

【评析】　本案为久病痫证，多于午后发作，吴少怀认为是脾虚湿痰内聚，肾虚不能养肝，以致肝风胆火夹痰上壅，心神被蒙而发病。故以二陈汤加天麻、全蝎健脾燥湿、化痰息风，黄芩、黄连苦寒直折、清热泻火，当归、白芍养血柔肝，柏子仁醒脾养心，枳壳行气开郁，配丸药常服，从而慢病缓图，驱邪而不伤正，使二十余年陈疾逐渐而愈。吴少怀治痫习用二陈汤、温胆汤加味，因为痫证与脾虚聚湿为痰有关。发作时，证属肝风夹痰，所以重点治肝脾，分别用柔肝潜阳、化痰息风，理气舒郁、化痰息风，清热养血、化痰息风诸法；不发作时调理脾肾，以除生痰之源，且又滋肾养肝，以期康复。至于药味配伍加减，因人制宜，因症用药，不拘泥于成法。

4. 潜镇止痫，化痰通络法治疗痫证（余瀛鳌医案）

刘某，男，39 岁。2012 年 3 月 15 日初诊。

主诉：癫痫反复发作 1 年，加重 2 个月。病史：患者无癫痫家族史，因感冒静脉滴注时受刺激患病，平均每 3 ～ 4 个月发作 1 次。近 2 个月，每半个月发作 1 次，每次发作昏厥 5 ～ 10 分钟，喉中痰鸣明显。平素睡眠较差，入睡困难，怕冷，血压 110/90 mmHg，大便正常，脉微数，有弦意，舌苔厚边有齿痕，咽中有痰。

西医诊断：原发性癫痫。

中医诊断：痫证。

治法：潜镇止痫，化痰通络，醒窍宁神。

处方：生牡蛎（先煎）30 g，生龙齿（先煎）24 g，生白矾（先煎）2.5 g，郁金 10 g，桃仁 10 g，杏仁 10 g，竹茹 10 g，胆南星 6 g，制半夏 6 g，丹参 18 g，赤芍 10 g，远志 10 g，石菖蒲 10 g，炒酸枣仁 20 g。24 剂，水煎服。

二诊：以此方加减服用至 2013 年 8 月 7 日。服药期间病情平稳，发作次数明显逐渐减少，仅在 2013 年 3 月发作 1 次，痰较前减少，继予原方。

三诊：2013 年 10 月 15 日复诊，近期无发作，偶尔有痰，痰已不多，食纳、大便均可，白天尿频，但不起夜，眠易打鼾，饮水正常，较易口腔溃疡，脉势微滑，苔微腻。治宗前法，加强化痰，处方以前方去赤芍、远志、石菖蒲，加僵蚕 6 g，黛蛤散（包煎）6 g，苍术 10 g，生薏苡仁 20 g。24 剂，水煎服。

四诊：2014 年 1 月 15 日复诊，前次药白矾未先煎，混入其他药中一起煮 45 分钟，服后身大热烦躁，欲脱衣站立户外，过时则缓。癫痫症状未再发作。前半夜约睡 5 小时，仍有因欠觉而头晕，膝微痛，右脉微滑，苔薄腻，舌尖红。治宜潜镇止痫，化痰通络。处方：生牡蛎（先煎）30 g，生龙齿（先煎）24 g，生白矾（先煎）2.5 g，郁金 10 g，桃仁 10 g，杏仁 10 g，竹茹 10 g，胆南星 6 g，陈皮 6 g，制半夏 6 g，丹参 18 g，川贝母、浙贝母各 6 g，炒酸枣仁 20 g，火麻仁 20 g，远志 10 g。24 剂，水煎服。

五诊： 2014 年 4 月 16 日复诊，近 1 年来未发作，大便时干时稀，排便不爽，纳食可，眠偶差，右腿膝关节登楼时疼痛，偶有痰涎，或有头晕，偶觉心烦易怒，右脉沉滑，苔腻已减。治宗前法，前方去川浙贝母、远志、火麻仁，加炒白术 10 g，山药 20 g。24 剂，水煎服，继续巩固治疗。

[张伯礼，王志勇．中国中医科学院名医名家学术传薪集医案集内科 [M]．北京：人民卫生出版社，2015.]

【评析】 癫痫属中医"痫证"范畴，属发作性神志异常重症。余老师通过多年的临床实践，体会到本病所谓风邪与肝风均不是主要病因病机。发病主要与脑、肝、脾有关，病机为脾虚酿痰，肝气郁积而化阳上亢，夹痰上冲脑窍，脑络瘀阻，神机失用；病性实证多于虚证，虚实夹杂者也存在实多于虚；热证多于寒证，寒热错杂者也存在热多于寒。病理要素以痰、瘀为主。针对如上病机，余老师认为，临床中可暂不分缓急标本，概以调理肝脾为主，针对主要病理要素，直捣病邪巢穴，祛邪方能安正。治疗原则当遵泻实补虚，泻多于补；调和阴阳，潜多于滋。因此拟定潜镇止痫、化痰通络为主治法。此外，余老师对原发性癫痫注重开窍、醒神、宁心。对继发性癫痫注重治疗针对病因。方中白矾能化顽痰，郁金开郁散结，二药相伍，则痰去窍开，神清病愈。此外，余老师认为，白金丸药物用量比例是有讲究的，通过几十年的临证探索和体会，他认为郁金和白矾比例应按 4∶1，更合适一些。同时，强调白矾一定要先煎，这样可以去其火气而增强治效。生牡蛎平肝潜阳、重镇宁神，生龙齿镇惊安神、宁心潜阳；杏仁降气化痰，半夏燥湿化痰，竹茹、胆南星清火化痰镇惊，抗惊厥，兼治头风；桃仁、丹参、鸡血藤活血通络化瘀。随证加减之黛蛤散也有清肝化痰散结之效。

第八章
癫证

癫证是临床上较为多见的一种精神疾病。因主要原因为痰气郁结，蒙蔽心窍，故又名痰癫。主要症候特点为静而多喜，如痴如醉，或悲或喜，语无伦次或沉默寡言。起病或缓或急，病程多较迁延。

癫证有轻重缓急之分，其治有新久虚实之别。一般来说，新病多属痰实证，久病多属痰虚证。对于新病痰实证，多以祛痰解郁为主，久病痰虚证，则应以养血安神为主，兼以清痰解郁。临床所见往往虚实夹杂，因此，在治疗过程中，仔细斟酌，权衡侧重，灵活处理。

（1）痰气郁结型

【主症】精神抑郁，表情淡漠，神志痴呆，语无伦次，或沉默不语，或喃喃独语，不思饮食，舌苔腻，脉弦滑。

【治法】理气解郁，化痰开窍。

【处方】顺气导痰汤加远志、郁金、菖蒲等。半夏、陈皮、茯苓、香附、胆南星、枳实、木香、厚朴、甘草、生姜、远志、郁金、菖蒲。

（2）热蒙心窍型

【主症】喃喃自语，妄见妄闻，好扮鬼脸，喜怒无常，兼有心烦易怒、寐不安宁，便秘溲赤，舌红苔黄，脉滑数。

【治法】清热化痰开窍。

【处方】黄连温胆汤加减。黄连、枳实、竹茹、陈皮、法半夏、茯苓、远志、郁金、菖蒲等。

（3）风痰阻窍型

【主症】神志迷茫，不食不语，双目无神，呆若木鸡，兼见头目昏晕，遍身骨痛，或头痛怔忡。舌淡红，苔厚腻，脉多浮滑。

【治法】祛风化痰，散郁开窍，健脾益气。

【处方】祛风化痰。党参、炒白术、茯苓、甘草、法半夏、陈皮、当归、酒川芎、白芍、桔梗、胆南星、远志、瓜蒌子、白附子、僵蚕、天麻、炒川黄连、酒黄芩、炒枳实、姜汁、生姜。

痰癫之治，不论虚实，皆不宜重镇。因本病临床所见，以阴证为主，故古人有"重阴者癫"之说。若见不寐易惊，烦躁不安，则必须用重镇之品。可用龙骨、生牡蛎以镇静安神，因二者能收敛亢气，而不伤正气，且性喜利痰，与病合拍，有利无弊。此外，也不宜过用滋腻凉润之品，否则影响脾胃，伤正助邪，加重病情。

1. 疏肝清热，开痰散结法治疗癫证（安效先医案）

患者，男，14 岁，2011 年 1 月 5 日初诊。

主诉： 精神失常半月余。病史：患者神志失常，时有谵语，目赤，幻听，形盛，烦躁易怒。苔薄黄，脉沉弦。望眼神：两目不转，神若木鸡。

西医诊断： 精神分裂症。

中医诊断： 癫证。

辨证： 肝气郁结，内郁化火，肝火上扰，痰蒙心窍。

治法： 疏肝清热，开郁散结，镇静安神。

处方： 柴胡 15 g，半夏 15 g，炒白芍 20 g，茯神 20 g，焦栀子 15 g，合欢花 20 g，石菖蒲 15 g，郁金 15 g，炙甘草 15 g，枳壳 15 g，生龙骨、生牡蛎（先煎）各 20 g，珍珠母（先煎）30 g，太子参 30 g，泽泻 15 g，百合 30 g，首乌藤 30 g。10 剂，每日 1 剂，水煎温服。

二诊（2011 年 1 月 16 日）： 服用 10 剂后，眼神逐渐灵活，情绪好转，但多寐，故生龙骨、生牡蛎各加量至 30 g，再服 14 剂。

患者连续服药半月余，至 2011 年 2 月 2 日复诊，神情豁然，情绪稳定，诸症得消。

［张丽，潘璐，芮娜. 安效先教授运用平肝法诊治儿科疾病的经验介绍 [J]. 环球中医药，2016，9（12）：1502-1504.］

【评析】 癫证是一种精神失常疾病，通过眼神可以直接判断出来，两目直视，双目呆滞，黯淡无光采。《丹溪心法·癫狂》："癫属阴，狂属阳，癫多喜而狂多怒，脉虚者可治，实则死。大率多因痰结于心胸间，治当镇心神，开痰结。"故癫证多由情志所伤、痰气郁结所致，或为先天遗传。故治当以清肝热及散痰结为主，辅以重镇安神之品。方中柴胡、枳壳、郁金以疏肝解郁，炒白芍以养血柔肝，平抑肝阳，枳壳、半夏理气化痰，石菖蒲豁痰开窍，栀子、泽泻清化痰热，辅以茯神、生龙骨、生牡蛎、珍珠母、合欢花、首乌藤等安神之品，共奏条达肝气、镇静安神之效。

2. 理气豁痰，开窍醒神法治疗癫证（马骥医案）

钱某，女，39岁。

病史： 其平素性格内向，经常郁郁寡欢。日前因工作与同事发生争吵，随即忧思愤懑，精神失常，两目直视，神痴不语，或语无伦次，时自发哭泣。常唇齿抖颤，膈间常气逆，善太息，已数日未眠，亦未进食。舌质红苔黄腻。

中医诊断： 癫证。

辨证： 怒则气逆，肝失条达，思则气结，心神紊乱。

治法： 理气豁痰，开窍醒神。

处方： 柴胡15 g，黄芩15 g，生姜3片，黄连10 g，半夏15 g，瓜蒌25 g，香附15 g，郁金15 g，菖蒲15 g，枳壳15 g，生龙齿（先煎）30 g，生龙骨（先煎）30 g，生牡蛎（先煎）30 g。每日1剂，分3次温服。

服用1周后，哭泣渐止，两目直视、语无伦次、神痴不语等亦减轻，唯不寐未效。在原方基础上，加炒酸枣仁20 g、远志15 g、茯神15 g。

服用3周，神志清晰，语次井然。嘱继续服用1周善后，并嘱其注意精神调摄，做到遇事冷静，喜怒有节，尽量减少忧思焦虑，保持精神舒畅。

[刘春红，姜德友.龙江名医马骥辨治癫狂经验[J].江苏中医药，2020，52(7):13-15.]

【评析】 癫狂之病，多为神机错乱，与肝、胆、心、脾有关。本案为癫证，病由情志所伤，气郁痰结，故治以理气豁痰、开窍醒神之法，方用柴胡加龙骨牡蛎汤合小陷胸汤加减。取柴胡加龙骨牡蛎汤清肝胆郁火而调神机，小陷胸汤化痰和胃而舒心胸之意，并加香附、郁金、菖蒲、枳壳以行气舒郁、化痰开窍，必使气畅痰消而神机和，方能得效。马骥教授在临证治疗癫证时，常用复法复方，如本案以气郁痰阻为主要病机，治法以开窍安神、理气开郁、燥湿化痰为主，兼以清热、活血、养血之法。如开窍安神用菖蒲、郁金、龙骨、牡蛎，调气机以柴胡、枳壳、香附，化痰以半夏、瓜蒌，清热以黄连、黄芩，活血以郁金，养血以酸枣仁。以方而论，诸药之中，多法合备而有侧重，可谓辨证准确，用药精当。

3. 开窍化痰，解郁宁心法治疗癫证（张孝纯医案）

贺某，男，41 岁。1967 年 10 月 6 日初诊。

主诉：患者性情抑郁寡言，因惊恐成病。病史：某日癫证忽发，不能言语，神识不清，表情呆滞，不知冷热，不知饥饿，衣裳不整，不知羞耻。其妻无奈，即将之关入堂房内。其伯岳曾某，医也，邀予赴诊。

辨证：心郁既甚，积忧成疾。

治法：开窍化痰，镇心定悸。

处方：朱茯神 15 g，炙远志 9 g，广郁金 9 g，酸枣仁 24 g，建菖蒲 9 g，京半夏 12 g，川贝母 9 g，胆南星 9 g，杭白芍 15 g，生龙牡（先煎）各 30 g，炙甘草 9 g。

二诊：10 月 15 日。经服后 1 周，病情大有好转，人较安定，略知进食。原方去杭白芍，加云苓 15 g，白术 9 g，白扁豆 12 g，先后服 8 剂。

三诊：11 月 5 日。服药至此，精神自能镇静，言语清晰，食欲亦增，唯易感疲乏。理宜大补气血，固肝肾，健脾胃，以资恢复。处方：地黄 24 g，何首乌 24 g，酸枣仁 18 g，柏子仁 12 g，潞党参 15 g，云苓 12 g，白术 9 g，京半夏 9 g，怀山药 15 g，白扁豆 12 g，炙甘草 9 g。继服 7 剂。

四诊：11 月 22 日。原处方继进 11 剂，患者完全恢复正常。

[王永炎.中国现代名中医医案精粹第 1 集 [M].北京：人民卫生出版社，2010.]

【评析】 本案系受外界强烈精神刺激而抑郁成病，虽为时未久，然七情郁结，气滞痰生，心窍闭塞，发为癫矣。针对此证，唯有开窍化痰、宁心解郁，兼以镇摄。后以气血兼顾，脾肾双调乃愈。

4. 养心安神，健脾化痰开窍法治疗癫证（衡先培医案）

患者，女，65 岁，2014 年 4 月 26 日初诊。

病史：患者 2 型糖尿病病史 16 年余，平素多饮、多食、多尿，体型肥胖，十余年前无明显诱因出现精神抑郁，喃喃自语，语无伦次，不知饥饱，时有哭闹，四季皆发，且每年秋冬时节加重，时常半夜突然坐起大叫，起床乱走，时好时坏，春夏自行缓解，寐差，大便正常，舌淡红，苔白腻，脉沉细。

西医诊断：精神分裂症。

中医诊断：癫证。

辨证：痰湿困脾，脾邪虐心。

治法：养心安神，健脾化痰开窍。

处方：制远志6 g，茯神10 g，首乌藤15 g，合欢皮15 g，石菖蒲10 g，龙骨（先煎）15 g，炒栀子10 g，川芎10 g，知母10 g，酸枣仁10 g，柏子仁10 g，当归6 g。7剂，每日1剂，水煎服，早晚饭前温服。

二诊（2015年11月6日）：连续服用上方1年余后，患者诉上述症状明显改善。刻下症见：情绪稳定，时发喃喃自语，发作次数较前显著减少，无哭闹，寐安，食欲欠佳，小便较多，大便正常，舌淡红，苔薄腻，脉沉细。故继续予上方加砂仁（后下）6 g，薏苡仁15 g化湿健脾，兼以芳香开闭。

三诊（2015年12月23日）：患者诉喃喃自语减少，症状减轻，经提醒可自行控制，情绪稳定，无哭闹，纳可，寐欠安，小便稍多，大便每日2～3次，舌淡红，苔薄腻，脉沉细。上方加益智仁15 g、琥珀4 g益气安神定惊，火麻仁20 g润肠通便。

后随证调治，最终康复。

［李艺敏，衡先培.衡先培治疗糖尿病合并癫证经验[J].中华中医药杂志，2019，34（1）：150-152.］

【评析】 脾主运化，本患基础病变之病机在于脾不健运，痰湿内阻，上蒙心神，或心气虚弱，运行无力，津不能随气往返输布全身，凝聚而为痰浊，上蒙心窍则致神识迷乱，或时清时乱。故患者出现精神抑郁，喃喃自语，语无伦次，不知饥饱，时有哭闹，时好时坏等神志异常的临床表现。痰湿属阴邪，秋冬时节阴气盛，春夏之际阳气旺，所谓同气相求，故患者神志异常表现为在秋冬加重，春夏缓解。方中首乌藤、柏子仁、酸枣仁补血养血，养心安神；茯神健脾安神，龙骨重镇安神助眠；砂仁、薏苡仁化湿健脾祛痰，远志、石菖蒲化痰净心；辅以合欢皮、栀子、益智仁、琥珀安神助眠之品。诸药合用，养心安神，健脾祛痰，故心神得养，神志自明。

5. 疏肝解郁，化痰开窍法治疗癫证（熊继柏医案）

王某，女，35 岁。2009 年 5 月 10 日初诊。

病史： 患者因家庭不和而阵发精神异常半年余，发则喜怒无常，烦躁不安，失眠，有幻听，口中多痰涎，平素精神疲倦。舌苔黄腻，脉细滑略数。

西医诊断： 精神分裂症。

中医诊断： 癫证。

辨证： 痰气郁结。

治法： 疏肝解郁，化痰清热。

处方： 涤痰汤合逍遥散加减。党参、石菖蒲、茯神、郁金各 15 g，法半夏、陈皮、枳实、竹茹、炙远志、柴胡、白芍、炒白术、当归、栀子各 10 g，炒酸枣仁 30 g，胆南星 6 g，甘草 6 g。10 剂，水煎服，分 2 次温服。

二诊（2009 年 5 月 24 日）： 诉服药后精神异常发作时间减少，心烦失眠亦减，但仍有幻听等症。舌苔黄白腻，脉细滑。继用上方，10 剂。

三诊（2009 年 6 月 7 日）： 患者诉情绪稳定，已无幻听及失眠。舌苔薄白腻，脉细滑。继用上方巩固治疗。处方：党参、石菖蒲、茯神、郁金各 15 g，法半夏、陈皮、枳实、竹茹、炙远志、柴胡、白芍、炒白术、当归各 10 g，胆南星 6 g，炒酸枣仁 30 g，甘草 6 g。10 剂。

［聂娅，刘朝圣，郭春秀，等．国医大师熊继柏从痰辨治神志病医案举隅 [J]．湖南中医药大学学报．2019，39（7）：809-811.］

【评析】 此案之癫证乃因情志不遂，肝郁而起，肝郁则脾失健运，痰浊内生，加之肝郁化火，痰火扰乱心神，蒙蔽清窍，发为烦躁不安，失眠，幻听等症，故以逍遥散疏肝解郁，涤痰汤化痰开窍而获显效。涤痰汤原治痰迷心窍之中风，舌强不能言者，熊老师将其用于痴呆、癫证、脑外伤后遗症等而见痰盛者均有良效。

第九章
狂　证

　　狂证是指痰火扰心所致的以喧扰不宁、躁狂打骂、动而多怒为特征的一类精神失常的疾患。如《证治准绳》指出："狂者，病之发时猖狂刚暴，如伤寒阳明大实发狂，骂詈不避亲疏，甚则登高而歌，弃衣而走，逾垣上屋，非力所能，或与语所未尝见之事。"它与现代医学的躁狂症和精神分裂症等所致的精神运动性兴奋症候群有类似之处。

　　狂证多由痰火扰心所致，以实证居多，病位在心、肝、胃，但亦有虚实夹杂之证，很少有虚证。临证时应根据发病新久、体质强弱、具体脉症，加以区分。一般来说：新病多实，乃实火壅盛，扰乱心神；久病耗伤阴津，则以心肾阴虚为主。其治当以涤痰镇心为主，或兼清肝泻火，或兼滋阴降火。对于本病而有瘀血内阻者，又当配合活血祛瘀之法。

　　（1）痰火上扰型

　　【主症】病起急骤，先有性情急躁，头痛失眠，两目怒视，面红目赤，突然狂乱无知，自高自是，逾垣上屋，骂詈叫号，不避亲疏，甚至披头散发，不避水火，毁物伤人，气力逾常，不食不眠，舌质红绛，苔多黄腻，脉象弦大滑数。

　　【治法】镇心涤痰，泻肝清火。

　　【处方】生铁落饮加减。生铁落、天冬、麦冬、浙贝母、胆南星、橘红、远志、石菖蒲、连翘、茯神、茯苓、玄参、钩藤、丹参、朱砂。

　　（2）热盛伤阴型

　　【主症】狂病日久，其势渐减，具疲惫之象，多言善惊，时而躁烦，形瘦面红，舌红少苔，脉细滑而数。

　　【治法】滋补心肾，降火化痰。

　　【处方】二阴煎合生铁落饮加减。生地黄、麦冬、酸枣仁、玄参、黄连、茯苓、木通、灯心草（或竹叶）、甘草、天冬、生铁落、浙贝母、胆南星、橘红、远志、石菖蒲、连翘、茯神、钩藤、丹参、朱砂。

1. 涤痰法治疗狂证（孟毅医案）

李某，男，51 岁，2018 年 4 月 25 日就诊。

主诉：行为怪异、躁狂、不寐 15 天。病史：患者半个月前因家庭琐事生气，随之出现幻听，行为怪异、躁狂、不寐，甚至打骂他人，胁肋部疼痛不适，口苦，舌淡红，苔黄腻，脉弦。

中医诊断：狂证。

辨证：少阳郁热。

治法：和解少阳，豁痰开窍，清热安神。

处方：柴胡加龙骨牡蛎汤加减。柴胡 20 g，黄芩 10 g，姜半夏 10 g，干姜 10 g，大枣 15 g，桂枝 10 g，茯苓 10 g，大黄 15 g，龙骨、牡蛎（先煎）各 15 g，磁石（先煎）40 g，常山 5 g，党参 10 g，甘草 10 g。10 剂，每日 1 剂，水煎分早晚温服。

复诊（2018 年 5 月 28 日）：诉平素幻听次数减少，仍有被害妄想，睡眠质量较前改善，纳可，腹泻，每日 5 ～ 6 次，舌淡红，苔薄黄，脉弦。守上方，大黄减至 5 g，加煅青礞石（先煎）15 g，苍术 20 g，炒莱菔子 15 g。继服 20 剂，诸症缓解。

［胡少琼，孟毅，赵继，等.柴胡加龙骨牡蛎汤临证应用 [J]. 国医论坛，2019，34（6）：8-10.］

【评析】　狂证多由七情所伤，肝郁不畅，枢机不利，痰火内生，心窍被蒙，神志逆乱所致。柴胡加龙骨牡蛎汤中柴胡疏肝利胆；龙骨、牡蛎重镇安神；铅丹有小毒，故以磁石代替，安神定志；半夏、茯苓、常山合龙骨、牡蛎豁肝胆之惊痰。诸药合用，共奏疏肝利胆、辟蒙醒窍之功。且柴胡加龙骨牡蛎汤条文因其有"烦惊、谵语"等突出的精神症状，故后世每用本方治疗精神神志失常病症。

2. 疏肝解郁，祛痰泻火法治疗狂证（孙彬医案）

彭某，男，23 岁。2012 年 11 月 27 日就诊。

病史：患者在 3 个月前因精神受刺激，导致精神失常，烦躁易怒，躁狂妄想，喜乐无常，在当地精神病院诊断为精神分裂症，给予利培酮、氯氮平等药物应用，症状有所改善，病情易反复。刻下症见：烦躁易怒，躁狂妄想，兴奋不安，情绪不稳，面红目赤，语无伦次，哭笑无常，舌质红，苔黄腻，脉滑数。

西医诊断：精神分裂症。

中医诊断：狂证。

辨证：肝郁化火，痰火上扰。

治法：疏肝解郁，祛痰泻火。

处方：柴胡加龙骨牡蛎汤加减。柴胡24 g，黄芩10 g，半夏15 g，太子参10 g，大黄10 g，茯苓20 g，龙骨、牡蛎（先煎）各30 g，桂枝12 g，郁金15 g，石菖蒲12 g，青礞石（先煎）20 g，胆南星10 g，生姜15 g，大枣5枚。7剂，水煎服。

二诊：服上方10剂后，烦躁易怒、躁狂妄想症状好转，情绪较前稳定，舌质红，苔黄，脉滑数。守方继服10剂。

三诊：诸症基本消失，后以黄连温胆汤加减调治而愈。

[李彦杰，郭志生，张志鑫. 孙彬教授运用经方治疗精神类疾患举隅 [J]. 环球中医药，2014，7（S2）：58-59.]

【评析】 患者五志之火不得宣泄，炼液成痰，以致痰火上扰，心窍被蒙，神志遂乱，发为狂证。柴胡加龙骨牡蛎汤是仲景为治疗伤寒误下，病入少阳邪气弥漫烦惊谵语而设，可下肝胆之惊痰，疏肝泄热重镇安神。其方义正如《绛雪园古方选注》所说："柴胡引升阳药以升阳，大黄引阴药以就阴，参草助阳明之神明，即所以益心虚也。茯苓、半夏、生姜启少阳三焦之枢机，即所以通心机也。龙骨、牡蛎入阴摄神，镇东方甲、乙之魂，即所以镇心惊也。龙、牡顽纯之质，佐桂枝即灵，邪入烦惊，痰气固结于阴分，用铅丹即坠。致于心经浮越之邪借少阳枢转出于太阳，即从兹收安内攘外之功矣。"因铅丹有毒，临证时一般不用，或加入石菖蒲、青礞石、胆南星、郁金等祛痰开窍定惊之物，或加入珍珠母、琥珀、磁石等重镇安神之品。痰热除则气机畅达，气血条达，则神自归舍而安。

3. 镇心开窍豁痰法治疗狂证（史纪贤医案）

曾某，男，54岁，1984年2月初诊。

病史：患者患狂证数载，时轻时重，近月来病情复重，胡言乱语，答非所问，躁动不安，骂詈叫号，夜不安寐，口渴引饮，大便秘结，小便黄，舌红，苔黄厚，脉弦数有力。

辨证：痰火内盛，上扰神明。

治法：泻火通便，镇心涤痰。

处方：大黄 10 g，芒硝 10 g，枳实 10 g，龙齿（先煎）20 g，朱砂 1 g，竹叶、灯心草为引。服上方 3 剂，诸症豁减，来诊能述其病情，大便转稀，夜能安寂。继服 3 剂后，病渐向安。

[王治中 . 史纪贤老中医经方新用举隅 [J]. 甘肃中医，2006（4）：13-14.]

【评析】　《难经·十二难》曰："重阴者癫，重阳者狂。"《素问·至真要大论》曰："诸躁狂越，皆属于火。"狂证多为痰火内盛，上扰神明而致。史纪贤认为，用药如用兵，狂证匪势凶猛，非勇悍之将，难能应敌。用大承气汤加味意在釜底抽薪，使火速熄而狂证自减，故其效甚卓越。常加石菖蒲、胆南星、钩藤、龙齿、朱砂等药镇心开窍豁痰，待火熄之后用安神定志，开窍豁痰等法以除病根。

4. 燥湿化痰，清热安神法治疗狂证（丰广魁医案）

蔡某，女，40 岁，2018 年 1 月 10 日初诊。

主诉：胡言乱语、烦躁半月余。病史：患者在半月余前因受家中变故刺激后出现烦躁、胡言乱语，经常和他人交流过程中突然词不达意，答非所问，甚至会莫名骂人，伴有口渴、喜凉。因经常和同事发生口角，无法正常工作，故现已在家中休假。症状呈发作性，暂无伤人及自残现象，发作间歇期完全正常，家属拒绝上精神病医院就诊，纳可，寐欠安，大便干结，小便调。舌质红，苔腻偏黄，脉弦。

中医诊断：狂证。

辨证：痰热扰心。

处方：黄连温胆汤。黄连 12 g，枳实 10 g，姜半夏 12 g，茯苓 12 g，陈皮 20 g，竹茹 12 g，胆南星 9 g，生龙骨（先煎）30 g，生牡蛎（先煎）30 g，远志 10 g，酸枣仁 15 g，首乌藤 12 g，白术 12 g。7 剂，水煎，每日 2 次。

复诊（1 月 16 日）：烦躁、胡言乱语症状发作明显减少，多能自我控制，大便偏稀，每日 2 次，夜寐仍欠安，舌质转为淡红，苔白腻，脉弦。上方减黄连量为 9 g，加合欢皮 12 g，再服 7 剂。

1 周后患者未来就诊，恐有变化，电话随访，患者当时正在外地旅游，烦躁、胡言乱语症状已完全消失，嘱其避免劳累、熬夜、辛辣饮食，必要时复诊，目前已过半年电话随访未再发。

［杜青，马先军，丰广魁，等 . 丰广魁治疗情志病验案 [J]. 湖北中医杂志，2019，41（7）：20-22.］

【评析】 黄连温胆汤出自清代陆廷珍的《六因条辩》，载有："伤暑汗出，身不大热，而舌黄腻，烦闷欲呕，此邪踞肺胃，留恋不解，宜用黄连温胆汤。"该案患者属于狂证早期，痰热之邪互结，虽有缠绵不休，上扰心神，但未至如油裹面程度，而发烦躁、胡言乱语。因热邪久踞，易伤阴液，加之痰湿易碍脾，脾为气血阴液化生之源，故久则痰热之邪蒙于上，肝肾之阴亏于下，而"下虚"与"上实"交替出现，故有呈阵发性发作。选方黄连温胆汤意在燥湿化痰，清热安神。患者痰热较甚，故加用胆南星加强竹茹、半夏清热化痰之力，另配合生龙骨、生牡蛎重镇安神。狂证病位不离心，故用酸枣仁、远志、首乌藤以养心安神，脾胃为后天之本，故加用白术以助后天之本同时防止重镇药物伤脾。使用黄连温胆汤必须注意患者的舌苔，湿腻苔是关键，如果苔偏干或少则不适合该方。

第十章
不 寐

　　不寐又称为"失眠"，是指经常不能获得正常的睡眠。轻者入睡困难，或睡而不实，易醒，且醒后难寐，重者彻夜难眠。痰浊扰心，而神不得安，卧不得眠，属不寐的常见类型之一。本证常见头重昏蒙、心悸神疲、呕恶纳呆等症。现代医学的神经官能症、更年期综合征等疾病，可参考本章辨证施治。不寐虽常因痰浊为患，但临床以痰热者为多见，当以化痰清热为主；兼食滞者佐以消食化积；惊悸者佐以镇心安神；并有心胆气虚夹痰扰神者，治当益气安神，理气化痰；兼有瘀血内阻者，当痰瘀分消同治。

　　（1）痰热扰心型

　　【主症】失眠，头目昏蒙，或头痛而重，痰多呕恶，胸脘痞闷，或嗳气吞酸，心烦不安，口苦而黏腻，舌苔黄腻或白黄腻，脉滑数。

　　【治法】化痰清热，和胃安神。

　　【处方】黄连温胆汤。黄连、半夏、陈皮、茯苓、竹茹、枳实、甘草、生姜。

　　（2）心虚痰阻型

　　【主症】失眠多梦，心悸健忘，头晕头重，胸闷痰多，肢倦神疲，饮食乏味，面色少华，苔白腻，脉细而滑。

　　【治法】补益心脾，理气化痰。

　　【处方】归脾汤合半夏秫米汤。白术、茯苓、黄芪、人参、龙眼肉、木香、炒酸枣仁、当归、远志、炙甘草、半夏、秫米。

　　（3）痰瘀互结、上扰心神型

　　【主症】久病或外伤后，顽固失眠，头痛而昏，痰多胸闷，口干而不欲饮，舌质紫黯，或有瘀点，苔腻，脉弦滑细。

　　【治法】化痰消瘀，安神定志。

【处方】桃红饮合导痰汤。桃红、红花、法半夏、陈皮、茯苓、枳实、制南星、甘草。

1. 清热化痰安神法治疗不寐（曹洪欣医案）

张某，女，47岁，2000年1月23日初诊。

病史：自诉1个月来因情志不遂后少寐，噩梦纷纭，醒后仍觉乏力，心烦，心中懊恼，时有恶心，胸闷，口苦，口中黏腻有异味，咽中如物梗阻，舌黯红胖，苔黄腻稍厚，脉弦滑数。

辨证：痰热内扰。

治法：清热化痰安神。

处方：黄连温胆汤加减。黄连10g，竹茹、枳实、半夏、茯苓、陈皮、石菖蒲各15g，生龙骨（先煎）30g，珍珠母（先煎）30g，甘草10g。7剂，水煎服。1周后复诊，少寐多梦明显好转，胸闷、恶心、心烦、口苦等症均减轻，舌苔淡黄而薄，脉滑稍数。效不更方，继服7剂而愈。

［曹洪欣. 中医心悟［M］. 北京：中国中医药出版社，2013.］

【评析】 该患者素体痰盛，湿郁易化热，加之近日与人争吵，情绪急躁，此属情志化火，煎津为痰。痰热互结上扰于心，触动心神，则患者少寐、心烦、噩梦纷纭；痰阻气机，气机不利，则胸闷、恶心；痰气交阻于喉则咽中梗阻，舌脉均属痰热内阻之象。方取黄连清心泻火除烦，陈皮、半夏、竹茹、石菖蒲化痰和中，茯苓、生龙骨、珍珠母安神，甘草调和诸药。本病因于痰起，痰易生寒、化热，其或寒或热常取决于患者的体质情况。此案即气滞痰阻、痰热互结上扰心神而发病。故痰热除而心神自宁，睡眠转佳。

本案患者情志不遂后少寐，乃痰热内扰所致。时有恶心、胸闷、口苦、口中黏腻有异味、咽中如物梗阻，俱为痰热内盛的表现。《张氏医通》云："脉滑数有力不眠者，中有宿滞痰水。"今见舌黯红胖、苔黄腻稍厚，脉弦滑数，更佐证患者是由痰热互结上扰于心，致少寐心烦。咽中梗阻亦属痰气交结之象。黄连温胆汤除痰泻火，是为良方，药证契合，故获良效。

2. 清热化痰，养心安神法治疗不寐（刘方柏医案）

刘某，男，63岁，2019年10月23日初诊。

病史：患者失眠2年余，伴有口干、口苦、口臭、头昏等症，夜间难以入眠，常辗转反侧，心烦意乱，饮食如常，大便偏干，小便偏黄。体型壮实，急躁易怒，舌红苔黄厚，脉滑有力。

辨证：痰火互结，热扰心神。

治法：清热化痰，养心安神。

处方：自拟三黄安眠汤。生地黄30 g，防风10 g，防己10 g，桂枝10 g，僵蚕10 g，天竺黄10 g，姜黄10 g，法半夏30 g，高粱30 g，远志12 g，首乌藤30 g，合欢皮30 g，酸枣仁30 g。7剂，每日1剂，水煎，每日3次。

复诊：服药7剂后患者述效果明显，睡眠较前明显好转，烦躁明显减轻，心情自觉舒畅、轻松，口干口苦减轻，大便正常，前方加竹茹12 g，枇杷叶15 g，继续服用7剂后患者睡眠基本恢复正常。

[黄文智，刘刚，张永忠. 名老中医刘方柏教授治疗不寐自拟方 [J]. 中医临床研究，2021，13（21）：7-8.]

【评析】 该患者平素急躁易怒，肝气郁结日久化热，肝火伐土则脾胃伤，竞争焦虑，劳碌奔波，暴食狂饮，嗜食肥甘加重脾虚，脾失健运而酿湿生痰，痰湿郁久可蕴热成火，故痰火互结，上扰心神，而见不寐。三黄安眠汤由《灵枢》中半夏汤、《金匮要略》之防己地黄汤和验方僵蚕二黄汤（炙僵蚕、姜黄、天竺黄、远志、首乌藤）三方加味而成。三黄安眠汤方：生地黄50 g，天竺黄30 g，姜黄10 g，防风10 g，防己10 g，桂枝10 g，僵蚕10 g，炒酸枣仁30 g，茯神10 g，远志10 g，半夏30 g，高粱30 g，首乌藤30 g，炙甘草10 g。其中用姜黄、天竺黄、僵蚕等祛痰火，用半夏、高粱（无高粱可用薏苡仁代替）通其壅塞以畅经络之大道，用防己、生地黄、桂枝、防风、炙甘草（防己地黄汤）以镇静，用首乌藤、酸枣仁、茯神、远志以养心安神，加入合欢皮有解郁宁心之效。

3. 健脾和胃，化痰利湿法治疗不寐（宫洪涛医案）

班某，男，57岁。2016年11月5日初诊。

主诉：患者间断入睡困难3年余。病史：2个月前无明显诱因症状加重，入睡困难，眠浅易醒，醒后不易入睡，1晚可睡3～5小时，多梦，白天精神差，注意力不集中，周身困倦乏力，口干口苦，记忆力差，纳可，大便不成形，每日

1～2次，小便可。查体：腹形肥胖，舌质红，苔白腻，脉沉弱。

中医诊断：不寐。

辨证：痰湿阻络。

处方：党参30 g，茯苓20 g，姜半夏12 g，陈皮12 g，升麻6 g，炒僵蚕10 g，炒冬瓜子20 g，麸炒枳实12 g，黄芪30 g，炒苦杏仁9 g，炙甘草12 g，木瓜30 g，上方连服7剂。

复诊：患者就诊时诉入睡仍困难，睡眠时间稍增多，1晚可睡4～5小时，周身乏力减轻，大便稍成形，1天前受凉后头痛，鼻塞，眠仍稍差，原方去木瓜，加干姜6 g，白芷15 g，再服14剂。患者诉入睡较前改善，多梦减少，1晚可睡5～6小时，余症皆轻，上方去白芷，加炒白术20 g，另服7剂。患者诸症减轻，1晚可睡6～7小时，嘱患者少食肥厚油腻之品，另服理中丸一段时间以善后，数月后随访，患者仅偶有入睡困难，生活质量已明显提高。

［张浩鹏，李玉瑶，宫洪涛. 宫洪涛教授从痰湿论治不寐 [J]. 光明中医，2018，33（8）：1095-1095.］

【评析】 上方中，患者中年男性，平素工作压力大，饮食不规律，脾胃耗伤，痰湿阻滞，清阳不升，中气下陷，故予党参、茯苓、白术为底，补气健脾，佐以升麻，共奏升阳举陷之功，半夏、陈皮、僵蚕同用，不但化痰，而且行气，化痰祛湿效佳，枳实破气化痰消积，除中焦痞满，黄芪补气固表，增强免疫力，干姜温中散寒，标本同治，患者肢体困倦不适，予木瓜以舒筋活络，如此，健脾和胃为本，化痰利湿为重点，共佐化痰利湿，健脾通络之功，患者得以痊愈。

4. 化痰和胃安神法治疗不寐三例（万友生医案）

🍅 案1

金某，女，21岁。1963年4月23日初诊。

主诉：久患不寐，每晚只能入睡三四个小时。病史：即寐亦多梦易醒，醒时口苦，但不干渴，痰多食少，食后嗳气，多食则吐，进食干饭则梗阻于胃脘，大便隔日一行，硬结涩痛难下。舌润，脉濡细稍数。

处方：《灵枢》半夏汤加味。半夏一两，糯米二两，首乌藤一两。

连服药3剂，不寐显著好转，每晚上床不久即能入眠至天亮，只是稍有响声即被惊醒，但亦随醒随睡，不似过去醒则不能再入睡。大便虽仍硬但易出，不似过去艰涩难下。痰亦大减，食欲渐开，但食后仍感胃脘不适而时时噫气。复诊守上方加旋覆花（包煎）、陈皮、甘草各五钱。再进药3剂，大便通畅，失眠痊愈。

案2

徐某，女，51岁。1963年12月13日初诊。

主诉： 患不寐已十多年，每晚至多能入眠三四个小时，甚至彻夜不寐。刻下症见：饮食大减，口淡出水，有时喉舌干燥，便结，隔日一行而色深黄。晨起舌苔白厚，脉细弱稍数。

处方：《灵枢》半夏汤加味。法半夏一两，糯米一两，首乌藤一两，陈皮一两，甘草五钱，生谷麦芽各一两。服上处方二十余剂，不寐痊愈，未再复发。

案3

黄某，女，44岁。1976年7月6日初诊。

病史： 久患不寐，近日加剧，每晚只能入寐二三个小时，甚至彻夜不寐，即寐亦多梦纷扰。刻下症见：心下痞满，口淡乏味，不思饮食，食后梗阻于胃脘，有时胃中灼热，大便软，色黄黑而二三日一行。舌红，脉细弱。

处方： 温胆汤合半夏汤加味。竹茹三钱，枳实五钱，法半夏五钱，陈皮五钱，云苓五钱，甘草二钱，糯米一两，川黄连一钱，丹参十两，首乌藤一两，合欢皮一两。连服药3剂，心下痞满解除，不寐显著好转，每晚能入睡五六个小时，而且梦少，但头剂未加糯米，服后胃感不适，二三剂加糯米则无此症。现觉胃中舒适，口味好转，食增神旺。复诊守上方加减以巩固疗效。

［董建华．中国现代名中医医案精粹第1集[M]．北京：人民卫生出版社，2010.］

【评析】 上述三例不寐患者或用半夏汤，或用半夏汤合温胆汤加减治疗，都属化痰和胃安神法。由于胃络通心，心胃关系密切，故胃不和者，可使心神不安而见不寐。如《素问·逆调论》说："不得……是阳明之逆也……阳明者，胃脉也，胃者六腑之海，其气亦下行，阳明逆，不得从其道，故不得卧也。"《黄帝内经》曰："胃不和，则卧不安，此之谓也。"又《灵枢》说："或令人目不瞑不卧……饮以半夏汤一剂，阴阳已通，其卧立至……此所谓决渎壅塞，经络大通，阴阳和得者也。"或谓半夏味辛，辛能泄散；而多涎甚滑，则又速降。《灵枢》

所云："阳气满则阳跷盛，不得入于阴，阴虚则目不得暝，饮以半夏汤通其阴阳，其卧立至。"其实所谓阳断盛者，只是阳升太过，阴不涵阳，故不得眠。唯此善降，则阳入于阴，此即其治不得眠之真旨。秫米即糯米，性味甘平，为平补脾胃的食品，在脾胃虚弱而无食积痰阻水停、脘腹胀满时，稍稍食之，实有利而无弊。又从秫米能治筋骨挛急和久食令人身软缓筋来看，秫糯有较强的柔缓作用。不寐为精神紧张所致，服之能使紧张的精神为之松弛，故能安眠。但寐安之人过服之，又可使人多睡。由此可见，半夏汤是以半夏和胃安神为主，糯米缓急安神（并能养胃和中）为佐。半夏和胃，当是指其开宣泄降胃中独阴之邪而言。至于上述半夏汤"治不得眠之真旨"是"阳升太过，阴不涵阳"，半夏"善降"，则"阳入于阴"。其言似是实非。如果是属"阳升太过，阴不涵阳"，那就成为阴虚阳亢的不寐，必须采用滋阴潜阳以消火安神之法才能奏效，而绝非半夏汤所能胜任。《灵枢》所谓阳跷盛不能入于阴而阴虚不得暝，应该是指胃为浊阴之邪所壅塞而不和，以致心阳（火）阻于上（阳盛）而不能下交于肾，同时肾阴（水）阻于下不得上交于心（阴虚），于是心肾水火不得相交而不寐（由此可以领会脾胃中土确为心肾水火相交之媒介）。因此，采用半夏以开宣泄降中阻于脾胃的浊阴之邪，即所谓"决渎壅塞"之意，而脾胃壅塞解除，"经络大通"，心肾水火上下相交之路无阻，于是"阴阳和得""阴阳已通，其卧立至"。

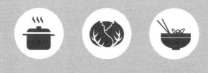

第十一章
健　忘

　　健忘，是记忆力衰退的一种表现，对往事容易忘记，严重者言语不知首尾，事过转瞬即忘。常伴有眩晕、痰多等症状。痰邪扰心是导致健忘常见的病因病机之一。

　　痰邪扰心导致的健忘，多分为痰浊扰心、痰火伤神、痰瘀阻络 3 种类型。治疗均以祛痰开窍为主，或兼以化浊宁心，或兼以清热安神，或兼以活血化瘀，若病久脾肾亏虚者，又当辅以健脾补肾。

　　（1）痰浊扰心型

　　【主症】健忘嗜卧，神志恍惚，头晕目眩，心悸失眠，胸闷不舒，呕恶多痰，或喉中痰鸣，漉漉有声，舌苔白腻，脉象弦滑。

　　【治法】化痰安神，宁心益志。

　　【处方】孔圣枕中丹加减。龟甲、龙骨、远志、石菖蒲、茯苓、远志、郁金。

　　（2）痰火伤神型

　　【主症】健忘烦躁，眩晕头痛，面赤咽干，胸闷气急，咳吐黄痰，苔黄腻，脉滑数。

　　【治法】清热化痰以安神。

　　【处方】黄连温胆汤加菖蒲、远志、郁金。黄连、枳实、竹茹、橘红、半夏、茯苓、甘草、石菖蒲、远志、郁金。

　　（3）痰瘀阻络型

　　【主症】健忘持久难愈，多有外伤史，头晕头痛重，舌强语謇，但欲漱水而不欲咽，胸闷腹胀，舌质紫黯，或有瘀点，舌苔白腻，脉细涩。

　　【治法】化痰逐瘀开窍。

　　【处方】通窍活血汤加石菖蒲、胆南星、郁金、远志。桃仁、红花、赤芍、当归、川芎、石菖蒲、白芷、胆南星、远志、郁金。

1. 豁痰开窍，益气健脾法治疗健忘（戴岐医案）

女，61 岁，1995 年 6 月 10 日初诊。

主诉：多寐、记忆力减退 3 年。病史：近 1 年精力不集中，记忆力明显减退，语言、行动反应迟缓，外出时常迷路，步履不稳。经多次检查血糖、血脂、血常规均无异常，血液流变学检查血浆黏度偏高，脑 CT 示脑室轻度增宽，诊为轻度脑萎缩。给予吡硫醇、脑复康等药治疗，罔效。后屡延中医诊治亦乏效。现症状同上，舌质淡，苔薄白润，脉沉弦细。

辨证：痰瘀阻窍。

治法：豁痰开窍，益气健脾。

处方：二陈汤加醒脑益气药。半夏 10 g，陈皮 10 g，茯苓 15 g，甘草 3 g，天麻 10 g，天竺黄 10 g，胆南星 10 g，钩藤（后下）15 g，益智仁 10 g，升麻 6 g，白术 15 g，黄芪 10 g，石菖蒲 10 g，远志 6 g，何首乌 10 g，桑葚 10 g，当归 6 g，赤芍 15 g，川芎 15 g，葛根 15 g，生山楂 15 g，红花 15 g，丹参 15 g，三七粉（冲服）2 g。水煎服，每日 1 剂，饭后 2 小时服。

服药 30 剂后，精神、语言明显好转，原方服一百余剂，精神、记忆力基本正常。停药 1 年后随访，患者生活基本能够自理。

［王哲民．戴岐运用二陈汤加味治验两则 [J]．山东中医杂志，1998（11）：36．］

【评析】 脑萎缩多因老年人阳虚水湿内停，聚而为痰，阻滞经络，导致血瘀而发病。因此，戴岐常从痰、瘀论治。用二陈汤加益智健脑开窍的石菖蒲、益智仁，用黄芪、白术健脾益气，并根据患者血液黏稠度偏高加丹参、三七、红花、生山楂、川芎、赤芍、当归活血祛瘀，减少血液黏稠度，增加微循环的血流量，用天竺黄、胆南星加强二陈汤化痰之力，升麻引药上行，直达神明之府。诸药合用，化痰开窍、益气健脾、活血祛瘀，气血运行通畅，则诸症除。

2. 清热利湿，豁痰宁心法治疗健忘兼多动症（相修平医案）

周某，男，16 岁。2007 年 2 月 24 日初诊。

主诉：健忘 6 年余，加重半年。刻下症见：患者形体肥胖，平素嗜食油炸食品、肉食，平时多动难静，烦躁不宁，记忆力减退明显，大便稀溏，1日3～4次，失眠，多梦，白天神疲乏力，倦怠嗜睡，纳呆，舌红，苔黄腻，脉弦滑。

辨证：湿热内蕴，痰火扰心。

治法：清热利湿，豁痰宁心。

处方：黄连9 g，枳实12 g，竹茹12 g，陈皮9 g，清半夏9 g，茯苓30 g，合欢皮30 g，首乌藤30 g，磁石（先煎）20 g，黄柏6 g，泽泻15 g，炙甘草6 g。水煎服。服6剂后睡眠明显好转，心烦减轻。

二诊：上方加丹参20 g，远志9 g，继服12剂，记忆力提高，健忘多动减轻。

［杨玲，王娣. 相修平辨治儿童多动症经验 [J]. 辽宁中医杂志，2007，34（10）：1367-1368.］

【评析】 此型患者平素多嗜食肥甘厚腻，形体肥胖，注意力不集中，手足多动，胸闷脘痞，纳呆，胸中烦热，懊恼不眠，大便燥结或溏而不爽。舌质红，苔黄腻，脉滑数。相修平认为小儿脾常不足，盖因小儿生长发育迅速，对营养精微需求较成人相对较多，但小儿脾胃薄弱，且不知饮食自节，稍有不慎即易损伤脾胃引起运化功能失调。该患者虽年已十六，但仍符合小儿这一生理特点，再加上平素饮食不节，易导致脾失濡养，运化失常，痰浊内生，郁久化火，火热扰心，心神不宁。故治宜清热利湿，豁痰宁心，方选黄连温胆汤加减。

3. 健脾益气，补肾填精，活血祛痰法治疗健忘（谭子虎医案）

姜某，男，69岁。2015年10月23日初诊。

主诉：记忆力下降1年。病史：患者诉1年余前因急性胆囊炎行胆囊切除术，术后逐渐出现记忆力下降，表现为近事易忘，丢三落四。伴食少纳呆，腹胀，乏力，头部昏沉感，晨起痰涎较多，眠可，大便不成形，每日2～3次，夜尿4～5次。刻下症见：神疲倦怠，腰酸，时有耳鸣，口中黏腻不渴，舌黯红，苔白腻，舌下络脉迂曲，脉弦滑。外院头颅MRI示脑萎缩。

治法：健脾益气，补肾填精，活血祛痰。

处方：怀山药30 g，潞党参15 g，云苓15 g，炒白术12 g，熟地黄12 g，制何首乌12 g，杜仲12 g，枸杞子12 g，五味子10 g，炙远志15 g，石菖蒲15 g，川芎10 g，全当归15 g，法半夏10 g，砂仁（后下）10 g，广陈皮10 g。14剂，每日1剂，水煎取200 mL，分2次温服。同时告知饮食、情志调理之法。

二诊：患者诉记忆力稍好转，食欲改善，神疲乏力明显减轻，清晨仍偶有头部昏沉感，大便成形，每日 2 次，舌黯红，苔白微腻，舌下络脉迂曲，脉弦略滑。继进上方 14 剂。

三诊：患者诉记忆力同前，日常生活不受影响，头部昏沉感明显减轻，精神状态与初诊判若两人，大小便可，舌黯红，苔薄，根部微腻，舌下络脉迂曲，脉弦略滑。守上方去法半夏、陈皮，加鸡血藤 15 g，怀牛膝 15 g，广郁金 15 g，14 剂，水泛为丸，每日 3 次，每次 8 丸，温水送服。其后多次复诊，6 个月后随访，患者诸症皆除，生活如常人。

［李贤炜.谭子虎辨治健忘经验 [J].湖北中医杂志，2017，39（1）：26-27.］

【评析】 本案老年男性患者，胆囊切除术后出现记忆力下降，此为脾虚及肾，痰瘀互结之证。脾虚运化无力，则见食少纳呆；气血生化乏源，血不养心，肾失充养，神机失用，发为健忘；脾不升清，加之脾虚生痰，蒙蔽清窍，则头部昏沉；神疲倦怠、腰酸等均为脾肾两虚之象。舌脉可见痰、瘀之象。故治以健脾益气，补肾填精，活血祛痰之法。二诊患者脾气渐充，痰浊已去大半，乘胜追击，俟脾气健运则自可充养肾精，气足则血行，故守方。三诊患者脾虚已复，痰浊渐消，肾虚一时难复，血瘀难除，故去二陈，加怀牛膝、广郁金、鸡血藤，改丸剂缓图，待脾旺充养肾精，气足行血，可收全功。

谭子虎认为本病以脾肾两虚，心神不宁，脑神失养为本，痰浊、瘀血为标，故拟健脾宁心安神，补肾填精益智法治其本，活血祛痰开窍兼治其标。重视调补脾肾，尤重脾胃，常引李杲"百病皆由脾胃衰而生"之论。方用加减薯蓣丸，全方具心脾肾同调，气血精同补，标本兼治，消补兼施之特点。临证据病情随症加减，如兼见眠差，常加酸枣仁、茯神；肾阴虚腰膝酸软者，常加山茱萸、女贞子、墨旱莲；痰涎壅盛者，去熟地黄、白芍，加法半夏、陈皮；纳差腹胀者，加砂仁、白豆蔻仁、白扁豆；肝郁气滞者，加柴胡、佛手、郁金；瘀血阻滞者，加桃仁、红花等。既往研究显示，该方具有抗衰老作用。药理学研究提示，熟地黄、制何首乌、茯苓、杜仲、枸杞子、五味子、石菖蒲、远志等药物均可不同程度地延缓记忆力减退或改善记忆力。

谭子虎认为，健忘之重者病机为脑神失养，而痴呆病机为髓减脑消，较前者进一步严重，根据二者病机内在联系，结合多年临床经验及现代医学研究，提出

"健忘为痴呆之渐"，当积极"治既病之健忘，防未病之痴呆"，早发现，早治疗，防进展。除药物治疗外，重视饮食、情志、运动调理，嘱患者清淡营养饮食，顾护脾胃；保持心情愉悦，培养兴趣爱好；勤用脑，适劳逸。

4. 化痰开窍，解郁安神法治疗健忘（顾渭川医案）

耿某，男，40岁。

病史： 半年来迭受惊恐思虑，以致三阴俱伤，痰火郁结。因而神情恍惚，不能自立，不觉饥饱，渐成怔忡健忘。脉左寸虚滑，右关沉迟。

治法： 心脾两调。

处方： 丹参6 g，朱茯神9 g，青龙齿（先煎）6 g，制远志2.1 g，朱拌石菖蒲0.6 g，半夏4.5 g，陈皮（盐水炒）3 g，生甘草7.5 g，合欢皮9 g，血琥珀末（冲服）1.5 g。2剂。

二诊： 脉象渐见好转，常觉膈中不快。膈中为心胞地位，痰火为惊气所结，自应宣豁治之。处方：朱茯神9 g，青龙齿（先煎）3 g，生珍珠母（先煎）18 g，广郁金4.5 g，朱拌石菖蒲0.6 g，川贝母3 g，连翘心（鸭血拌）9 g，瓜蒌皮4.5 g，清水炙甘草0.9 g，建兰叶2片，合欢皮9 g，3剂。

三诊： 各恙虽减，心中尚闷，便带紫血。此瘀积下达，趁此再为清疏咸降。生地黄（紫降香末0.6 g拌打）12 g，朱茯神9 g，蜜炙旋覆花（包煎）3 g，连翘心（鸭血拌）6 g，川贝母3 g，瓜蒌皮9 g，盆秋石（冲服）0.6 g，金针菜15 g。4剂。

［夏翔，王庆其 . 历代名医医案精选 [M]. 上海：上海人民出版社，2004.］

【评析】 本案患者病起于情志，似虚非虚，似实非实。补之则痰火愈结，攻之则气血益亏，用温燥则动火，用寒凉则遏气，唯宣郁安神，庶几无弊。

5. 燥湿化痰，开窍醒神法治疗健忘（侯天印医案）

李某，男，52岁。1985年10月26日初诊。

病史： 患者记忆力减退1年余，自觉平素工作注意力不集中，效率不高，而且明显健忘，刚放置的东西，移时就不知去向，算账常错，头昏身困，身倦嗜睡。入睡后喉中痰鸣漉漉，无咳嗽咳痰，血压正常。曾做全面检查未见异常。舌苔白腻，脉滑。

辨证： 痰湿蒙窍，清阳不升，脑失所养。

治法：燥湿化痰，开窍醒神。

处方：半夏 12 g，茯苓 10 g，陈皮 6 g，苍术 12 g，川厚朴 6 g，菖蒲 10 g，生天南星 10 g，川芎 6 g，附子（先煎）6 g，党参 15 g，白术 15 g。服上方 12 剂后，患者头昏、身困症状减轻，记忆力较前有所好转。上方加重益气健脾之品调理月余，记忆力恢复正常，余症消失，能胜任本职工作。

［侯天印，王春华．痰证论 [M]．北京：人民军医出版社，1989．］

【评析】 本案患者之健忘是由痰湿蒙窍，清阳不升，脑失所养所致，治疗从燥湿化痰、开窍醒神立法，予二陈汤加味治疗，痰湿症状减轻后，上方加重益气健脾之品调理月余善后，终获临床治愈。

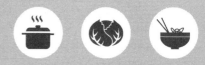

第十二章
咳　嗽

咳嗽是肺系疾患的主要症候之一。前人认为，有声无痰为咳，无声有痰为嗽，有声有痰为咳嗽。实际由于咳与嗽常相兼出现，现在一般通称咳嗽。咳嗽常见于现代医学的上呼吸道感染、支气管炎、支气管扩张、肺炎、肺结核等病。

本证首当分辨外感与内伤。新病初期属外感咳嗽，实证居多，治以疏散外邪，宣肺化痰止咳，不宜过早使用苦寒、滋腻、收涩、镇咳之品，以免碍邪。久病或有其他脏腑失调的证候，属内伤咳嗽，多见虚证，治宜调理脏腑为主，如健脾、养肺、清肝、补肾等，以治咳嗽之本。

（1）痰湿蕴肺

【主症】咳嗽反复发作，咳声重浊，胸闷气憋，尤以晨起咳甚，痰多，痰黏腻或稠厚成块，色白或带灰色，痰出则憋减咳轻。常伴脘闷，食少，腹胀，大便时溏，舌苔白腻，脉濡滑。

【治法】燥湿化痰，理气止咳。

【处方】二陈汤合三子养亲汤加减。白芥子、葶苈子、莱菔子、半夏、陈皮、茯苓、甘草等。

（2）痰热郁肺

【主症】咳嗽气息粗促，或喉中有痰声，痰多质黏厚或稠黄，咯吐不爽，或有热腥味，或吐血痰，胸胁胀满，咳时引痛，面赤，或有身热，口干而黏，欲饮水，舌质红，舌苔薄黄腻，脉滑数。

【治法】清热肃肺，豁痰止咳。

【处方】清金化痰汤加减。黄芩、栀子、知母、桑白皮、瓜蒌子、贝母、麦冬、橘红、茯苓、桔梗、甘草等。

1. 补气活血化瘀，化痰止咳平喘法治疗咳嗽（杨牧祥医案）

患者，女，45岁，2012年9月就诊。

主诉：咳嗽、咯痰、喘息十余年。每遇冬寒加重，1周前不慎感寒，出现咳嗽气短，呼吸困难，气不得续，动则更甚，伴咯痰白滑量多，畏寒自汗，面白无华，神疲乏力，舌淡黯，苔白滑，脉沉细。胸片提示慢性支气管炎。

辨证：肺肾气虚，痰瘀阻肺。

治法：补气活血化瘀，化痰止咳平喘。

处方：咳喘宁。拟方如下：炙麻黄（先煎）10 g，炒杏仁10 g，炙紫菀10 g，炙款冬花10 g，炙百部10 g，丹参15 g，桃仁10 g，地龙10 g，炙黄芪30 g，太子参15 g，五味子15 g，补骨脂10 g。每日1剂，文火煎30分钟，2次，共取汁500 mL，分早晚2次温服，共服14剂。

二诊：药后喘息咯痰、畏风自汗诸症递减，舌淡黯，苔白，脉沉细。前方加炙桑白皮10 g，炙枇杷叶10 g，紫苏子10 g，白芥子10 g，莱菔子10 g，继服14剂。

三诊：药后喘平咳止，诸症皆明显减轻，唯活动后气短，晨咯少量白痰，畏风自汗，舌淡红，苔薄白，脉细。前方加炒白术15 g，防风6 g，绞股蓝15 g，红景天15 g，继服30剂。

半年后随访，今冬喘咳未复发。

［成立，陈分乔.杨牧祥教授治疗慢性支气管炎经验浅谈[J].中国中医急症，2014（10）：1850-1851.］

【评析】 本例患者素有喘咳，久病必耗气，肺气不足，卫外不固，故感寒邪而发病。肺主呼气，肾主纳气，肺肾气虚，故而咳嗽气短，动则喘甚，咳声低弱；肺气不足，卫外不固，则见畏风自汗；痰浊阻肺则见咯痰白滑量多；肺肾气虚则见面白无华，神疲乏力；舌质黯为瘀血内停之象；苔白滑，脉沉细为气虚痰阻之征。本例患者证属肺肾气虚，痰阻血瘀，故治当标本兼顾，以补气活血化瘀，化痰止咳平喘为主要治法，故获良效。

2. 疏风散寒，化痰止咳法治疗咳嗽（李家发医案）

张某，女，9岁，2006年11月12日就诊。

主诉：咳嗽 2 周余。患儿 2 周前受风寒后出现头痛、发热，继而咳嗽。经西医抗感染治疗，热退，但咳嗽仍不止，遂就诊。刻下症见：咳嗽，痰色白，能咯出，咽部不适，咳嗽以晨起或夜间为甚，微恶风，舌淡红苔白，脉细。

辨证：风寒束肺，肺气失宣。

治法：疏风散寒，化痰止咳。

处方：姜半夏 10 g，杏仁 10 g，前胡 10 g，紫菀 10 g，款冬花 10 g，陈皮 10 g，桔梗 10 g，白术 10 g，细辛 3 g，太子参 12 g，甘草 3 g，麻黄 3 g。3 剂，水煎服，每日 3 次，温服。

后其母告知，服药 2 剂后，咳嗽消失。

［胡刚明，王林群，关冰，等 . 李家发教授运用止嗽散的临床经验 [J]. 内蒙古中医药，2017，36（3）：47-48.］

【评析】　本例为典型之外感引发咳嗽。风寒束肺，肺气失宣。方中麻黄、前胡既散风寒，又降气化痰止咳。姜半夏、陈皮，理气健脾，化痰止咳。紫菀、款冬花味苦性温，下气化痰，理肺止咳。桔梗宣肺气而化痰，合甘草而利咽喉。太子参、白术扶正以祛痰，细辛，味苦性辛温，温散寒痰。诸药合用，使邪散肺畅，气顺痰消，诸症自愈。

3. 益气阴，清虚热，化痰瘀，通肺络法治疗咳嗽（武维屏医案）

张某，女，69 岁，2013 年 4 月 8 日就诊。

主诉：咳嗽、胸憋 1 年。患者近 1 年来出现咳嗽胸憋，多于晨起咳嗽重，有少量痰，质黏难咯色黄，口干口渴，舌痛，眼干，鼻干，头晕，心烦，二便可。2013 年 1 月 21 日 CT 示双肺间质性肺炎伴纤维化，胸膜牵拉，右肺上叶、右肺下叶小结节；肺功能检查示小气道功能障碍，弥散量减低；肿瘤标志物检查未见异常。舌干红黯少苔，脉细滑，尺脉弱。既往史：10 年前诊为肺纤维化；4 年前诊为干燥综合征。

辨证：肺燥阴伤，痰瘀内停。

治法：益气阴，清虚热，化痰瘀，通肺络。

处方：清燥救肺汤加减。拟方如下：桑叶 12 g，生石膏 20 g，太子参 15 g，枇杷叶 15 g，阿胶 10 g，杏仁 10 g，桃仁 10 g，生地黄 10 g，南沙参 12 g，菊花 10 g，枸杞子 10 g，百合 12 g，川贝母 10 g，葛根 10 g。免煎颗粒。14 剂，开水冲服，每日 1 剂。

二诊（5月15日）： 服药后咳嗽减轻，胸中较前畅快，晨起仍有少量干黄痰，头晕轻，舌干痛减轻，舌黯红少苔。上方南沙参加为 15 g，百合加为 15 g，加钩藤 12 g，继服 14 剂。

三诊（5月29日）： 病情平稳，诸症减轻，上方继服，免煎颗粒 14 剂。

四诊（7月1日）： 患者诉精神较前佳，咳嗽胸憋明显减轻，口舌干也较前轻，咯痰减少，头晕已去，舌苔已生，纳便正常，上方去钩藤继服，每 2 日 1 剂，维持治疗，巩固疗效。

[秦丽玲，武维屏.武维屏应用清燥救肺汤治疗肺系疾病经验 [J].中医药通报，2014，13（6）：23-24.]

【评析】 该患者素为阴虚之体，虚火自灼，伤津化燥，肺肾两虚、肺燥阴伤为主要证候，兼有心肝火旺的症状。武维屏辨证选方使用清燥救肺汤加减，加菊花以清肝；百合养心肺之阴；川贝母润肺化痰；葛根升津止渴。武维屏认为，该方集清润补泄为一体，益气阴，清虚热，通肺络，临床中只要见到干咳少痰、舌红少津的患者，均可选用该方加减。

4. 清泻肺热，化痰止咳法治疗咳嗽（聂惠民医案）

王某，男，39 岁，2004 年 11 月 26 日就诊。

病史： 患者咳喘三四年，曾服西药止咳药及抗生素治疗不效。2004 年 11 月 24 日 X 线片诊断提示两肺纹理增深，西医诊断为支气管扩张。刻下症见：咳嗽，气短，咳甚伴喘，痰色白，食纳二便如常，咽干、咽痒，口唇干燥，唇色深红，脉弦略数，苔淡黄。

辨证： 肺热咳嗽。

治法： 清泻肺热。

处方： 泻白散合小柴胡汤加减。拟方如下：桑白皮 12 g，地骨皮 10 g，生甘草 6 g，柴胡 10 g，黄芩 10 g，太子参 20 g，杏仁 6 g，桔梗 12 g，芦根 20 g，金银花 15 g，连翘 12 g，川贝母 10 g，枇杷叶 10 g，茯苓 15 g，白茅根 15 g，生牡蛎（先煎）30 g，14 剂，水煎服。

二诊（12月17日）： 服上方 14 剂后，喘未作，咳嗽亦减轻，口略干。苔薄，脉沉弦。上方去连翘，加炒薏苡仁 30 g，14 剂继续调理，善后收功。

半年后随访，咳喘已愈，未再复发。

[郭玉娜，郭华.聂惠民运用泻白散与经方合方治疗肺热咳喘验案[J].辽宁中医杂志，2014，41（1）：160-161.]

【评析】　本案咳喘，西医诊断为支气管扩张，据咽干、咽痒，口唇干燥，唇色深红，脉弦略数，苔淡黄诸症，辨证属肺热咳喘，故治疗当清泻肺热。聂惠民治疗久治不愈之热咳常以清泻肺热的泻白散与小柴胡汤合方加减治之。小柴胡汤所治之证中原有"或咳"一症，《医学实在易》在注小柴胡汤时谓："胸中支饮咳源头，方外奇方莫漫求，更有小柴加减法，通调津液效优。"少阳三焦不利，水液代谢障碍，水饮犯肺，即可出现咳喘。方中桑白皮、地骨皮、生甘草为泻白散清泻肺热；柴胡、黄芩、太子参、甘草为小柴胡汤主药和解少阳枢机，通利三焦；芦根、枇杷叶、川贝母、桔梗、杏仁助泻白散宣降肺气而止咳；加茯苓可以增强利水功能；因半夏偏于温燥，故代之以咸寒清热化痰的生牡蛎；金银花、连翘、白茅根清热解毒兼以凉血，药进两周，喘止咳轻，继续服用两周，临床诸症均愈。

5. 宣肺理气，祛痰止咳法治疗咳嗽（薛伯寿医案）

彭某，女，28岁，2004年4月14日就诊。

病史：患者已怀孕4个月，咳嗽1个月，曾口服先锋Ⅳ号、复方甘草片等无效，他医予以养阴清肺汤药14剂未效，畏咳而动胎，转请薛伯寿诊治。刻下症见：阵发痉挛性咳嗽，伴有恶心、呕吐且夜间咳重，伴咽干、咽痒，时有鼻塞、流清涕，纳可，大小便调，夜寐差，舌红少苔，舌边稍有齿痕，脉滑。

辨证：外感失宣，肝胃之气升降失调。

治法：宣肺理气，祛痰止咳。

处方：紫苏叶8 g，陈皮8 g，杏仁10 g，柴胡10 g，枳壳10 g，白芍12 g，干姜5 g，细辛3 g，半夏9 g，五味子6 g，黄芩30 g，紫菀10 g，百部15 g，甘草8 g，3剂。

二诊（4月17日）：药进3剂，咳嗽已减十之六七。既往每次痉挛性咳嗽伴有恶心呕吐，昨日咳嗽只呕吐1次，咽干、咽痒消失，舌尖偏红，舌苔薄白，脉滑。处方：紫苏叶8 g，陈皮8 g，杏仁10 g，前胡10 g，干姜5 g，细辛3 g，五味子6 g，黄芩20 g，紫菀10 g，款冬花10 g，百部15 g，甘草8 g，3剂。

三诊（4月20日）：已无痉挛性咳嗽，呕吐亦止，偶有轻微咳嗽，舌淡红，苔薄白，脉滑。处方：紫苏叶6g，当归10g，白芍10g，砂仁（后下）4g，黄芩12g，川芎5g，五味子4g，干姜5g，半夏6g，茯苓8g，甘草6g，4剂。

［薛燕星. 薛伯寿名中医治咳验案五则［J］. 中国中医基础医学杂志，2012，18（10）：1158，1166.］

【评析】 本案之咳嗽总属肺、肝、胃之气机升降失调所致。薛伯寿在初诊方中用紫苏叶、细辛疏风散寒，干姜、细辛一升一散，半夏、五味子一降一敛，如此使肺之宣发与肃降功能恢复。四逆散疏肝理气，紫苏叶、陈皮、半夏、枳壳和胃止呕，紫菀、百部止咳化痰。《神农本草经》谓杏仁："主咳逆上气。"半夏祛痰兼能止呕，两药虽有小毒，有故无殒。风寒郁久化热，故重用黄芩清肺火，用紫苏叶、黄芩尚可安胎。服药3剂，咳减十分之六七，再服3剂，达1个月之久的顽咳基本痊愈。

6.清热肃肺，豁痰止咳法治疗咳嗽（朱德贵医案）

患者，2005年4月14日就诊。

主诉：咳嗽3周。因化脓性扁桃体炎所致，经口服抗生素、输液治疗1周后，咽痛减轻，但咳嗽始起，晨起痰黄稠不易咯出，口干，二便调，无气紧，舌质红，苔薄黄腻，脉弦微滑，查咽充血（++）。胸片提示双肺正常。

辨证：痰热壅肺，宣降失司。

治法：清热肃肺，豁痰止咳。

处方：清金化痰汤。拟方如下：南沙参30g，炙桑白皮30g，栀子12g，黄芩20g，桔梗20g，麦冬30g，射干15g，玄参15g，知母15g，板蓝根30g，瓜蒌15g，茯苓15g，浙贝母15g，炙枇杷叶15g，生甘草10g。每日1剂。

服4剂后，咳嗽、咽痛均减，痰易咯出，因素性情急躁，朱老师拟上方加全蝎10g、蜈蚣2条，再进4剂后，咳嗽大减，咽痛消失，痰少质转稀易咯出。上方去板蓝根，加五味子10g敛肺止咳，服4剂后咳嗽、咯痰止，诸症消失。

［陈衍华，张泽媛，王昭敏. 朱德贵临证应用全蝎、蜈蚣经验［J］. 四川中医，2007（5）：6-7.］

【评析】 此证乃春季感受风邪，入里化热，炼液成痰，加之素性情急躁，肝阴不足，木火刑金，再灼津成痰，痰聚气道不通，则咳嗽不止。以清金化痰汤清热肃肺，豁痰止咳；伍以板蓝根、玄参清热利咽；考虑清热止咳药易耗损阴液，伤及肺气，故以南沙参养阴益肺，配以全蝎、蜈蚣镇痉息风，咳逆自平。

7. 养阴益气，降气平喘，活血化痰法治疗咳嗽（周贤梅医案）

张某，男，73 岁，2017 年 8 月 17 日就诊。

主诉： 胸闷、气喘间作 1 个月。患者 1 个月前出现胸闷、气喘，活动后加重，痰不多，白色黏痰，查胸部 CT 示肺气肿、两肺间质纤维化；肺功能：用力肺活量（FVC）：2.46 L，第 1 秒用力呼气量（FEV1）：1.94 L，单次呼吸法（DLCOSB）：3.17 mmol/（min·kPa）。刻下症见：气喘时作，动则喘甚，咳嗽偶作，少量白黏痰，口干、乏力，纳可，夜寐欠安，大便干结，小便正常。口唇紫绀，双下肺可闻及爆裂音。舌质黯红，苔薄白，脉细。

辨证： 气阴不足，痰瘀阻肺，肠燥便秘。

治法： 养阴益气，降气平喘，活血化痰。

处方： 五味子 10 g，党参 15 g，麦冬 10 g，紫菀 10 g，紫苏子 10 g，炙麻黄 6 g，姜半夏 10 g，细辛 3 g，炙黄芩 10 g，当归 10 g，桃仁 10 g，浙贝母 10 g，陈皮 6 g，炙甘草 3 g。

14 剂后患者诉气喘较前明显缓解，仍少许咳嗽，刺激性咳嗽，干咳为主，乏力改善。加用防风 10 g，蝉蜕 6 g，苍耳草 15 g，14 剂后咳嗽缓解，继服前方。3 个月复查肺功能：FVC：2.62 L，FEV1：1.99 L，DLCOSB：3.37 mmol/（min·kPa）。

[曹爱玲，周贤梅.周贤梅教授应用五味子汤治疗特发性肺纤维化的临床经验 [J].吉林中医药，2019，39（6）：713-716.]

【评析】　患者以活动后气促为主要表现，肺气虚表现为气短而喘，少气不足以息，声低气怯。脾为生痰之源，肺为贮痰之器，肺气虚甚，子盗母气，脾气受损，脾虚不能运化水谷精微，水液停留聚于肺部则成痰。肺气亏虚，推动无力，血行缓滞，瘀血内生，痰瘀阻络，肺络痹阻。阴液不足，则口干，干咳少痰，脉细。周贤梅以五味子汤加减，益气养阴、活血通络。本案中五味子、党参、麦冬益气养阴、收敛肺气；紫菀、紫苏子、麻黄、姜半夏、陈皮、浙贝母止咳平喘化痰，黄芩清肺热，当归止咳活血，桃仁润肠活血，细辛温肺化饮，炙甘草调和药性。14剂后患者气喘明显改善，但仍有少许刺激性咳嗽，加用防风、蝉蜕、苍耳草等祛风止咳。3个月复查肺功能提示肺功能相关指标均较前改善，表明无论是在主观症状的缓解还是在客观指标的改善方面，运用五味子汤治疗肺纤维化均有较好临床疗效。

第十三章
喘 证

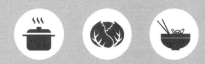

喘证是以呼吸急促，甚至张口抬肩、鼻翼扇动为特征。前人指出"痰喘者，凡喘必有痰声"，说明了痰喘的主要特征。痰喘是某些急慢性疾病的主要症状。

现代医学的支气管哮喘、慢性喘息型支气管炎、肺炎、肺气肿、心源性哮喘、肺结核、硅沉着肺等，在发病的不同阶段，可参照本章辨治。

（1）实痰喘证

①风热夹痰。

【主症】喘促气急，咳嗽痰稠色黄，难以咳出，或有胸痛，烦闷口渴，身热汗出，恶风，苔薄白，脉浮滑。

【治法】清热解表，化痰平喘。

【处方】麻杏石甘汤加味。麻黄、杏仁、石膏、甘草、桔梗、桑白皮、川贝母。

②风寒夹痰。

【主症】喘息胸闷，伴有咳嗽。咳吐白痰稀薄，兼见恶寒无汗，头痛身痛，舌苔薄白，脉浮紧。

【治法】散寒解表，化痰平喘。

【处方】桂枝加厚朴、杏仁汤。桂枝、白芍、厚朴、杏仁、前胡、紫苏子、炙紫菀、陈皮、甘草。

③湿痰阻肺。

【主症】喘咳痰多而黏，咳出不爽，胸中窒闷，恶心纳呆，口黏无味，舌苔白腻，脉滑。

【治法】燥湿化痰，降气平喘。

【处方】麻杏二三汤。炙麻黄、杏仁、紫苏子、白芥子、莱菔子、半夏、陈皮、茯苓、炙甘草。

④痰火上壅。

【主症】喘急面红，声高气粗，咳痰黄稠，胸满痰壅，或如曳锯，烦热口渴口干，汗多，头面为著，舌苔黄腻，脉滑数。

【治法】涤痰泻火。

【处方】泻白散加减。桑白皮、地骨皮、甘草、川贝母、紫菀、桔梗、当归、瓜蒌子。

⑤郁痰伤肺。

【主症】气逆喘急，咳咯痰多，胸膈不舒，烦闷不食，舌苔白，脉弦滑。

【治法】开郁降气，化痰平喘。

【处方】五磨饮子加味。枳实、木香、槟榔、乌药、沉香、瓜蒌、白芥子、紫苏子。

⑥痰饮上逆。

【主症】喘满不渴，心下痞坚，自利反快，利后心下续坚满，苔滑，脉弦或滑。

【治法】化痰蠲饮。

【处方】甘遂半夏汤。甘遂、半夏、白芍、白蜜、甘草。

（2）虚痰喘证

①气虚夹痰。

【主症】喘促气短，喉有痰声，呼多吸少，动则喘息尤甚，形瘦神惫，气不得续，胸部憋闷而烦，脘腹痞满，呕恶纳呆，口淡黏腻无味，或咳出痰涎泡沫，大便干燥或溏薄，时自汗出，肢冷面青，或颜面虚浮似肿，舌质淡胖，苔白腻，脉沉细或兼数。

【治法】补气健脾，化痰定喘。

【处方】六君子汤加味。陈皮、半夏、人参、白术、茯苓、甘草、山药、山茱萸、五味子。

②阴虚夹痰。

【主症】喘逆多痰，痰黏而有咸味，夜咳尤甚，咳嗽作呕，咽干口燥，舌红少苔，脉细。

【治法】滋阴润燥，化痰平喘。

【处方】金水六君煎。当归、熟地黄、陈皮、半夏、茯苓、炙甘草、生姜。

③阳虚夹痰。

【主症】喘咳痰多胸闷，动则气喘尤甚，腰酸肢冷，汗出心悸，小便频数，舌苔腻，脉濡滑无力（为痰气壅实于上，肾阳亏虚于下的"上实下虚候"）。

【治法】化痰降逆，温肾纳气。

【处方】紫苏子降气汤加减。紫苏子、半夏、当归、橘皮、前胡、厚朴、肉桂、生姜、大枣、紫苏叶。

1. 解表祛邪，温肺化饮，止咳平喘法治疗喘证（李发枝医案）

患儿，男，3岁6个月，2013年3月3日就诊。

主诉：咳喘反复发作、痰多3个月，加重2周。患儿咳喘反复发作，曾多次诊断为气管炎，并给予抗生素治疗，病情稍有好转，但受凉后多次加重，咳喘反复发作每年5次以上。患儿平素体虚，多汗，易感冒。刻下症见：面黄体胖，时有咳喘，动则加重，喉中痰鸣漉漉，唧唧如水鸡声，时有喷嚏，流涕，时清时浊，睡眠不安，舌质淡，舌尖红，苔薄白，脉浮滑。

辨证：外邪束表，内伏痰饮。

治法：解表祛邪，温肺化饮（痰），止咳平喘。

处方：小青龙汤加减。拟方如下：麻黄6g，桂枝6g，白芍10g，干姜3g，五味子9g，细辛3g，清半夏9g，黄芩10g，冬瓜子15g，鱼腥草10g，葶苈子（包煎）10g，甘草12g，辛夷（包煎）9g，桑白皮10g。每日1剂，水煎，分3次频服。同时嘱患儿忌食生冷水果和蜂蜜、白糖等甜食及油腻之品，以防生湿生痰，碍伤脾胃。

服药3剂，咳喘明显减轻，鼻涕减少，舌质淡，苔薄白，脉滑数，上方去辛夷，加炒紫苏子10g、白果10g。服药10剂，咳喘已减大半，夜晚不咳，晨起、活动后稍咳，痰少，上方去鱼腥草、冬瓜子、桑白皮，加茯苓10g。再服7剂，咳喘症状消失。后以二陈散和异功散巩固治疗1个月，以善其后。随访3个月，咳喘未作。

[周正.李发枝教授治疗儿科疑难杂症验案4则[J].中医研究，2014（12）：34-37.]

【评析】　本例患儿肺脾气虚，表卫不固，内有顽痰，外邪引动，导致咳喘反复发作，故以温药治之。李教授指出：时医惯用抗生素静脉滴注，并多用清热解毒、蒲地蓝、双黄连、肺热咳喘等口服液，此均属苦寒、甘寒之品，有凉遏冰伏之弊，久用伤脾必生湿，湿聚则生饮生痰留于内，肺脾气虚，表卫门户易开，多汗感邪，则见咳喘反复发作。气虚气郁生内热，久病难愈。此患儿表现为浊涕、舌尖红、脉浮，便是明证。《金匮要略》曰："病痰饮者，当以温药和之。"又曰："咳逆倚息不得卧，小青龙汤主之。"小青龙汤是治疗寒饮咳喘的代表方，能温肺散寒化饮。方中麻黄、桂枝解表散寒，宣肺平喘；白芍与桂枝相伍，调和营卫；干姜、细辛、半夏温化水浊，散寒降逆；五味子防肺气耗散；黄芩、鱼腥草清肺经之郁热；冬瓜子、葶苈子润燥导滞，清肺涤痰，降肺腑大肠之气；炙甘草益气止咳，调和诸药。全方共奏解表祛邪、温肺化饮（痰）、止咳平喘之效。之后取异功散和二陈汤加减善其后，以培补后天脾胃为本，祛除内滞顽痰为标，属培土生金法，除其顽疾。李教授指出：但凡咳喘反复发作的患儿，属脾肺气虚、表卫不固，或风寒袭肺，或生郁热症候者，均可选用此方。

2. 清热化痰，降气平喘法治疗喘证（陈吉全医案）

患者，女，52 岁，2013 年 3 月 16 日就诊。

主诉： 6 个月前感受风寒后罹患喘证，2 天前受凉后喘证又作。患者 6 个月前于水中劳作感受风寒后罹患喘证，西医治疗后得到控制，然每次感冒后极易再发。2 天前外出受凉后，喘证又作。刻下症见：轻微恶风，无汗，胸部满闷，不能平卧，短气气促，喘息，咳吐大量黄白相间痰，舌红，苔水滑微黄，脉弦细。

辨证： 痰湿壅肺。

治法： 清热化痰，降气平喘。

处方： 三拗汤、三子养亲汤合紫苏子降气汤加减。拟方如下：生黄芪 30 g，炙麻黄 10 g，杏仁 10 g，紫苏子 15 g，白芥子 15 g，当归 10 g，前胡 10 g，厚朴 10 g，莱菔子 15 g，葶苈子（包煎）15 g，金荞麦 20 g，地龙 15 g，陈皮 10 g，法半夏 15 g，茯苓 15 g，神曲 15 g，炙甘草 6 g，姜、枣为引。5 剂，水煎，早、晚 2 次分服。

二诊： 已不恶风，胸闷好转，已能平卧，喘息次数亦减少，痰量减少，舌淡红，苔滑微黄，脉弦细，上方去麻黄、葶苈子，加鱼腥草 15 g、全瓜蒌 15 g，5 剂。

三诊： 诸症悉平，后以本方加党参 15 g、白术 15 g、茯苓 15 g，10 剂，制成丸药服用善后。随访半年，未复发。

[陈吉全，刘冉，庞景三.运用张锡纯调补大气理论治疗慢性病经验[J].中医研究，2015，28（1）：34-36.]

【评析】 此患者表有寒邪郁闭，故轻微恶风、无汗，内有痰湿阻滞气机，肺失宣降，大气不得布散，精微郁而为痰，壅阻于肺而化热，故胸部胀闷、咯吐大量黄白相间痰。清气不足，谷气不盛，大气亏虚，故短气、肢怠无力。此乃虚实夹杂之证，治宜补虚泻实，初诊、二诊处方中以黄芪补益大气，麻黄宣散在表寒邪，金荞麦、法半夏、全瓜蒌、茯苓等内散痰饮，葶苈子、紫苏子、杏仁、地龙等降气平喘，炙甘草补中益气、调和诸药；三诊时加入党参、白术、茯苓补益谷气以助大气。如此治疗，契合患者虚实夹杂病机，故获良效。

3. 温阳化湿，降气平喘法治疗喘证（杨积武医案）

陈某，男，67岁。

主诉： 因咳嗽、气短、心悸加重来诊。患者1年前感冒后，开始咳嗽气短，双下肢水肿，经治疗后好转，但常心悸，2个月前开始症状又加重，出现心悸、气短、咳嗽不能平卧，头晕目眩，胸脘痞闷，痰白黏稠，小便不利，并出现颜面水肿，双下肢水肿加重，故来本院门诊诊治。既往高血压病史25年。体格检查：端坐呼吸，面色潮红，无发绀，血压180/120 mmHg，颈静脉怒张，气管居中，甲状腺未触及肿大，两肺散布干啰音，心尖搏动弥散于第4、第5肋间锁骨中线外2 cm，心界向左扩大，心率170次/分，律齐，心尖区闻及轻微隆隆样杂音，主动脉第二心音稍亢进，腹软，肝右肋下4 cm，中等硬度，移动性浊音（-），下肢凹陷性水肿，舌淡苔薄白，脉细数无力。胸部X线示：心影普遍增大，左心室、左心房显示膨隆，肺纹理增厚，肋膈角消失。心电图示：窦性心动过速，左心室劳损。心脏彩超示：①左心增大；②肺动脉瓣，二、三尖瓣轻度反流，余检查正常。

辨证： 阳虚水泛。

治法： 温阳化湿，降气平喘。

处方： 强心宁加泽泻15 g，茯苓15 g，桂枝20 g，白术15 g。共煎50 mL，每日3次。

服药6天后，尿量增加，下肢水肿明显减退，仍有胸闷、咳嗽、气喘，去茯苓、泽泻，加止咳降气之紫苏子 10 g。再服药 5 天后咳嗽已止，去紫苏子，汤药再服 6 天后心力衰竭基本控制。

［段盈竹，于睿，杨积武．杨积武教授治疗慢性心力衰竭经验集萃 [J]．辽宁中医药大学学报，2016，18（4）：101-103.］

【评析】　此病属阳虚水泛证型之喘证、水肿，以强心宁为基础方温阳，配以桂枝、白术以健脾化湿，桂枝辛甘而温，入里则温阳化气；白术甘温苦燥，善补脾气，燥化水湿，桂枝配白术，既可走表，温经通络，又可走里，温中健脾化湿，配以茯苓、泽泻以加强利水之功，尿量明显增加。水肿明显减退后仍有咳嗽、气喘症状，去茯苓、泽泻加紫苏子以降气平喘。根据症状变化进行加减用药可取得良好疗效。

4. 健脾化湿，益气活血，兼清痰热法治疗喘证（张燕萍医案）

患者，男，45 岁，2015 年 1 月 15 日就诊。

主诉：喘息、咳嗽反复发作 1 年余。患者 1 年前无明显诱因出现喘息，咽痒，咳嗽，咯白痰，晨起明显，未检查治疗，间断应用感冒药、抗生素效果不显。既往有吸烟史，吸烟十余年，每天 10 支。目前仍喘息，活动后加重，咽痒，咳嗽，咯痰，痰多色白，偶有黄痰，晨起流涕，打喷嚏，夜间不咳，稍感憋闷，纳眠可，二便调。舌胖大有齿痕，有瘀斑，苔白腻，脉弦滑。

辨证：痰湿蕴肺，肺脾两虚夹瘀。

治法：健脾化湿，益气活血，兼清痰热。

处方：二陈汤加减。拟方如下：陈皮 10 g，法半夏 10 g，茯苓 30 g，甘草 10 g，胆南星 10 g，竹茹 10 g，枳实 10 g，薏苡仁 30 g，紫苏子 10 g，苦杏仁 10 g，蜜百部 12 g，紫菀 15 g，黄芩 10 g，鱼腥草 30 g，党参 15 g，红景天 30 g，丹参 30 g。7 剂，水煎服，每日 1 剂，早晚各 1 次，饭后半小时温服。

二诊（1 月 22 日）：咳嗽、喘息明显减轻，仍痰多，稍憋，上方去紫苏子、蜜百部、紫菀，加金荞麦再服 7 剂。

三诊（1 月 29 日）：患者已无喘息，痰量减少，偶有咳嗽，给予紫苏子降气丸善后。

［杨聪宾，张笑栩，樊茂蓉．张燕萍教授用二陈汤异病同治的经验总结 [J]．环球中医药，2016，9（4）：488-490.］

【评析】 慢性支气管炎是以慢性反复发作性的咳嗽、咳痰或伴有喘息为特征的常见疾病，主要病理表现是气管、支气管黏膜及其周围组织发生慢性非特异性炎症，支气管黏膜损伤，支气管平滑肌收缩，腺体分泌亢进，气道阻力增加。根据其临床表现，属于中医"喘证"范畴。喘证之病因病机除外邪侵袭、饮食不当、情志失调及久病劳欲外，还有五脏致喘之说。张燕萍教授则认为，慢性支气管炎病位在肺、脾、肾，常因咳嗽迁延不愈，使肺脏虚损，肺失宣降。长期咳嗽，日久累及脾、肾。肺、脾、肾功能失常，水液运化失调，酿生痰湿，出现咯痰量多；肾主纳气功能异常，则出现喘息。病情多为虚实夹杂，发作期多表现为本虚标实，病证以痰湿蕴肺证或痰热郁肺证为主；缓解期多表现为虚损症候，病证以肺肾两虚证为主，日久兼夹血瘀证。故根据病因病机给以健脾化湿，补肺益肾，益气活血，兼清痰热等治法，取得良好的治疗效果。

5. 清热化痰，宣肺平喘法治疗喘证（陈天然医案）

赖某，男，52 岁，2016 年 3 月 6 日就诊。

主诉：呼吸困难、喘息 10 天。患者 10 天前不慎受凉后出现鼻塞、鼻痒、咽喉不适，随即出现气紧、喘息、胸闷，已在院外输液 1 周疗效不佳（具体用药不详），遂求诊。既往史：过敏性鼻炎、支气管哮喘 10 年余。刻下症见：咳嗽，咯痰，呼吸困难，喘息，鼻痒，头昏，胸闷不舒，身热，有汗，口渴而善冷饮，面赤，咽干，小便赤涩，大便秘结，舌质红，苔黄，脉滑数。

辨证：痰热郁肺。

治法：清热化痰，宣肺平喘。

处方：麻杏前胡饮合三子养亲汤加减。拟方如下：蜜火麻仁 15 g，苦杏仁 15 g，前胡 15 g，法半夏 15 g，黄芩 15 g，紫菀 15 g，款冬花 15 g，紫苏子 15 g，白芥子 15 g，葶苈子（包煎）20 g，莱菔子 30 g，僵蚕 15 g，蝉蜕 15 g，牛蒡子 15 g，桔梗 15 g，瓜蒌皮 15 g，桑白皮 20 g，鱼腥草 30 g，浙贝母 15 g，金银花 15 g，连翘 15 g，藿香 15 g，白蒺藜 20 g，甘草 6 g。2 日 1 剂。3 剂后，鼻、咽部症状消除、咳嗽咯痰减轻，已无胸闷，肺部干啰音减少，心率正常，气促、喘息已得到有效控制。但大便干结。舌质红，苔薄黄，脉滑数。

二诊：上方去金银花、连翘、牛蒡子，加厚朴 15 g，茯苓 15 g，陈皮 15 g，生大黄 10 g。再服 1 周。肺部呼吸音仍显粗糙。

三诊： 去大黄，守方治疗 2 周巩固疗效。随访 6 月未复发。

［龙昱浩，陈蓉，余葱葱 . 陈天然运用家传方麻杏前胡饮治疗肺系疾病临床经验 [J]. 四川中医，2019，37（1）：16-18.］

【评析】 喘证是以呼吸困难，甚则张口抬肩、鼻翼扇动、不能平卧等为主要临床特征。严重者可由喘致脱而出现喘脱之危重症候。本病病因复杂，外邪侵袭、饮食不当、情志失调、劳欲久病均可致喘，甚至诸多因素兼夹引起肺失宣降，肺气上逆或气无所主，肾失摄纳而致喘证。陈老师"外感内伤皆令人咳，肺不肃则咳，肺不降则喘"，辨证首当分清虚实，实喘治肺，以祛邪利气为主，虚喘以培补摄纳为主，虚实夹杂者应分清主次，权衡标本。实则泻之，遣方用药治喘不离四子，常用紫苏子、白芥子、莱菔子、葶苈子祛痰利肺，改善肺功能；虚者补之，善用地龙、白果、胡桃仁、紫河车等收敛肺气补肾纳气，疗效显著。

6. 清热化痰止咳，健脾益气平喘法治疗喘证（陈锦芳医案）

郑某，男，29 岁，2016 年 3 月 13 日就诊。

主诉： 反复咳喘 1 月余。患者 1 个月前无明显诱因出现咳嗽，痰黄难咯，气喘，夜间尤甚，鼻音重，口唇干、色黯，半个月前就诊于某社区医院，服用相关药物（具体不详），症状无缓解，为进一步诊治，遂来我院门诊。刻下症见：咳嗽有痰，色黄质黏难咯，伴有气喘，夜间尤甚，鼻音重，口唇干、色黯，晨起口干，口气重，饭后便意急，小便黄，舌质红，苔黄厚腻，脉滑数。

辨证： 痰热壅肺，肺脾气虚。

治法： 清热化痰止咳，健脾益气平喘。

处方： 紫苏子降气汤加减。拟方如下：紫苏子 10 g，陈皮 10 g，厚朴 10 g，姜半夏 10 g，苍术 10 g，瓜蒌 24 g，桃仁 10，芦根 24 g，茯苓 10 g，神曲 10 g，冬瓜子 10 g，杏仁 10 g，黄芩 10 g，薏苡仁 24 g，浙贝母（捣碎）10 g，滑石粉（包煎）24 g，旋覆花（包煎）10 g，5 剂，水煎服，每日 1 剂，分 2 次服用。

复诊（3 月 19 日）： 服药后诸症缓解，痰多色黄质黏，鼻音重，头时沉重，时有咳嗽，偶喘，动则汗出，大便偏稀，舌尖红，苔黄腻。在上方基础上加减：紫苏子 10 g，陈皮 10 g，姜半夏 10 g，厚朴 10 g，苍术 10 g，神曲 10 g，旋覆花（包煎）10 g，茯苓 10 g，白术 10 g，杏仁 10 g，竹茹 10 g，白芷 10 g，藿香 10 g，黄芪 24 g，冬瓜子 10 g，鱼腥草 10 g，芦根 24 g，5 剂，水煎服，每日 1 剂，分 2 次服用。

随访：服药后平顺，咳喘已平，诸症皆除，嘱其清淡饮食，注意保暖。

［李晓明，程燕彬，刘启鸿，等．陈锦芳教授运用紫苏子降气汤治疗咳喘经验 [J]. 亚太传统医药，2017，13（13）：84-85.］

【评析】　患者反复咳嗽、气喘，属于中医"喘证"范畴。喘证的辨证首当分清虚实，实喘当辨外感内伤，虚喘应辨病变脏器。患者反复咳嗽、气喘，《灵枢·五阅五使》所言"肺病者，喘息鼻张"，说明肺为主病之脏。《素问·痹论》云："心痹者，脉不通，烦则心下鼓，暴上气而喘。"又有《素问·经脉别论》云："有所坠恐，喘出于肝。"可见喘亦涉及他脏。该患者反复咳嗽，迁延不愈，久病导致肺虚，气失所主，津液输布失常，聚而成痰，郁而化热，痰热上干，壅阻肺气，升降不利，发为喘促。咳嗽气喘夜间尤甚，乃久咳亏耗气阴所致。脾虚失健运，故饭后便意急。痰黄难咯，口唇干、色黯，晨起口干，口气重，小便黄，舌质红，苔黄厚腻，脉滑数，为痰热壅肺，耗损肺阴之象。综合四诊，病家以痰热壅肺为标，肺脾气虚为本，故当清热化痰治其标，健脾益气、降气平喘治其本，以紫苏子降气汤加减。辨证丝丝入扣，切中病机。

第十四章
哮 病

哮病是一种突然发作性的以呼吸喘促、喉间哮鸣为特征的疾病。《证治汇补》云："哮因内有壅塞之气，外有非时之感，膈有胶固之痰，三者相合闭阻气道，搏击有声，发为哮病。"扼要地说明了哮病的基本环节为顽痰内停、痰阻气闭，发病特点为屡发而顽固。现代医学的支气管哮喘、喘息性支气管炎可按本证进行辨证治疗。

（1）冷哮证

【主症】呼吸急促，喉中有痰鸣声，痰白而黏，或稀薄多沫，胸膈满闷如窒，面色晦滞带青，口不渴，或渴喜热饮，舌苔白滑，脉浮紧或兼有头痛，发热，恶寒，无汗。

【治法】温肺散寒，豁痰利气。

【处方】射干麻黄汤。射干、麻黄、生姜、细辛、紫菀、款冬花、五味子、半夏、大枣。

（2）热哮证

【主症】呼吸急促，喉中有痰鸣声，胸高气粗，咳发呛作，痰稠黄胶黏，咳吐不利，烦闷不安，汗出、口渴喜饮，舌质红，苔黄腻，脉滑数，或兼头痛发热，恶风等表热证。

【治法】宣肺清热，化痰降逆。

【处方】越婢加半夏汤加减。麻黄、石膏、生姜、大枣、甘草、半夏。

（3）缓解期

宗缓则治其本的治疗原则，缓解期以扶正治本为主。在缓解期当以调理肺、脾、肾三脏为主，其治疗参见咳喘虚证中所划分的类型予以处理。本病在缓解期，患者有典型表现者，可予以辨证施治，而有不少患者，当痰哮未发之时，并无明显不适，一般可平补肺肾两脏，如党参、北黄芪、核桃仁、紫河车。若哮喘日久，正气大亏，必要时可用人参、蛤蚧之类。

1. 清热化痰，活血化瘀法治疗哮病（胡希恕医案）

王某，53 岁，1978 年 11 月 24 日就诊。

主诉：哮喘 3 年。患者 1976 年夏天因闻敌敌畏后患哮喘，伴咳嗽吐白痰，经治疗 2 个多月缓解。1978 年 8 月地上撒了大量敌敌畏又引发哮喘。曾两次住院治疗，用抗生素、激素等，症状暂时缓解，但出院后不久又发如初。常服西药朴尔敏、氨茶碱等，效果不理想。又服中药汤剂及紫河车、黄芩、紫花杜鹃片等，效果也不明显。刻下症见：哮喘不能平卧，喉中痰鸣，咳嗽吐白痰，量多，咳嗽则遗尿，口苦咽干，思饮，心下满闷，每天服紫花杜鹃 9 片、氨茶碱 3 片，晚上可以平卧，大便如常。查体：舌苔白根厚腻，脉沉细弦，右寸浮。心律齐，心率 96 次 / 分，血压 150/100 mmHg，末梢血象检查：白细胞 10.4×10^9/L，嗜酸性粒细胞 1.122×10^9/L，两肺布满哮鸣音。

辨证：痰热夹瘀。

治法：清热化痰，活血化瘀。

处方：大柴胡汤合桂枝茯苓丸加减。拟方如下：柴胡四钱，黄芩三钱，半夏三钱，枳实三钱，石韦五钱，白芍三钱，大黄一钱半，生姜三钱，桂枝二钱，桃仁三钱，大枣 4 枚，茯苓四钱，牡丹皮三钱。

二诊（11 月 28 日）：服第一剂咳嗽减轻，服第二剂痰消尽，遗尿、喘已不明显，上二层楼亦不感喘，但每天仍服氨茶碱 3 片。心下满消，仍口苦咽干，思饮，身冷，纳差，大便每日 2 ～ 4 行，舌苔白，脉弦细，右寸浮。坐位听诊：两肺未闻哮鸣音，卧位可闻哮鸣音。血压 150/100 mmHg，末梢血象检查：白细胞 7.8×10^9/L，嗜酸性粒白细胞 4.407×10^9/L。上方加焦三仙各三钱。

三诊（12 月 8 日）：喘平，大便每日 3 ～ 4 行，上四层楼不感喘，但昨天又感胸闷，早起口苦，舌苔白腻根厚，脉弦细。卧位听诊：两肺散在哮鸣音。血压 150/100 mmHg。上方去大黄，加熟大黄二钱。

四诊（1979 年 4 月 12 日）：随访患者，自觉良好，与学生一起跑步也不喘，两肺听诊（－），卧位也未闻及干湿性啰音及哮鸣音。血压 140/100 mmHg，血象检查：白细胞 $0.77 \times 10^9/L$，嗜酸性粒细胞 $0.154 \times 10^9/L$。

［段治钧，冯世纶.胡希恕医论医案集粹[M].北京：中国中医药出版，2014.］

【评析】　一般认为，支气管哮喘患者，约半数有轻度或中度嗜酸性粒细胞升高，其升高可反映人体的过敏状态，本患者是过敏性支气管哮喘，前医试图从中西医结合抗过敏（用扑尔敏、黄芩、紫河车等）治疗未见效，而胡希恕用大柴胡汤合桂枝茯苓丸加减收捷效，不但喘平，且见嗜酸性粒细胞恢复正常。因此，可以说该处方有抗过敏作用。但应说明的是，这一疗效的取得，是建立在辨证施治的基础上的，是方证对应的结果。据此，可以认为，在治疗哮喘上，中医的辨证施治，方证对应，目前确比西医的脱敏疗法及其他疗法有优越之处。因此，在中西医结合治疗哮喘时，有必要重视辨方证，以利于疗效的提高和中西医理论的阐明及发展。

2. 温肺散寒，祛风化痰，平喘止咳法治疗哮病（曹世宏医案）

王某，女，41 岁，2000 年 3 月 10 日就诊。

病史：患者宿患痰饮，咳嗽气喘，喉间漉漉有声，咽痒，咯痰稀薄色白，鼻塞，流清涕，头痛，发热，恶寒，无汗，舌苔薄白，脉浮紧。

辨证：风寒袭肺，肺气不宣，痰浊壅肺，肺窍不利。

治法：温肺散寒，祛风化痰，平喘止咳。

处方：止嗽散、三拗汤加减。拟方如下：紫菀、百部、桔梗、杏仁、紫苏子、白前、陈皮各 10 g，麻黄、荆芥各 12 g，甘草 6 g。

连服 5 剂后，唯气喘痰多，咳嗽，前方去麻黄、荆芥、桔梗，加苍术、半夏、白术各 10 g，薏苡仁 15 g。连服 4 剂后，诸症消失。

［方向明.曹世宏教授哮证辨治观探析[J].安徽中医学院学报，2001（4）：34-36.］

【评析】　患者夙痰伏肺，此次风寒外束，肺窍不利，肺气不宣，痰浊不化而致哮喘发作，治当以止嗽散、三拗汤加减。方中麻黄、杏仁、甘草重在宣肺散寒，紫菀、百部润肺止咳，荆芥、桔梗、陈皮祛风宣肺、化痰利咽，紫苏子、白前祛痰平喘。连服 5 剂后，风寒散去，唯痰多气喘、咳嗽，故去宣肺祛风之麻黄、荆芥、桔梗，加苍术、白术、半夏、薏苡仁以健脾化痰祛湿。病势迁延，气郁、痰凝、血瘀伤正，哮病源于肺不布津，脾不运化，肾失蒸化水液，津液凝聚成痰，伏藏于肺，遇感引触，痰随气升，壅塞气道，致痰鸣喘促；哮病发病时胁肋紧缩，收而难舒，胸憋如室，呼长吸短，均为有升无降的气逆之象；哮病日久，患者可见面色黧黑，口唇乌黯，爪甲紫绀，舌青或有瘀点，实属血行不畅，络道壅塞。因此曹世宏常曰：本病易反复，病程迁延，缠绵难愈，此乃气滞痰凝血瘀互结伤正所致。本病本虚标实，病机复杂，病情多变，病情反复，沉疴难痊，故曹师认为，正气虚惫贯穿哮病始终，而补虚泻实当为其治疗大法，可在处方中加入疏肝理气、活血化瘀之品。

3. 清热宣肺，化痰定喘法治疗哮病（王会仍医案）

患者，男，51岁，2009年6月10日就诊。

主诉：患者2年来反复出现咳嗽、喉间喘鸣，经肺功能检查确诊为支气管哮喘。近日由于进食海鲜后出现喉间喘鸣，夜间尤甚，咳嗽咯痰，痰黄，咳吐不利，汗多，伴胸闷不适，两肺可闻及少量哮鸣音，舌质红，苔黄腻，脉浮数。

辨证：热哮。痰热蕴肺，壅阻气道，肺失清肃。

治疗：清热宣肺，化痰定喘。

处方：定哮汤加减。拟方如下：穿山龙15 g，炙麻黄6 g，射干6 g，杏仁10 g，甘草6 g，川厚朴10 g，黄芩12 g，桑白皮15 g，炙枇杷叶15 g，前胡15 g，炙紫苏子12 g，地龙12 g，野荞麦根30 g，三叶青20 g，淫羊藿10 g，当归12 g，瘪桃干15 g。水煎服，每日1剂。

服药1周后，患者气急明显好转，咳嗽、咳痰减少，原方继服取效。

［徐俪颖，王会仍.王会仍以穿山龙治疗肺系疾病的临床经验 [J].中华中医药杂志，2014，29（2）：476-478.］

【评析】 支气管哮喘临床表现为发作性胸闷、咳嗽、咯痰、呼气性呼吸困难并伴哮鸣音。严重者喉间哮鸣、端坐呼吸、大汗淋漓、口唇发绀，来势凶猛，病死率较高。在中医属"哮病""喘证"范畴。朱丹溪早就指出痰是哮喘发病的"宿根"，而唐容川则在《血证论》中云："内有瘀血，气道阻塞，不得升降而喘。"王会仍也认为哮喘反复发作，日久肺气必虚，气虚无力推动血液，而致气虚血瘀，亦即"久病必瘀""有虚必有瘀""有痰必有瘀"，痰瘀内伏于肺是哮喘形成的重要病理基础，故极力提倡防治哮喘必须痰瘀同治，尤其对于一些哮喘病程缠绵，喘咳反复且兼有唇甲青紫、舌下瘀筋明显的患者，往往在止咳平喘的同时配伍丹参、降香、当归等具有活血化瘀作用的药物。而穿山龙这味兼具化痰平喘及活血化瘀功效的药物，得到王会仍灵活运用，颇具奇效。

4. 祛痰逐饮法治疗哮病（李凤翔医案）

患者，男，40 岁，1962 年 9 月下午急诊。

主诉：呼吸困难半个月。患者素有哮喘病史 6 年，原因不明，犯则呼吸困难，抬肩张口，憋闷欲死，喉中有痰鸣声，咯吐不出，不能平卧，呈端坐式呼吸。此次发作持续半月，夜间尤甚，经中西药物治疗不见好转。刻下症见：呼吸困难，喘息抬肩，痰声鸣响，端坐呼吸，胸胁满闷，头晕目眩，食欲差，二便正常，体质羸瘦，舌苔白腻，脉沉弦而滑。

辨证：痰饮上壅。

治法：祛痰逐饮。

处方：苓桂术甘汤加五味子、罂粟壳。拟方如下：茯苓 24 g，桂枝 10 g，白术 10 g，炙甘草 10 g，五味子 10 g，罂粟壳 10 g。水煎，分 2 次服。

服后安卧，熟睡通宵未发。因疗效显著，再依方服 1 剂，基本痊愈。为了巩固疗效，每日 1 剂，住院 1 月未发，出院。

[王纯. 李凤翔教授疑难病验案举隅 [J]. 中国民间疗法，2010，18（12）：9.]

【评析】 此属过敏性哮喘，相当于中医"哮吼"，一般称为哮病，是一种发作性疾病。它的诱因是多方面的，《时方妙用·哮证》说："哮喘之病，寒邪伏于肺俞，痰窠结于肺膜，内外相应，一遇风寒暑湿燥火六气之伤即发，伤酒伤食即发，动怒气亦发，劳役房劳亦发。"本例苔白腻主湿，脉沉弦主饮，滑主痰湿有上壅之势，久患是邪伏肺俞，痰窠结聚，故以祛痰逐饮为主，拟苓桂术甘汤治之，佐以五味子、罂粟壳。重用茯苓专治水患为君，尤能消膈上痰饮；白术补土以制水，又恐痰饮上逆，必佐以下气之品，故用桂枝平冲降逆，温阳化气，使水从小便排出，不致泛滥，自无生痰饮之源；甘草养胃阴而保存津液，正合"温药和之"大法，故疗效显著。妙在五味子敛肺定喘，罂粟壳具强有力的宁肺作用，亦能定喘止咳。诸药合用，痰饮除，哮喘息。后随诊，系对棉花过敏。

5. 益肺肃化，扶正祛邪法治疗哮病（陈寿春医案）

刘某，男，5 岁，1985 年 10 月 9 日就诊。

主诉：哮喘 3 年。每遇寒易作，此次发作虽平，然咳嗽迁延，羌已半月，痰多难咯，入夜稍见气喘，口干不欲多饮；舌偏红，苔薄黏中脱，听诊两肺闻及少许哮鸣音。

辨证：气阴不足，痰滞郁肺，肺失肃降。

治法：益肺肃化，扶正祛邪。

处方：北沙参 9 g，五味子 3 g，紫苏子、杏仁各 6 g，葶苈子（包煎）5 g，川贝母 4 g，黛蛤散（包煎）9 g，白前、炙紫菀各 6 g，甘草 2 g，5 剂。

复诊（11 月 13 日）：诉自服上方，诸症悉减，按原方继服至今。前天感冒风寒，流涕偶咳，然未见哮喘复发之兆。即予疏宣化痰剂以防触发宿疾。

[施亦农.陈寿春老中医治疗小儿哮喘的经验[J].辽宁中医杂志，1987（12）：1-2.]

【评析】　哮喘乃易于复发之慢性疾患，日久致虚，耗气伤阴。阴虚之体其痰易于化热，以致肺失清肃，若用药一味清肃，难免再伤正气，欲速反不达。陈寿春对于气阴受损，肺失肃降之哮证常以本方化裁，以扶正祛邪，意在图本。

6. 祛风化痰，补肺平喘法治疗哮病（张念志医案）

王某，女，54 岁，2015 年 4 月 20 日就诊。

病史：哮病多年，既往每届冬令时发作加甚，形体肥胖，平素喜食生冷、肥甘之品，近 1 个月持续发作，服用激素未能有效控制病情，无明显寒热倾向，发时喉中作水鸡声，就诊时痰鸣咳喘，气急，咳出白色泡沫痰，喷嚏时作，自觉鼻、眼发痒，舌苔厚浊，脉濡滑。查体：咽腔无明显充血，扁桃体无肿大，双肺听诊闻及哮鸣音。

辨证：痰浊伏肺，风邪引触，肺气郁闭，升降失常。

治法：祛风化痰，补肺平喘。

处方：紫苏子 15 g，葶苈子（包煎）10 g，莱菔子 10 g，黄芪 20 g，防风 10 g，白术 15 g，半夏 10 g，陈皮 10 g，茯苓 20 g，僵蚕 10 g，金沸草 10 g，百部 10 g，紫菀 10 g，款冬花 10 g，炙甘草 6 g。7 剂，水煎服，每日 1 剂，早晚分服。

二诊（4月27日）：患者偶有咳嗽、痰量减少，喘咳气急较前改善，减百部、紫菀、款冬花，继服7剂，上处方服用后，哮喘基本得到控制，喘咳不甚，咳痰不甚。

［田静，张念志，各廷秋，等．张念志治疗支气管哮喘急性发作期经验浅析［J］.中医药临床杂志，2017，29（2）：197-198.］

【评析】 该患者体型偏胖，肥人多痰，且喜食生冷、肥甘，易损伤脾阳，中阳不振，痰浊内生，伏藏于肺，遇风邪而引触，以致痰壅气道，发为哮喘。咯白色泡沫痰，鼻、眼发痒，舌苔厚浊，脉象濡滑等皆为风痰哮证，治宜从风、痰着手，治法为祛风、化痰、补肺、平喘。因该患者初诊咳甚，故在蠲哮益肺汤基础上加百部、紫菀、款冬花，以增强止咳化痰之功。二诊患者咳嗽不甚，故减去此三味。全方用药平和，体现出哮喘急性发作期应"急则治标，兼顾治本"的治疗原则。

7. 温阳补肾，宣肺平喘法治疗哮病（万文蓉医案）

匡某，女，48岁，2009年5月5日就诊。

主诉：既往有支气管哮喘病史14年，每至季节交替时发作。近1周气促不能平卧，喉中闻及明显哮鸣音，腰背部恶寒甚，喘甚则汗出，痰多易咯色白。经服西药未见明显好转，即求治于中医。刻下症见：伴头晕，神疲乏力，手脚心热，晨起口苦，夜寐不安，纳欠佳，大便不畅，数日1行，舌黯红边有齿痕，苔薄腻，脉沉细滑。

辨证：肺肾两虚，痰瘀互阻。

治法：温阳补肾，宣肺平喘。

处方：阳和汤加减。拟方如下：麻黄9g，白芥子10g，炮姜6g，鹿角霜（先煎）20g，熟地黄15g，肉桂（后下）6g，炙甘草6g，射干10g，葶苈子（包煎）15g，青陈皮各10g，大黄6g。7剂，每日1剂，每日2次，早晚分服。

二诊：服药后，气促不能平卧稍有缓解，喉间哮鸣音减少，大便较通畅，每日一行。刻下症见：痰多色白，咯出不爽，呼吸时胸背部疼痛，纳增进，寐仍差，舌黯红边有齿痕，苔薄腻，脉细弦。守方加紫苏子10g，7剂，每日1剂，每日2次，早晚分服。

三诊：服上方后，气促、呼吸时胸背部疼痛，腰背部恶寒有明显缓解，喉间哮鸣音明显减少，咯痰得爽。刻下症见：头晕、神疲乏力、畏寒、晨起口苦，纳可，寐欠安，二便尚调，舌黯红边有齿痕，苔薄腻，脉弦。守方加首乌藤 30 g。7 剂，每日 1 剂，每日 2 次，早晚分服。

四诊：服药后腰背部恶寒、脚心热已愈，气促，喘则汗出有明显缓解，寐增进。刻下症见：有痰易咳，头晕乏力，畏寒，口苦，纳可，二便正常，舌黯红边有齿痕，苔薄腻，脉弦。守方再进。7 剂，每日 1 剂，早晚分服。

五诊：服药后，病情明显好转，精神增进。喉中哮鸣音基本消失，气促、背部恶寒明显改善，纳可，大便调畅，寐尚可。

后用补益肺脾肾方善后调理 1 个月，病情基本痊愈。

［万文蓉，谢怡琳.运用阳和汤论治疑难病症举隅 [J].光明中医，2010，25（10）：1787-1788.］

【评析】 中老年慢性支气管哮喘患者无不为痰壅络阻于上，元精内夺于下，肺肾同病，虚实相因，诚为其必然也。阳和平喘汤在长期咳喘病证诊治中精炼而有成效，紧扣久病入络，穷必归肾之机制。方为阳和汤加减所成，寓泻实于补虚之中，辅通络于化痰之内；补虚泻实各得其宜，上下同治互不相格，在扶正祛邪之中，旨在恢复肺之气道能畅，络脉流运，使治节宣肃复司，痰饮能消，咳喘自平也。

第十五章
胸　痹

胸痹是指痰浊阻遏胸阳，使胸阳不展，而引起的胸痛症状。其特征为胸部窒闷而病，甚至胸痛彻背，常伴有痰多喘促等症。在临床上所见到的心绞痛、心肌梗死患者，表现为此种类型者居多。胸痹在《金匮要略》中设有专篇论述，如该书《胸痹心痛短气病》说："胸痹之病，喘息咳唾，胸背痛，短气，寸口脉沉而迟，关上小紧数，瓜蒌薤白白酒汤主之""胸痹不得卧，心痛彻背者，瓜蒌薤白半夏汤主之"。文中所论虽无明确指出以痰为患，但从其所使用的处方中，皆以化痰通阳宣痹为治，也就完全可以看出，痰浊之邪为胸痹的一个主要病因。

本病可分为寒痰胸痹、痰湿胸痹、痰瘀胸痹3种类型，因中老年易患，脏腑功能低下，故往往表现为本虚标实之证。临床治疗，虽以化痰宣痹为主，寒痰胸痹佐以通阳蠲饮，痰湿胸痹佐以行气化湿，痰瘀胸痹佐以活血祛瘀。本虚标实之证，或以培补为主，或以祛邪为先，酌情施治。

（1）寒痰胸痹

【主症】胸痛彻背，遇寒加剧，心中痞气，气结在胸，胸满，胁下逆抢心，畏寒，肢冷，自汗，舌淡苔白滑，脉沉细。

【治法】化痰散寒，通阳宣痹。

【处方】瓜蒌薤白桂枝汤加味。瓜蒌、薤白、桂枝、枳实、厚朴、半夏。

（2）痰湿胸痹

【主症】胸痛不得卧，可放射至肩背，头晕心悸，腹胀纳差，恶心痰多，舌体肥胖，舌苔白厚腻，关脉弦滑。

【治法】豁痰散结，宣痹通阳。

【处方】瓜蒌薤白半夏汤加味。全瓜蒌、薤白、半夏、白酒、陈皮、茯苓、枳实、郁金、甘草。

（3）痰瘀胸痹

【主症】胸痛憋闷，痛引左肩，头晕心悸，口唇青紫，腹胀恶心，舌质黯紫或有瘀斑，苔白腻，脉沉涩或结代。

【治法】行气化痰，活血祛瘀。

【处方】冠心Ⅰ号（天津南开医院方）。瓜蒌、丹参、薤白、半夏、桃仁、红花、五灵脂、桂枝、琥珀、三七粉。

1. 通阳泄浊，化痰降逆法治疗胸痹两例（史道生医案）

🍅 案1

贾某，男，60岁，1975年9月10日就诊。

病史：1975年4月12日在山西临汾市某医院诊断为冠心病、心绞痛，1975年5月1日心电图诊断为慢性冠状动脉供血不足（T波V1、aVF倒置，V4、V5、V6双相）。患者素日喜进肥甘，嗜好烟酒，心前区闷胀，隐痛频繁，呼吸不畅，微喘痰滞，倚息难卧，倦怠无力，纳呆，脘腹满胀，夜寐不安，颜面浮热。苔白根腻，脉缓寸尺无力，血压偏低〔（120～92）/（70～65）mmHg〕。

辨证：痰湿内阻。

治法：通阳泄浊，化痰降逆。

处方：全瓜蒌30g，薤白9g，丹参30g，桑白皮12g，生薏苡仁30g，茵陈18g，半夏10g，旋覆花（包煎）6g，松香10g，生甘草6g。

二诊（9月24日）：服上处方12剂后食欲、睡眠好转，但胸闷痰滞、心前区隐痛无明显减轻。上方去桑白皮，加青皮9g，橘叶9g，苦桔梗12g，琥珀粉（二次冲服）2g，继续服用。

三诊（10月8日）：服上处方12剂，心前区闷胀隐痛缓解，气喘痰滞减轻，夜可平卧，胃纳、夜寐好转。苔薄白，根腻已除，脉缓，寸尺较以前有力。上方去生薏苡仁，再加牡蛎（先煎）30g，炒枳壳9g继续服用。

四诊（10月22日）：服上处方12剂，心前区滞胀作痛完全消失，其他脉证明显好转。1975年10月11日心电图诊断：正常范围心电图。

🍅 案2

陈某，男，59岁，1975年9月3日就诊。

病史： 1975 年 3 月经安徽某医院诊断为冠心病。心前区滞闷，隐痛不舒，泛恶纳呆，吞酸嗳气，脘腹胀满，夜寐不安，倦怠无力，下肢水肿。苔黄腻，中根明显，脉缓寸无力、右关偏浮滑。1975 年 3 月 30 日心电图诊断为心肌损害（ST 段 I、V 5、V 6 水平下移＞ 0.05 mV）。

辨证： 痰湿内阻。

治法： 化痰泄浊，疏畅气机。

处方： 全瓜蒌 30 g，姜半夏 9 g，蒲公英 18 g，薤白 9 g，丹参 30 g，紫苏梗 12 g，橘络 6 g，首乌藤 30 g，炒枳壳 9 g，生甘草 6 g。水煎服。

二诊（9 月 24 日）： 服上处方 20 剂，脘腹胀满、吞酸嗳气明显减经，但仍夜寐不安、胸闷隐痛，肢楚乏力改善亦不明显。继用上处方再加琥珀粉（二次冲服）2 g，茵陈 30 g，炒山楂 12 g，白术 12 g，砂仁（后下）9 g，生牡蛎（先煎）18 g。

三诊（10 月 22 日）： 服上处方 20 剂，心区滞闷，隐痛、脘腹胀满、反酸嗳气已缓解，夜寐较前为安，但活动后仍有下肢水肿。上方去橘络，加汉防己 12 g，菖蒲 18 g。

四诊（11 月 7 日）： 服上处方 12 剂，下肢已无水肿，其他症状基本消失，已能做一般活动。1975 年 10 月 29 日心电图大致正常（ST 段 I、V 5、V 6 斜行下移≤ 0.06 mV）。

［董建华. 中国现代名中医医案精华·1[M]. 北京：北京出版社，1990.］

【评析】 上述两案均属本虚标实，平日喜进肥甘，嗜食烟酒，日久脾失健运，痰湿内蕴，浊气上泛，心阳痹闭，血运受阻，故而心绞痛发作。二者病因虽同，但观其脉症又有各自不同之点，故在治疗上虽同样采用通阳泄浊之瓜蒌薤白半夏汤，然案 1 伍以生薏苡仁、旋覆花、桑白皮、苦桔梗等味，以其兼有咳喘痰滞之故。案 2 伍以蒲公英、白术、砂仁、山楂等品，因其并发泛恶吞酸、脘腹不和之证也。根据《素问·脉要精微论》"夫脉者血之府也……细则气少，涩则心痛"的论点，结合近代药理学提示和临床实践体验，在案 2 方剂中均伍以丹参、茵陈，盖以丹参活血通络，能扩张冠状动脉，增加冠脉血流量，对改善循环障碍有其独特效能；而茵陈对消除肝郁络滞、增强冠状动脉血流量可谓价廉功贵之品。《神农本草经》谓其"久服轻身益气，耐老华色长年"，确可信而有征。

2. 养心益肾化痰法治疗胸痹（张伯臾医案）

徐某，男，74 岁，1985 年 5 月 30 日就诊。

病史： 患动脉粥样硬化性心脏病 5 年，高血压病十余年，目前血压稳定。动辄胸闷发作，闷久则病，头昏，时有胃脘隐痛不适，甚或泛恶，口黏腻，心悸艰寐，纳呆，腰酸耳鸣。舌红偏黯，苔白腻，脉弦小滑，两尺弱。

辨证： 心肾两亏，痰浊内阻。

治法： 养心益肾化痰。

处方： 十味温胆汤加减。拟方如下：太子参 15 g，熟地黄 15 g，制半夏 10 g，陈皮 10 g，茯苓 15 g，炒枳实 10 g，炒竹茹 6 g，瓜蒌皮 10 g，细石菖蒲 6 g，炙远志 6 g，郁金 10 g，丹参 15 g，生蒲黄（包煎）12 g。7 剂。

二诊（6 月 6 日）： 药后苔腻见退，夜寐向安，胃脘不适得减。舌红苔薄脉细。宗前法出入。处方：炒党参 15 g，生熟地黄各 15 g，制半夏 9 g，炒竹茹 6 g，麦冬 12 g，生黄芪 18 g，全瓜蒌 15 g，郁金 9 g，炒枳实 10 g，丹参 15 g，熟附子（先煎）9 g，苦参片 9 g，炒川黄连 2 g。7 剂。

[董建华. 中国现代名中医医案精华·3[M]. 北京：北京出版社，1990.]

【评析】 此例为痰浊内阻之胸痹，又有心肾两亏之象。张伯臾认为：肾精不足则精不化气，气不行湿而致痰浊内蕴；心气不足则心神失养，心神亏虚而易为痰浊所扰。此时单用温阳汤化痰开窍，其效甚微，必须加扶正之品，故十分推崇十味温胆汤一方。方中人参、熟地黄（两仪膏）以填精益气，既能使精化气，助温胆汤化痰开窍，又能养心安神，以拒痰浊之上扰。临证中，张伯臾每又加入石菖蒲，以化痰开浊，多获良效。

3. 温阳健脾化痰法治疗胸痹（章次公医案）

陈某，女。

主诉： 胸闷不舒，饮食后干呕哕不得通彻，将及 1 年。其下肢之肿，亦历久不消。

辨证： 心气不足心阳虚，饮邪阻遏胸阳。

治法： 温阳健脾化痰。

处方： 炮附子 15 g，官桂（后下）1.2 g，生白术 9 g，云苓 12 g，怀山药 9 g，

补骨脂 9 g，肉豆蔻 6 g，姜半夏 9 g，五味子 4.5 g，炙甘草 2.4 g。

[董建华.中国现代名中医医案精华·3[M].北京：北京出版社，1990.]

【评析】　胸闷为冠状动脉粥样硬化性心脏病的常见症状。中医认为，此病多由气滞血瘀、痰浊内阻或胸阳痹阻、经脉不通而致。本例为心气不足而致心阳虚且饮邪阻遏胸阳，以致气不宣畅之证，故以附子、官桂、补骨脂等温阳，茯苓、白术、姜半夏、山药以健脾化痰。冠心病之胸脘窒闷，或伴见心区不舒，常与胃病混淆，但用健胃剂不能缓其苦。鉴别点在于"就寝胸脘窒闷，必欲起立乃舒"，且有下肢水肿，以供临床参考。

4. 化痰祛瘀，通络宣痹法治疗胸痹（侯天印医案）

龙某，男，54 岁，1987 年 6 月 23 日就诊。

病史：患者心前区疼痛，每至夜间发作，经西医检查，诊断为"冠心病""变异性心绞痛"，曾住院治疗无好转，要求中医门诊治疗。刻下症见：患者心前区刺痛，尤以夜间为甚，向左肩放射，伴有痰多胸闷，舌质紫黯，苔厚腻，脉沉弦。

辨证：痰瘀阻于心窍，心络失养。

治法：化痰祛瘀，通络宣痹。

处方：全瓜蒌 15 g，薤白 6 g，桂枝 10 g，法半夏 10 g，橘红 10 g，胆南星 10 g，郁金 10 g，延胡索 10 g，蒲黄（包煎）10 g，丹参 30 g，檀香（后下）6 g，砂仁（后下）6 g，甘草 3 g，三七粉（冲服）3 g。

上方服 2 剂后，心前区刺痛消失，夜寐已安。继用上方 6 剂以巩固疗效。

[侯天印，王春华.痰证论 [M].北京：人民军医出版社，1989.]

【评析】　本案患者由于痰瘀阻于心窍，心络失养而致胸痹发作，治疗从化痰祛瘀、通络宣痹立法，予瓜蒌薤白半夏汤加味以化痰祛瘀，通络宣痹。由于辨证准确，收效显著。

5. 祛痰化瘀，益气通阳法治疗胸痹（侯天印医案）

郭某，男，51 岁。

病史：患冠心病十余年，陈旧性心肌梗死 5 年。1981 年 10 月 23 日因心绞痛频作而住院。患者胸前区疼痛，向左肩放射，每因劳累及情绪波动而复发，发作时间由过去的 5 分钟，延长至 15 分钟左右，含化硝酸甘油片疗效欠佳。伴见胸闷气短,脘腹胀满,大便溏,视其为肥胖体型,舌胖质淡黯,脉弦,间有结代。心电图报告心房纤颤,偶发室性期前收缩。

辨证:痰瘀阻痹,胸阳不振。

治法:祛痰化瘀,益气通阳。

处方:全瓜蒌15 g,薤白6 g,茯苓12 g,丹参30 g,法半夏10 g,陈皮6 g,枳壳10 g,砂仁(后下)6 g,党参15 g,黄芪15 g,炙甘草10 g。每日1剂,水煎服。

患者服中药后感觉比较舒适,胸痛间隔时间较长。9剂后胸痛基本解除,继用原方随症增减治疗,病情日渐好转。出院时心电图证实冠状动脉供血较入院时好转,期前收缩、心房纤颤消失,诸症悉安。

[侯天印,王春华.痰证论[M].北京:人民军医出版社,1989.]

【评析】 本案患者患病日久,因痰瘀阻痹,胸阳不振致心绞痛反复发作,故治疗从祛痰化瘀、益气通阳立法,予瓜蒌薤白半夏汤加补气活血通阳之中药汤剂内服,药证相符,故收效显著。

第十六章
噎膈

　　噎膈是指吞咽食物哽噎不顺，饮食难下，或纳而复出的疾患。噎即噎塞，指吞咽之时哽噎不顺；膈为格拒，指饮食不下。噎虽可单独出现，而又每为膈的前驱表现，故临床往往以噎膈并称。

　　膈之病名，首见于《黄帝内经》，如《素问·阴阳别论》云："三阳结，谓之膈。"《素问·通评虚实论》曰："膈塞闭绝，上下不通，则暴忧之病也。"明确指出了发病脏腑与大肠、小肠、膀胱有关，精神因素对本病的影响甚大。隋·巢元方将噎膈分为气、忧、食、劳、思五噎；忧、恚、气、寒、热五膈。唐宋以后始将"噎膈"并称。噎膈的病因复杂，主要与七情内伤、酒食不节、久病年老有关，致使气、痰、瘀交阻，津气耗伤，胃失通降。

　　噎膈之病以吞咽困难，甚则食而复出为主要表现。病因虽有多端，但主要责之于情志内伤、酒食不节等因素，致使气、痰、瘀结于食道，阻塞不通，故饮食难下，吞咽梗阻。继则郁火伤阴，生化乏源，而成阴津枯槁之证，病情由实转虚，终则阴损及阳，气虚阳微，病情危笃。由于本病属本虚标实之证，辨证时当分本虚与标实之别。初期属标实，证见痰气交阻、瘀血内停、火郁热结，久则以本虚为主，见阴亏、气虚、阳微。若病情只停留在噎证的阶段，其病轻，预后良好。若由噎致膈，其病重，预后皆为不良。在治疗方面，应根据具体病情立法遣方，并注意精神调摄，保持乐观情绪，少思静养，避免不良刺激，禁食辛辣刺激食品等。

　　根据噎膈的临床表现，西医学中的食管癌、贲门癌、贲门痉挛、食道贲门失弛缓症、食管憩室、食管炎、食管狭窄、胃神经官能症等，均可参照本节内容辨证论治。

　　（1）痰气郁阻型

　　【主症】吞咽困难，轻则进食梗噎，重者饮食不下，或食入即吐，或呕吐痰涎黏液，胸膈痞满，病证常随情绪而波动，舒畅时稍减轻，郁怒时则加重，或口干咽燥，舌质淡红或偏红，苔薄腻或白或黄，或黄白相兼，脉弦细滑。

【治法】开郁化痰，活血散结，佐以养津润燥。

【处方】启膈散。沙参、丹参、茯苓、川贝母、郁金、砂仁、荷叶蒂、杵头糠。

（2）痰瘀互结型

【主症】吞咽困难，甚则水饮难下，胸膈疼痛，泛吐黏痰，大便坚硬，或吐下如赤豆汁，形体消瘦，肌肤枯槁，舌红或紫青，或有瘀斑，脉弦细而涩。

【治法】化痰软坚，活血散瘀。

【处方】增损启膈散。川贝母、郁金、当归、桃仁、红花、丹参、沙参、蜣螂、急性子、昆布、海藻。

（3）阴虚痰凝血瘀型

【主症】吞咽梗涩而痛，硬食难入，汤水可下，泛吐痰水，形体消瘦，口咽干燥，声音嘶哑，舌红苔光剥，脉细数。

【治法】滋阴活血，化痰散结。

【处方】增损八珍汤。生地黄、天花粉、石斛、丹参、夏枯草、川贝母、生牡蛎、当归、赤芍、桃仁、白术、黄芪、沙参。

（4）气虚痰凝血瘀型

【主症】长期饮食不下，面色㿠白或晦黯，精神疲惫，形寒气短，泛吐痰涎青沫，面浮足肿，腹胀，舌淡黯，苔薄腻而白，脉细弱。

【治法】补气活血，化痰散结。

【处方】补气运脾汤加减。人参、白术、茯苓、黄芪、陈皮、砂仁、半夏曲、甘草、桃仁、莪术、威灵仙。

1. 健脾除痰法治疗噎膈（邓铁涛医案）

张某，女，46岁，1974年4月11日初诊。

病史：患者于1973年4月因患急性黄疸性肝炎而住传染病院治疗，两个多月后痊愈出院。出院后仍继续服中药，1974年6月中旬开始觉服中药后胃脘不适。6月底每于吞咽时有阻碍感，并伴有牵拉样疼痛，且疼痛部位从项部逐渐下移。9月移至剑突上胸骨后疼痛，并向背部及上胸部放射，时有胃脘烧灼感及恶心，但无呕吐。11月4日住解放军某医院治疗，根据纤维胃镜及多次食管钡餐检查，诊断为食管炎。又因心电图运动试验阳性，三酰甘油升高，诊断为冠心病。共住院治疗 3 月余，经用中西药治疗未见明显效果。刻下症见：诊时除上述吞咽受阻伴食管下段疼痛症状外，并见疼痛加剧，发作严重时则不能食，强咽即吐；面色㿠白，气短乏力，舌嫩，苔白润，脉弦滑，重按无力。

辨证： 噎膈。气虚痰阻型。

治法： 健脾除痰。

处方： 威灵仙 16 g，竹茹 10 g，胆南星 10 g，枳实 5 g，党参 15 g，茯苓 12 g，白术 10 g，甘草 5 g。

上处方共服 50 剂，自觉疼痛发作时间缩短，间歇时间延长，且胃纳转佳，舌淡胖嫩，苔白浊厚，脉细滑。病有好转之机，仍守上法。处方：党参 15 g，白术 12 g，茯苓 15 g，威灵仙 18 g，竹茹 10 g，法半夏 10 g，橘红 5 g，枳壳 5 g，甘草 5 g。

服上处方 40 天后，食管疼痛减轻，胃纳佳，二便正常，舌质淡，苔白，脉细滑。再服药 20 天后，症状消失，胃纳二便均佳而告治愈，追踪 4 年一直未发。

[董建华，王永炎. 中国现代名中医医案精华 [M]. 北京：北京出版社，2002.]

【评析】 噎膈一证，多因痰、瘀、气虚等因素所致。本例因病后损伤中气，脾失健运，湿浊内生，聚湿成痰，痰浊阻膈而成。从患者面色㿠白、气短乏力、舌嫩苔白、脉重按无力，可知脾气内虚，食管疼痛，饮食难下，强咽即吐，舌苔润，脉弦滑，乃痰浊中阻之象。脾虚为本，痰浊为标，本虚标实，故治以健脾除痰，冀以扶正祛痰，标本兼治。初用四君子汤加胆南星、竹茹、枳实、威灵仙，后予四君子汤合温胆汤。取四君子汤补气健脾，以扶正固本，遣温胆汤或胆南星、竹茹之类，以除内结之痰，威灵仙除湿通络止痛，用以引经。谨守病机，效不更法，终收预期之效。

2. 化痰活血，通降肝胃气逆法治疗噎膈（王正宇医案）

孙某，女，50 岁，1975 年 3 月 2 日初诊。

病史： 近日以来，渐觉吞咽食物时食管有堵塞感。时呃逆呕吐痰涎，日渐加重，纳差困倦，大便干结。经某医院确诊为食管癌，建议手术治疗。患者家属不愿意接受手术，来中医学院求服中药。刻下症见：舌红苔少，脉寸关盛。

辨证： 痰气瘀血交结，肝胃气逆之噎膈。

治法：化痰活血，通降肝胃气逆。

处方：旋覆花（包煎）9 g，生代赭石（先煎）18 g，半夏 12 g，丹参 15 g，郁金 9 g，北沙参 9 g，贝母 12 g，瓜蒌 12 g，鸡内金 8 g，炙甘草 5 g。

另外，取缪仲淳膈噎膏、八汁汤及《温病条辨》五汁饮意，嘱取梨汁、甘蔗汁、荸荠汁、藕汁、鲜苇根汁各适量，和匀频服。

二诊（3月12日）：服上药 10 剂，患者渐觉食管宽松，大便通畅，舌红苔白，脉弦。拟化痰活血，降气散结之法。处方：夏枯草 15 g，莪术 9 g，三棱 9 g，木香 6 g，山楂 12 g，橘红 9 g，厚朴 12 g，火硝 6 g，海浮石（先煎）12 g，天花粉 12 g，茯苓 12 g，降香（后下）6 g，山豆根 6 g，甘草 3 g。

三诊（3月25日）：上方服 6 剂后，呃逆呕吐进一步减轻，食管堵塞感转微，守一诊治法。处方：旋覆花（包煎）9 g，生代赭石（先煎）15 g，半夏 9 g，党参 9 g，生薏苡仁 15 g，当归尾 9 g，丹参 18 g，赤芍 9 g，郁金 9 g，荷叶蒂 12 g，柿蒂 9 g。嘱继用加减五汁饮频服。

四诊（4月15日）：坚持每日 1 剂，服药二十余剂后，诸症消失，复查发现食管占位性病变消失。舌红苔白，脉弦。守法继用旋覆代赭汤。处方：旋覆花（包煎）9 g，生代赭石（先煎）15 g，半夏 9 g，党参 9 g，生薏苡仁 15 g，丹参 15 g，郁金 9 g，荷叶蒂 12 g，当归 12 g，甘蔗汁 9 g，麦冬 12 g，甘草 6 g。嘱继服加减五汁饮。

［王焕生．王正宇医疗经验存真 [M]．北京：世界图书出版公司，2000．］

【评析】 本案噎膈，王氏根据陈修园《伤寒医诀串解》旋覆代赭汤歌括："旋覆代赭汤甘草，半夏人参姜与枣，心胸痞满噫不除，借用膈噎亦能好。"中以旋覆代赭汤治膈噎的经验，以及《医学从众录》膈证反胃篇载缪仲淳秘传膈噎膏（人参浓汁、人乳、牛乳、梨汁、蔗汁、芦根汁、龙眼浓汁）与治噎食的八汁汤（生藕汁、生姜汁、雪梨汁、萝卜汁、甘蔗汁、白果汁、蜂蜜、竹沥）的经验，并参照吴瑭《温病条辨》五汁饮，梨汁、荸荠汁、麦冬汁、鲜苇汁、藕汁。拟旋覆代赭汤，加减五汁饮治疗噎膈病。姑且不论本例是否为食管癌，王氏以此方法治疗噎膈反胃的思路和经验无疑是值得借鉴的。

3. 理气化痰，破瘀软坚法治疗噎膈（李修吾医案）

贺某，女，72 岁。

病史：1979 年 5 月发现咽食稽迟，沿食管部位烧灼感，吐痰，消瘦。至

1980年2月17日因诸症加重，消瘦明显，吃面条亦感困难，始赴某县医院检查。经X线食管摄片，诊断为食管中下段恶性变，建议拉网检查。1980年2月28日至省某医院X线摄片检查，见食管中段约长6 cm处钡剂通过受阻，舒张欠佳，边缘不整，黏膜破坏，诊为食管中下段癌。因X线片明显，该医院不予再做拉网病理检查，求治于余。当时消瘦十分明显，神疲乏力，胸部仍有烧灼感，有时朝食暮吐，呕吐食物及血水，胸闷痰多。舌质红，苔白，脉弦细。

辨证：痰气交阻，阴虚血瘀。

治法：理气化痰，破瘀软坚。

处方：虎七散配合汤药应用。①虎七散：守宫（焙干）60条，三七粉60 g，共研末，分90包，为1个月量。每日3次，每次1包，黄酒冲服。②全瓜蒌20 g，半夏9 g，陈皮10 g，急性子30 g，茯苓30 g，莪术12 g，三棱12 g，昆布、海藻各15 g，半枝莲30 g，丹参30 g，山楂30 g，白花蛇舌草30 g。水煎服。

服1个月精神转好，并能吃馍，每餐150 g，消瘦较前减轻。第2个月因守宫一时短缺，诸症加重。第3个月继服上药，症状又复好转。第4个月症状更轻。服药5个月一切症状消失，硬食亦能吃，精神充沛，身体复原。后停服汤药，唯虎七散继续服用。至1981年12月3日检查，患者营养中等，无贫血貌，呼吸、脉搏、血压均正常，每日能吃主食456 g，吃馒头、饺子亦无阻噎感。X线片和原片（1980年2月28日）相较：①中下段食管狭窄明显改善（最狭处由6 mm扩张为13 mm），狭窄段食管边缘较前完整光滑；②食管狭窄段上部钡剂残留减少。

1981年12月中旬随访，患者已康复若常，无任何不适。

［河南省卫生厅.河南省名老中医经验集锦[M].郑州：河南科学技术出版社，1988.］

【评析】　食管癌，属中医学噎膈范围。病理方面，中后期似属恶疮。守宫具解毒散结疗恶疮之功，入血分能攻散气血凝结，所以为主药始终服用。本例治疗初期恶液质已明显，病情错杂，随时都有逆转的可能。故对三棱、莪术、全瓜蒌、半枝莲、黄药子、昆布、海藻、贝母、山豆根、白花蛇舌草等抗癌中药不能不问其药性之寒热温凉一味堆砌，应根据辨证论治的原则，酌情选用，方能更好地发挥抗癌中药的抗癌作用。从本例整个治疗过程来看，守宫为主要药物，减之则效差，增之则效著，有待进一步研究。

4. 化痰散结，滋阴降火法治疗噎膈（王宏毅医案）

洪某，男，69 岁，1993 年 3 月 2 日初诊。

主诉： 食物吞咽不畅，稍硬则吐，进行性加重半年。病史：患者于 4 年前发现纳食咽之不畅，常有发呛作堵之感，还伴有嗳气、反酸，可自行缓解。近半年来，吞咽困难加重，体重减轻明显，食硬物则呕吐。经某医院病理检查诊断为食管上 1/3 处鳞状细胞癌，建议手术治疗。患者畏惧手术，乃来王宏毅处求诊。患者嗜烟酒及辛辣刺激之品，现食少，舌苔薄黄腻，脉细数。

辨证： 火热久灼，痰凝毒聚。

治法： 化痰散结，滋阴降火。

处方： 炒白芍 30 g，全瓜蒌 12 g，法半夏 6 g，薤白 6 g，娑罗子 12 g，枳壳 6 g，急性子 10 g，干蟾皮 12 g，鸡内金 12 g，刀豆壳 12 g，紫苏子 12 g，黄连 6 g，山楂 30 g，蒲公英 10 g，沉香曲 6 g，莱菔子 12 g。7 剂。

药后呕吐稍止，吞咽仍觉不畅，上方去辛温之紫苏子、沉香曲，加蒲黄（包煎）6 g，五灵脂（包煎）9 g，7 剂。

药后饮食较前顺利，细嚼慢咽已无呕吐现象发生，仍觉口干咽燥，舌红、苔薄黄，脉细。守二诊方，加玄参 15 g，天麦冬各 12 g，调治半年而告临床痊愈，食管钡餐摄片示：食管上段光滑，钡剂通过顺利，无明显狭窄部分。

［方琦. 王宏毅临床经验拾萃 [J]. 中医杂志，1998，10（39）：590-591.］

【评析】　叶天士在《临证指南医案》中指出：“噎膈，多因情志过极，或纵情嗜饮，或恣意酒食，以致阳气内结，阴血内枯而成。”本例病案当属忧虑过度，饮食不洁，导致火热炎上，血液俱耗，脾胃升清降浊之机失调，津液不布，积而成痰，日久为瘀。王氏用瓜蒌薤白半夏汤通阳散结，豁痰下气；重用白芍、玄参、天麦冬之品滋阴降火，以生津液，刀豆壳、枳壳、紫苏子、娑罗子、沉香平气降逆；山楂化恶血，鸡内金可消铁石坚硬之品；莱菔子治痰凝有“推墙倒壁”之功；失笑散助山楂化恶血生新；蒲公英、黄连、急性子、干蟾皮清热解毒。诸药合用，治顽症有效。

第十七章
反　胃

反胃是以脘腹痞胀、宿食不化、暮食朝吐、朝食暮吐为主要临床表现的一种病证。多由于饮食不节，饮酒过度，或长期忧思郁怒，损伤脾胃之气，以致气滞痰凝血瘀而成。本证见于现代医学的幽门疾患，如幽门痉挛或梗阻，也可见于幽门癌，临床对于高龄患者，尤须重视。

本证病因为痰，病位在胃，与肝、脾、肾相关。故其治疗在化痰的同时，又当针对所病脏腑而立法，或佐以疏肝解郁，或佐以温中健脾，或佐以温补肾阳，以助运化，即补火以生土。

（1）痰浊中阻

【主症】胃反吐出宿谷痰涎清水，或平素泛吐涎沫，脘痞少食，头眩心悸，或咳喘气逆，舌苔白滑腻，脉弦滑。

【治法】温阳化痰，和胃降逆。

【处方】旋覆代赭汤。旋覆花、半夏、生姜、甘草、代赭石、人参、大枣。

（2）痰气交阻

【主症】反胃，吐出饮食痰涎，呃逆嗳气，烦躁易怒，胸膈痞满，烦闷不适，脘腹胀满，大便不爽，舌质黯红，舌苔白腻，脉弦细沉。

【治法】理气解郁化痰。

【处方】半夏厚朴汤加减。半夏曲、厚朴、陈皮、槟榔、茯苓、白术、甘草、生姜。

1. 滋养胃阴，和中降逆法治疗反胃（盛国荣医案）

李某，女，28岁。1966年5月26日初诊。

病史：1959年施行阑尾手术，术后时觉腹胀痛伴恶心呕吐，屡经中药及针灸治疗，症状有所好转，唯呕吐仍旧。1965 年赴广州某医院治疗，亦未见效验，呕吐依然如故，而体质日趋虚弱。于 1965 年底进行 X 线胃肠钡剂透视，发现十二指肠球部粘连转位（幽门管及十二指肠向胃小弯侧移位）于结肠处，结肠迂回重叠。局部有压痛。建议再行外科手术治疗。由于患者病经数年，体质虚羸，拒绝再行外科手术，而求诊于中医。刻下症见：患者面色㿠白，气弱言微。此次呕吐已 2 个多月，朝食暮吐，暮食朝吐，四肢无力，时时昏倒。近日竟至饮水亦吐，全赖滴注葡萄糖注射液以维持生命。口渴，腹胀，大便不通，舌绛苔少，脉微如丝。

辨证： 脾胃气阴两虚，升降失宜。

治法： 滋养胃阴，和中降逆。

处方： 《金匮要略》橘皮竹茹汤加减。太子参 12 g，麦冬 12 g，麦芽 12 g，代赭石（先煎）15 g，枇杷叶 9 g，姜竹茹 9 g，赤茯苓 9 g，黄芩 9 g，陈皮 6 g，生姜 4.5 g，甘草 3 g。

另用西洋参 3 g 炖冲服，嘱服 10 剂。

二诊： 6 月 8 日。上处方服至第 6 剂后，患者觉腹中雷鸣，腑气乃通，大便所下均如龙眼核样的坚硬物，呕吐锐减，食欲稍进，口已不渴。前方已见效机，乃守前法，于上方去生姜、黄芩，加火麻仁、郁李仁以润肠通便。再服 6 剂。

三诊： 服药十余剂后，症状明显好转，呕吐痊愈，二便通畅，食欲增进，已能进稀粥，唯时觉腹稍胀。继以上方加减进退。

服药月余，病症均失，体渐康复。随访十余年，呕吐从未复发，偶有便秘及腹部不适，恒以二诊处方服药一二剂，大便即通畅，顿感舒适，而体质尤健于昔。

［董建华，王永炎. 中国现代名中医医案精华 [M]. 北京：北京出版社，2002.］

【评析】 本例患者系施行阑尾手术后肠粘连，致呕吐频作，经多方诊治未见显效，乃至食入则吐，病属反胃。虽王太仆有"食不得入是有火也，食入反出是无火也"之说，即认为膈食属热，反胃属寒。但盛国荣治此反胃患者，不拘泥于此说，根据患者呕吐时久，胃阴耗损，升降出入失宜，食入则吐，水谷精微变化无源，胃气亦虚，治疗上弃温补而不用，选用《金匮要略》橘皮竹茹汤以滋养胃阴，加代赭石、西洋参以清补降逆，药仅十余剂，即化险为夷。再宗此法，灵活施治，病日有起色，最后不仅痼疾冰解，且体壮于昔。反胃与呕吐不同，呕吐系食入即吐，反胃系朝食暮吐，暮食朝吐。在辨证上，呕吐有外邪、食滞、痰饮、气滞、阴虚、阳虚之不同，而反胃则常责之中焦虚寒。盛国荣在本例治疗上，不拘于"反胃必寒"之说，果断采取滋养胃阴、和中降逆的治法，竟使痼疾冰解。这种知常达变、以变应变的临床诊疗思维方法，堪值后学借鉴。

2. 燥湿化痰，和胃降逆法治疗反胃（侯天印医案）

海某，男，38岁。1985年10月20日初诊。

病史：患者反胃呕吐1年余，呕吐物痰涎宿食夹杂，轻则2～3日1次，重则1日数次。伴有胃脘胀病，胃纳欠佳，舌淡红，苔白腻，脉弦滑。

诊断：胃反。

辨证：痰湿内停，气机阻滞，胃失和降。

治法：燥湿化痰，和胃降逆。

处方：旋覆花代赭石汤加味。旋覆花（包煎）15 g，法半夏10 g，厚朴10 g，陈皮6 g，党参15 g，干姜5 g，代赭石（先煎）60 g，竹茹10 g，茯苓15 g，砂仁（后下）6 g，川贝母6 g，甘草3 g。水煎服。

患者服药6剂后，胃痛缓解，反胃呕吐消失，食欲见增。改用香砂六君子汤善后治疗半月余，随访未复发。

［侯天印，王春华. 痰证论 [M]. 北京：人民军医出版社，1989.］

【评析】 本案患者由于痰湿内停，气机阻滞，胃失和降而致反胃，呕吐痰涎，宿食夹杂，治疗从燥湿化痰、和胃降逆立法，予旋覆代赭汤加味以燥湿化痰、和胃降逆，由于病证相符，故收效显著。

3. 清暑利湿化痰法治疗呕吐、反胃（赵绍琴医案）

张某，男，24岁。

刻下症见：头晕恶心，呕吐酸腐痰水，舌白滑腻，脉象濡滑且数。暑热外受，痰浊中阻，用芳香宣化方法，以定其吐。予佩兰（后下）10 g，藿香（后下）10 g，香薷6 g，川黄连6 g，半夏10 g，紫苏梗10 g，竹茹6 g，枳壳6 g，厚朴6 g，白芷（后下）6 g，鲜枇杷叶10 g，焦三仙各10 g，白茅根、芦根各10 g，3剂药后吐止，头晕恶心皆除，停药观察，休息数日而愈。

［彭建中，杨连柱. 赵绍琴临证医案精选 [M]. 北京：学苑出版社，1996.］

【评析】　此暑热引动痰湿，故用温病中暑湿治法。佩兰、藿香、白芷皆后下取其芳香以化湿浊，川黄连、半夏、紫苏梗三药相配为下气降逆定吐之圣剂要药，枳壳、厚朴行气祛痰，竹茹、枇杷叶和胃清热，香薷清暑热于外，白茅根、芦根利暑湿于下，焦三仙和脾胃于中。用药虽多，各有所用，互相协同，以奏全功。治暑热痰湿者，可仿此用药。

第十八章
痰 秘

因痰邪停滞，阻碍气机，升降不利，大肠传导失职而引起的便秘，称为痰秘。张璐对此曾指出："痰秘者，痰饮湿热阻碍，气不升降。"

痰秘多属实证，故当祛痰为主。积痰在肺者，当佐以宣肺；痰凝气滞者，佐以行气；有热者，佐以清热；有瘀者，兼以活血化瘀。而治痰之法，尤当注意调理脾胃，化湿浊。

（1）痰阻肺气型

【主症】大便秘结，伴有胸闷腹满，咳嗽气喘多痰。舌苔腻，脉滑。

【治法】降肺化痰，下气通腑。

【处方】紫苏子降气汤加减。紫苏子、杏仁、半夏、当归、橘皮、前胡、厚朴、沉香、生姜、大枣。

（2）痰凝气滞型

【主症】腹胀，便秘不爽，或夹有黏腻痰液之物，时有后重，求通不能，时不可忍，噫气则舒，胁下胀闷不适，舌苔滑腻，脉弦滑。

【治法】化痰通腑，舒肝理气。

【处方】二陈汤合六磨汤加减。陈皮、半夏、茯苓、甘草、枳实、槟榔、乌药、木香、沉香、莱菔子、生大黄、白术。

1. 理气化痰，清热通腑法治疗便秘（侯天印医案）

史某，女，26岁。1981年4月25日初诊。

病史：患者自1980年3月始觉上腹部痞胀不适，进食后尤甚，每欲解大便而不能，得解则量少且不爽，质软而溏。一年来服果导片、复方大黄片及中药润下剂，虽可解一时之快，但终不能根除。近2个月上述症状加重，大便中杂有白色黏液，经西医诊断为慢性结肠炎，而要求中医治疗。刻下症见：肥胖，自觉心情烦躁，睡眠欠佳，口干不欲多饮，舌质红，舌根部苔腻而黄，脉弦滑。

辨证：痰郁化热，痰热内阻，腑气不通。

治法：理气化痰，清热通腑。

处方：温胆汤加味。枳实 10 g，竹茹 10 g，陈皮 15 g，半夏 10 g，茯苓 10 g，苍术 15 g，川厚朴 6 g，槟榔 15 g，柴胡 10 g，龙胆草 10 g，甘草 5 g。

上方服 6 剂后，大便通畅，每日 1 次，大便黏液减少。继用上方 4 剂，大便正常，诸症消失。改为健脾化痰丸（即六君子丸）以善后治疗。随访未再复发。

［侯天印，王春华. 痰证论 [M]. 北京：人民军医出版社，1989.］

【评析】　本案患者由于痰郁化热，痰热内阻，腑气不通而致便秘，故治疗从理气化痰、清热通腑立法，予温胆汤加味内服，由于药证相符，故收效显著。

2. 清肺化痰，活血祛瘀法治疗便秘（侯天印医案）

郭某，男，32 岁，1982 年 11 月 2 日初诊。

病史：患者 3 天前饮酒后，出现咳嗽，痰多黄稠，继之大便秘结，肛门疼痛，坠胀不适，便中带血，舌苔黄腻，脉滑数。检查：肛门 10 点处，有一花生大紫红色"血栓外痔"。

中医诊断：便秘。

辨证：痰热蕴肺，下迫大肠，灼伤阴络，浊痰瘀血流注肛门。

治法：清肺化痰，活血祛瘀。

处方：杏仁 10 g，桔梗 10 g，瓜蒌子 15 g，紫菀 10 g，枇杷叶 10 g，鱼腥草 35 g，枳实 10 g，玄参 15 g，生地黄 15 g，牡丹皮 10 g，地榆 10 g，紫草 10 g，甘草 3 g。

服上方 3 剂后，咳痰减轻，大便通畅，痔核缩小。继服 5 剂后，咳痰消失，大便正常，痔核全消。

［侯天印，王春华. 痰证论 [M]. 北京：人民军医出版社，1989.］

【评析】　本案患者由于痰热蕴肺，下迫大肠，灼伤阴络，浊痰瘀血流注肛门而致便秘，肛门疼痛，坠胀不适，便中带血，故治疗从清肺化痰、活血祛瘀立法，予清肺化痰、活血祛瘀的中药汤剂内服，由于药证相符，故收效显著。

3. 清肝化饮通泄法治疗反胃、便秘（张伯臾医案）

患者，女，55岁。

病史：胃病史十余年，三日来食后2小时呕吐食物痰涎酸水，大便艰秘，背恶寒，口干脉细，舌尖红，苔根腻。

治法：清肝化饮通泄。

处方：姜黄连2.4 g，炒吴茱萸1.5 g，炒黄芩4.5 g，枳实12 g，制半夏9 g，防己12 g，椒目6 g，生大黄（后下）4.5 g，煅瓦楞子（先煎）30 g，4剂。

二诊：大便溏软，腹痛止，稍感不舒，呕吐得瘥，并思纳食，苔根腻渐化。肝热减而痰饮已得下泄，梗阻已有缓解之象，仍守前法叠进，原方3剂。

三诊：大便已正常，呕吐未复发，纳增，食后无不适，唯口多清涎，下腹时或胀气，脉细，舌红口不干。反胃之疾已有向愈之势，再拟和胃化饮理气，以善后巩固。处方：炒黄连1.8 g，炒吴茱萸0.9 g，川石斛12 g，茯苓12 g，防己12 g，椒目6 g，制半夏9 g，炒枳壳9 g，大腹皮12 g，佛手4.5 g，7剂。

［肖森茂，彭永开，廖声俊．百家验案辨治心法 [M]．北京：中国中医药出版社，2012.］

【评析】 本患者胃失和降，痰饮内停，肝热乘之，下关既涩，势必上涌。故症见反胃呕吐、便秘。故既要清肝和胃，又要清化痰饮。拟清肝化饮通泄法，使用左金丸泻火、疏肝、和胃、止痛，加炒黄芩、枳实、制半夏健脾化痰，大黄通腑。三诊病情好转后温中焦理气，使痰气舒缓得愈。

4. 益气健脾，润肠通便法治便秘（朱良春医案）

邓妇，50岁。

病史：大便秘而不爽3年，形体肥胖，每次大便多间隔周日甚或旬日，常年腹胀，时有便意，欲便难解，且有后重，3年来，多方求治，曾长期服用清泻外导、滋润攻下等药，甚至靠灌肠通便维持。刻下症见：精神尚可，舌稍红，苔浊腻，脉弦滑。

辨证：痰浊遏阻胃肠。

处方：自拟皂角牵牛丸。早晚各服3 g，次日大便通畅，续服10天，每2日大便畅通1次，诸症显见好转。嘱守服1个月，诸症消失，大便每日畅通，续投一味莱菔子末善后。随访 2 年无复发。

［徐江雁，沈娟，杨建宇 . 国医大师验案良方 [M]. 北京：学苑出版社，2010.］

【评析】　此妇形体肥胖，肥人多痰湿，常年腹胀，有便意确难解，舌脉亦有痰湿内阻之象，朱良春所创皂角牵牛丸，方由炙皂荚子、炒枳壳、砂仁、广木香、牵牛子、莱菔子组成。治以润燥通便，逐痰涤垢。主治肥人痰秘、气秘、老年形体丰腴者便秘，疗效颇佳。方中皂荚子润燥通便，逐痰涤垢，药理学研究认为其含有皂苷，可配伍牵牛子调中健脾，促进分泌，融秽浊痰黏。枳壳、砂仁、木香、莱菔子理气消痰，治疗对症，则药到病除。

第十九章
泄　泻

　　泄泻是以排便次数增多，粪质稀溏或完谷不化，甚至泻出如水样为主症的疾病。古将大便溏薄而势缓者称为泄，大便清稀如水而势急者称为泻，现临床一般统称泄泻。

　　本病首载于《黄帝内经》，《素问·气交变大论》中有"鹜溏""飧泄""注下"等病名，并对其病因病机等有较全面的论述，指出风、寒、湿、热皆可致泻，并有长夏多发的特点，同时指出病变部位在大肠、小肠。李中梓在《医宗必读·泄泻》中提出了著名的治泻九法，全面系统地论述了泄泻的治法，是泄泻治疗学上的里程碑。

　　泄泻是临床常见的病证，以排便次数增加和粪便有量与质的改变为特点，其病因较多，外感寒热湿邪，内伤饮食及情志、脏腑功能失调，均可导致泄泻，且病机复杂多变，常有兼夹或转化，但脾虚湿盛是泄泻发生的关键病机。临床辨证首先辨其虚实缓急。暴泻者多为实证，以寒湿、湿热、伤食泄泻多见；久泻者以肝气乘脾、脾胃虚弱、肾阳虚衰多见，以虚证为主。治疗上总以运脾祛湿为主。暴泻应治以祛邪，风寒外束宜疏解，暑热侵袭宜清化，饮食积滞宜消导，水湿内盛宜分利。暴泻切忌骤用补涩，清热不可过用苦寒。久泻当以扶正为主，脾虚者宜健脾益气，肾虚者宜温肾固涩，肝旺脾弱者宜抑肝扶脾，虚实相兼者以补脾祛邪并施，久泻补虚不可纯用甘温，分利不宜太过。

　　泄泻可见于多种疾病，凡属消化器官发生功能或器质性病变导致的腹泻，如急性肠炎、炎症性肠病、肠易激综合征、吸收不良综合征、肠道肿瘤、肠结核等，或其他脏器病变影响消化吸收功能以泄泻为主症者，均可参照本章进行辨证论治。

1. 运脾温中，祛湿化痰法治疗泄泻（徐景藩医案）

李某，女，40岁，1994年4月7日初诊。

主诉：大便溏泄、排白色黏胨3年，加重3个月。3年前夏季患腹痛下痢，某医院诊为急性细菌性痢疾，经治疗基本痊愈。但2个月后大便溏泄，每日二三次，带有白色黏胨，无腹痛、里急后重之症。又经诊治，服抗生素数月，大便每日1～2次，仍不时便中有黏胨。3个月来因工作劳累，大便每日2～4次不等，排白色黏胨较多。检查大便多次，均谓"黏液"，未见红细胞、白细胞，培养3次均未见细菌生长。进荤食则黏胨尤多，故常以素食为主。精神差，易疲劳，胃中略有痞胀，食欲稍减退。服中、西药物多种，症状依然。起病以来，无咳嗽、咳痰、寒热等症。以往健康。月经正常。刻下症见：面色略呈萎黄，舌质淡红，舌苔薄白，中根白腻，脉细。心肺正常，腹无压痛，肝脾不大。大便可见溏软，有多量白色黏液如稠涕状，镜检未查到红细胞、白细胞及脓细胞。

临床分析：徐景藩认为此例起于痢疾之后，大便溏泄，次多而带多量白色黏胨，无腹痛、里急后重，诊断应属泄泻，而称以痰泻似更为确切。初起系急性细菌性痢疾，多因肠腑湿热内蕴，损及脂膜，气血不和所致，经及时治疗而症状基本向愈。当时症状、舌脉不详，唯从所述用药，纯服西药以抗生素为主，当属苦寒之剂。以后大便出现白色黏液，便溏次多，现在舌苔中根白腻，结合便溏白黏，良由脾运失职，升降失常，脾虚生湿酿痰，故治宜运脾温中，化湿化痰。

处方：炒苍术10g，焦白术10g，制川厚朴10g，炒陈皮10g，法半夏10g，炒薏苡仁30g，冬瓜子30g，桔梗10g，荷叶15g，炒防风10g，云苓15g，炙甘草5g，焦山楂、山楂曲各15g。每日1剂，分2次煎服。

上方连服10剂，大便逐渐成形，便中黏液逐渐减少，每日排便1～2次，舌苔根部白腻渐化，食欲基本正常。原方去制川厚朴，改苍术为6g，加炒党参10g，炒山药15g，隔日1剂。服10剂，精神、饮食正常，大便日行1次，成形，未见黏液。逐渐进食荤菜（低脂）亦能适应。随访7个月，症状稳定未发。

[徐丹华.徐景藩治泄泻疑难证验案二则[J].江苏中医，1999，11（20）：32-33.]

【评析】　本案为徐景藩治疗泄泻的验案之一。本例以大便溏泄、带有白色黏胨为主症，诊断为"痰泻"比较确切。一则在形态上似痰；二则从病理因素认识为痰。治法从化痰化湿入手，通过治痰处方而取得效果，证明此诊断的可行性，亦说明理、法、方、药的一贯性和辨证施治的重要性。"痰泻"之名，最早见于明·李梴《医学入门》。痰乃病理因素或病理产物，通过治痰而可取效，亦可窥见前人之创见。徐景藩遇此类患者不下 50 例，其中约 2/3 查肠镜为慢性结肠炎（轻度），1/3 临床诊为肠功能紊乱（肠易激综合征），根据大便溏泄而多白色黏胨、腹不痛而按痰泻论治，常获良效。至于白色黏胨，可因结肠慢性炎症所致，也可能由过敏性因素而致肠腺分泌黏液过多，总应以辨证为主。诚如张仲景《金匮要略·五脏风寒积聚病》所云："大肠有寒者多鹜溏，有热者便肠垢。"（"肠垢"指便中之脓血）一寒一热，界限分清。至于大便溏薄，说明病位在脾与大肠。有寒也包括有湿，湿为阴邪，湿、饮与痰本属一体，因病位、病机有异而形态有所差别。属寒宜温，属热宜清，失之毫厘，自将影响治效，甚则反致流弊。此例处方宗运脾温中、化湿化痰之法，故以平胃二陈汤加减。苍术与白术同用，运脾与健脾相伍。陈皮、半夏、薏苡仁、冬瓜子、桔梗、茯苓均为化痰常用之品。加防风祛风以胜湿，荷叶升其清阳，山楂、神曲以助脾胃运化；甘草和中。药均平淡无奇，其中桔梗用 10 g，一则宗"升举"之意；二则对大便黏液的清除效果较好，故用量略大。

2. 健脾化湿法治疗泄泻（廖志峰医案）

马某，女，54 岁。2014 年 11 月 4 日初诊。

病史：患者 3 年来每进食生冷或油腻即出现腹泻现象，曾多次治疗，症状有所缓解。1 周来病情加重，每日排便 3～4 次，呈水样，无明显腹痛，纳差，夜寐欠安，手脚冰冷，小便正常。查体：腹部无压痛，舌淡苔白厚腻，脉濡。

辨证：泄泻（慢性结肠炎）。

辨证：脾虚湿盛。

治法：健脾化湿。

处方：苍术 10 g，厚朴 10 g，陈皮 10 g，党参 15 g，茯苓 20 g，薏苡仁 20 g，白扁豆 15 g，草豆蔻 10 g，山药 20 g，干姜 10 g，诃子 5 g，甘草 5 g，7 剂，每日 1 剂，水煎服，分 2 次口服。

二诊（2014 年 11 月 11 日）：服药后患者大便次数明显减少，无水样便，每日 1～2 次，手脚冰凉未缓解。加麦芽 15 g，神曲 20 g，消食导滞，促进胃气。

7 剂，每日 1 剂，水煎服，分 2 次口服。

三诊（2014 年 11 月 18 日）：患者因不慎进食生冷又出现泄泻，加干姜至 15 g，小茴香 15 g。以温胃散寒。12 剂，每日 1 剂，水煎服，分 2 次口服。患者服药后手脚冰冷有所缓解，泄泻止。守方继进，以固疗效。

【评析】 泄泻以湿盛为主，治疗以健脾化湿为主，苍术辛温燥湿，为化湿之要药；厚朴除湿散满和胃，陈皮理气化痰，党参、茯苓、甘草取四君子方之义，和中健脾；干姜温胃散寒，降浊升清，山药、白扁豆益气健脾渗湿，诃子少量起涩肠止泻之功而不关门留寇。全方标本兼治，共奏健脾化湿、行气和胃止泻之功。

3. 脾肾化痰法治疗泄泻（李翰卿医案）

杨某，男，40 岁。1960 年 8 月 27 日初诊。

主诉：食欲不振数月。胃脘胀满，大便稀溏，日行 3 ～ 4 次，伴有睾丸胀痛，喜热饮食，舌苔薄白，脉迟缓。

辨证：脾虚寒盛。

治法：健脾温中。

处方：陈皮 7.5 g，苍术 7.5 g，白术 7.5 g，吴茱萸 6 g，小茴香 4.5 g，橘核 15 g，炙甘草 3 g。服药 4 剂，脘腹胀满、泄泻明显好转。继服 4 剂，诸症消失。

［李翰卿 . 李翰卿医学全集 [M]. 北京：中国中医药出版社，2003.］

【评析】 本例患者因脾虚寒盛，气机阻滞，故便稀，胃脘、睾丸胀痛。方中吴茱萸温胃散寒，疏肝醒脾暖肾，治脾肾阳虚引起的泄泻；小茴香温肾祛寒，治睾丸胀痛；重用橘核理气止痛；苍术、白术燥湿健脾；陈皮理气化痰。诸药共成温脾肾而祛寒，行气滞而燥湿之功效。

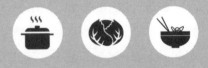

第二十章
消　渴

消渴出自《素问·奇病论》，又名痟渴、消瘅，泛指以多饮、多食、多尿症状为特点的一种疾病。多因过食肥甘，饮食失宜，或情志失调，劳逸失度，导致脏腑燥热，阴虚火旺，灼津为痰而致。治疗一般以滋阴、润燥、降火、化痰为主。根据病机、症状和病情发展阶段不同，有上消、中消、下消之别。本章主要介绍消渴从痰论治的验案。

1. 益气养阴，利湿化痰法治疗消渴（林兰医案）

张某，男，45岁，2010年6月27日就诊。

主诉：血糖升高1年。患者1年前，出现"三多一少"症状，查血糖（空腹）7.2 mmol/L，予口服二甲双胍，症状时轻时重，未及时监测血糖，今来诊。现用药二甲双胍0.5 g口服，每日3次。刻下症见：口干多饮，纳食自控，周身乏力，手足麻木，无头晕，无心慌，大便干结，夜尿频。舌质黯淡，舌苔白腻，脉弦。既往有高血压病史。体格检查：老年男性，神志清晰，形体肥胖，心（−），双肺（−）。血压：140/90 mmHg。辅助检查：空腹血糖：11.4 mmol/L，尿糖：1000 mg/dL，酮体（尿液）5 mg/dL。

辨证：气阴两虚，痰湿阻滞。

治法：益气养阴，利湿化痰。

处方：自拟方加减。拟方如下：苍术10 g，川厚朴10 g，半夏10 g，枳实10 g，云苓10 g，藿香10 g，玉竹10 g，生大黄6 g，生黄芪20 g，丹参20 g，枸杞子10 g，砂仁（后下）6 g。

二诊（7月4日）：患者一般情况可，无特殊不适，纳食自控，大便正常，小便正常。舌质黯，舌苔黄腻，脉弦滑。体格检查：血压：125/80 mmHg。辅助检查：空腹血糖：8.7 mmol/L，尿糖：50 mg/dL。用药如下：自拟方加减，苍术12 g，川厚朴10 g，半夏10 g，枳实10 g，竹茹12 g，云苓15 g，太子参15 g，五味子15 g，麦冬10 g，柏子仁15 g，决明子12 g。

［张伯礼，王志勇．中国中医科学院名医名家学术传薪集·医案集·内科[M]．北京：人民卫生出版社，2015.］

【评析】 本例患者为糖尿病并发周围神经病变，四诊合参，证属气阴两虚，痰湿阻滞，治宜健脾燥湿，芳香化浊，方中黄芪、玉竹、麦冬、太子参等益气养阴以固本，苍术、藿香、川厚朴、半夏、枳实等利湿化痰以治标，标本兼治，使脾气健旺，湿浊芳化，病情好转。

2. 祛痰逐饮法治疗消渴（闫云科医案）

刘某，男，45岁。

病史： 患者素体质壮实，近月余，口渴不已，昼夜饮水4～5瓶。某医生用滋阴生津法治疗。十余剂症状不减，遂进城就诊。望其身高体胖，面色红润，舌苔黄腻。闻其声音洪亮。询知精神不倦，饮食如常，尿多清长。诊其脉，滑数有力。触其腹，腹壁厚，无压痛。《素问·气厥论》云："心移热于肺，传于膈消。"意为心肺有热，伤津灼液，津液不能敷布，故而口渴善饮。张志聪云："三消之证，心肺主上消，脾胃主中消，肝肾主下消。"分析本案，当属上消。其治疗遵《医宗金鉴·杂病心法要诀》"上消白虎中承气"之说。

处方： 白虎汤。石膏（先煎）30 g，知母10 g，甘草6 g，粳米15 g，3剂。

二诊： 渴饮不减。考消渴一证，或高热津伤，或阴虚液亏，总属津液匮乏。既系热邪伤津，何以服之不效？观其舌苔黄腻，脉象滑数，显非阴虚津伤之象，亦非白虎汤证。以白虎汤所治之热，系燥热而非湿热。本案虽有大渴引饮，然并无蒸蒸之汗，亦无干燥芒刺之舌，显然药证不合。久思不得其果，再观苔脉，顿悟痰饮为虐。盖痰饮有形之邪，随气升降，无处不到，停滞经隧，阻碍津液之敷布，故见口渴。果如此说，则应祛痰逐饮为治。控涎丹为余喜用，用之得当，有出奇制胜、立竿见影之效。控涎丹6 g，大枣10枚煎汤，空腹送下。

三诊： 服后暴泻水样便数次，口渴顿止。苔仍腻，脉沉滑。拟二陈汤加苍术善后。

［闫云科，闫峻．临证实验录[M]．北京：中国中医药出版社，2012.］

【评析】 痰饮水湿滞留体内，阻遏津液上承而渴者，多为渴不思饮，或渴不多饮，或水入则吐。本案病机何以解释？姑以痰生怪证释焉。控涎丹治消渴，确属少见。然此证不怪，乃痰饮阻滞经络脏腑，津液不能上承，故而消渴。有如瘀血，一分瘀血不去，一分新血不生；同理，一分饮邪不尽，则一分津液不行，所以渴者，津不布故也。

3. 燥湿化痰，升清降浊法治疗消渴（庞国明医案）

患者，男，37岁，2018年5月11日就诊。

主诉： 口渴、多饮6个月。患者6个月前体检发现血糖升高，伴口渴、多饮，诊断为T2DM，现应用门冬胰岛素注射液和二甲双胍片控制血糖，平素空腹血糖（FBG）6～7 mmol/L，餐后血糖未监测，近期反复出现心慌、出汗、饥饿感等低血糖现象，且服二甲双胍片后纳呆、恶心、胃部胀满不适等。刻下症见：体胖腹大，口渴多饮，日饮水约4000 mL，双下肢酸困，纳眠差，胃部胀满不适，大便秘结，1～2日一行，小便多，一日8～10次。舌质淡黯，舌体胖大，边有齿痕，苔白厚腻，脉濡。身高：1.7 m，体重87 kg，体重指数（BMI）30.10 kg/m²。辅助检查：空腹及餐后1小时、2小时、3小时血糖分别为9.05 mmol/L、16.9 mmol/L、15.9 mmol/L、11.63 mmol/L；空腹及餐后1小时、2小时、3小时胰岛素分别为22.9 IU/mL、37.6 IU/mL、46.6 IU/mL、30.2 IU/mL；空腹及餐后1小时、2小时、3小时胰高血糖素分别为107.7 pg/mL、133.8 pg/mL、126.3 pg/mL、122.8 pg/mL；空腹及餐后1小时、2小时、3小时C-肽分别为3.08 ng/mL、4.04 ng/mL、4.73 ng/mL、4 ng/mL；胰岛素抗体：936.4 IU/mL。

辨证： 痰浊中阻。

治法： 燥湿化痰，升清降浊。

处方： 中降浊调糖饮。拟方如下：苍术30 g，白术30 g，猪苓30 g，茯苓30 g，陈皮10 g，姜半夏10 g，厚朴10 g，桂枝10 g，泽泻30 g，薏苡仁50 g，川牛膝45 g，升麻10 g，生姜6 g，甘草3 g。12剂，水煎，每日1剂，分早晚2次温服。

二诊（5月24日）： FBG：7.3 mmol/L，餐后2小时血糖（2hPG）：9.8 mmol/L。诉口渴、胃部胀满不适明显好转，日饮水量减少至约2600 mL，双下肢酸困较前减轻，小便每日4～6次，守上方继服10剂，分早晚2次温服，专病专药同前。

三诊（6月3日）： FBG：6.6 mmol/L，2hPG：6.9 mmol/L。大便秘结，

2 日一行。守上方加大黄 6 g，继服 20 剂，分早晚 2 次温服，汤剂连服 5 日停 2 日，专病专药同前。

四诊（7 月 1 日）：FBG：6.7 mmol/L，2hPG：6.8 mmol/L，诉口渴较前明显减轻，日饮水约 2000 mL，纳眠可，大便溏，一日二三次。守上方去大黄、甘草，继服 15 剂，分早晚 2 次温服，汤剂连服 5 日停 2 日，专病专药同前。嘱患者每月复诊 1 次，期间复诊 5 次，上方略有加减服 100 剂。

十诊（2019 年 1 月 11 日）：期间多次监测，FBG：5.1～6.2 mmol/L，2hPG：6.8～8.9 mmol/L，偶有口渴，饮水量每日约 2000 mL，纳眠可，二便调，舌质淡红、苔薄白，脉和缓，体重减至 80.3 kg。嘱停药 3 天，复查胰岛功能。

十一诊（1 月 18 日）：胰岛功能结果示：FBG 及 1 小时、2 小时、3 小时血糖分别为 6.8 mmol/L、9.7 mmol/L、8.2 mmol/L、6.7 mmol/L；空腹及餐后 1 小时、2 小时、3 小时胰岛素分别为 14.1 IU/mL、28.9 IU/mL、22.5 IU/mL、18.7 IU/mL；空腹及餐后 1 小时、2 小时、3 小时胰高血糖素分别为 109.7 pg/mL、142.7 pg/mL、119.7 pg/mL、108.1 pg/mL；空腹及餐后 1 小时、2 小时、3 小时 C-肽分别为 2.4 ng/mL、6.4 ng/mL、4.07 ng/mL、3.79 ng/mL；胰岛素抗体：8 IU/mL。停汤剂，继予糖尿康片，每次 8 片，每日 3 次；黄连降糖片 8 片，每日 3 次，口服。

2019 年 5 月随访：FBG：5.0～6.9 mmol/L，2hPG：6.0～10.0 mmol/L，偶测 2hPG 超过 11 mmol/L。BMI：26.29 kg/m²，且坚持饮食控制、运动锻炼。

［张平，孙扶，王凯锋，等 . 庞国明从痰论治 2 型糖尿病经验 [J]. 中医杂志，2019，60（18）：1546-1549.］

【评析】　本案是停用西药后，凭脉辨证，从痰论治的成功病例之一，其取效关键主要有 4 个方面。①应用"三辨"诊疗模式指导实践，从"痰病致消致渴"入手，以"口渴多饮"为抓点，中医辨病诊为"上消病"；据其体胖腹便，舌体胖大，苔白厚腻，脉濡辨证为痰浊中阻证，立以燥湿化痰、升清降浊为法，方用和中降浊调糖饮治之。②严格遵循纯中药治疗 T2DM "序贯三法"要旨，遣方择药，取专病专药、专证专方二联疗法以和中调糖。③动态观察，据症调药：患者三诊大便秘结，加生大黄 6 g 以泻下通便、通腑导浊；四诊大便溏，次数偏多，去大黄以防下气久泻伤脾，祛邪中病即止；去甘草防其久用闭门留寇（湿），加重痰湿壅滞；血糖平稳后，停服汤药，单用专病专药以巩固治疗。④中药调糖，平稳安全，力求治本。本案为纯中药调糖，血糖平稳，同时避免了原服用西药时出现的低血糖及胃肠道症状。肥壅从中焦脾土论治，立足于"和"，燥湿化痰、和中降浊调糖，体重指数由 30.10 kg/m² 降至 26.29 kg/m²，改善肥壅"土壤"，故论治 T2DM 当以"和"立法，治痰为要。

4. 健脾祛痰化瘀法治疗消渴（胡素颖医案）

花某，女，74 岁，2020 年 5 月 28 日就诊。

主诉： 反复口干多饮 15 年，加重伴腹泻 3 天。患者自诉口干多饮，全身乏力，胃痛，食欲差，眠差，大便稀，如水样，小便量多，舌淡黯、苔薄黄，脉细滑。平素以甘精胰岛素睡前 16 U 联合门冬胰岛素三餐前皮下注射控制血糖。平素未规律监测血糖。

辨证： 脾胃虚弱，兼有痰瘀。

治法： 健脾祛痰化瘀。

处方： 黄芪 30 g，生白术 15 g，茯苓 12 g，山药 15 g，陈皮 12 g，半夏 12 g，砂仁（后下）3 g，丹参 12 g，炙甘草 6 g。7 剂，水煎服，每日 1 剂，分 2 次服。

二诊： 自诉乏力、大便较前改善，仍时感胃痛，上方加延胡索 10 g。继服 7 剂。三诊自诉上述症状均较前好转，上方再服 15 剂巩固疗效。后多次复诊，未诉胃部不适。

［李冉，胡素颖．健脾祛痰化瘀法治疗糖尿病胃轻瘫 [J]．内蒙古中医药，2021，40（12）：73-74．］

【评析】　此为消渴病日久，损伤脾胃，导致脾胃病变，脾胃病长期不愈，饮食消化吸收异常，反过来使消渴病难以控制，甚至加重，形成恶性循环，正如周慎斋所说："脾胃一伤，四脏皆无生气，故疾病日多矣。万物从土而生，亦从土而归，治病不愈，寻到脾胃而愈者甚众。"治疗关键在于补益脾气，方中重用黄芪，大补中焦元气，助脾胃升清运化；白术、茯苓健脾利湿；山药健脾益气；陈皮、半夏燥湿化痰；砂仁健脾化湿、温中止呕；丹参、延胡索活血化瘀，甘草调和诸药。诸药合用，症状可除。

5. 健脾豁痰祛湿，补肾活血法治疗消渴（杨晓晖医案）

患者，男，54 岁，2018 年 1 月 9 日就诊。病史：患者诉 1 年前因劳累出现腹泻，无腹痛，日行十余次，质稀，不分昼夜。刻下症见：腹泻、腹胀甚，晨起即泻，日行十余次，质稀，无腹痛。双下肢、胁肋部疼痛。舌质黯红，苔白腻，脉细涩。患者既往患糖尿病4年余，规律口服降糖药，平素血糖控制在空腹血糖5～7 mmol/L，餐后2小时血糖4～8 mmol/L，近期偶有低血糖出现；发现糖尿病周围神经病变1年，规律口服营养神经药物。吸烟三十余年，饮酒三十余年，戒酒4年余。

辨证：顽痰困脾，肾虚血瘀。

治法：健脾豁痰祛湿为主，佐以补肾活血。

处方：胆南星12 g，姜黄12 g，半夏10 g，白芥子12 g，赤芍30 g，桑寄生12 g，木瓜12 g，狗脊10 g，苏木12 g，鸡血藤15 g，苍术12 g，茯苓15 g，7剂，每日1剂，水煎，分早晚2次服用。嘱其暂停口服降糖药，规律监测血糖。

二诊（1月18日）：停服降糖药后监测：餐前血糖波动于4.8～5.8 mmol/L，餐后2小时血糖波动于7.2～9.8 mmol/L。患者述上次就诊后停用口服降糖药，未再出现低血糖反应。腹胀、腹泻稍有好转，偶有早餐后胃胀。大便质稀，每日4～5次，夜尿1～2次。处方：上方去姜黄，加肉豆蔻9 g、白扁豆12 g、马鞭草15 g、柴胡10 g、生麦芽12 g，14剂，每日1剂，水煎，分早晚2次服用。

三诊（2月1日）：血糖监测：餐前血糖波动于5.6～5.8 mmol/L，餐后2小时血糖波动于5.9～10 mmol/L。患者诉腹泻好转，隔3日腹泻一次，质稀，每日3～4次。饥饿感明显，食后胃脘部胀痛，嗳气，口中有异味。肠鸣，偶有腹痛。双下肢肌肉灼热痛，午后尤甚。夜尿2次。处方：上方去生麦芽、马鞭草、狗脊、胆南星，加络石藤15 g、姜黄10 g、大豆黄卷12 g、补骨脂12 g，21剂，每日1剂，水煎，分早晚2次服用。

四诊（2月22日）：血糖监测：餐前血糖波动于5.4～7.0 mmol/L，餐后2小时血糖波动于5.8～6.4 mmol/L。患者诉近几日未见腹泻，有乏力困倦感，双下肢刺痛麻木，双手部偶有疼痛，胁肋部隐痛，脾气急躁。夜尿2～3次，大便质稀，每日2次。处方：上方去半夏、苍术、木瓜、络石藤、姜黄，加牛膝15 g、蜈蚣2条、绵萆薢15 g、马鞭草20 g、桑叶12 g，21剂，每日1剂，水煎，分早晚2次服用。

五诊（3月15日）：血糖监测：餐前血糖波动于5.4～6.9 mmol/L，餐后2小时血糖波动于6.9～8.7 mmol/L。患者诉乏力困倦感较前好转，双下肢刺痛，右胁部隐痛，脾气急躁，盗汗。夜尿2次，大便质稀，每日2～3次。处方：上方去蜈蚣、绵萆薢、马鞭草、桑叶，加入旋覆花（包煎）10 g、全蝎 10 g、桑枝 12 g、马齿苋 30 g，21 剂，每日 1 剂，水煎，分早晚 2 次服用。

六诊（4 月 12 日）：血糖监测：餐前血糖波动于 5.1～7.6 mmol/L，餐后 2 小时血糖波动于 6.0～8.9 mmol/L。患者诉近来已无腹泻、腹胀，大便成形，每日 1～2 次。双下肢刺痛、右胁肋部隐痛、乏力困倦感较前好转。仍有盗汗，双目畏光。可乘长达十余小时长途客车来京就诊，无须频繁如厕。处方：上方去白芥子、马齿苋，加入山茱萸 12 g、熟地黄 15 g，28 剂，每日 1 剂，水煎，分早晚 2 次服用。随访至今，患者病情稳定，腹泻未再复发。

[关婷婷，杨晓晖.从"顽痰"辨治糖尿病腹泻验案一则 [J].环球中医药，2021，14（9）：1691-1693.]

【评析】　本例患者治疗顾及本虚的同时，应注重对邪实的治疗，同时强调"三因制宜"。此例患者生活于西北寒冷之地，多寒、多风，且多食肥甘厚腻之味，易生湿邪。"邪之所凑，其气必虚"，消渴本病控制不佳，脾脏受损，故又现腹泻变症。脾运失司，痰湿凝聚，日久迁延，顽痰固结，生热生瘀，痰浊凝结固于肠腑之中，故治疗应增强化痰之力，方能方随法效。

临床病证千变万化，虽有"肥人多痰湿"之说，但应结合患者饮食、居处等多方考量；其次，光怪陆离、经久难愈之病多可责于顽痰，辨证确切的前提下应以攻邪为先，邪气当下不下则易于内陷。此外，对于本虚标实之证勿急于补虚，当攻邪之余随症加减。故施治之要为消解胶结之顽痰，故以化痰祛湿之法贯穿始终。

一诊方中胆南星味苦性凉，善解风痰热滞；白芥子味辛性温，辛能入肺，温能发散，故有利气豁痰之效，可散皮里膜外之寒痰。两药峻烈，相合通利顽痰之效更强，利气以通津液之路。半夏、苍术、茯苓共奏健脾燥湿化痰之效，相辅相成。木瓜祛湿通经，姜黄、赤芍、鸡血藤、苏木清热活血通络。病久及肾，桑寄生、狗脊补益肾之虚损。全方重在健脾豁痰祛湿为主，佐以少量补肾活血之品。

二诊时患者腹泻次数明显减少，提示痰湿渐去。但顽痰不易速去，故其大便仍质稀，每日 4～5 次，辨证仍以顽痰困脾为主证，增强化湿和胃之力，佐以调畅气机之品，恢复脾升胃降之职，以杜绝生痰之源。姜黄主心腹结积，下气、破血、止痛之力强，现痰湿胶结已不如前，腹胀腹泻较前缓解，恐其伤正，故方中去姜黄，加肉豆蔻、白扁豆、马鞭草、柴胡、生麦芽化湿和胃、清热解毒、活血散瘀、疏利肝气、调理气机。

三诊时患者腹泻较前明显好转，几日腹泻一次，痰湿病邪看似已去大半，但患者胃脘部偶有胀痛、嗳气、口中有异味，提示仍以湿滞气阻为主证。水湿注于肠间则发肠鸣，肌肉灼热、午后尤甚，有阴虚之嫌。治宜清化痰湿，兼补脾肾。患者腹胀为湿滞气阻而非食滞，故去生麦芽，加络石藤增强活血化瘀通达四末之效力。姜黄化瘀止痛，大豆黄卷祛湿不伤阴，补骨脂益肾健脾，全方共奏祛邪而不伤正、扶正而不助邪之效。

四诊时患者腹泻止，但乏力困倦、双下肢疼痛仍存，恐有湿邪藏匿，故以湿阻血瘀为主证，处方继以祛湿为主，加入蜈蚣增强活血化瘀、通经活络的作用。

五诊时患者腹泻症状基本消失，但右胁部隐痛、性情急躁，故以肝气郁结、瘀血阻络为主证，去蜈蚣、绵萆薢、马鞭草，加入旋覆花、全蝎、马齿苋共奏疏肝理气、活血通络之效。

六诊时，湿邪已去大半，为巩固疗效，以脾瘅期之脾肾虚衰、瘀血内阻为主证，故加入补益肝肾之山茱萸、熟地黄而收功。

第二十一章
痰 痹

痰痹是指痰邪留滞经络，阻碍气血运行，筋脉关节失于气血濡养所致的以肢体关节肿胀、酸楚、重着、困痛、麻木为特征的一种病证，属于痹证的一种常见证候。清·李用粹在《证治汇补·痹证》中指出："湿热痰火、郁气死血，流于经络四肢，悉能为麻为痹。"清·叶天士在《临证指南医案》论述痹证病因病机时云："痹者，闭而不通之谓，正气为邪所阻，脏腑经络不能畅达，皆由气血亏损，腠理疏豁，风寒湿三气得以乘虚外袭，留滞于内，致湿痰浊血，留注凝涩而得之。"明确指出了正气亏虚，风寒湿邪外袭，痰瘀痹阻经络是痹证发生的病机。清·林佩琴《类证治裁·痹证论治》中认为痹久不愈"必有湿痰败血瘀滞经"，清·董西园在《医级·杂病》中论述痹之病因时明确指出"痹非三气，患在痰瘀"，从而丰富和发展了"痰瘀致痹"学说。

痰痹临床上分为寒痰凝结、湿痰痹阻、湿热痰浊下注、痰瘀痹阻4个类型。其治当在祛痰宣痹通络的同时，分别佐以散寒、燥湿、清热、祛瘀等法。气血不足者，又当加入补益气血之品。

（1）寒痰凝结型

【主症】肢体、关节困重、酸痛、肿胀，昼轻夜重，局部有冰冷感，稍动则松，得热则减，舌苔白腻，脉弦。

【治法】温经散寒化痰。

【处方】阳和汤加减。白芥子、麻黄、桂枝、干姜、熟地黄、鹿角胶、甘草、淫羊藿。

（2）湿痰痹阻型

【主症】肢节疼痛，肌肤麻木不仁，多局限于某一部位，或关节肿胀不仁，屈伸不利，按之无明显压痛，多伴有呕恶、吐痰，或唾液黏稠，或夜间喉有痰声，胸闷。口不渴，舌苔白腻，脉沉濡。

【治法】燥湿化痰通络。

【处方】薏苡仁汤合二陈汤加减。薏苡仁、苍术、白术、羌活、防风、川芎、川乌、半夏、僵蚕、天麻、陈皮、牛膝。

（3）湿热痰浊下注型

【主症】肢体肌肉痛，甚则灼热，关节肿大，重着难移，伴有口苦、胸闷、痰多、尿赤，舌红苔黄腻，脉滑或滑数。

【治法】清热化痰祛湿。

【处方】四妙丸合二陈汤。苍术、黄柏、牛膝、木瓜、陈皮、法半夏、茯苓、甘草。

（4）痰瘀痹阻型

【主症】关节漫肿日久，按之稍硬，或有痰核、硬结出现，或肢体顽麻重着，肢体关节肌肉刺痛，固定不移，昼轻夜重。或关节局部肌肤色黯，或有瘀斑；关节肿大僵硬变形，屈伸不利；面色黧黑，或口唇黯红；眼睑肿胀，或胸闷痰多；舌质紫黯或有瘀斑，舌苔白腻或黄腻；脉细涩或细滑。

【治法】化痰祛瘀，通络止痛。

【处方】桃红四物汤合二陈汤加减。桃仁、红花、生地黄、川芎、当归、赤芍、白芍、陈皮、法半夏、茯苓、甘草。

1. 化湿祛痰，益肾通络法治疗腰痛（邹云祥医案）

陈某，男，61岁，1977年6月2日初诊。

主诉：右侧腰部疼痛已1周。5月28日患者因持续性右下腹痛、阵发性加剧，历时4小时而至某医院就诊，查血白细胞9.6×10⁹/L，中性粒细胞79%。拟诊为阑尾炎，用青霉素、颠茄合剂治之，痛未止。至5月29日因病势加剧，又至某医院急诊，诊时右腰部绞痛，放射至右腹部，摄腹部X线平片未见阳性结石影。尿常规检查：蛋白微量，上皮细胞极少，脓细胞（0～2个），红细胞少许。医者根据临床表现，拟诊为泌尿系结石，用阿托品肌注，呋喃坦啶口服，但疼痛仍不止，阵发性绞痛日夜皆作。1977年6月2日转来门诊。刻下症见：诊时诉右侧腰痛，阵发性绞痛日发3～4次，面色黧黑呈痛苦貌，昨大便泄泻8次，质如稀水，今解3次，微咳有痰（有慢性气管炎史），平素嗜酒，有胃病，脉滑，苔黄厚上罩灰黑。

辨证：酒湿阻络，痰火内蕴。

治法：化湿祛痰，清解酒毒，益肾通络止痛，兼以补气健脾，温中止泻。

处方：苍术炭5 g，石菖蒲（后下）3 g，炙远志9 g，云苓12 g，干葛花12 g，炒山药15 g，十大功劳叶30 g，杜红花9 g，炒党参15 g，淡干姜3 g，淡附片3 g。

二诊：6月6日。药后疼痛止，黑苔已化，胃纳好转，大便正常，劝其戒酒，并拟原方加减，以巩固疗效。处方：苍术炭5 g，炙远志9 g，生炒薏苡仁各5 g，干葛花9 g，云苓12 g，炒山药12 g，杜红花9 g，炒潞党参15 g，淡附片2.4 g，全当归5 g，白茅根60 g。

［董建华，王永炎．中国现代名中医医案精粹［M］．北京：人民卫生出版社，2010．］

【评析】　本案患者平素嗜酒，且有胃病，导致脾失健运，湿浊内蕴，日久化热生痰，流经入络，壅泄脉道，气血不畅，不通则痛。虽用西药抗感染抗炎及解痉止痛之品，痛不能止，概因酒湿痰热未祛，脉道不和故也。患者舌苔黄厚，上罩灰黑，是湿热痰火为患之据，长期嗜酒为湿热内生之因，酒家中阳多伤，年高下元多亏，胃痛便泄，面色黧黑是其症候。方中苍术化湿祛痰；菖蒲宣气逐痰；远志解郁化痰；干葛花清解酒毒，引湿热从肌腠而出；茯苓健脾渗湿，引湿热从小便而去；红花和瘀血、通络脉，党参、山药、干姜温中补气健脾；重用十大功劳叶滋阴清热，用小剂量淡附片补肾之阳，并有引火归元的作用。服初诊处方后，腰痛即止，复查大小便常规和血白细胞计数分类皆正常，随访未见复发。

2. 清热除湿，活血化痰通络法治疗顽痹（万文谟医案）

蒋某，女，21岁，1962年6月16日初诊。

主诉：两趾关节红肿热痛年余，加重1个月。病史：自1961年4月始见左足趾关节红肿疼痛，右趾关节痛而较轻，当地治疗无效，两膝关节亦见红肿疼痛，伴见全身发热，精神胃纳均减。先后用青霉素、水杨酸钠等无效。刻下症见：痛苦面容，心肺未见异常，双膝关节有搓雪音、压痛明显，右足第4、第5趾红肿热痛，双足背轻度水肿，关节活动受限。舌红苔白，脉弦稍数。红细胞沉降率100 mm/h。X线片示：双足趾关节及左膝关节有广泛骨质疏松脱钙，符合广泛性多关节性类风湿关节炎。

辨证：湿热蕴结，痰瘀痹阻。

治法：清热除湿，活血通络。

处方：①麝香丸，每日 3 次，每次 15 粒。②煎剂：苍术 10 g，黄柏 10 g，知母 10 g，萆薢 15 g，防己 15 g，薏苡仁 24 g，当归 10 g，白芍 10 g，牛膝 10 g，地龙 10 g，僵蚕 15 g，桑寄生 15 g。水煎服，每日 1 剂。

服上方丸剂二料，煎剂 65 剂，关节基本不痛，红肿消失，低热已退，可以活动。红细胞沉降率及 X 线片检查均已恢复正常，痊愈出院。1974 年因事来访，自述一切正常，结婚后生 3 胎。

〔董建华，王永炎. 中国现代名中医医案精粹 [M]. 北京：人民卫生出版社，2010.〕

【评析】 类风湿关节炎以关节红肿疼痛为主症，相当于中医"历节风""顽痹"之范畴。临床上此病湿热居多，寒证偏少，麻、桂、姜、附多不适宜；患者虽形体偏瘦，病久缠绵，但实证居多，虚证绝少，参、芪、归、地不宜早投。盖此病良由痰瘀阻经络，血瘀气滞，不通则痛而然，虽有似虚似寒之症，实非温补所宜，应以清解疏利、通经活络、祛痰化瘀为主，方为探本求源之治。麝香丸多用虫类，其中全蝎、蜈蚣、地龙、乌梢蛇、炮甲珠等乃祛风疏利、善于走窜之品，大有消除顽痰瘀积之功。尤以麝香一味，芳香走窜，大能疏通经络，消肿止痛，协同诸药共奏满意疗效。煎剂之应用亦不可忽视，必须结合具体证情，辨证施治。必要时在煎剂中加入全蝎、蜈蚣、炮甲珠之属，取其祛风通络止痛，收效迅速；然后以麝香丸继之，其效尤捷。

3. 补肝肾，化痰祛瘀法治疗膝痹（朱克俭医案）

王某，男，65 岁，2017 年 11 月 13 日初诊。

主诉：双膝隐痛 10 年，疼痛加重 3 天。患者诉 10 年前劳累后开始出现双膝关节疼痛，隐痛为主，休息后可以缓解，自用活络油外涂症状稍有好转，未系统治疗，3 天前因天气变冷，出现双膝关节疼痛加重，伴有左膝为甚，站立行走困难，肢体困重，腰膝酸软，喜温，纳差，二便可。查体：双膝对称，不肿，无潮红发热，压痛（＋），浮髌试验（－），研磨试验（＋），摩擦感（＋），关节有弹响，交锁征（－）。舌质黯，苔白腻，脉弦涩。辅助检查：双膝 MRI：双膝退行性病变，左胫骨内侧髁骨髓水肿，少量关节积液。

165

中医诊断：膝痹病（痰痹，痰瘀互结兼肝肾亏虚）。

治法：祛痰化瘀，兼补肝肾。

处方：止痛健骨方加减。当归12 g、炒白芥子12 g、丹参10.5 g、猪牙皂1.5 g、鹿角霜（先煎）7.5 g、鳖甲（先煎）7.5 g、黄芪9 g、醋乳香7.5 g、醋没药7.5 g、独活3 g、千年健9 g、陆英9 g、白术10 g、茯苓15 g，7剂。

二诊（11月20日）：患者双膝疼痛症状明显减轻，但不能长时间行走，继续予以原方14剂后，患者可独立行走，膝痛基本消失。

［张道伟，苏新平，朱克俭，等.朱克俭论治痰痹经验探析[J].湖南中医药大学学报，2019，39（8）：964-966.］

【评析】　《冯氏锦囊》云："脏腑津液受病为痰，随气升降，理之常也。若在皮里膜外及四肢关节曲折之地，而脏腑之痰，何能流注其所？此即本处津液遇冷遇热即凝结成痰而为病。"患者年迈病久，纳差，腰膝酸软，肝脾肾三脏受累，天气变冷而加重，津液遇冷即凝结成痰，痰浊流注膝部，停于腔内，气血瘀滞，不通则痛，气血失养，不荣也痛，结合舌质黯有瘀阻经络，阳气亏虚，苔白腻则内有痰浊，脉弦涩属痛症，气血不畅。综上所述，属于痰痹中痰瘀互结，兼肝脾肾亏虚证，治法上以祛痰化瘀为主，以"病—证—症"理念指导，用止痛健骨方祛痰化瘀、补益肝肾，兼以黄芪、白术、茯苓补气健脾。

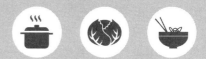

第二十二章
湿痰痿

湿痰痿，病证名，痿证之一，系湿痰客于经脉所致。《证治汇补·痿躄章》云："湿痰痿者，肥盛之人，血气不能运动其痰，致湿痰内停，客于经脉，使腰膝麻痹，脉来沉滑，故膏粱酒湿之故，所谓土太过，令人四肢不用举是也。"《张氏医通·痿痹门》："痿，属湿痰者，手足软弱，脉沉滑，兼腰膝麻木，或肿。"由于痿证多有"阳明热，宗筋失养"（见《简明医彀》卷三）之病理，故此病当以燥湿化痰为主，兼以清热。朱震亨主张用二陈汤加苍白术、黄芩、黄柏、竹沥、姜汁治疗（《丹溪心法·痿》）。

1. 化痰除湿通络法治疗痿证（唐福舟医案）

张某，男，30岁。

病史： 1959年8月突然两腿疼痛不能行走，遂转至市医院治疗，住院月余，疼痛逐渐加重，每日必剧痛二三次，甚至昏狂。曾转院，均未查到病因，乃回淮南。后渐轻，唯肢体痿软，形成瘫痪，卧床不起，其母为之喂饮洗漱，穿脱衣服，已有三年矣。望诊：患者仰卧床榻，身体瘦削，形如木偶，上身略可转动，肌肤苍白，面色惨淡，目呆无神，唇干欠津，舌淡苔白，中有一条光滑无苔，色如猪腰。尚无偏枯萎缩之变。闻诊：呼吸正常，语言断续，喉哑无声，唯见舌僵口动而已，听之良久，百不知一，幸其母代为传达。问诊：饮食低于常人，二便如常，腰以上稍可转动，腰以下痿软难支，自觉无臀然，故卧不能坐。体温正常，无内外寒热之变。舌根僵硬不能言，每月必有一二次头昏胸闷不饥之状。切诊：脉沉滑，腰以下感觉消失。

诊断： 四诊合参，仍不易从头绪杂乱之症中找出病因，唯从闻诊之每月一二次头昏胸闷、不饥之症状，稍许找出一点苗头。按头昏为湿热上升；胸闷不饥，

167

乃湿阻气机；舌本强硬，言语謇涩，系湿阻经络；脉象沉滑，为湿痰内扰；瘫痪三载，仍无偏枯痿缩之变，因湿性缠绵，最能持久之故。根据脉症为湿痰留滞经络，影响气血循环。

治疗：湿痰留滞经络，必须活络通经除痰，方能有效；道畅气机，渗湿才能有功。但病经三载，根深蒂固。必须缓图，方可有效。乃根据久病慢治之法，定20天为1个疗程，以观疗效。

第一疗程：主以豁痰通经，佐以调气渗湿，兼培中州。用半夏、胆南星、天竺黄以开痰，代赭石、金箔以坠痰，明矾分清除浊，白花蛇、地龙以通经，石菖蒲以开窍，异功散以理气健中，当归以和血，木瓜以舒筋。经过此疗程，肌肤由苍白转为红润，可以坐立，尚不能行走，已不用其母喂洗穿脱矣。

第二疗程：在第一疗程后期，突然发生遗精，比较频数。或因邪气渐退，元气未复，窍络空虚，肾关不固所致，必须补益以填空窍。治以扶正驱邪，寓补于攻。仍以第一疗程之原方去胆南星、代赭石、朱砂、金箔、木瓜，加黄芪补气，熟地黄补血，何首乌补肝肾，山药补脾肾，桑螵蛸补肾固精，继续予服。经过第二疗程，饮食较前增加，舌转较前便利，已可扶杖步行，肌肤由红润转为漆黑，由胖转瘦。其母疑之。余曰："由苍白转为红润者，气血塞滞转为畅达，由红润转为漆黑而瘦者，乃肌肤由疏松虚浮转为紧密结实之佳象也。经云：红欲如帛裹朱，黑欲如重漆色，白欲如鹅羽。皆为安和康健之佳象。在下一疗程，便可能由漆黑转为白润，此系佳兆，请勿过虑。"其母乃安。

第三疗程：予服第二疗程方3剂。因受外感发热而咳嗽，乃于原方加紫苏梗、荆芥、牛蒡子、淡豆豉以解表，雪梨膏以降气润肺。二日，表解咳轻，唯两腿酸重难举，脉由浮转为濡缓。根据脉证，断为湿浊下注。仍用原方去紫苏梗、荆芥、牛蒡子、淡豆豉，加苍术健脾燥湿，薏苡仁渗湿利水，海桐皮祛风散湿，牛膝引药下行。连服九日，两腿酸痛重已除，脉转和缓。仍用原方去苍术、薏苡仁、海桐皮、牛膝。经过第三疗程，饮食增加，已可弃杖而缓行，肌肤由漆黑转为白润。

第四疗程：病邪既退，当补气血，以期早日恢复健康。方用八珍汤补益气血，重加黄芪、阿胶以补八珍之不足，用地龙以通经，明矾以分清降浊。经过第四疗程，语言较前清爽，身体较前强壮，已可替母做饭，做家中轻便事。

［唐福舟，任森，郭金品.唐福舟医案汇萃 [M].北京：人民军医出版社，2011.］

【评析】 本病形成，系由湿痰阻滞经络，应采取治病先祛痰、祛痰先通络的原则，故用白花蛇、地龙通经走络。白花蛇性温属阳，阳主火，性燥烈主动；地龙性寒属阴，阴主水，性寒凉，主静，二者同用，则白花蛇得地龙之性而不燥烈，地龙得白花蛇之性而不寒凉，起相辅相成之作用，俾阴阳调和，无偏寒偏热之弊，用以通经走络，无微不至，而使湿痰无容留之地。邪祛正复，方医之常理也。

2. 健运中焦，化痰除湿法治疗痿证（欧阳锜医案）

谭某，女，31岁。

病史： 因结扎后，脚软，偶感腰痛不适。到处求医服药，迭进滋补肝肾、益气养血之剂无效，反而双下肢逐渐弛痿，步行困难。自诉头晕不支，胸闷腹胀，呕恶不欲食，频频矢气。察其舌形不瘦而苔滑，脉虽细涩，重按之有力。

治法： 燥湿化痰，消食导滞。

处方： 二陈汤加枳实、白芥子、神曲、葛根之属。

服药3剂而胸腹舒适，食纳有增，再进7剂而头目清爽，步履恢复正常。

［欧阳锜.中国百年百名中医临床家丛书·欧阳锜[M].北京：中国中医药出版社，2001.］

【评析】 痿证，又名软风、痿躄，因湿热痰瘀阻滞，使气血生化运行失常，肝肾失养，筋脉不荣，弛纵不用所致。故多反映出湿热郁滞，痰饮流注，血瘀经络，脾虚不运及肺阴不足，肝肾亏损等证。临床有肢体软弱无力，不能随意运动，日久肌肉萎缩，甚至瘫痪等表现。临证时当辨别虚实而施治。病在初期，证多属实，切不可妄用补益，于病无益反而贻害而加重病情。此例起病妄自猜疑，乱进补益，以致脾气被困，湿浊壅滞，经气不荣。弛痿源于湿痰所阻，而非本质自虚，故以燥湿化痰为主，佐以理脾助化之品，浊痰去则脾运自复，气血营运正常而痿弱自起。此例可为患者要求进补，而医者轻信患者之言者戒。

3. 燥湿化痰，健脾和胃法治疗痿证（熊魁梧医案）

殷某，女，22岁。1983年9月4日就诊。

主诉： 四肢软弱无力，加重一个月。患者1982年4月雨天外出，途中雨具被人所劫，气愤不已，冒雨而行，嗣后出现四肢软弱无力，逐渐加重。曾在某医院神经科多次就医，拟诊为多发性肌炎。先后应用维生素类、氯化钾、加兰他敏、激素（强的松）及健脾补肾中药治疗，病情一度有所好转，但不稳定。1983年8月病情明显恶化，以致生活不能自理，多方医治无效，遂请熊魁梧治之。

初诊：患者四肢软弱无力，足不能步履，手不能持物，肌肉消瘦，轻微压痛，颈软头倾，两目昏瞀，眼睑下垂，欲睁不能，两肩下垂，言语低微，动则心悸，胸闷脘痞，喉中如有痰阻，时欲咳嗽，咳则汗出恶寒，时而呕吐痰涎，纳差，二便尚可，经水半年未行，脉弦细缓，舌质淡胖，苔黄白相兼。

诊断：痿证。

辨证：本虚标实。

治法：燥湿化痰，健脾和胃。

处方：陈皮9g，法半夏（打碎）9g，制天南星9g，枳实10g，杏仁（打碎）9g，党参15g，白术12g，山药15g，茯苓18g，黄连5g，干姜7g，大枣10枚，炙甘草6g，5剂。

二诊：服药后精神有所好转，呕恶、胸闷均觉减轻。但四肢仍觉无力，生活仍靠他人料理。苔白腻，脉细弦。此药已中病，痰湿得化，气机得宣。然病已日久，脾虚胃弱一时难复，气虚血少不能速生，守前方加黄芪15g，以补气而起痿废；加当归12g，养血而充血脉。

三诊：依上方连服10剂，药后能在室内倚物而行，头部可以随意活动，但觉项部强急不舒，喉中有少许痰涎，咯吐即出。纳食增加，口干，苔薄白稍腻，脉细。此为邪气渐退，正气日复，治疗当转以扶正为主，兼以祛邪。拟健脾益气、滋阴养血，佐以化痰法。处方：党参15g，白术12g，山药18g，茯苓15g，黄芪15g，当归12g，葛根15g，麦冬10g，陈皮9g，法半夏（打碎）9g，枳实10g，黄连4g，干姜6g，大枣10枚，炙甘草6g，10剂。

四诊：患者精神、饮食已明显好转，生活能够自理，并可自行上、下二楼，唯活动过久则感腿膝酸软，膝下微有肿胀。月事已行，经水色淡，量基本正常。苔薄白，脉细。宗原方出入：党参15g，白术12g，茯苓15g，山药18g，黄芪15g，当归12g，麦冬10g，陈皮9g，法半夏（打碎）9g，薏苡仁30g，木瓜10g，槟榔10g，杜仲12g，补骨脂10g，炙甘草6g。

五诊：服上方10剂，肢体活动已基本正常，能够做一般家务劳动，除下肢微有肿胀外，无其他不适。守原方去法半夏、麦冬，加续断10g、杭白芍10g，以增强补肾益肝之力。10 剂。至此病已基本痊愈，此后继以六君子汤加味调理而收功。

4 个月后患者恢复工作，形如常人，随访数年，未再复发。

［张道亮. 熊魁梧以健脾化痰法为主治疗痿证的经验 [J]. 湖北中医杂志，1987（4）：11-12.］

【评析】　本例患者起于雨湿外侵，复加情志怫郁，以致脾胃受伤，运化失职，气血不足而成痿证。初诊之时，痰湿阻遏上、中二焦之证明显，故治疗重在祛邪，融导痰汤、苓甘五味姜辛汤、四君子汤诸方为一体，共奏燥湿化痰、健脾益气之功。更加黄连一味，与干姜相伍，辛开苦降，斡旋中焦，调理脾胃。痰湿渐去，遂转以扶正为主，后期更参以补肾养肝之法。由于辨证准确，立法严谨，用药得当，故疗效显著。

4. 荡涤浊邪法治疗痰湿痿（张磊医案）

李某，男，42 岁，2017 年 9 月初诊。

主诉：四肢麻木、无力 1 个月。1 个月前腹泻后出现四肢麻木、无力，神经系统查体：双上肢肌力 V－级，双下肢肌力 Ⅲ 级，四肢肌张力低，腱反射消失，病理征未引出。肌电图提示：四肢被检肌呈神经源性改变，四肢被检神经周围运动及末梢感觉传导未引出，双正中神经 F 波未引出，双胫神经 H 反射未引出。脑脊液检查：白细胞 3×10^4/L，脑脊液蛋白：360 mg/dL。西医诊断为吉兰—巴雷综合征，给予静注人免疫球蛋白 25 g/d，应用 5 天，结合营养神经药物治疗，效差，肌力改善不明显。寻求中医治疗，患者舌淡黯、苔白腻，舌下络脉瘀滞，脉弦滑。

中医诊断：痿证。

辨证：痰湿内停，瘀血内阻。

治法：荡涤浊邪。

处方：苇茎汤合血府逐瘀汤加减。苇茎、冬瓜子、生薏苡仁各 30 g，桃仁、桔梗、川芎各 10 g，当归 15 g，红花、赤芍、枳壳各 12 g，怀牛膝 20 g，柴胡、甘草各 6 g。后依据辨证，基础方酌情增减木瓜、山药、黄芪、地龙、乌梢蛇等品，经过 3 个月治疗，患者肢体症状改善，体质恢复。

［李琰，岳姣姣，郑晓玲，等. 张磊涤浊法治疗吉兰—巴雷综合征经验介绍 [J]. 新中医，2019，51（4）：300-301.］

【评析】 以上病虽相同，但方各有异，体现了"同病异治"的思想，同为"浊邪"，患者痰浊兼瘀浊，治病要点均在"荡涤浊邪"，初期以祛邪为主，化痰祛瘀以涤其浊，后期不能忽视正虚，以扶正固本，增强体质，如此根据标本缓急，审证施治，浊祛而新生。药味随症加减变化，不可药味堆砌、大用补益之品，宜缓缓图之，自能见效。

第二十三章
麻 木

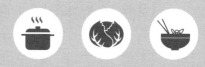

　　麻木是指痰邪留于肌肤脉络，阻遏气血畅行，而出现的肢体或局部肌肤麻木不仁。"麻"指肌肉之内，如虫乱行，按之不止；"木"是指皮肤无痒痛觉，按之不知，掐之不觉。肌肤麻木证，古典医籍中名称繁多。《黄帝内经》称为"不仁"；《诸病源候论》除称为"不仁"外，亦称为"顽痹""顽木""针刺不痛"；《寿世保元》称为"麻痹"；后世亦称为"顽麻"。本证因多治广，这里主要介绍痰邪为患而致的麻木。

　　麻木，临证较为常见。分为风痰入络、湿痰阻滞、寒痰痹阻、痰瘀阻络4个类型。祛痰通络为主治，分别兼用疏风、燥湿、散寒、化瘀等药物。病久气虚者，应佐以益气健脾之法。

　　（1）风痰入络型

　　【主症】肌肤麻木不仁，局部皮肤有蚁行感，按之不止，搔之愈甚。平素咳嗽痰多，头目不清，甚或眩晕，苔白腻，脉浮滑或弦滑。

　　【治法】疏风化痰通络。

　　【处方】指迷茯苓丸加减。半夏、陈皮、茯苓、风化硝、天麻、僵蚕、防风、白附子。

　　（2）湿痰阻滞型

　　【主症】肢体，肌肤麻木不仁，困乏酸重，握拳无力，手足沉重，活动不便。若以手击麻木之处，可暂时轻快，并有脘闷多痰。或兼面黄少华，大便不实，苔白腻，或舌淡苔白，脉濡缓，或沉细缓。

　　【治法】化痰祛湿通络。

　　【处方】通络二陈汤加减。制半夏、陈皮、茯苓、炙甘草、枳实、丝瓜络、路路通、赤芍、僵蚕、大枣、生姜。

（3）寒痰痹阻型

【主症】肌肤麻木不仁，肢节活动不灵，活动受限，患处皮肤绷紧漫白，扪之肤冷，掐之不觉。伴有咳嗽多痰，面色不华，舌质淡白，脉细迟。

【处方】阳和汤加减。熟地黄、白芥子、鹿角胶、麻黄、肉桂、姜炭、生甘草、僵蚕。

（4）痰瘀阻络型

【主症】肌肤由麻渐转至木，患处皮肤粗糙，肤色略黯，触如橡皮，刺无痛感，舌质紫黯或有瘀斑，苔白腻，脉细涩。

【治法】活血化瘀，祛痰通络。

【处方】桃红饮合二陈汤加减。桃仁、红花、威灵仙、茯苓、半夏、陈皮、生姜汁、甘草。

肌肤麻木，原因之多，大抵因痰者较为常见。临证时要辨其属性不同而采用不同的治法。风痰以疏导，寒痰以温散，温痰以燥化，痰瘀以同攻。气虚以健脾，阳虚以温肾。本证除了内服药物外，还可以配合针灸、理疗等方法，内外同治，收效较快。

1. 活血祛瘀，化痰通络法治疗麻木（涂晋文医案）

陈某，男，61岁，2018年11月5日就诊。

病史：患者平素嗜烟喜酒，有高血压病史6年，糖尿病史、冠心病史各3年，口服西药控制良好。近半年频发肢体麻木，伴唇麻、舌麻，夜间症状明显，偶有吐词不清、头晕头痛、胸闷刺痛，泛吐痰涎，嗜睡多梦，食少，大便不畅，小便正常。查血压140/90 mmHg，经颅多普勒超声示脑血管硬化，心电图示心肌供血不足。血脂：总胆固醇：6.7 mmol/L，三酰甘油：1.7 mmol/L。患者形体肥胖，面色少华，舌质紫黯，苔白厚腻，脉沉滑。

辨证：痰瘀痹阻经络。

治法：活血祛瘀，化痰通络。

处方：二陈汤合桃红四物汤加减。拟方如下：法半夏10 g，炒白术10 g，胆南星10 g，茯苓15 g，当归10 g，川芎10 g，赤芍10 g，桃仁10 g，红花8 g，延胡索10 g，地龙10 g，全蝎（颗粒剂）6 g，瓜蒌15 g，山楂15 g，丹参20 g，石菖蒲、远志各10 g，炙甘草6 g。

服药 30 剂后，肢体麻木感消失，余症减轻。嘱戒烟酒，予以丸药缓治 3 个月，随访 1 年无复发。

［李兰，丁砚兵. 涂晋文教授辨治肢体麻木验案 4 则 [J]. 中西医结合研究，2021，13（1）：63-64.］

【评析】 脑动脉硬化是常见的中老年性疾病，严重影响患者生存质量，其麻木大多为一侧上肢或下肢或半身麻木，为中风先兆，若不及时治疗，可出现中风。本案患者病情较为复杂，细辨乃属痰瘀互结、痹阻经络之证。痰、瘀为阴邪，夜半阴气重，故夜半病情加重；瘀血阻滞，不通则痛，故偶有心前区刺痛；痰瘀互结于胸部，气机不得舒畅，故胸闷；痰浊壅滞，蒙蔽清窍，故见泛吐痰涎，嗜睡多梦。治以二陈汤合桃红四物汤为基本方进行加减。方中桃仁、红花、丹参、赤芍、延胡索、川芎活血化瘀止痛；半夏、白术、茯苓健脾燥湿化痰；瓜蒌化痰通便；生山楂化瘀消食；胆南星、石菖蒲、远志化痰开窍；地龙、全蝎通络止痛，以助活血化瘀；炙甘草调和诸药。诸药合用，痰瘀自去，经络自通而麻木消失。

2. 温阳散寒，祛痰化瘀，调和营卫法治疗麻木（蒋健医案）

患者，女，54 岁，2011 年 8 月 23 日就诊。

主诉： 双上肢麻木 1 周。患者 1 周前晨起时双上肢麻木，胃冷痛、胃痞，胸闷气短，乏力。舌淡红，苔薄，脉细弦。

辨证： 中阳不足，痰瘀互阻，营卫不和。

治法： 温阳散寒，祛痰化瘀，调和营卫。

处方： 丹参饮、瓜蒌薤白半夏汤、大小建中汤、桂枝汤加减。拟方如下：丹参 30 g，降香（后下）10 g，砂仁（后下）3 g，半夏 12 g，薤白 12 g，附子 12 g，桂枝 12 g，白芍 15 g，甘草 12 g，煅瓦楞子（先煎）30 g，川椒 12 g，白芷 15 g。7 剂，每日 1 剂，水煎服。

二诊（8 月 30 日）： 手麻止，胃冷止，胸闷减轻，唯睡眠仍欠佳，舌脉同上。处方改为：丹参 30 g，降香（后下）10 g，砂仁（后下）3 g，生黄芪 15 g，附子 12 g，麦冬 15 g，五味子 9 g，党参 15 g。7 剂，每日 1 剂，水煎服。

［李威，崔晨，耿琦，等. 蒋健诊治麻木的经验与学术观点 [J]. 中华中医药杂志，2016，31（9）：3589-3591.］

【评析】 蒋健教授诊治手足肢体麻木不仁，主张首先应该分清功能性麻木还是器质性麻木。手足麻木一般有气血亏虚、营卫不和、阳虚失煦、风湿痹阻、痰瘀凝滞、经络痹阻数端，以上病因病机常可复合存在。因此，治疗麻木的组方原则包括：益气养血、调和营卫、活血化瘀、温阳散寒、祛风除湿化痰、搜风剔络、补肝肾强筋骨。手足麻木症核心病机为气虚血瘀，因此多以益气养血、活血化瘀作为基本法则贯穿治疗始终，根据需要，随证组合其他原则，但未必用全7个原则。

3.舒筋通络，补肾温阳，活血涤痰法治疗麻木（冯宇医案）

患者，男，67岁。

主诉： 左小腿外侧麻木、疼痛5天余。患者有吸烟及饮酒史，既往身体健康。约5天前无明显诱因出现左小腿外侧麻木、疼痛症状，活动及劳累后麻木、疼痛症状加重，渐至不能下地行走，故由门诊收住入院。检查：生命体征平稳，双肺呼吸音粗；双下肢直腿抬高试验阴性，双侧腹股沟中点处无明显压痛，双髋粗隆部无明显压叩痛；左侧4字试验阳性，左髋外展、外旋活动明显受限，左小腿外侧及左足外侧部位皮肤感觉减退，左拇趾背伸肌力Ⅳ级；双侧膝腱反射未引出，双侧跟腱反射减弱；舌淡胖，苔白，脉滑。腰椎CT显示腰椎退行性病变，L_3/L_4、L_4/L_5椎间盘膨出，L_5/S_1左侧侧隐窝狭窄。

辨证： 肾虚痰瘀。

治法： 舒筋通络，补肾温阳，活血涤痰。

处方： 芍药甘草汤加减。拟方如下：白芍60 g，甘草30 g，杜仲15 g，姜半夏10 g，当归15 g，鸡血藤15 g，陈皮5 g，桂枝5 g，茯苓10 g，猪苓10 g，泽泻15 g，泽兰15 g。水煎服，每日1剂。

服药后左小腿疼痛症状明显减轻，能够扶拐行走，但仍有麻木不适感，左侧腰眼部位疼痛。3剂后患者舌淡，苔白，脉细弱，继续口服芍药甘草汤，酌加五加皮祛风除湿，仙鹤草益气活血。整方如下：白芍60 g，甘草30 g，五加皮15 g，仙鹤草30 g。水煎服，每日1剂。上方共服3剂，症状好转出院。嘱患者如病情进展，左小腿麻木疼痛持续不缓解，保守治疗效果欠佳，可行手术治疗。

［冯宇，李海涛.芍药甘草汤加减治疗腰腿拘挛疼痛麻木验案 [J].山东中医杂志，2016，35（6）：569，577.］

【评析】　方中白芍、甘草柔筋通络，杜仲补肾壮骨，陈皮、半夏化痰，泽兰、当归、鸡血藤活血化瘀消肿，桂枝温阳祛风除湿，茯苓、猪苓、泽泻渗湿消肿。芍药甘草汤系张仲景的经典方剂，仅由两味药物配伍而成，冯宇在临床工作中发现此方尤其适用于症状为疼痛、麻木、拘挛的骨病患者。此类患者常合并有瘀血、寒痰、阳虚等证候，通常夜间症状重于白天，情绪较为急躁。冯宇临床使用芍药、甘草的剂量均在 30 g 以上，生、炒白芍配伍使用。白芍味苦，生白芍性微寒，善于养血敛阴，炒白芍得火性去寒性，善于柔筋止痛。同时在临床中，须按整体观念辨证论治，根据病变部位及性质等做相应配伍。

4. 活血化瘀，化痰祛湿法治疗麻木（程銮凤医案）

罗某，女，40 岁，1987 年 5 月 6 日就诊。

病史：左手腕关节内侧肿块 4 年余，形如蚕豆，按之有波动感，左手指麻木疼痛，经穿刺检查确诊为腱鞘囊肿。经外科医生重力挤破数次，但十余天后又复肿如故。

治法：活血化瘀，化痰祛湿。

处方：二陈汤加味。拟方如下：法半夏、陈皮各 8 g，茯苓 15 g，甘草 5 g，制天南星 6 g，白芥子 20 g，桂枝 9 g，红花 5 g，夏枯草 9 g。

连进十余剂，囊肿消除，至今未发。

［程銮凤. 腱鞘囊肿从痰瘀论治验案 [J]. 江西中医药，1993（2）：62.］

【评析】　本证病因乃痰湿之邪流注聚积皮里膜外而致。痰浊阻络，血行不畅，遂成血瘀，"血积既久，亦能化为痰水"。如此互为因果，互相转化，形成痰瘀胶结，酿成囊肿。治疗这种病例，单纯化痰祛湿或单纯活血化瘀均难奏效，必须兼顾痰瘀两方面。方中二陈燥湿化痰；天南星专走经络，辛而能散；白芥子辛散温通，是用于治痰核的良药；红花活血；夏枯草清热散结；桂枝引药直达病所。诸药相合，相得益彰，药到病除。

第二十四章
瘰 疬

本病俗称老鼠疮、疬子颈，好发于颈部及耳后，也可延及颌下及腋部，小者为瘰，大者为疬。多因痰湿邪毒结聚，痹阻经络所致。初生如豆，渐大如杨梅，不红不痛，触之坚硬而能推动，常三五枚串生，日久出现疼痛，推之不动，破溃后流脓浊水，每夹有败絮样物质，常此愈彼溃，形成窦道。本病与现代医学所称的淋巴结结核、慢性淋巴结炎相似，以儿童发病率高，其次为青少年。

（1）肝郁脾虚痰阻型（多见于疾病初期）

【主症】瘰疬大如豆粒或小指头，单个或多个散在，皮色不变，按之坚韧，推之能动，不热不痛。一般无明显全身症状，或者具有精神不振、胸闷胁痛、腹胀纳呆等肝脾失调的症状。

【治法】健脾化痰，疏肝养血。

【处方】逍遥散合消瘰丸加减。处方：柴胡、当归、白芍、白术、茯苓、炙甘草、煨干姜、薄荷、玄参、煅牡蛎、浙贝母。

（2）肝郁脾虚、痰瘀交阻型（多见于疾病中期）

【主症】瘰疬逐渐增大，与表皮粘连，或数个相邻的瘰疬融合成块，推之不能活动。若已酿化成脓时，则表皮转成黯红色而微热，神疲肢困，厌食纳呆。

【治法】健脾化痰，疏肝养血，佐以托毒透脓。

【处方】逍遥散合消瘰丸加生黄芪、皂角刺、炮山甲，溃后减柴胡。

可同时予阳和解凝膏，也可加黑退消（处方：生川乌、生草乌、生天南星、生半夏、生磁石、公丁香、肉桂、制乳香、制没药、制松香矾砂、冰片、麝香）盖贴。

（3）肺肾亏虚、毒邪留恋型（多见于疾病后期）

【主症】化脓之瘰疬溃破后，流浊水脓液，夹有败絮样物质，日久形成窦道，空腔疮面灰白色，周围皮肤紫黯。如果脓水转厚，肉芽转成鲜红色，表示即将愈合。此期因日久不愈，以致气血虚弱，肺肾亏损，故见潮热、咳嗽，盗汗，或面色苍白，头晕，气短乏力等症。

【治法】补益肺肾为主。

【处方】用六味地黄丸加味（处方：熟地黄、山茱萸、山药、泽泻、茯苓、牡丹皮、地骨皮、夏枯草、川贝母、玄参、牡蛎）。溃后脓水淋沥者，宜补养气血，排脓生肌为主，用八珍汤（处方：熟地黄、当归、川芎、白芍、党参、白术、茯苓、炙甘草）加桔梗、白芷、天花粉。后期已溃者，可用七三丹或八二丹掺入药棉纳入溃口，外敷红油膏。如有空腔或窦道时，可用千金散药线（处方：煅白砒、制乳香、制没药、轻粉、飞朱砂、赤石脂、炒五倍子、煅雄黄、醋制蛇含石）以去腐生肌，亦可手术将坏死组织刮除。

1. 化痰软坚，理气散结，滋阴泻火法治疗瘰疬（钱伯文医案）

叶某，女，36 岁，1974 年 9 月就诊。

病史： 甲状腺右侧有一鸽蛋大小的肿块，按之质偏硬，表面光滑，边缘清楚，至某医院检查诊断为甲状腺腺瘤，须手术治疗。因有顾虑而来我院要求中药治疗。刻下症见：经常低热不退，精神疲惫，心情急躁，动辄烦躁易怒，胃纳不佳，月经不调，经来腹胀腹痛、腰际酸楚。苔薄腻，脉细弦。

辨证： 肝气郁结化火，灼伤津液，痰火胶结致成肿核。

治法： 化痰软坚，理气散结，滋阴泻火。

处方： 海藻玉壶汤和内消瘰疬丸加减。拟方如下：夏枯草 24 g，昆布 24 g，生黄芪 12 g，水红花子 12 g，海藻 12 g，玄参 12 g，煅牡蛎（先煎）24 g，浙贝母 3 g，香附 12 g，蜈蚣 2 条，炒白术 9 g。7 剂。

二诊： 服上处方后肿块未见改变，动辄烦躁易怒，颧红肢麻。苔薄，脉弦。治以消肿软坚化痰，佐以滋阴降火。原方加牡丹皮 10 g，六味地黄丸（分吞）12 g。7 剂。

三诊： 药后肿块稍有柔软，胃纳较佳。苔薄，脉弦。仍宗上意加减。原方加橘皮叶各 6 g，苦桔梗 6 g，减去炒白术。14 剂。

四诊： 药后烦躁易怒，颧红肢麻均有好转，肿块也稍有缩小。前方见效，再宗上意治之。原方加黄药子 12 g，去香附。14 剂。

五诊： 患者低热已退，甲状腺右侧肿块明显缩小，唯睡眠不熟。苔薄，脉弦。前方既效，毋庸改弦易辙。原方加茯苓 12 g，首乌藤 24 g。14 剂。

嗣后患者以原方续服药二十余剂，至 1974 年 12 月复诊时肿块基本消失。随访 3 年，身体健康，甲状腺腺瘤一直没有复发。

［董建华.中国现代名中医医案精华·2[M].北京：北京出版社，1990.］

【评析】 本例由于肝郁化火，灼伤津液，痰火胶结致成肿核，故在治疗时，除用夏枯草、昆布、海藻、牡蛎等药之外，加香附、橘叶等行气解郁之品，以疏泄肝郁，和六味地黄丸滋阴之品以降其火。其中黄芪、白术益气健脾不致寒凉太过而影响脾胃之运化。

2. 养气血，化痰散结，解毒软坚法治疗瘰疬（顾伯华医案）

蔡某，男，20 岁，1973 年 6 月 27 日就诊。

病史： 患者两个多月来，颈部、腋下、腹股沟全身淋巴结肿大，背部有数个皮下结节。伴有周期性高热（40 ℃，全身无力。曾在 3 个医院诊治，皆临床诊断为霍奇金淋巴瘤，建议做活组织病理切片检查。因患者叔父是霍奇金淋巴瘤死亡，不愿意活检，而要求中医治疗，以往无肺结核病史。检查：形体消瘦，面色㿠白，精神萎顿，苔薄舌淡，脉濡细。颈部两侧、颌下、腋窝、腹股沟都有散在的蚕豆到杏仁大小的淋巴结。质地略硬，可推动，无压痛。胸部摄片：提示纵隔变狭。

辨证： 素虚之体，肝气郁结，痰湿夹火凝滞。

治法： 养气血，化痰散结，解毒软坚。

处方： 党参四钱，焦白术三钱，全当归三钱，炒白芍三钱，陈皮二钱，制半夏三钱，白花蛇舌草一两，黄药子四钱，蛇莓一两，夏枯草五钱，海藻四钱，蛇六谷先煎一两。

二诊（9 月 19 日）： 连服 2 个半月，淋巴结已日渐缩小，只发热 1 次（38.5 ℃），3 日后自退，精神好转，体力渐复，胃纳转香，略有口干。苔薄舌淡红。前方有效，上方加玄参四钱，麦冬四钱。

三诊（6 月 4 日）： 前方加减服 9 个多月，淋巴结肿大消失，其他正常，体重 127 kg，已上班工作。拟下方巩固疗效。党参三钱，夏枯草四钱，白花蛇舌草一两，玄参三钱，麦冬四钱，海藻四钱，蛇莓五钱，土茯苓一两，蛇六谷（先煎）

一两，又服 3 个月，改用小金片，每次 4 片，每日 3 次；党参片，每次 5 片，每日 2 次。半年后随访情况良好。

［顾伯华 . 外科经验选 [M]. 上海：上海人民出版社，1977. ］

【评析】 中医瘰疬包括现代医学的淋巴结结核和淋巴慢性炎症，本病例临床诊断为霍奇金淋巴瘤，虽未经病理切片证实，但按瘰疬施治，加进一些抗癌的中草药，疗程虽长，确已临床治愈，值得进一步探讨。

3. 滋阴清热，消痰软坚法治疗瘰疬（朱仁康医案）

刘某，女，28 岁，1957 年 11 月 20 日就诊。

主诉： 左颈瘰疬 6 年。患者 1951 年左颈出现 2 个栗子大的肿核，初起不痛，推之活动，一年后肿核增大，两核渐见粘连融合在一起，质硬，肿核顶渐见软化波动，发红微痛，隔 2 个月后自破，流出稀薄脓液及干酪豆腐样腐块，溃后历 1 年多方收口，但不久又见肿硬溃破，6 年中如此屡肿屡破收者三度，上半年已封口，近 1 个月来患处又发肿痛，曾服异烟肼等药。检查：身体消瘦，精神萎顿，面色苍白无华，体温 37.8 ℃，左颈部有肿块如手心大，四周坚硬焮红，拒按。脉细滑数，舌质红，苔薄黄腻。

辨证： 阴虚内热，虚火上炎，痰火凝结。

治法： 滋阴清热，消痰软坚。

处方： 川贝母 9 g，玄参 9 g，生牡蛎（先煎）9 g，昆布 9 g，海藻 9 g，赤芍 9 g，茯苓 9 g，连翘 9 g，白蔹 6 g，重楼 6 g，丝瓜络 4.5 g。水煎服，5 剂。外敷玉露骨膏。

二诊（11 月 25 日）： 左颈疬块，根盘坚硬，顶红焮痛，宗前法参用透托，速其自溃。处方：川贝母 9 g，当归尾 9 g，赤茯苓 9 g，重楼 9 g，焦栀子 6 g，连翘 9 g，昆布 9 g，海藻 9 g，炮山甲 9 g，皂角刺 9 g，丝瓜络 4.5 g，钩藤（后下）9 g，7 剂。

三诊（12 月 3 日）： 病块犹坚，疮顶鼓起如粟，按之绵软波动，内毒已化，切破流出稀水薄脓，夹有干酪样物，疼痛缓解，仍予消痰软坚之剂。处方：川贝母 6 g，陈皮 6 g，茯苓 9 g，生牡蛎（先煎）9 g，重楼 4.5 g，连翘 9 g，玄参 9 g，夏枯草 6 g，先服 5 剂，接服 5 剂。外服五五丹。

四诊（12 月 13 日）： 药后肿块渐软，疼痛减轻，仍流稀薄脓水，旁侧又破两个小口，形成窦道手术切开后，引流方畅，大便干，3 日一行，口臭。证属胃热痰火为盛，予以清热化痰，宗前方加清半夏 4.5 g，火麻仁 9 g，嘱服 7 剂。

五诊（12 月 20 日）：脓水渐少，病块未消，续予化痰散结法。处方：玄参 9 g，川贝母 9 g，生牡蛎（先煎）9 g，陈皮 3 g，清半夏 6 g，茯苓 9 g，生甘草 3 g，继服三十余剂。外用玉肌丹，红粉纱条，每日换药一次。

直至 1958 年 2 月 20 日疮面完全收口，1960 年随访未见复发。

[中国中医研究院广安门医院. 朱仁康临床经验集·皮肤外科 [M]. 北京：人民卫生出版社，2005.]

【评析】 淋巴结结核，中医统称为瘰疬，小者为瘰，大者为疬，俗名鼠疮。瘰疬的成因，不离乎痰。痰的来源有二：一则来源于脾，脾胃生痰之源，由于思虑伤脾，脾失健运，生湿生痰；二则由于阴虚火盛，炼液成痰。痰阻滞经络则筋缩成核。本案为阴虚内热，虚火上炎，痰火凝结。以消疬方，玄参、川贝母、生牡蛎为主，佐以昆布、海藻、白蔹、赤芍软坚散结，重楼、连翘清热解毒，并配合外治法。经治 3 个月，完全收口。

4. 养阴清热，化痰散结法治疗瘰疬（周仲瑛医案）

张某，女，10 岁，1995 年 7 月 15 日就诊。

病史：患者瘰疬起始于幼年，两侧颈部均有发散，左侧已连成串，推之可动，形瘦体弱，手心灼热，口干易汗，大便干结如栗，舌质红，苔黄薄腻，脉细数。

辨证：素体阴虚，痰火交结。

治法：养阴清热，化痰散结。

处方：南沙参 10 g，天冬 10 g，麦冬 10 g，玄参 10 g，天花粉 10 g，浙贝母 10 g，生牡蛎（先煎）25 g，猫爪草 20 g，僵蚕 10 g，海藻 10 g，夏枯草 10 g，泽漆 5 g，十大功劳叶 10 g，炮山甲 5 g。14 剂。每日 1 剂，水煎服。

二诊（7 月 29 日）：药后两侧颈部瘰疬明显减少且缩小，手心灼热不著，纳食欠佳，舌质红，苔薄，脉细。仍当养阴化痰，软坚散结，治守原方再进。处方：南沙参 12 g，天冬 10 g，麦冬 10 g，玄参 10 g，天花粉 12 g，浙贝母 10 g，生牡蛎（先煎）25 g，猫爪草 20 g，僵蚕 10 g，海藻 10 g，夏枯草 10 g，泽漆 5 g，炮山甲 6 g，羊乳 15 g，14 剂。每日 1 剂，水煎服。

三诊（8 月 13 日）：两侧串疬累累，服药后趋向减少，但不似初诊药后消散显著，午后微有低热，微咳，大便干结，舌质红，苔薄腻，脉细。证属阴虚瘰疬，痰瘀互结。治拟养阴清热，化痰散瘀。处方：南沙参10 g，北沙参10 g，天冬10 g，麦冬10 g，天花粉10 g，猫爪草20 g，浙贝母10 g，玄参10 g，生牡蛎（先煎）25 g，夏枯草10 g，炮山甲10 g，炙僵蚕10 g，皂角刺10 g，炙蜈蚣1 条，海藻12 g。20 剂，每日1 剂，水煎服。

四诊（9月3日）：颈部两侧瘰疬明显缩小，午后低热已除，咳嗽未作，口干欲饮，大便干结转畅，舌质红，舌苔薄黄，脉细数。证属气阴两虚，痰瘀互结。治拟益气养阴，化痰散瘀。处方：黄芪15 g，炙鳖甲（先煎）10 g，生牡蛎（先煎）25 g，天冬10 g，麦冬10 g，北沙参10 g，猫爪草25 g，炮山甲10 g，泽漆10 g，炙僵蚕10 g，海藻15 g，夏枯草12 g，炙蜈蚣2 条，玄参12 g，天花粉12 g，浙贝母10 g。5 剂，每日1 剂，水煎服。

五诊（9月8日）：发热两天，形寒不著，服退热药后出汗，鼻塞多涕，咳嗽咽痒，舌质红、苔黄薄，脉浮数，体温37.9 ℃。拟从风热上攻，肺卫不和治之。处方：桑叶10 g，菊花10 g，连翘10 g，薄荷（后下）3 g，前胡10 g，桔梗3 g，杏仁10 g，贝母10 g，牛蒡子10 g，一枝黄花12 g，甘草3 g，重楼10 g，青蒿（后下）10 g，枇杷叶10 g。5 剂，每日1 剂，水煎服。

六诊（9月13日）：发热已退，鼻塞多涕已不见，咳嗽已平，两颈部淋巴结肿大未尽消除，喉中稍有痰鸣声，舌质红、苔黄腻，脉细滑。表证已去，仍从瘰疬论治，养阴清热，化痰散结。处方：炙鳖甲（先煎）15 g，生牡蛎（先煎）25 g，玄参10 g，天冬10 g，麦冬10 g，天花粉10 g，炙僵蚕10 g，泽漆10 g，南沙参12 g，北沙参12 g，百部10 g，浙贝母10 g，皂角刺6 g，炮山甲6 g，猫爪草25 g。每日1 剂，水煎服。

上方调治3 个月，颈部两侧瘰疬全部消除，随访半年未见复发。

［杨建宇，王发渭，陈君.国医大师验案良方·肿瘤卷[M].北京：学苑出版社，2013.］

【评析】　瘰疬者，乃颈侧颌下，肿块如垒，累累如珠而名，又名"疬子颈""老鼠疮"，相当于西医的颈部淋巴结结核。其特征是多见于体弱儿童或青年，好发于颈部两侧，病程进展缓慢。初起时结核如豆，不红不痛，缓缓增大，窜生多个，相互融合成串，成脓时皮色转为黯红，溃后脓水清稀，夹有败絮状物质，此愈彼溃，经久难敛，易成窦道，愈合后形成凹陷性瘢痕。多因肺肾阴虚，虚火灼津，结成痰核，或感受风火时毒，致气血壅滞，结于颈项。本案患者瘰疬始于幼年，形瘦体弱，手心灼热，口干，易汗，大便干结如栗，舌质红，苔黄薄腻，脉细数，乃一派阴虚内热之象，故初诊辨之"素体阴虚，痰火交结"。治当养阴清热，化痰散结，遣药北沙参、天冬、麦冬、天花粉、浙贝母、玄参、十大功劳叶养阴生津，清退虚火，生牡蛎、猫爪草、僵蚕、炙鳖甲、海藻、夏枯草、泽漆、炮山甲祛痰散结，消滞化瘀。二诊来之，颈部瘰疬明显减少且缩小，手心灼热不著，辨诊得当，药与证相符，遂治守原法再进，仍当养阴化痰，软坚散结，略作加减。三诊、四诊固守原意，药效日显。五诊来之，时发外感，辨之风热证，遣以桑菊饮疏风清热，随证易方，救急为先。六诊，外感已除，遂复原法，转疗瘰疬。调治3个月，颈部两侧瘰疬全部消除，随访半年未见复发。

5. 疏郁化痰，软坚散结法治疗瘰疬（何任医案）

陈某，女，24岁，1993年2月4日就诊。

主诉： 颈部两侧淋巴结肿大2年，时大时小，以左侧为甚，经西医用抗炎、抗结核药等治疗多时，未见显效。近2个月来淋巴结肿明显，按之活动，质硬。咽喉不利，面足水肿，月经3个月未行，心情忧郁，少言语。苔白腻，脉沉。

辨证： 情志抑郁，气滞痰凝。

治法： 疏郁化痰，软坚散结。

处方： 半夏厚朴汤加味。拟方如下：姜半夏9g，厚朴9g，茯苓15g，生姜6g，紫苏梗9g，苦丁茶15g，夏枯草15g，冬瓜皮30g，地骷髅15g。14剂，每日1剂，水煎服。

服14剂后，两侧淋巴结肿大缩小，面足水肿消退，咽喉舒如。上方去冬瓜皮、地骷髅，加制香附9g，益母草20g。处方：姜半夏9g，厚朴9g，茯苓15g，生姜6g，紫苏梗9g，苦丁茶15g，夏枯草15g，制香附9g，益母草20g。每日1剂，水煎服。

先后调治3月余，颈淋巴结肿大消失，月事按期而行，以两症同愈而收功。

[梅祥胜，李丽，杨明杰. 国医大师验案良方·五官卷[M]. 北京：学苑出版社，2010.]

【评析】 本例病起二载，瘰疬时大时小，平时心情忧郁，咽喉不利，月事又3个月未行，面浮足肿等，此气郁痰凝之证无疑。以半夏厚朴汤理气开郁，化痰散结，治病之根本；加苦丁茶、夏枯草清火解毒散结肿，助半夏厚朴汤消散之力。面足水肿，月经不行为兼症，故以冬瓜皮、地骷髅利水消肿，用制香附、益母草调理月经，主症兼症同治而恶愈。

6. 疏胆清热，化痰消瘰法治疗瘰疬（刘渡舟医案）

王某，女，16 岁，1994 年 3 月 14 日就诊。

主诉： 左侧颈部淋巴结结核 5 年。曾口服异烟肼，注射链霉素等抗结核药，效果并不明显。现颈部有结核数个，大小不一，大如杏核，小如黄豆，按之圆转可移，皮色不红。时有低热，食欲不振，大便发干，2 日一行。舌红，苔白，脉弦滑。

辨证： 肝胆气郁化火，炼津为痰，痰火郁结于颈部少阳之经，而成瘰疬。

治法： 疏胆清热，化痰消瘰。

处方： 柴胡 10 g，连翘 10 g，海藻 6 g，露蜂房 6 g，夏枯草 16 g，牡蛎（先煎）20 g，牡丹皮 10 g，赤芍 10 g，浙贝母 10 g，紫背天葵子 10 g，玄参 15 g，青皮 6 g，炒瓜蒌子 10 g；另吞服小金丹，每服 1 丸，早晚各 1 次。

共服四十余剂，颈部淋巴结结核消失。

（陈明．刘渡舟临证验案精选 [M]．北京：学苑出版社，1996.]

【评析】 瘰疬生于颈项部者，首当辨明经络。生于项前者，属阳明经，名为痰瘰；生于项后者，属太阳经，名为湿瘰，生于项之左右两侧者，属少阳经，名为气瘰。本案瘰疬生于颈侧，病在少阳可知。为少阳气郁，痰热交结，凝聚而成。故伴见低热、便干、舌红、脉弦滑等症。《灵枢·寒热》曰："寒热瘰疬在于颈腋者，皆何气使生？岐伯曰：此皆鼠瘘寒热之毒气也，留于脉而不去者也。"《医宗金鉴》认为瘰疬"总有患怒郁热成"。肝胆气机不畅，郁而化热，炼津成痰，痰热交阻，又加风热毒邪外袭，合而阻于少阳经脉，裹结气血，发为颈侧瘰疬。故治疗本证当抓住三个方面：疏肝清热，化痰解毒和软坚散结。方用柴胡、青皮、牡丹皮，疏胆清热，凉血和血；连翘、紫背天葵子、露蜂房，清热解毒开结；海藻、牡蛎、贝母、夏枯草、瓜蒌子，化痰软坚散结；玄参滋阴降火，与牡蛎、贝母配合，名消瘰丸，善治痰热凝结之瘰疬。全方合用，可使热清痰化，毒散结开，则瘰疬可消。

第二十五章
瘿 瘤

瘤，是瘿与瘤的合称，或单指瘿。《三因极一病证方论》云："瘿多着于肩项，瘤则随气凝结，此等皆年数深远，浸大浸长，坚硬不可移者，名曰石瘿。皮色不变者，名曰肉瘿。筋脉露结者，名曰筋瘿。赤脉交结者，名曰血瘿。随忧愁消长者，名曰气瘿。五瘿皆不可妄决破，决破则脓血崩溃，多致夭枉。瘤则有六，骨瘤、脂瘤、气瘤、肉瘤、脓瘤、血瘤，亦不可决溃，肉瘤尤不可治，治法杀人。唯脂瘤，破而去其脂粉则愈。"丹溪云："服瘿瘤药，先须断厚味。其发病与水土有关，或忧思郁怒，肝郁不舒，脾失健运，致气滞痰凝而成。"

1. 活血化瘀，调畅气机，软坚散结法治疗瘿瘤（赵绍琴医案）

崔某，女，33 岁。

刻下症见：颈下结喉部左侧有肿物隆起，约鸭蛋大小，推之可移，按之有弹性，无压痛。心烦急躁，夜寐梦多。脉沉滑，舌红苔白。

辨证：气机失畅，血络瘀滞。

处方：苦桔梗 10 g，牛蒡子 10 g，山慈菇 10 g，夏枯草 10 g，益母草 10 g，赤芍 10 g，丹参 10 g，茜草 10 g，焦三仙各 10 g，水红花子 10 g，大黄 1 g。7 剂。

二诊：药后睡眠好转，精神见好。脉仍弦滑，舌红苔白，仍用前法，佐以咸寒散结。处方：白芷 6 g，防风 6 g，苦桔梗 10 g，生甘草 6 g，牛蒡子 10 g，山慈菇 10 g，夏枯草 10 g，郁金 10 g，杏仁 10 g，水红花子 10 g，焦三仙各 10 g，海藻 10 g，昆布 10 g。7 剂。

三诊：上方续服 1 个月，颈下肿物明显见小，触之较软，若核桃大。脉仍弦滑，前法继进。处方：白芷 6 g，防风 6 g，苦桔梗 10 g，生甘草 10 g，山慈菇 10 g，夏枯草 10 g，浙贝母 10 g，郁金 10 g，杏仁 10 g，焦三仙各 10 g，水红花子 10 g，海藻 10 g，昆布 10 g。7 剂。

四诊：上方又服 1 个半月，颈下肿物已消。前法小制其剂，以善其后。更须戒恼怒忧思，宽怀自解，以防复发。处方：白芷 6 g，防风 6 g，夏枯草 10 g，浙贝母 10 g，海藻 10 g，昆布 10 g，生牡蛎（先煎）20 g，焦三仙各 10 g，水红花子 10 g。7 剂。后停药观察，随访未复发。

［彭建中，杨连柱 . 赵绍琴临证验案精选 [M]. 北京：学苑出版社，1996.］

【评析】　甲状腺囊性肿物，虽为良性，却有迅速增大的可能。中医辨为痰气交阻，血络瘀滞，故用活血化瘀、调畅气机、咸寒软坚之法。若能持之以恒，必能消之于无形。更须患者调畅情志，增加运动，勿食辛辣及烟酒刺激之物，方可根治。

2. 养阴柔肝，软坚化痰法治疗瘿瘤（张伯臾医案）

孙某，女，29 岁。1975 年 4 月 23 日初诊。

病史：甲状腺瘤，左侧手术已 2 年余，1975 年起右侧甲状腺肿又如鸡蛋大，质坚且痛，低热，脉细舌红。

辨证：肝阴不足，阴虚阳亢而生内热，夹痰凝结于筋。

治法：养阴柔肝，软坚化痰。

处方：炙生地黄 15 g，制何首乌 15 g，麦冬 9 g，炒牡丹皮 9 g，太子参 12 g，全当归 9 g，生牡蛎（先煎）30 g，夏枯草 15 g，海藻、海带各 15 g，大贝母 12 g，芋艿丸（分吞）12 g。7 剂。

［严世芸，郑平东，何立人 . 张伯臾医案 [M]. 上海：上海科学技术出版社，2008.］

【评析】　患者服本方后，症状减轻，遂再予本方连服 40 剂，而腺瘤消退。中医学谓瘿瘤多属痰属热，或气郁凝结肝经，而其本则又以肝肾阴虚者居多。本例即据此调治，辨证为肝阴不足，阴虚则生内热，夹痰凝结而成甲状腺瘤。阴虚是本，痰热是标，拟定本方养阴柔肝以治本，软坚化痰而治标，标本同治，痰热化而阴虚复，腺瘤得以消散。

3. 疏肝解郁，软坚散结，化痰清热法治疗石瘿（陈伯咸医案）

徐某，女，42 岁。1973 年 8 月 5 日初诊。

主诉：颈部左侧包块渐大 2 年。自觉吞咽时有阻隔感，并觉咽中痰液较多，纳食佳，二便调，月经后延，轻度痛经。在省立某医院诊断为良性甲状腺瘤。查体：脉沉弦，苔白微腻，项部左侧包块 5 cm×6 cm，中等硬度，可随吞咽上下活动，无压痛。

辨证：石瘿。

处方：生牡蛎（先煎）15 g，玄参 9 g，连翘 9 g，海藻 9 g，夏枯草 9 g，香附 9 g，柴胡 9 g，昆布 9 g，杭白芍 9 g，青皮 9 g，瓜蒌 15 g，半夏 9 g。

二诊：8 月 15 日。上处方服 10 剂，瘿瘤无明显变化，仅咽中痰减少，食欲较差。脉弦，苔白微腻，原方加陈皮 9 g、海蛤壳（先煎）9 g，继服。

三诊：8 月 28 日。又继进 10 剂，瘿瘤逐渐回消，食欲好转，余无著变。脉弦苔白。继服上处方。

四诊：9 月 12 日。共服药 30 剂，瘿瘤已全部消平，一切正常。

［董建华. 中国现代名中医医案精华·陈伯咸医案 [M]. 北京：北京出版社，1990.］

【评析】 瘿之病因外感六淫、内伤七情，痰气交阻而成。但通过临床观察，以内因为主，多由忧思恼怒，心情抑郁，久之五志化火，与湿痰凝结而成，亦有因肾阴亏损，肝肾之火上越与痰浊上结者。总的病机为郁火痰结。因此治疗原则应为疏肝解郁，软坚散结，化痰清热。陈伯咸临床治疗瘿病，抓住郁火痰结的主要病机，采用疏肝解郁、软坚散结、化痰清热法，方用海藻玉壶汤加减，祛邪而不伤正，化痰而不伤阴，故每获良效，值得后学者深究。

4. 养阴软坚，化痰利尿法治疗瘿瘤（张羹梅医案）

王某，女，33 岁。1961 年 3 月 18 日初诊。

主诉：颈部粗大 1 年余。某医院诊为甲状腺肿瘤。经治肿瘤渐小，面浮足肿未除，故来诊治。刻下症见：面浮，足肿，颈粗。脉细数，苔薄腻质红。

辨证：湿浊凝滞，结而成痰，病延日久，阴分已亏。

治法：养阴软坚，化痰利尿。

处方：川石斛（先煎）9 g，生牡蛎（先煎）30 g，川贝母 4.5 g，金银花 12 g，车前子（包煎）30 g，赤芍 9 g，冬瓜皮 12 g，牡丹皮 9 g，夏枯草 9 g。

二诊：上处方服 4 剂后，水肿渐退，他症亦有好转。效不更方，守原意加昆布 12 g，海带 12 g，再进。

三诊：上处方服 14 剂，水肿退尽，但有内热、腰痛等症，予二诊方加天花粉 12 g，金毛狗脊 12 g。

四诊：上处方又服 10 剂，症状全部消失。

［董建华. 中国现代名中医医案精华·张羹梅医案 [M]. 北京：北京出版社，1990.］

【评析】 本案应用海带、昆布、牡蛎、川贝母等化痰软坚，是治疗瘿瘤等痰证的要药。由于水湿停留日久，湿郁化热，热伤阴分，故一方面应用冬瓜皮、车前子利湿；另一方面用金银花、牡丹皮、夏枯草、天花粉、石斛清热养阴，故收良效。

5. 清肝散瘀，化痰软坚消肿法治疗瘿瘤（刘彦桐医案）

曾某，女，55 岁。1960 年 3 月 27 日初诊。

主诉：右侧颈部肿块 1 年余。病史：近 1 年来自觉颈部有压迫感，气憋，情绪易激动。右侧颈部包块逐渐肿起，初如绿豆大，渐如指头大。经某医院确诊为甲状腺腺瘤。建议手术治疗，患者畏惧手术，要求服中药治疗。肿块大如核桃，呈球形，随吞咽上下移动，时烦躁，吐痰，口干苦。检查：舌苔薄黄腻，脉沉弦细。两手触及包块光滑完整，界限清楚，质软，按之痛。淋巴结不肿大，无手颤、突眼等症状。

诊断：瘿瘤。

辨证：肝郁热盛，痰湿郁滞。

治法：清泄肝经郁热，化痰软坚，散瘀消肿。

处方：归血草根 9 g，白药子 6 g，炒谷芽 3 g，夏枯草 18 g，荆芥穗 18 g，连翘 30 g，薄荷（后下）9 g，金果榄 3 g，重楼 3 g，浙贝母 6 g，土贝母 6 g，海藻 9 g，甘草 9 g，牤牛蛋草 9 g，龙胆草 12 g，翻白草 9 g。

二诊（4 月 8 日）：上方服 9 剂，肿块缩至鸽卵大。原方牤牛蛋草增为 15 g。

三诊（4 月 28 日）：上方服 20 剂，肿块渐消，但进展不快。拟原方另配消化丸 18 丸，每服 2 丸，每日 3 次。消化丸组成：归血草根粉 18 g，生甘草粉 3 g，薄荷 3 g。炼蜜为丸，每丸 3 g 重。

四诊（5月5日）：上方服12剂，肿块消至如黄豆大，余症消除。

［河南省卫生厅. 河南省名老中医经验集锦 [M]. 郑州：河南科学技术出版社，1983.］

【评析】 本案病程较长，因常年操劳家务，忧思郁怒，郁结化热，肝脾失调，湿痰郁滞，结于颈侧乃成瘿瘤。故治以解郁化痰、清热解毒、软坚化瘀散结之法。方中归血草根、白药子，活血化瘀消瘤；夏枯草、连翘、重楼、金果榄、翻白草，解郁清热利咽；荆芥穗、牤牛蛋草，性辛温，散结气，破瘀血，配龙胆草以制温燥之性；海藻配土贝母化痰散结，软坚消肿，配甘草本相反，在治瘰疬瘿瘤中，二味常并用，欲取其反夺以成厥功也；炒谷芽健脾和中，引药上行，直达病所。增消化丸以清热化瘤，活血化瘀软坚。故疗效较为显著。

第二十六章
失荣、恶核

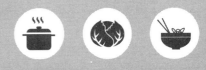

　　失荣证，生于耳之前后及肩项。其证初起，状如痰核，推之不动，坚硬如石，皮色如常，日渐长大。由忧思、恚怒、气郁、血逆与火凝结而成。日久难愈，形气渐衰，肌肉消瘦，愈溃愈硬，色现紫斑，腐烂浸淫，渗流血水，疮口开大，胬肉高突，形似翻花瘤证。古今虽有治法，终属败证。但不可弃而不治，初宜服和荣散坚丸，外贴阿魏化坚膏，然亦不过苟延岁月而已。《外科正宗》说："失荣者，先得后失，始富终贫，亦有虽居富贵，其心或因六欲不遂，损伤中气，郁火所凝，停结而成。其患多生肩以上，初起微肿，皮色不变。日久渐大，坚硬如石，推之不移，按之不动。半载一年，方生阴痛，气血渐衰，形容瘦削，破烂紫斑，渗流血水，或肿泛如莲，秽气熏蒸，昼夜不歇，半生疼痛，愈久愈大，越溃越坚，犯此俱为不治。"

　　恶核是指核生于肉中，形如豆或梅李，推之可动，患处疼痛，发热恶寒的病证。多因风热毒邪搏于血气，复为风寒乘袭所致。《外科全生集》中恶核指痰核之形大者。

1. 疏肝理气，健脾化湿祛痰，扶正抗癌法治疗恶核（张士舜医案）

　　田某，男，37岁。2009年6月11日初诊。

　　主诉：咽部不适1个月。刻下症见：咽部梗塞不适，吞咽困难，进食即痛，舌红苔白腻，脉弦滑。

　　辨证：痰气交阻。

　　治法：疏肝理气，健脾化湿祛痰，扶正抗癌。

　　处方：虎杖30 g，豆蔻（后下）10 g，藤黄0.06 g，土鳖虫10 g，重楼20 g，长春花10 g，干蟾10 g，喜树3 g，水蛭10 g，苦参10 g，白花蛇舌草30 g，红花10 g，地锦草10 g。水煎服，每日1剂，分2次。服药14剂，症状明显好转，继续服用中药，随证加减。

【评析】 本病起于肝气郁结，思虑伤脾，聚湿生痰，治疗当疏肝理气，健脾化湿祛痰，药到病除。

2. 化痰活血，补益正气法治疗恶核（闵范忠医案）

林某，女，45 岁。2014 年 11 月 13 日初诊。

病史：发现全身多处淋巴结肿大 1 年余。诉颈部肿物肿痛不适，乏力，伴咽痛，咳嗽，少痰，色白，难咳出，月经数月未来。纳食减少，夜寐不佳，二便可。舌淡，苔白稍腻，边有齿痕，脉沉细。外院淋巴结活检确诊为恶性淋巴瘤，行多程化疗后仍有肿大淋巴结。

西医诊断：恶性淋巴瘤。

中医诊断：恶核。

辨证：正气亏虚，痰瘀互结。

处方：白术 20 g，法半夏 10 g，薏苡仁 15 g，射干 10 g，柴胡 10 g，茯苓 10 g，厚朴 20 g，仙鹤草 30 g，白花蛇舌草 20 g，浙贝母 15 g，陈皮 10 g，香附 15 g，石菖蒲 20 g，猫爪草 15 g，天冬 15 g。每日 1 剂，水煎服。

二诊（11 月 27 日）：患者诉咽痛明显好转，颈部淋巴结有缩小，乏力、纳食情况有好转，舌淡，苔白，脉沉细。闵范忠守上方，去射干、石菖蒲，加苍术 10 g，半枝莲 20 g。

上方续服 4 周，患者乏力症状继续有好转，月经来潮，淋巴结继续缩小，闵师守方续服。

［程纬民 . 闵范忠教授治疗血液病经验 [J]. 中国中医药现代远程教育，2015，13（20）：21-22.］

【评析】 《外科证治全生集》谓"不痛而坚，形大如拳者，恶核失荣也""恶核……与石疽初期相同，然其寒凝甚结，毒根最深"。恶性淋巴瘤的病机为痰结与内虚，临床辨治不离"痰""虚"两字。患者坚信中医，服药坚持不懈，为消瘤康复创造了重要条件。

3. 从热毒痰瘀论治失荣（周仲瑛医案）

吴某，男，64 岁。1995 年 5 月 10 日初诊。

病史： 因患鼻咽癌于 1994 年 3 月开始放疗，5 月结束，11 月起两侧肋部肿胀，左侧破溃流脓，今年 3 月出现面瘫，先左后右，难以咀嚼吞咽，近 1 个月来口腔两次大量出血，口干欲饮，面色黄滞无华，舌苔薄，舌质红，脉小弦滑数。拟从热毒痰瘀郁结治疗。

处方： ①炙鳖甲（先煎）15 g，水牛角片（先煎）15 g，白花蛇舌草 30 g，漏芦 12 g，重楼 15 g，天葵子 10 g，炙蟾皮 5 g，山慈菇 10 g，制天南星 10 g，天冬 12 g，生黄芪 20 g，天花粉 15 g，生地黄 12 g，炙蜈蚣 3 条。水煎服，每日 1 剂。②另加犀黄丸，每次 1 支，每日 2 次。

二诊： 服上药 20 日，耳部肿胀一度明显消退，痛减，牙关开合好转，口腔未见出血。近 1 周来身热起伏不定，热无定时，最高体温达 38.5 ℃，汗出热解，左耳下腮部又见肿胀疼痛，两耳道常分泌黄水。舌红少津，脉弦滑数。证属热毒痰瘀互结，气阴两伤，仍当清消。处方：①漏芦 12 g，重楼 20 g，野菊花 25 g，紫花地丁 20 g，天葵子 10 g，半边莲 30 g，半枝莲 30 g，紫草 10 g，炙僵蚕 10 g，玄参 10 g，天花粉 15 g，金银花 15 g，白花蛇舌草 30 g。水煎服，每日 1 剂。②另加六神丸，每次 10 粒，每日 3 次。

三诊： 服药 3 月余，药后身热已平，未再复起。腮肿有所消减，耳道流水亦少，左肋溃破未敛，时渗脓液，右肋疼痛，舌苔黄腐腻花裂，舌质红，脉小滑数。证属热毒壅结，久病阴伤。处方：①炙鳖甲（先煎）15 g，漏芦 12 g，升麻 6 g，紫草 15 g，牡蛎（先煎）25 g，山慈菇 10 g，胆南星 10 g，川楝子 10 g，重楼 20 g，天花粉 15 g，玄参 10 g，天冬 12 g，生黄芪 20 g，炙乳香 5 g，炙没药 5 g。水煎服，每日 1 剂。②另加犀黄丸，每次 1 支，每日 2 次。

四诊： 上方加减治疗半年余，两肋肿胀疼痛基本消退，疼痛不显，左肋溃破已敛，耳后窦道疮口时愈时溃。益气养阴，解毒散结再进。处方：炙鳖甲（先煎）15 g，天冬 12 g，麦冬 12 g，玄参 12 g，生地黄 15 g，天花粉 15 g，生黄芪 20 g，蜂房 10 g，炙蟾皮 6 g，漏芦 12 g，蜈蚣 3 条，川楝子 10 g，山慈菇 10 g，炮山甲 10 g。水煎服，每日 1 剂。

五诊： 经益气养阴、解毒散结之法治疗后，左侧耳后窦道愈合，腮肿疼痛缓解，已半年不服止痛药，但两耳道仍时有渗液或血水，口干，食纳尚可，二便正常，舌苔浮黄花腻，舌质黯紫、中部多裂，脉弦滑数。证属热毒壅结，痰瘀凝聚，气阴两伤。处方：天冬 12 g，麦冬 12 g，天花粉 15 g，玄参 10 g，生黄芪 20 g，升麻 5 g，山慈菇 10 g，漏芦 12 g，龙葵 20 g，茯苓 20 g，蜂房 10 g，川楝子 15 g，炙僵蚕 10 g，炙蜈蚣 3 条，炙蟾皮 6 g，制天南星 10 g，乌梅 5 g，炙鳖甲（先煎）15 g。水煎服，每日 1 剂。服用上药半年后，患者一般情况良好，仍以上方加减巩固治疗。

［梅祥胜，李丽，杨明杰.国医大师验案良方［M］.北京：学苑出版社，2013.］

【评析】　本案患者病程较久，病情复杂，有局部转移之兆。患者进行全程化疗，且有口腔大出血，患病部位有破溃流脓血水，舌红少津，表明气血阴液耗伤明显；左耳下腮部又见肿胀疼痛，两耳道常分泌黄水，左肋破溃流脓，均为热毒痰瘀互结邪气鸱张所致。本案患者病理特点为邪实显著，正虚明显，治疗当扶正祛邪并重，清解瘀毒、益气养阴并进。在治疗此类棘手病证时，周仲瑛常仿仙方活命饮组方之法用药，"痰血交凝，是多蕴毒"，取白花蛇舌草、龙葵、茯苓、炙蟾皮等清解热毒散结，山慈菇、炙僵蚕、制天南星、炙蜈蚣化痰通络散结，乳香定痛和血，没药破血散结，炮山甲性坚、善走能散，川楝子、漏芦、蜂房解毒透络散结，通经理气散疏其滞；"肿坚之处，必有伏阳"，以炙鳖甲、天冬、麦冬、天花粉、玄参、生黄芪益气养阴，清伏热散结。癌肿溃后久不生肌收口，本方用药犹妙在生黄芪与升麻的配伍，生黄芪益气升阳、托疮生肌，升麻性能升散，解热毒，二者合用既引药透达上行，又可助药力驱邪外出。

4. 健脾益肾，软坚散结，化瘀解毒法治疗失荣（刘嘉湘医案）

朱某，男，63 岁，2007 年 7 月 10 日初诊。

病史：患者于 2002 年 1 月发现左锁上、颈部、腋下、腹股沟处淋巴结肿大，行左锁上淋巴结活检示：非霍奇金淋巴瘤滤泡 B 细胞型。经多次化疗等治疗后，病情反复。2007 年 4 月 19 日行颈、胸、腹、盆腔 CT 检查示：颈部、纵隔、双腋下、腹膜后、盆腔见肿大淋巴结影，符合非霍奇金淋巴瘤改变，最大约 6 cm×4 cm。患者于 2007 年 4 月进入上海某医院开展的美罗华合用万可治疗非霍奇金淋巴瘤临床试验，为对照组，仅予美罗华单药治疗。患者从服用美罗华开始，即出现浑身皮肤发疹、瘙痒，病情呈间歇性、进行性加剧。至 2007 年 7 月 10 日已服美罗华 81 天。复查 CT 示：颈部、纵隔、双腋下、腹膜后、盆腔见肿大淋巴结影，最大约 5.25 cm×3.95 cm，与 2007 年 4 月 19 日片相仿。刻下症见：

皮肤发疹，瘙痒难忍，颈、腋窝处、腹股沟淋巴结肿大，舌黯红、苔薄白，脉细。

辨证：脾肾亏虚、痰瘀毒结。

治法：健脾益肾，软坚散结，化瘀解毒。

处方：生黄芪 50 g，生白术、炙鳖甲（先煎）、炮山甲、苦参各 12 g，茯苓、蜂房、夏枯草、海藻、丹参各 15 g，山药、玄参、生牡蛎（先煎）、肉苁蓉各 30 g，橘叶、橘皮、甘草各 9 g，淫羊藿、生地黄、熟地黄各 24 g。每日 1 剂，水煎服。

二诊（2007 年 11 月 21 日）：患者诉药 1 剂后，皮肤瘙痒感即大减，皮疹亦有所消退；继服 1 周后，颈、腹股沟、腋窝处淋巴结均不同程度缩小。刻下症见：仅稍有皮疹瘙痒，余无明显不适，精神佳，纳可，便调，寐安，舌黯红、苔薄白，脉细。

2007 年 9 月 12 日复查颈、胸、腹、盆腔 CT 示：颈部、纵隔、双腋下、腹膜后、盆腔见肿大淋巴结影，最大约 2.36 cm×3.75 cm，较 2007 年 7 月 10 日片明显缩小（缩小 57%）。且在其所参加的临床试验中，对照组除该患者外，其余 2 人已因无效而被剔除出该试验。效不更方，原方淫羊藿改 30 g，继续治疗。

2007 年 11 月 24 日复查颈、胸、腹、盆腔 CT 示：颈部、纵隔、双腋下未见明显肿大淋巴结，腹膜后、盆腔见肿大淋巴结影，最大约 2.3 cm×2.8 cm，较 2007 年 9 月 12 日片略有缩小。

2008 年 1 月 12 日随访，患者症情稳定，颈、腹股沟、腋窝处淋巴结未扪及肿大，皮肤瘙痒亦缓解。

[吴继.刘嘉湘教授治疗恶性淋巴瘤 1 例 [J].新中医，2008，40（7）：117.]

【评析】 恶性淋巴瘤中医学称为失荣、痰核、瘰疬、石疽。本病不易治愈、复发率较高，远期疗效，不满意。刘教授认为，淋巴瘤发病的主要原因在于人体正气虚弱，体内阴阳失衡，脏腑、经络功能失调，其中脾肾亏虚又是最关键的病理基础。脾主运化水湿，为生痰之源；肾者水脏，主津液。脾虚运化乏权，肾虚气化失常，体内水液代谢异常，水湿内停，聚而成痰。痰阻经络，血行不畅，停而成瘀；或因痰阻气机，气滞血瘀，久而成积。正虚无力抵御外邪，而致邪毒内侵。痰、瘀、毒相互胶结，遂成恶核。临床表现为颈、腋、腹股沟处痰核累累，推之不移，经久不消，舌黯红等。故本病乃本虚标实之证，本虚在脾肾，标实乃痰、瘀、毒互结。治疗宜标本兼顾，健脾益肾以治本虚之源，化痰祛瘀解毒以消标实之变。同时根据患者具体情况，加强理气活血药的应用。本例患者，年过花甲，正气亏虚，患病日久，且反复化疗多次，脾肾两亏，痰、毒、瘀互结。刘教授治以扶正为主、祛邪为辅图治，立健脾益肾、软坚散结、化瘀解毒为治疗大法。方中重用生黄芪益气托毒，合生白术、茯苓、山药益气健脾；予炙鳖甲、生地黄、熟地黄、玄参滋补肾阴；淫羊藿、肉苁蓉温补肾阳，既可充先天以助脾气，又能阳中求阴以资肾阴；夏枯草、海藻、生牡蛎、炮山甲化痰软坚散结；蜂房化瘀解毒；橘叶、橘皮、丹参理气活血；苦参清热利湿；甘草解毒、调和诸药。全方标本兼顾，脾肾同治，阴阳互补，气血并重，故疗效显著。

第二十七章
梅核气

梅核气是指咽喉中不舒，如有梅核堵塞，故得此名。《金匮要略》对此证有较详细的描述："咽中如有炙脔，谓咽中有痰涎，如同炙肉，咯之不出，咽之不下者，即今之梅核病也。"此为临床之常见病，尤以妇女多见，但也可见于男性。相当于现代医学的神经官能症、慢性咽炎、食管炎等。

本病多因肝脾不和、痰气郁结所致，故又有痰郁之称，原六郁之一。《医方论》中说："凡郁病必先气病，气得疏通，郁病何有。"然解郁不离疏肝，化痰不离健脾，此乃治本之法。若痰郁化热，肝胃失和，治以化痰清热和胃，若肺燥痰凝，治以润燥化痰宣肺；痰凝血瘀者，治以痰瘀同治。

（1）肝郁痰阻型

【主症】咽中不适，如有物梗阻，咳之不出，咽之不下，时轻时重，胸中窒闷，时欲太息，或呕恶纳呆，腹胀便溏，或兼胁痛，舌苔白腻，脉弦滑或弦缓。

【治法】理气化痰，疏肝健脾。

【处方】半夏厚朴汤加味。制半夏、厚朴、茯苓、紫苏、射干、桔梗、甘草、生姜。

（2）痰热互结型

【主症】咽喉阻塞不畅，咳吐不出，烦躁易怒，口苦而黏，胸胁闷痛，嗳气呃逆，嘈杂舌酸，舌苔黄腻，脉弦滑数。

【治法】清热化痰，疏肝和胃。

【处方】小柴胡汤合温胆汤。柴胡、半夏、黄芩、生姜、竹茹、枳实、陈皮、茯苓、大枣、甘草。

（3）痰凝血瘀型

【主症】自觉咽部有物梗阻，吐不出咽不下，饮水尚可，饮食则时有梗阻感，呕恶多痰，急躁易怒，情绪不宁，胸部疼痛如针刺，固定不移，舌质紫黯，或有瘀斑，脉弦涩。

【治法】化痰解郁，活血祛瘀。

【处方】会厌逐瘀汤加味。桃仁、红花、桔梗、生地黄、当归、玄参、柴胡、枳壳、赤芍、甘草、威灵仙、厚朴、半夏。

1. 降气化痰，行气开郁法治疗梅核气（刘志龙医案）

熊某，男，37岁，2013年3月19日就诊。

主诉：咽部异物感1个月。夜晚咳嗽明显，无痰，胃纳尚可，大便调。本院电子鼻咽镜示慢性咽炎。舌淡苔黄，脉细滑。

辨证：虚火上炎。

治法：滋阴降火。

处方：牛膝15 g，炙甘草5 g，泽泻15 g，肉桂（后下）5 g，熟附子6 g，山药20 g，山茱萸20 g，土牛膝15 g，芦根20 g，木蝴蝶12 g，杏仁10 g，桔梗10 g。7剂，水煎服，每日1剂。

二诊（4月2日）：服上药疗效不显，仍觉咽部异物感，偶咳嗽，舌淡，脉沉细。

辨证：情志不遂，痰结于喉。

治法：降气化痰，行气开郁。处方：法半夏15 g，厚朴15 g，紫苏叶15 g，茯苓15 g，生姜8 g，柴胡15 g，炙甘草5 g，枳壳12 g，白芍10 g，桔梗12 g，杏仁10 g。7剂，水煎服，每日1剂。

三诊（4月9日）：咽部异物感明显减轻，舌脉同前。以上方加木蝴蝶10 g，北沙参15 g，肉桂（后下）6 g，浙贝母15 g，蝉蜕12 g善后。

[马召田. 刘志龙教授运用半夏厚朴汤医案举隅 [J]. 中国社区医师，2017，33（22）：108，110.]

【评析】 患者梅核气（慢性咽炎），初考虑虚火上炎，予金匮肾气丸加味，疗效不显。二诊时考虑梅核气多由情志不遂，痰结于喉所致，遂予半夏厚朴汤合四逆散，加桔梗引药上行，加杏仁宣肺，诸药合用，降气化痰，行气开郁，果然咽部异物感减轻明显，继予半夏厚朴汤加味巩固疗效。

2. 健脾疏肝，理气化痰法治疗梅核气（李振华医案）

李某，女，43 岁，2005 年 11 月 30 日就诊。

主诉： 咽中有异物感 1 月余。患者咽中似有异物梗阻，吐之不出，咽之不下，口干不欲饮，胸闷气短，腹胀纳差，身倦乏力。望之面色萎黄，形体消瘦，每因情志不遂或饮食不当而加重。经某医院耳鼻喉科喉镜检查提示慢性咽炎。曾服阿莫仙、冬凌草片、山豆根片、草珊瑚含片等多种药物治疗，效果欠佳。察其舌质淡红，体胖大，边见齿痕，苔白稍腻，诊脉弦细。

辨证： 脾虚肝郁，痰凝气滞。

治法： 健脾疏肝，理气化痰，清利咽喉。

处方： 自拟理气消梅汤加减。拟方如下：白术 10 g，茯苓 15 g，橘红 10 g，半夏 10 g，香附 10 g，厚朴 10 g，紫苏 6 g，砂仁（后下）8 g，枳壳 10 g，郁金 10 g，牛蒡子 10 g，桔梗 10 g，山豆根 10 g，射干 10 g，甘草 3 g，生姜 3 片。15 剂。每日 1 剂，水煎服。

二诊： 服 15 剂，诸症大减，但仍感腹胀纳差，身倦乏力。治法同前，方中加焦三仙以消食和胃。

三诊： 又服 15 剂，改用香砂六君子汤加味以健脾益气，扶正善后，并嘱其调理饮食，调畅情志，避免过度劳累。处方如下：党参 10 g，白术 10 g，茯苓 15 g，陈皮 10 g，半夏 10 g，木香 6 g，砂仁（后下）8 g，川厚朴 10 g，枳壳 10 g，郁金 10 g，乌药 10 g，焦三仙各 12 g，炒薏苡仁 30 g，甘草 3 g。20 剂。每日 1 剂，水煎服。

［梅祥胜，李丽，杨明杰. 国医大师验案良方·五官卷 [M]. 北京：学苑出版社，2010.］

【评析】 此为患者素体脾胃虚弱，复因情志不遂，肝失条达，气机郁结，木郁乘土，运化失职，升降失常，痰湿内生，痰与气相互搏结，聚于咽喉而发为梅核气。三诊后中气得充，肝气得疏，痰湿得化，肝脾功能协调，故诸症消失。此时李振华强调，患者胃病日久，虽慢性咽炎初愈，但仍须护脾胃之气，不可继用牛蒡子、山豆根、射干等苦寒清热之品，避免损伤胃气。

3. 化湿涤痰，行气散结法治疗梅核气（冬梅巴提布尔医案）

刻下症见：患者精神抑郁，多虑多疑，咽部不适，胸胁满闷，随情绪波动而时轻时重，纳呆，夜寐欠安，舌质红，苔黄，脉弦滑。

辨证：痰湿郁结。

治法：化湿涤痰，行气散结。

处方：温胆汤加减。拟方如下：陈皮5 g，法半夏6 g，茯苓10 g，竹茹6 g，麸炒枳实12 g，黄芩10 g，瓜蒌10 g，浙贝母9 g，桔梗5 g，枇杷叶6 g，醋柴胡6 g，醋香附9 g，炙甘草6 g。每日1剂，水煎，分2次饭后服。

服6剂后，患者症状缓解，胸宽气畅，予方加白芥子6 g，姜厚朴9 g，前后服药15剂，症状缓解，病渐向愈，门诊随访，半年无复发。

［冬梅巴提布尔.用温胆汤"从痰论治"临床应用举隅[J].内蒙古中医药，2016，35（9）：58-59.］

【评析】 梅核气称气痰，多由七情郁结，脾失健运，水湿停聚，化痰而成。痰凝气滞上逆咽喉而发病。治疗当重气、火、痰三者，治以温胆汤有良效。若见气盛者，加理气之品，如川厚朴、枳壳、瓜蒌、沉香；火盛者，加栀子、龙胆草、黄芩、石膏等品；痰盛者，加祛痰开泻肺气之药，如炒紫苏子、浙贝母、杏仁、桔梗、桑白皮等药；日久燥热伤阴可加养阴润燥之品，如天冬、麦冬、知母、生地黄、玄参、沙参、枇杷叶等。

4. 滋养肝肾，益气化痰法治疗梅核气（严忠医案）

李某，女，51岁，1981年10月12日就诊。

病史：患者因家庭不睦持续月余，嗣后便觉喉中不适似有痰块阻室，咯之不出，咽之不入，常以张口为快，精神萎靡，嗜卧厌话，乏力少食，众人为之担忧，疑为"食管肿府"，曾去南京某医院做食道钡检未见异常。拟诊为梅核气，自服中药四七汤加味二十余剂未见症情缓解。来我院治疗时仍诉咽喉阻室不利，伴见面目少华，纳呆神疲，头昏唾酸，舌红苔薄，脉细无力。查两侧扁桃体不肿大，血常规检查示白细胞及分类无异常。

辨证：肝肾气虚，阴津上凝。

治法：滋养肝肾，益气化痰。

处方：凝唾汤。拟方如下：茯苓 30 g，党参、前胡、麦冬、生地黄、白芍各 15 g，木蝴蝶、肉桂心（后下）、绿萼梅各 5 g，昆布、炙甘草各 10 g，大枣 30 枚。

服药 5 剂，喉窒顿减，胃动纳增，继守原方 10 剂，喉中阻窒若失。经随访 3 年，梅核气未见复发。

［严忠．凝唾汤治疗梅核气 [J]. 陕西中医，1985（6）：266.］

【评析】 凝唾汤出自唐代孙思邈《备急千金要方》卷十九。孙思邈谓其"治虚损短气、咽喉凝唾不出，如胶塞喉方"。实践证明本病若因治疗失宜或诱发因素长期不除往往会反复发作，共症状表现由实转虚。巢元方《诸病源候论》卷四"虚劳凝唾候"条下指出"虚劳则津液减少，肾气不足故也，肾液为唾、上焦生热、热冲咽喉，故唾凝结也"。肝肾本为同源，肝肾气虚阴津上凝实为本病病机之一。再从本处方物组合和病机推理探求，不难窥测，孙思邈治疗梅核气立论于肾，着眼于虚，同前人从实论治大相径庭。所以方中用人参、甘草、大枣、茯苓、前胡益气和中，杜生痰之源。用生地黄、白芍滋养肝肾疗其虚损之本。用麦冬通脉道、下逆气、除上焦烦热。用肉桂心既寓潜降龙雷之火，引之归元，更有助阳通痹、涤化凝唾之功。故本方用于年老体弱、肝肾不足之虚型梅核气患者实有良效。

第二十八章
痰阻经闭

　　痰阻经闭是闭经类型之一，是指女子年逾 18 岁，因痰湿滞于冲任，月经尚未来潮，或曾来潮而又中断达 3 个月以上者。本证常见于肥胖妇女，先是月经落后量少，渐至经闭。凡先天性无子宫、无阴道，或处女膜闭锁等器质性病变所致的闭经，非药物治疗所能奏效，均不在此论述。

　　痰阻闭经虽为痰湿为患，其证属实，但其本多由脾虚血亏，久则累及肾阳，或为肝气郁结而成。其治应以"虚则补之，实则泻之"为原则，采用通补之法，配合使用，权衡侧重，或定期（3 周补法、1 周通利法）治之。

　　【主症】经水逐渐减少，以致经闭。形体日渐肥胖，腰酸水肿，带下量多质黏，胸闷恶心，心悸气短，纳谷少馨，乏力倦怠，舌苔白腻，脉滑。

　　【治法】燥湿祛痰，调理冲任。

　　【处方】苍附导痰丸加减。苍术、香附、陈皮、枳壳、茯苓、胆南星、半夏、甘草、当归、川芎、菖蒲、川牛膝、莪术。

1. 化痰破瘀法治疗痰阻经闭（李春华医案）

　　莫某，女，23 岁，已婚，1987 年 1 月 7 日入院。

　　病史：闭经 3 年，数月一行，行而不畅，血黯有血块，小腹刺痛，寐差多梦。西医妇科检查：阴道内分泌物呈烂豆腐渣样，子宫前位，大小异常。辅助检查：激素水平略低于正常；白带杂菌。

　　辨证：痰瘀阻滞冲任，壅塞胞脉，经水阻隔。

　　处方：化痰破瘀通经汤加味。柴胡、当归、白芍、白术、茯苓、益母草、鸡血藤、白芥子各 15 g，川芎、法半夏、陈皮、红花各 10 g。每日 1 剂。水煎，每日 3 次。守上方加减，连服 32 剂。2 月 9 日月经来潮，行经 4 天，经量适中，经期腰酸痛。

因患者闭经多年，治疗时间较长，因而于 2 月 16 日转家庭病床治疗，仍守前方加仙茅、巴戟天、菟丝子各 15 g，于 3 月 23 日月经来潮，经量适中，有少许小血块，白带恢复正常，诸症消失。

[陈金荣.李春华运用痰瘀学说治疗妇科疑难病的经验 [J].新中医，1995（6）：4–5.]

【评析】 李春华认为实证闭经，不但有气滞血瘀和痰湿阻滞两种类型，而且痰和瘀血胶结，壅塞胞脉导致的闭经也屡见不鲜。《灵枢·邪客篇》："营气者，泌其津液，注之于脉，化以为血。说明津血同源。病理方面，气滞既可导致血瘀，又可聚湿成痰。《医学入门》指出："痰乃精血所成。"《张氏医通》云："肥人多年内伤，血蓄……杂于痰涎。"因此，痰瘀形成的闭经应该痰瘀同治。其自拟化痰破瘀通经汤（当归、柴胡、白芍、茯苓、白术、益母草、鸡血藤各 15 g，川芎、陈皮、法半夏各 10 g）为治疗痰瘀闭经的基本方剂。瘀血偏重加桃仁、红花各 10 g；痰湿偏重者加天南星 10 g，白芥子 15 g；气滞明显者加香附、郁金各 15 g；肾阳偏虚者加仙茅、淫羊藿各 15 g。

2. 化痰活血疏利法治疗痰阻经闭不孕（侯玲玲医案）

刘某，女，26 岁。1984 年 10 月 18 日初诊。

主诉：闭经及婚后 4 年不孕。患者 13 岁月经初潮，周期 30 天，经期 5～6 天。16 岁下乡插队，经期饮冷，随后经量逐渐减少，18 岁开始紊乱推后，初为 2～3 个月一次，后逐渐延长至 5 个月一次，年余一次，发展至近 2 年完全闭经。妇科检查：外阴正常，阴道浅，宫颈小，宫体小，如胡桃大，平位，活动，附件（－）。临床诊断为闭经、子宫发育不良、不孕。病理检查：黏液纤维素中散在分布少量子宫内膜腺体显示增生期改变；子宫内膜极少，不能排除子宫内膜发育不良。阴道细胞学检查诊断为卵巢功能中度低落。经多方治疗未效。用西药行人工周期治疗（先后进行 4 次，每次 3 个月经周期），曾使月经来潮，但药停依然如故。详询病史，月经偶潮期间，经色紫黑质稀，23 岁起逐渐发胖，并随之出现头晕、恶心、胸闷、嗜睡懒动、带多、阵阵心悸、阵热、时水肿，偶有腰酸、耳鸣等症。观其形色，躯体呈均匀性肥胖，上鼻梁两侧褐斑明显，目眶青黯，舌质紫黯，边有齿痕，苔薄白，脉沉涩。

辨证：痰阻经闭。

处方：胆南星、肉桂（后下）各 6 g，半夏、川芎、柴胡、陈皮、甘草各 10 g，苍术、白术、香附、当归各 12 g，茯苓 15 g。

服 10 剂后，带中夹有少量血迹，腰略酸，表明血海有活动之机，再于原方基础上稍增活血药 10 剂，继续疏导。1984 年 12 月 10 日经复潮，经期 5 日，但量少质紫，他症亦随之减轻，体重由 72.5 kg 降至 67.5 kg，但时恶心，脉沉迟，原方择加附子、竹茹各 6 g，枳壳 10 g 等继服 12 剂。

复诊（1985 年 1 月 17 日）：经应至未至，烦躁、叹息、头晕等症又复，予原方加桃红等 4 剂，意欲催经。药后虽腹痛，但经仍未至，且心中烦甚，原方再加柴胡、郁金、莪术、穿山甲 4 剂，药后虽心烦、叹息有所减轻，但经仍不至。再观舌脉，舌质已不紫，脉沉细而滑、尺弱。回顾病情，心悸、头晕、恶心等大减，体重亦已渐降，表明痰、瘀已减，因恍悟，催经经不至，乃因于痰瘀已减之时，未能及时转治冲任虚损，故随即改以调补冲任为主。处方：熟地黄、菟丝子、桑葚、山茱萸、枸杞子各 12 g，肉苁蓉 15 g，柴胡、杭白芍、苍术、白术、半夏各 10 g，胆南星、肉桂（后下）各 6 g。连服 8 剂，使冲任得养。再以当归、丹参、鸡血藤、川芎各 12 g，陈皮、竹茹、穿山甲各 10 g，连服 5 剂，活血促排卵。继以六味地黄丸每日 1 丸，二陈丸每日半包，再服 10 日。经治疗一个周期，3 月 27 日再次经转。如此连续调整两个周期，至 6 月 10 日经潮时，其量、色、质已基本正常，诸症亦基本消失。后于 9 月受孕，1986 年 7 月生一壮子。

[侯玲玲. 痰阻经闭不孕治验 [J]. 四川中医，1987（7）：38.]

【评析】 祸起于冲任初盛未健之时，寒袭胞宫，血海滞塞，影响冲任经脉之正常流通，以致其发育受阻；又胞中血滞寒凝，经血不泻，则脏腑功能受制，脾、肝之运化、疏泄功能失常，使不泻之经血化赤为痰，痰生又反滞血海，致成痰阻闭经、不孕顽证。其病机包括寒、痰、瘀、冲任不足。而四者之中，以痰为急，故治当以化痰祛痰为主。

3. 化痰除湿，活血调经法治疗痰阻经闭（牛柏寒医案）

患者，女，18 岁，2016 年 1 月 8 日初诊。

主诉：停经 6 月余。初次月经：2015 年 6 月 15 日，期量不详。自从 15 岁初潮以来，经期推迟，2～3 个月一行，经量时多时少，经期长短不一。近 1 年半食量增加，形体逐渐肥胖，并伴有胸胁满闷，咽中痰多，神疲倦怠，舌苔白腻，脉滑。B超显示子宫内膜厚8.6 mm。

辨证：痰湿阻滞型闭经。

治法：化痰除湿，活血调经。

处方：苍附导痰汤加减。苍术15 g，香附12 g，茯苓20 g，半夏12 g，陈皮12 g，枳壳12 g，薏苡仁15 g，益母草12 g，丹参12 g，牛膝12 g，甘草6 g。水煎服，每日1剂。嘱禁食膏粱厚味之品，多运动。服上药半月余，月经来潮，但量少。继按此法服用5个月后，月经周期为28天，色量正常。

［牛柏寒，曹雪．苍附导痰汤加减治疗脾虚痰湿内阻型妇科病举隅［J］.中国民间疗法，2017，25（7）：56-57.］

【评析】 《女科切要》云："肥白妇人，经闭而不通者，必是湿痰与脂膜壅塞之故也。"患者素体肥胖，痰湿阻滞，气血运行不畅，冲任壅滞，月经停闭，脾阳失运，痰湿困脾，胸膈满闷，湿浊下注，带下量多。故用苍附导痰汤化痰除湿健脾，并加车前子、薏苡仁燥湿止带。

4. 补肾养心，健脾祛湿，温阳通经法治疗痰阻经闭（王九一医案）

张某，女，17岁。2003年8月11日初诊。

主诉：闭经半年。病史：患者13岁月经初潮，行经正常，14个月前因中考紧张月经稀发6个月后闭经，每服黄体酮行经，停药则月经不行。现月经5个月未行。形体丰腴，无异常感觉，舌红苔黄，脉沉细数。查B超：子宫附件未见异常。诊为闭经痰湿阻滞型。患者历经中考，思虑过度，劳伤心脾，致心血不足、脾失运化，肝肾失于后天濡养。肝脾肾三脏功能失调又导致痰湿内生阻塞脉道。经血乏源，疏泄失常，脉道不通致月经不行。

治法：补肾养心，健脾祛湿，温阳通经。

处方：丹参30 g，川芎10 g，当归10 g，熟地黄15 g，白芍15 g，牛膝15 g，香附30 g，茯苓30 g，苍术15 g，橘红10 g，清半夏10 g，白芥子6 g，王不留行30 g，肉桂（后下）10 g。6剂。每日1剂，水煎服。

二诊：药后腰腹隐痛，乳房胀痛，舌红苔少，脉沉细数。前方加菟丝子30 g，补骨脂10 g，细辛6 g，砂仁（后下）6 g，继服6剂。

三诊：药后腰腹痛及乳房胀痛均消失。舌红苔少，脉沉细滑数。继服前方5剂。

四诊：8月26日于服第15剂药时行经，量可，色正，无腹痛，现经量已减少。舌红苔薄黄，脉沉细滑数。处方：牡丹皮 10 g，丹参 30 g，当归 10 g，川芎 6 g，香附 15 g，怀牛膝 15 g，茯苓 30 g，白术 10 g，柴胡 10 g，葛根 15 g，木香 10 g，延胡索 15 g，4 剂。病情稳定，非经期继以 8 月 11 日方加减调理，经期以四诊方加减调理 3 个月，月经周期基本规律，行经正常，嘱其平时服用"人参归脾丸"以巩固疗效。半年后随访月经正常。

［刘士梅，苑金藏．王九一老师治疗闭经经验 [J]．光明中医，2007（1）：29–30.］

【评析】　王老师数十年来运用"加味四物汤"随证加减治疗闭经取得满意效果。方由四物汤加丹参、肉桂、香附、怀牛膝、茯苓组成。其中当归补血活血，和肝止痛，为妇科调经要药；熟地黄养血滋阴，补精益髓，既为补血要药，又是滋阴主药；川芎辛香行散，温通血脉，既能活血祛瘀，又能行气开郁，前人称为血中之气药，有通达气血的功效；白芍养血调经，柔肝止痛。据有关研究归、芎、芍、地四药等量则补血行血均衡，地、芍量大于归、芎则重滋阴补血，地、芍量小于归、芎则重在行血和血。丹参养心血，活血通脉；肉桂补火助阳，温通经脉，有温运阳气，鼓舞气血生长的功效；怀牛膝补肝肾，活血祛瘀，引血下行；香附疏肝理气，调经止痛；茯苓利水渗湿，健脾。诸药合用寓攻于补，共奏调肝补肾，健脾养心，行气养血，温通经脉，燮理阴阳的作用。临床应用中根据辨证选择适当的配伍比例，随证加减变通，每能获得良效。肝肾不足加杜仲、山茱萸、枸杞子、菟丝子等补益肝肾；气血虚弱者加人参、黄芪、白术、砂仁、陈皮等益气健脾，以强气血生化之源；阴虚血燥、气滞血瘀者酌加桃仁、红花、王不留行、川楝子、陈皮、枳壳、柴胡、延胡索等理气活血化瘀止痛；痰湿阻滞加白芥子、苍术、白术、橘红、半夏等燥湿祛痰；寒凝血瘀者酌加小茴香、制附子、干姜等温经散寒止痛。

5. 补肾化痰软坚法治疗痰阻经闭（黄绳武医案）

康某，女，16 岁。1985 年 6 月 13 日初诊。

病史： 11 岁月经初潮，既往月经后期，每 40 ～ 50 天一潮，量少，伴有痛经，后经治疗痛经好转，但月经后期越来越严重。1984 年春节回北京探亲时，因闭经做腹腔镜检查，诊断为多囊卵巢综合征。自 1984 年 8 月开始至今近 1 年，月经一直未潮，期间曾求医服中药近二百余剂，大便干结，腹部胀气有所好转，但月经终未来潮。刻下症见：形体消瘦，面色黯，情志抑郁，多毛，以双下肢尤甚。小便次数多，口不甚干。舌偏红，苔白，脉细数。

处方： 鹿角霜（先煎）15 g，香附 12 g，鸡血藤 15 g，鳖甲（先煎）30 g，菟丝子 15 g，薏苡仁 15 g，鸡内金 10 g，柏子仁 10 g，泽兰 10 g，川牛膝 10 g，益母草 12 g。

二诊： 1985 年 7 月 4 日。月经仍未来潮，夜晚发躁热，口干喜饮，二便调，纳可。舌红、苔薄黄，脉细。继服上处方，加浙贝母 15 g。

三诊： 7 月 21 日。服上处方后月经于 7 月 16 日来潮，始色黑如渣，后转红，量少，3 天干净，经后躁热感消失。舌红、苔薄，脉细弱。继服上处方。

四诊： 8 月 16 日。服药后月经于 8 月 9 日来潮，现已干净，量较前增多，月经颜色亦转红，无腰腹痛，精神较佳。舌红、苔薄，脉细。继服上处方以巩固疗效。

［董建华．中国现代名中医医案精粹第 1 集 [M]．北京：人民卫生出版社，2010．］

【评析】 现代一些报道多囊卵巢综合征的中医治疗，多采用补肾养血、化痰软坚法。黄绳武根据多囊卵巢综合征的主要表现，以补肾、化痰、软坚治疗，并根据患者具体情况辨证与辨病相结合，治疗上抓住重点在肾，方用鹿角霜温补强壮，又配以菟丝子补肾精。闭经之病，虚寒者多而实热者少，即使有火，多属虚火。用柏子仁养心血而可润肠通便，牛膝、泽兰活血调经、引血下行，又助以鸡血藤养血活血。多囊卵巢综合征属中医癥瘕范畴，故用鳖甲、浙贝母配鹿角霜软坚散结，用生薏苡仁利湿以解下焦之毒。香附行气开郁治其心情抑郁，又治闭经，鸡内金消腹胀又活血化滞，其用多途。全方辨证抓住重点，辨病符合情理，故取效迅速。

第二十九章
带下病

带下病是指痰湿下注，损伤任带二脉，而致带下量多，或色质气味发生变化，或伴有全身症状者。在正常情况下，妇女阴道内有少量白色黏液，无臭气，也无局部刺激症状，起润滑和保护阴道表面的作用。至于妊娠初期或月经前后白带增多，均属正常生理现象，不作病论。

《证治准绳》指出："有湿痰而弱不禁攻者燥之。"所以本病应以燥湿化痰为主治疗，结合患病的成因，还当分别虚实。实证以痰湿为主，治宜燥化痰湿；虚者以脾虚为主，治宜健脾益气，佐以燥化痰湿。

（1）痰湿内阻型

【主症】白带量多，浊黏如痰，但腥而不臭，并伴有体肥痰多，恶心纳差，胸脘痞闷，时欲呕恶，苔白腻，脉滑。

【治法】燥湿涤痰。

【处方】完带汤合二陈汤。陈皮、半夏、茯苓、炙甘草、炒白术、炒山药、人参、白芍、车前子、苍术、荆芥炭、柴胡。

（2）脾虚痰阻型

【主症】带下色白，量多而黏，无特殊臭气，淋沥不断，伴有脘闷纳差，体肥懒动，恶心呕吐痰多，疲倦肢软无力，或有水肿，或有腹胀，舌淡苔白腻，脉缓弱。

【治法】健脾燥湿化痰。

【处方】六君子汤加味。陈皮、半夏、茯苓、甘草、人参、白术、芡实。

（3）湿热痰浊下注型

【主症】白带增多，有时如经水来潮，色白或黄，气味腥臭，质黏稠如蛋清，外阴瘙痒，舌尖红、苔黄腻，脉滑数。

【治法】清热利湿化痰。

【处方】四妙散合二陈汤加味。黄柏、苍术、牛膝、薏苡仁、陈皮、法半夏、茯苓、滑石、甘草。

1. 健脾燥湿止带法治疗带下病（牛柏寒医案）

患者，女，49岁，2016年8月24日初诊。

病史： 2年前绝经，1周前出现外阴瘙痒，阴道分泌物增多，色白，无异味，口黏腻。平素饮食不佳，食欲差，纳眠可，大便溏，舌质淡红，边有齿痕，苔厚腻，脉沉滑。妇科检查：阴道见大量白色分泌物，质稀，宫颈光滑。

辨证： 脾虚痰湿下注。

治法： 健脾燥湿止带。

处方： 苍附导痰汤加减。苍术15 g，香附12 g，茯苓20 g，半夏12 g，陈皮12 g，枳壳12 g，麸炒白术15 g，麸炒山药15 g，苦参20 g，车前子（包煎）15 g，甘草6 g。水煎服，每日1剂。服药2周后阴道分泌物明显减少，食欲增加，余症消失。

［牛柏寒，曹雪.苍附导痰汤加减治疗脾虚痰湿内阻型妇科病举隅[J].中国民间疗法，2017，25（7）：56-57.］

【评析】 脾为生痰之源，湿最易困脾，内湿多责之于脾。平素脾阳虚，失其健运，不能运化水液，痰湿内生，口中黏腻，痰湿阻滞胃脘，饮食不节，湿浊下注，流注冲任，伤及带脉，带下量多。方用苍附导痰汤以健脾利湿、化痰止带，加苦参、车前子以利湿止带，加麸炒白术、麸炒山药以温阳健脾、燥湿止带。服药2周后诸症消除。

2. 清热利湿法治疗湿热夹痰留滞胞宫带下病（夏斌医案）

蒙某，女，38岁。

病史： 白带增多3年，曾先后以制霉菌素、灭滴灵、庆大霉素、龙胆泻肝汤、二妙散、知柏地黄丸、完带汤、补中益气汤等加减治疗罔效，于1983年6月26日来我处就医。刻下症见：白带增多，有时如经水来潮，色白，时黄，气味腥臭，质黏稠如蛋清。外阴瘙痒，妇科检查无异常发现。大便常稀软，小便清利，舌尖红，苔薄白，脉弦缓。先予黄柏、苍术、茯苓、白芥子各15 g，牛膝、陈皮各12 g，薏苡仁、煅牡蛎（先煎）、党参各 30 g，法半夏 9 g，炙甘草 3 g。每日 1 剂。2 剂之后，白带骤减。再诊时于上方去炙甘草，加白术 15 g，泽泻 12 g，滑石（先煎）18 g。连服 6 剂，诸症若失。随访至今，未见复发。

［夏斌. 四妙六君子汤治湿热挟痰带下 [J]. 四川中医，1987（3）：45.］

【评析】 《妇人秘科》说："带下之病，妇女多有之，赤者属热，兼虚兼火治之；白者属湿，兼虚兼痰治之。年久不止者，以补脾胃为主兼升提。大抵瘦人多火，肥人多痰。"尤其值得注意的是，《妇人秘科》指出带下病病前病后都存在着"虚"的病机，在治疗时，必须兼顾其虚。本例患者，带症长达 3 年，平时多为白色，且大便常稀软，可知其病乃属脾虚湿盛，湿聚为痰；近日带下黏稠味臭者，乃湿郁化热，湿热下注，湿热夹痰留滞胞宫所致。故以清热利湿，引邪下行之四妙丸，健脾益气，燥湿化痰之六君子汤合方，增煅牡蛎止带，辅白芥子涤痰，佐滑石渗湿，而泽泻配白术有泽泻汤之义，最善利水消痰。至此，三年带下终得痊愈。

3. 带下病治痰四法（程运文医案）

🍅 案一　燥化湿痰法治疗带下病

方某，38 岁。1981 年 8 月 3 日初诊。

病史：患带下病 4 个月，经治效果不佳。带下量多，质黏稠，色白，有秽气，腰酸，纳呆，头昏重，舌淡红、苔白腻，脉滑。

辨证：湿痰下注，任带失固。

治法：燥湿化痰。

处方：茯苓 30 g，炒薏苡仁、椿皮、苍术、厚朴、陈皮、姜半夏、枳壳各 10 g，橘红、制天南星各 5 g，炙甘草 3 g。

5 剂后，带下减少，诸症缓解，腰仍酸。上方加川续断、白术各 10 g，又服 10 剂，带下正常，诸症消失。

【评析】 燥化湿痰法适用于湿痰下注，任带失固之带下病。症见带下量多，质黏如痰，色白，有秽气，胸闷不舒，纳谷不香，嗜卧倦怠，或头晕头重，心慌心悸，舌淡红、苔白腻，脉滑。方用《症因脉治》之平胃导痰汤（苍术、厚朴、陈皮、甘草、天南星、橘红、茯苓、半夏、枳壳）加椿皮、炒薏苡仁等。

案二　温化寒痰法治疗带下病

张某，45 岁。1978 年 5 月 21 日初诊。

病史：患带下病半年，经治效不明显。带下量多，色白，质黏稠如稀痰，少腹冷痛，得温痛减，四肢不温，舌淡红，苔白腻，脉沉滑。

辨证：寒痰下注，冲任失固。

治法：温化寒痰。

处方：茯苓 30 g，干姜、制附子、法半夏各 20 g，桂枝、苍术、白术各 10 g，制天南星、橘红各 5 g。5 剂后，带下已少，少腹冷痛止。药证相符，又服 14 剂，诸症消失。用肾气丸善后调理，随访 1 年未发。

【评析】 温化寒痰法适用于寒痰下注，任带失固之带下病。症见带下量多，质黏稠如稀痰，色白，畏寒，四肢不温；或伴小腹疼痛，喜按，得温痛减；或伴溲清便溏或经行愆期，色黯红，舌质淡或黯红、苔白腻，脉沉滑。方用理中汤合二陈汤加减。

案三　清化热痰法治疗带下病

朱某，42 岁。1983 年 9 月 6 日初诊。

病史：患带下病 2 年，反复发作，经久不愈。带下量多，质黏稠，色黄，气味腥臭，小腹胀痛，大便干结，心烦失寐，舌质红、苔黄腻，脉滑数。

辨证：热痰下注，冲任失固。

治法：清化热痰。

处方：全瓜蒌、茯苓各 20 g，椿皮、黄芩、姜半夏、枳壳、浙贝母各 10 g，黄连、竹茹、胆南星、生甘草、橘红各 5 g。7 剂后，带下减少，诸症缓解。药已中病，再予 7 剂，带下正常，诸症悉除。继用参苓白术丸，善后调理 1 个月。随访 1 年，带下病未发。

【评析】 清化热痰法适用于热痰下注，任带失固之带下病。症见带下量多，质黏稠，色黄，甚则黄绿如脓，有腥臭气，小腹胀痛，伴心烦口苦黏腻，溲黄，大便干结，舌质红、苔黄腻，脉滑数。方用芩连温胆汤加栀子、椿皮、瓜蒌皮。

案四　化痰逐瘀法治疗带下病

王某，39 岁。1983 年 7 月 13 日初诊。

病史： 人工流产后带下量多，质黏稠，色黄，夹有血丝，少腹刺痛，舌边有瘀斑，苔黄腻，脉滑。多方治疗效果不佳。

辨证： 热痰与瘀血互结，损伤任带。

治法： 清化热痰，活血化瘀。

处方： 黄连、竹茹、胆南星各 5 g，浙贝母、姜半夏、黄芩、三棱、莪术、丹参、郁金、川牛膝、枳实各 10 g、瓜蒌皮 20 g、生牡蛎（先煎）30 g。10 剂后，带下量减，诸症缓解。上方加白术 10 g，又服 15 剂，诸症消失。后服健脾丸 1 个月，善后调理。随访 1 年，身体健康。

【评析】 化痰逐瘀法适用于痰瘀互结，损及任带之带下病。症见带下量多，质黏稠，夹有血丝，色或白或黄，下腹胀痛或刺痛，拒按，可触及癥瘕包块，舌质黯红、或边有瘀斑、苔白腻或黄腻，脉或滑或涩。偏寒者，用二陈汤或苓桂术甘汤合血府逐瘀汤加减，偏热者，用芩连温胆汤合丹参饮加减。

［程运文 . 带下病治痰四法 [J]. 湖南中医杂志，1988（3）：16–17.］

4. 燥湿化痰，佐以清热法治疗带下病（侯天印医案）

赵某，32 岁，女。1986 年 3 月 28 日就诊。

病史： 患者白带增多 2 年余，气味腥臭，黄白相兼，质黏稠如蛋清，外阴瘙痒，白带涂片检查未见异常，大便溏泄不爽，舌苔白腻，脉弦滑。

诊断： 带下病。

辨证： 湿热痰浊流注胞宫。

治法： 燥湿化痰，佐以清热。

处方： 苍术 15 g，白芥子 15 g，茯苓 15 g，陈皮 10 g，薏苡仁 10 g，半夏 10 g，煅牡蛎（先煎）30 g，黄柏 10 g，车前子（包煎）30 g，甘草 3 g。每日 1 剂，水煎服。服 2 剂后，白带明显减少。继服 6 剂，诸症消失，病告痊愈。

［侯天印，王春华 . 痰证论 [M]. 北京：人民军医出版社，1989.］

【评析】 本案患者由于湿热痰浊流注胞宫而致白带增多，气味腥臭，黄白相兼，质黏稠如蛋清，伴有外阴瘙痒，故治疗从燥湿化痰清热立法，予燥湿化痰清热的中药汤剂内服。由于药证相符，故收效显著。

第三十章
妊娠恶阻

妊娠恶阻是指冲气夹痰浊上逆而致妊娠期恶心呕吐痰涎或黏沫，恶闻食气，或食入即吐的一种病证。一般见于妊娠早期，轻者至妊娠 2～3 个月后，自然消失，重者频频呕吐，或不食亦吐，可持续至妊娠后期。若仅是妊娠初起偶有恶心呕吐、择食，则为妊娠早期常有的反应，经过一段时间，即可自行恢复。

本证的治疗，当以调气和冲、化痰降逆止呕为主。

（1）痰热犯胃型

【主症】妊娠以后，恶心呕吐痰涎苦水，头晕心烦，胸胁痞闷，口干而腻，舌红，苔黄腻，脉滑数或弦滑。

【治法】清热化痰，降逆止呕。

【处方】橘皮竹茹汤。鲜竹茹、橘皮、茯苓、制半夏、生姜。

（2）痰饮停胃型

【主症】妊娠 2～3 个月，呕吐痰涎或黏沫清水，以晨起为重，头晕目眩，胸膈满闷，不思饮食，甚则食入即吐，舌淡，苔白腻而滑，脉弦或滑。

【治法】温化痰饮，降逆止呕。

【处方】苓桂术甘汤合小半夏汤加减。云苓、桂枝、白术、炙甘草、生半夏、生姜汁。

（3）脾虚痰滞型

【主症】素体虚弱，妊娠初期，呕不能食，或食入即呕，吐出痰涎饮食之物，头眩择食，肢体沉重，精神怠倦，脘闷腹胀，舌淡苔腻，脉滑无力。

【治法】益气健中，化痰降逆。

【处方】香砂六君子汤。人参、茯苓、白术、陈皮、半夏、炙甘草、木香、砂仁、大枣、生姜。

妊娠呕吐，虽有寒、热、虚、实之分，但总以痰浊阻胃、胃失和降为主要病机。临床上要脉证合参，分别论治。

1. 化痰降逆，健脾除湿法治疗妊娠恶阻（王秀丽医案）

高某，25 岁，已婚，1998 年 6 月初诊。

病史：妊娠 3 个月，恶心，呕吐痰涎，胸脘满闷，不思饮食，口淡乏味，精神疲倦，舌胖质淡，苔白，脉滑。

辨证：痰饮夹冲脉之气上逆。

治法：化痰降逆，健脾除湿。

处方：二陈汤加减。茯苓 20 g，陈皮、党参、枇杷叶各 15 g，砂仁（后下）10 g，甘草 5 g。水煎服，频频少量服。药尽 3 剂，恶心、吐涎及脘闷悉减，续服 6 剂，诸症悉除。足月生一子，母子均康。

［王秀丽 . 妇科病从痰湿论治举隅 [J]. 河南中医，1999，19（6）：63.］

【评析】 《产鉴》曰："妇人有孕恶心，阻其饮食也，由胃气怯弱，中脘停痰。"《胎产心法》云："妊娠禀受怯弱，中脘宿有痰饮，便有阻病。"本案四诊合参，虽妊妇体盛，但多虚多湿，其证乃由脾虚失运，其气上逆所致。法拟化痰降逆，健脾除湿。故用二陈汤加减，疗效颇佳。

2. 清肝健脾，和胃降逆法治疗妊娠恶阻（夏桂成医案）

张某，28 岁。2014 年 11 月 27 日初诊。

主诉：停经 3 月余，恶心涌吐痰涎 45 天。近 1 个半月以来，恶心、呕吐痰涎明显，曾输液治疗不能缓解，口吐口水及痰涎时作，纳谷尚可，不吐谷物，但觉恶心，晨起吐黄水，大便时偏干，面部痤疮时作。口中觉涩，食后更甚，喝水后方能进食，疲乏无力，周身乏力，小腹作胀。脉细滑，舌红苔腻。此乃脾虚气弱，痰湿内阻所致，脾主涎，脾气虚则不能收摄，涎偏多，神疲乏力，脾所以虚馁，与肝经郁火有关。

处方：清肝健脾汤加减。白芍 10 g，钩藤（后下）10 g，黄连 3 g，党参 15 g，炒白术 10 g，茯苓、茯神各 10 g，炙黄芪 10 g，炒竹茹 10 g，广陈皮 6 g，广木香 6 g，砂仁（后下）3 g，桑寄生 10 g。7 剂。

二诊（12 月 4 日）：妊娠涌吐痰涎，边缘性前置胎盘。药后面部痤疮明显消散，痰涎并未明显减少，恶心尚可，大便先干后稀，纳谷尚香，饭后打嗝明显，痰多频频咯吐。B超：胎盘下延至子宫内口。原方去砂仁，炙黄芪用量加重至15 g，加炮姜5 g。7剂。

三诊（12月11日）： 孕4个月，妊娠呕吐痰涎，边缘性前置胎盘，面部痤疮消散，呕吐略减，纳差，腰酸，痰涎多，不能喝水，晨起黏痰多，肠鸣。厚白腻舌苔不化，纳差，不欲饮水，小腹作胀，下坠感轻度。仿小半夏加茯苓汤之意，上方加半夏6 g、生姜3片、炙升麻3 g。15剂。

四诊（12月25日）： 停经5个月，恶心、痰多较前好转，小腹作坠，大便日行2次，第一次大便不太成形，余无不适。拟益气助胎，清心和胃。处方：补中益气汤加味。黄芪15 g，党参15 g，生白术10 g，茯苓、茯神各10 g，白芍10 g，陈皮6 g，升麻6 g，广木香6 g，炒竹茹10 g，钩藤（后下）10 g，黄连3 g，莲子心5 g，桑寄生10 g，菟丝子10 g。10剂。

五诊（2015年1月19日）： 妊娠呕吐、痤疮、低置胎盘、恶心呕吐明显好转，痰涎减少，略有恶心，晨起较著，夜寐尚可，脉细弦，舌红苔腻。上方去莲子心，改黄芪用量为20 g。10剂。

［胡荣魁，谈勇．夏桂成国医大师调治妊娠诸疾经验探赜 [J]．江苏中医药，2015，47（12）：1-4.］

【评析】 妊娠恶阻为妇科常见疾病，但食入不吐，反而仅涌吐痰涎不能自止者，临床并不多见。夏桂成认为，妊娠之后，子宫内胎元初凝而气血旺盛，易于迫冲脉之气升逆，冲气动乎肝，犯逆于胃，胃失和降，若素体胃虚，脾胃不足，运化失司，酿生痰湿者，则易于涌吐痰涎。该疾病发病有两个因素，一则冲肝气逆，二则素体脾胃虚弱。但食入不吐，仅吐痰涎者，当胃气尚强，和降功能尚可，而脾虚较著，痰涎湿盛，临床上应当予以注意。治疗以清肝降逆、健脾和胃为主。该病脾胃虚弱为本，肝火上冲犯胃为标，急则治标，缓则治本，当先清肃肝火，顺气降逆，然后健脾和胃，和缓治本，佐以化痰燥湿蠲饮。清降肝火者，夏桂成善用钩藤汤加减，脾虚湿盛者，多用香砂六君子汤加入竹茹、半夏等药，灵活加减。同时须注意补肾安胎，理气和胃。

该例患者但吐痰涎，不能自止，而面部痤疮满布，显然孕后胎气偏旺，肝胃之火升腾，治以清肝胃之火为先，佐以健脾化痰。"脾为生痰之源"，脾虚气弱，运化失职，痰浊内生，夹肝火上逆，则痰涎涌出不止。治疗当清肝健脾，和胃降逆。面部痤疮清退后，用小半夏茯苓汤，加强清肝健脾、降逆止呕之功。后患者检查示低置胎盘，中医多认为与脾虚气弱相关，经补气升提之法治疗，最终 B 超提示胎盘位置上升。

3. 健脾温胃化饮法治疗妊娠恶阻（马大正医案）

谢某，27 岁，2005 年 4 月 11 日就诊。

病史： 妊娠 42 天，进食后立即恶心呕吐 4 天，吐出食物，口淡多涎，喜冷饮，饮入则舒，腰酸。舌淡红，苔薄腻，脉细滑。

治法： 健脾温胃化饮。

处方： 猪苓散加味。猪苓 12 g，白术 12 g，茯苓 12 g，肉桂（后下）4 g，杜仲 10 g，3 剂。

复诊（2005 年 4 月 14 日）： 恶阻消失，腰痛减轻，无不适，舌脉如上。中药守上方续进 4 剂。

三诊（2005 年 4 月 18 日）： 吃水果之后口淡恶心 4 天，舌脉如上。中药守上方加吴茱萸 3 g，3 剂。

四诊（2005 年 4 月 21 日）： 口淡，进食之后即觉恶心，无嗳气，大便溏软。舌淡红，苔薄白，脉细。治法：温胃清热，健脾化饮。处方：猪苓散合半夏泻心汤加味。猪苓 12 g，白术 12 g，茯苓 12 g，半夏 12 g，炒黄芩 5 g，炒黄连 3 g，干姜 5 g，炙甘草 6 g，党参 12 g，大枣 6 枚，炒粳米 30 g，5 剂。服药之后恶阻消失。

［马大正. 经方治疗妊娠恶阻验案 6 则 [J]. 河南中医，2007（12）：11–12.］

【评析】 猪苓散是《金匮要略》治疗胃中有停饮而出现呕吐，呕吐后饮水，饮后仍旧索饮的方剂。呕吐虽然已经去除部分停饮，然未尽之停饮仍阻遏津液之上承，故渴而思水，如过饮则旧饮未尽又增新饮，故"宜猪苓散以崇土而逐水也"。（尤在泾语）在妊娠恶阻患者之中，有相当一部分患者表现为呕吐痰涎而同时喜饮，少少予之则舒。苔腻的患者，即属于胃有停饮、津液不升者，当以猪苓汤为主治疗。

4. 健脾和胃疏肝，清热化痰法治疗妊娠恶阻（朱颖医案）

张某，女，32 岁，已婚。孕 1 产 0。2013 年 12 月 17 日初诊。

主诉： 停经 61 天，恶心呕吐加重 3 天。病史：患者平素脾胃虚弱，自怀孕以来，食欲下降，孕吐频作，易烦躁，近 3 天无明显诱因，恶心呕吐加重，呕吐清涎，头沉，体倦乏力，胸闷腹胀，易怒，口渴，不欲饮食，小便可，大便不成形，舌质偏淡，苔薄腻偏黄，脉沉滑偏数。尿常规：酮体（－）。

诊断： 妊娠恶阻。

辨证： 脾胃虚弱，兼肝郁痰湿蕴热。

治法： 和、清、补并用，健脾和胃疏肝，清热化痰。

处方： 香砂六君子汤合紫苏叶黄连汤合小半夏加茯苓汤加减。太子参 15 g，炙黄芪 20 g，炒白术 20 g，陈皮 10 g，砂仁（后下）6 g，木香 6 g，半夏 15 g，茯苓 15 g，生姜 10 g，紫苏叶 10 g，黄芩 6 g，黄连 5 g，炙枇杷叶 15 g，刀豆 10 g，菟丝子 20 g，桑寄生 15 g，阿胶（烊化兑服）10 g，3 剂，每日 1 剂，多次频服，水煎服。

二诊： 2013 年 12 月 20 日。患者自诉，诸症好转，食欲欠佳，予前方去半夏、茯苓、生姜、阿胶，加焦麦芽 20 g、焦谷芽 20 g。5 剂，每日 1 剂，多次频服，水煎服。

［姚琦，朱颖．朱颖教授治疗妊娠恶阻四法浅析 [J]．陕西中医学院学报，2015，38（3）：49-50．］

【评析】 患者平素脾胃虚弱，孕后阴血下聚养胎，无以濡养脾胃，土虚木乘；另外，心身医学本就把妊娠呕吐视为产科的心身疾病之一，认为此类患者的中枢比较敏感。本案患者年龄偏大，又是第一次怀孕，故精神紧张，心理压力大，致使郁而化热，肝气偏旺，烦躁发怒；脾胃虚弱，运化失司，水湿停于中焦，或随胃气上行，故食欲下降，呕吐清涎，头沉，胸闷腹胀；继而肝郁化火，痰湿化热，出现易怒、口渴、苔偏黄、脉偏数等热象。全方 17 味药，补以香砂六君子汤以健脾益气和胃，取扶助正气，补土抑木之意，加黄芩增强清肝火的作用，联合半夏、陈皮、枇杷叶、太子参，有橘皮竹茹汤之意，以图调和肝脾之用；清以紫苏叶黄连汤以去脾胃之湿热，加用小半夏加茯苓汤燥湿化痰，增强降逆止呕的作用；恶阻日久恐伤胎元，加菟丝子、桑寄生、阿胶以安胎。二诊时患者自述诸症好转，因半夏有毒，衰其大半而止，故前方去半夏、茯苓、生姜，因食欲欠佳，去阿胶，以防滋腻脾胃，加焦麦芽、焦谷芽以健脾开胃，疗效显著。

5. 补中益气，化痰和胃法治疗妊娠恶阻（侯天印医案）

鲁某，女，26 岁。1985 年 12 月 15 日初诊。

病史：患者停经 3 个月，恶心呕吐二十余天，呕吐痰涎，不欲饮食，食入则吐，头昏、卧床不起，身软无力，胃脘不适，面色少华，舌淡苔白腻，脉沉细滑。

诊断：妊娠恶阻。

辨证：脾胃虚弱，痰湿中阻，冲气上逆，胃失和降。

治法：补中益气，化痰和胃。

处方：党参 15 g，白术 15 g，茯苓 15 g，陈皮 10 g，砂仁（后下）9 g，白豆蔻（后下）9 g，炙甘草 5 g，生姜 3 片。水煎服，另用生半夏 6 g 为末，每日 2 次，汤药送服。患者服药 4 剂，呕恶大减，饮食增加。改用香砂六君子汤加减，服至 6 剂，呕吐止。食欲正常，能做适当的家务劳动。

［侯天印，王春华 . 痰证论 [M]. 北京：人民军医出版社，1989.］

【评析】 本案患者由于脾胃虚弱，痰湿中阻，冲气上逆，胃失和降而致妊娠恶阻，治疗宜从补中益气、化痰和胃立法，予六君子汤加减内服，药证相符。药后呕恶大减，饮食增加，改用香砂六君子汤加减，服至 6 剂，呕吐止，食欲正常，而临床治愈。

第三十一章
痰湿不孕症

痰湿阻于胞宫所致的不孕属不孕症常见证型之一，是指痰湿阻滞胞脉，或壅塞胞宫，致使育龄期妇女婚后 2 年以上，或曾生育，或流产后 2 年以上未避孕而不能摄精成孕者。前者称为原发性不孕症，后者称为继发性不孕症。

本病乃痰湿为患，早期治疗当以化痰除湿为要，痰湿已去，当以治本善后，治本者，乃杜痰之生也，酌情予以健脾、疏肝、补肾等法。此外，还宜调情志，节房事，慎起居。

【**主症**】婚后久不受孕，形体肥胖，面色㿠白，头晕心悸，胸闷泛恶，经行延后，量少或闭经，带下量多，质黏稠，舌淡胖，苔白腻或厚腻，脉滑或弦滑。

【**治法**】燥湿化痰通络。

【**处方**】启宫丸加味。半夏、香附、苍术、陈皮、神曲、茯苓、川芎、石菖蒲、远志，川牛膝。

1. 祛痰化瘀法治疗痰湿不孕症（李春华医案）

侯某，女，28 岁，1983 年 9 月 11 日入院。

病史：患者月经不调 3 年，结婚 2 年夫妇同居不孕。妇科检查：子宫前位，大小正常，宫颈 I 度糜烂，附件（－），输卵管通液 7 mL，诊为原发性不孕症。刻下症见：月经失调，经行 10 ～ 20 天干净，经量时多时少，夹有血块；经后赤白带下，量多黏稠，伴有少腹刺痛，嗜睡懒言，少气心悸，舌淡、苔薄白，脉细略数。

辨证：痰瘀胶结，胞脉闭阻之不孕症。

处方：祛痰消瘀清宫汤。苍术、茯苓、当归、白芥子各 15 g，香附、川芎各 12 g，陈皮、法半夏、没药各 10 g，丹参、卷柏各 30 g。每日 1 剂，分 3 次服。同时根据症情增减药味，行经量及血块多时减川芎、卷柏，加炒蒲黄（包煎）10 g，仙鹤草 30 g；赤白带下加赤芍 15 g，生薏苡仁 30 g；带下色黄加黄柏 10 g，败酱草 30 g。至 1984 年 1 月 17 日出院，共住院 4 个月。出院时月经周期恢复正常，行经期 6～8 天干净，经量一般。后仍每月在门诊就诊，李春华继投祛痰化瘀清宫汤，又服药 5 个月，于 1984 年 6 月怀孕，后足月顺产 1 女婴。

[陈金荣.李春华运用痰瘀学说治疗妇科疑难病的经验 [J]. 新中医，1995（6）：4-5.]

【评析】 《医宗金鉴》指出："女子不孕之故，由伤其冲任也……或因宿血积于胞中，新血不能成孕……或因体盛痰多，脂膜壅塞胞中而不成孕。"可见痰瘀壅积胞宫也是导致不孕症的因素之一。李春华自拟祛痰消瘀清宫汤（苍术、茯苓、当归各 15 g，香附、川芎各 12 g，陈皮、没药各 10 g，卷柏、丹参各 30 g）治疗痰瘀积聚之不孕症，收到良好的治疗效果。寒痰偏盛者加桂枝 15 g，细辛 6 g；瘀血偏盛者加赤芍 15 g，桃仁 10 g，红花 6 g；热痰偏盛者加竹茹 10 g，败酱草 30 g。

2. 温阳导痰，调经种子法治疗痰湿不孕症（何嘉琳医案）

徐某，30 岁。

主诉：结婚 3 年未孕。形体肥胖，月经先后无定期，量少，色淡，平素带下量多，色白清稀，喉中痰多，色白易咯，形寒畏冷，夜尿增多，腹胀便烂，脉沉细而滑，苔白腻、舌质黯胖。曾经妇检：子宫发育小。输卵管通水：两侧输卵管畅通，无阻力。测 B.B.T 3 个月经周期，均为不规则双相。

辨证：脾肾阳虚，痰湿壅阻胞宫而致不孕。

治法：温阳导痰，调经种子。

处方：鹿角霜（先煎）12 g，淫羊藿 12 g，炒补骨脂 12 g，葫芦巴 12 g，清炙黄芪 15 g，制苍白术各 10 g，姜半夏 10 g，陈胆南星 6 g、化橘红 9 g，石菖蒲 5 g，丹参 15 g，泽泻、泽兰各 9 g，炒椒目 3 g。

服药 14 剂，月经后期半个月才来潮，量较前增，喉中痰减，腹胀便溏亦瘥，行经期改用活血化痰方。处方：当归 15 g，川芎 10 g，制香附 12 g，青皮 9 g，丹参 15 g，鸡血藤 15 g，川桂枝 6 g，姜半夏 10 g，陈胆南星 6 g，广郁金 10 g，泽兰 10 g。连服 5 剂。经净后继以前方。如此调治 2 个月，月经准期，量增，咯痰、畏寒症状明显好转，苔白舌质红。上方去鸡血藤、黄芪、苍白术，加细辛 5 g，巴戟天 12 g、菟丝子 18 g。服药 15 剂，当月受孕，前后调治 4 个月而告痊愈。

[何嘉琳. 痰湿不孕辨治 [J]. 上海中医药杂志，1991（8）：15-17.]

【评析】 阳虚痰阻型，患者素体阳虚，水湿不化，聚湿成痰，或嗜食膏粱厚味，痰湿内生，气机不畅，壅阻胞宫，致胞脉不能摄精成孕。其本为阳气虚弱，其标为痰湿。此类型患者最为多见，以脾肾阳虚为主。临床常见月经后期、量少，形体肥胖，喉中痰多，色白易咯、动则气急，神疲嗜睡，畏寒腰酸，带下量多，色白清稀，腹胀便溏，脉沉细而滑，苔白腻、舌质黯胖。治疗上亦宗前人"种子必先调经，经调自易成孕"之见，宜温阳涤痰。临床当视标本症状轻重，而有所侧重。我们常用温经导痰汤（经验方）加减，药选官桂、鹿角片、淫羊藿、仙茅、巴戟天、苍术、白术、姜半夏、胆南星、椒目、泽泻、山楂等。

3. 清热通腑，化痰生津法治疗痰湿不孕症（何嘉琳医案）

金某，26 岁。

主诉： 婚后 2 年未孕。月经 3/（39 ～ 45），量少，婚后经量更减，质稠。形体丰满，面赤气粗，自诉喉中有痰作梗已 4 ～ 5 年，色黄质稠，大便秘结，胸腹胀满。妇科检查：幼稚型子宫。B.B.T 显示：黄体功能不全。脉弦滑，苔薄黄。舌质红。患者系先天肾气不足，阴虚生内热，煎熬津液，郁而化痰，痰热互结，胞脉闭塞而致不孕。

治法： 清热通腑，化痰生津。

处方： 生大黄 10 g，芒硝 10 g，丹参 15 g，天花粉 15 g，川石斛 15 g，马鞭草 15 g，竹沥半夏 15 g，陈胆南星 6 g，天竺黄 10 g，川浙贝母各 5 g，海浮石（先煎）12 g，生山楂 30 g。另：鲜竹沥（分冲）1 支。

服药 14 剂，大便畅通，胸腹已舒，面赤气粗亦减，喉中痰色转白，易咯。痰热稍清，再拟化痰消脂，调经种子。处方：竹沥达痰丸（分 2 次吞）10 g，丹参 15 g，赤芍 10 g，当归 12 g，川芎 5 g，天花粉 15 g，川石斛 15 g，马鞭草 15 g，平地木 15 g，生山楂 30 g，生地黄 12 g，麦冬 12 g，枸杞子 12 g。行经期增用桃仁、牛膝，以期活血下行。此后经量渐增，咯痰气粗症状消失。上法调经 3 个月而怀孕，后顺产一女婴。

[何嘉琳. 痰湿不孕辨治 [J]. 上海中医药杂志，1991（8）：15-17.]

【评析】 阴虚痰阻型，患者素体阴血不足，又兼情志内伤，肝气郁结，气郁化火，煎熬津液成痰，下流胞宫，胞脉闭塞而致不孕。正如万全在《妇人秘科》中指出："形肥多痰多郁者，责其血虚气热也。"其本为阴血不足，其标为痰火。临床症见月经先后不定，量少色红质稠，形体肥胖，喉中有痰，色黄质稠，面红气粗，口干不欲饮，胸腹胀满，大便秘结。

4. 健脾化痰，理气疏肝，调和气血法治疗痰湿不孕症（戴裕光医案）

刘某，女，29岁。2004年7月28日初诊。

主诉：不孕4年。患者2000年第一次怀孕时，因当时读研究生及家务繁忙，在怀孕29天时出现阴道流血，即去某医院进行保胎治疗，随即行B超检查，因未见胚芽而行人流术清宫。之后又发现左侧卵巢囊肿，手术治疗中发现左侧输卵管伞端与卵巢粘连严重，而切除左侧输卵管伞。现因4年未孕来中医科就诊。刻下症见：月经提前3～4天，周期为26天，行经4天，色鲜红，有块，腹痛，腰酸痛，形体肥胖，纳多，白带少，不黄，舌淡，苔薄腻，脉沉。

西医诊断：继发性不孕。

中医诊断：不孕症。

辨证：痰湿内阻。

治法：健脾化痰，理气疏肝，调和气血。

处方：茜草15 g，当归9 g，白芍12 g，川芎9 g，香附9 g，小青皮9 g，柴胡4 g，牡丹皮9 g，甘草4 g，怀牛膝15 g，莪术9 g，天花粉15 g，黄芪15 g，广郁金12 g，鸡内金12 g，胆南星12 g，苍白术各15 g，薏苡仁15 g。7剂。每日1剂，水煎服。桂附地黄丸12丸，每日1次，口服，温补肾阳；六味地黄丸9 g，每日1次，口服，滋补肾阴。

二诊（2004年8月10日）：患者形体肥胖，面色㿠白，月事提前4天，色鲜红，有血块，腹痛，腰酸痛，纳佳，二便可，舌淡，苔白，脉沉。患者面色㿠白，形体肥胖，虽纳佳，但气血生化障碍，变生痰湿，痰湿内阻，经脉不畅，气机不利，胞宫不易种子。处方：陈皮6 g，半夏12 g，炙甘草9 g，茯苓12 g，泽泻12 g，川牛膝15 g，麦芽12 g，苍术15 g，芡实12 g，薏苡仁12 g，当归9 g，茜草15 g，女贞子12 g，墨旱莲12 g，何首乌12 g。7剂。每日1剂，水煎服。

三诊（2004年8月19日）：患者月经提前5天，量少，仅行经3天，纳可，大便每日一行，舌淡，苔白，脉沉。女子以血为本，然而患者气血生化障碍，变为痰、水，故形丰，经量少。通过健脾、脾气运化而祛湿化痰，益气养血。处方：党参 15 g，白术 12 g，茯苓 9 g，甘草 9 g，当归 19 g，熟地黄 15 g，白芍 12 g，川芎 6 g，肉桂（后下）4 g，黄芪 24 g，陈皮 6 g，大枣 12 g，桑寄生 15 g，沙苑子 12 g，菟丝子 12 g。生姜 2 片。4 剂。每日 1 剂，水煎服。

四诊（2004 年 9 月 3 日）：患者服药后情况转佳，纳可，眠可，二便调，月经量较前有所增多，无痛经，舌淡红，苔白，脉沉。痰既是病理产物，又是继发的致病因子，针对"肥人多痰"，治疗依据病机而采用健脾除湿之法，去其生痰之源，这样人体摄入的水谷精微就不会化为痰浊，气血得充，肝肾得养，月事自然以时而下。宗前方 10 剂。

五诊（2004 年 9 月 20 日）：患者因工作繁忙前方连服 20 剂，现月事规律，经量多于以前，色鲜红，苔薄，脉沉。女子以血为本，以肝为先天，女子之经带、胎、产等生理功能全赖气血的充盈，继续调养气血。宗方 10 剂。

六诊（2004 年 10 月 25 日）：患者来报月事停止，妇科检查示尿 hCG（＋），已受孕怀胎，舌淡红，苔薄，脉沉。应静心调养，饮食不可过量。

［戴裕光．戴裕光医案医话集 [M]．北京：学苑出版社，2006．］

【评析】　女子结婚后夫妇同居 2 年以上，配偶生殖功能正常，未避孕而不受孕者，称为原发性不孕。如曾生育或流产后，无避孕而 2 年以上不再受孕者，称为继发性不孕。肾主生殖，冲为血海，任主胞宫，不孕与肾的关系密切，并与天癸、冲任、子宫的功能失调，或脏腑气血不足，影响胞腑络脉功能有关。不孕的病因或因肾虚，先天肾气不充，不能温煦子宫，子宫虚冷，以致不能摄精成孕；或精血不足，冲任脉虚，不能成孕；或阴虚火旺，血海蕴热，亦不能成孕；或因肝郁情志不畅，肝气郁结，疏泄失常，气血不和，冲任不能相资，以致不孕；或因痰湿体质肥胖，或恣食膏粱厚味，脾虚不足，痰湿内生，气机不畅，胞脉受阻，不能摄精成孕，或因血瘀，经期、产后余血未净，或感受寒邪，寒凝血瘀，胞脉阻滞，两精不能结合以致不孕。方中陈皮、半夏化痰燥湿；苍术、茯苓健脾燥湿；薏苡仁、芡实、麦芽、泽泻健脾利湿；当归养血活血；茜草活血；女贞子、墨旱莲、何首乌、怀牛膝养肝肾。三诊投十全大补汤脾肾同治，气血双补。方中党参、白术、黄芪健脾；肉桂温补脾肾；当归、熟地黄、白芍、川芎养血活血；陈皮健脾化痰；茯苓渗湿；桑寄生、沙苑子、菟丝子滋补肝肾；生姜走而不守，使药性灵动。

第三十二章
其他类疑难杂病从痰论治

1. 梦魇从痰论治（宋明锁医案）

郑某，男，8岁，2003年7月4日初诊。

病史：患儿连续3个月在无明显诱因情况下，夜寐惊乍而起，噩梦频频，口出秽语，难以叫醒，醒后数分钟内不识家人，伴有恐惧、焦虑。每夜二三次，影响休息与学习。刻下症见：精神倦怠、神情恍惚，烦躁，面赤唇红，大便干，二三日一行，舌质红、苔黄厚腻脉弦滑。

诊断：梦魇。

辨证：胆郁痰扰。

治法：清肝平胆化痰。

处方：栀子温胆汤加减。枳实8g，陈皮8g，栀子8g，竹茹12g，清半夏6g，黄连6g，大黄（后下）6g，茯神10g，石菖蒲6g，甘草3g。每日1剂，水煎服。服上方3剂梦魇次数明显减少，夜已能寐。上方加焦槟榔10g，继服3剂诸症皆愈。

[王小芸，宋明锁.宋明锁栀子温胆汤治疗儿科疾病举隅[J].光明中医，2014，29（10）：2055-2057.]

【评析】 梦魇为中医之病名。其症噩梦离奇，或如有重物压身，常突然惊醒。中医认为本病分虚实两证，虚者多由心血不足，血不养心，实者多为痰火扰心，胆气不宁。而本案正属后者，本证与温胆汤原方主治之"心胆虚怯，触事易惊，梦寐不祥""心虚烦闷，坐卧不安"颇相吻合，对于此证治以清泻痰火，清心安神。常用栀子温胆汤加黄连、莲子心、远志。案中选用枳实行气泻浊，陈皮、半夏理气化痰，竹茹清热化痰除烦，栀子清肝热，黄连泻心火，大黄通便泄热，茯神、石菖蒲化痰安神定志，药证相合，诸症平息。

2. 分裂情感性精神病从痰论治（丁德正医案）

患者，女，26 岁，1991 年 7 月 25 日初诊。

病史：患者虚弱无力，扶入诊室，边走边啜泣，且不断骂其夫；语出低微含糊，颇含惶怯苦楚与无奈。病狂怒而乱与懵忧惶怯交替发作已 10 年，此次懵忧发作已 4 个月，呆懵愁忧，语出荒谬，始谓其夫欲投"毒"害之，后谓其夫伙同他人用"电波"将其控制，往其嘴灌"蚂蝗"，谓"蚂蝗"在其腹内乱钻，为此痛不欲生；且"冤死鬼"不断劝："快自杀"。刻下症见：肤瘦，面色惨白而青晦，多灰垢，目光呆滞而乏神，虚烦无寐，舌质黯红，边有青斑，苔灰黑滑腻，爪甲枯脆，脉沉细。

诊断：分裂情感性精神病，抑郁。

辨证：肝气虚夹痰瘀。

处方：补气养肝化痰汤（先父丁浮艇拟方）加减。黄芪 30 g，白术 18 g，山茱萸 30 g，熟地黄 24 g，炙甘草 18 g，桂枝 18 g，胆南星 9 g，枳实 12 g，陈皮 9 g，矾郁金 24 g，川贝母 12 g，丹参 20 g，三棱、莪术各 12 g，石菖蒲 18 g，独活 5 g；另琥珀 3 g。

针灸：肝俞、肾俞、脾俞，均用补法；百会、四神聪、神庭透上星、间使、通里、丰隆、太冲。

耳穴：脑点、肝、神门，均用平补平泻法，留针 2～3 小时，针后艾灸，每日针灸 1 次。

治至第 40 日，呆滞懵忧略减，仍坚称体内有"蚂蝗"。治至第 74 日，懵忧恐怯大减，体内有"蚂蝗"之妄想动摇，"冤死鬼"劝死之声消失。治至第 129 日，诸症皆释。于方中减温补品之量，加生地黄、酸枣仁各 24 g，服 30 剂。出所时，予六味地黄丸合四君子汤加减，嘱续服 5 年余以巩固之。随访迄今，精神状态良好。

［丁德正. 疑病症状群验案 3 则 [J]. 中华中医药杂志，2016，31（6）：2191-2192.]

【评析】 此例分裂情感性精神病患者荒谬之疑病妄想及懵忧恐怯，系肝气虚夹痰瘀所致。"肝气虚则恐"（《灵枢·本神》）；肝气虚乏生伸条达之能，气机屈抑则愁忧多疑；加之痰瘀滞扰惑乱神明，故出现呆滞懵忧，体有"蚂蝗"

等之荒谬恐怯之象。故治以补肝气虚、涤痰化瘀而诸症遂释。须注意的是，分裂情感性精神病患者之肝气具易虚、易实性，故治至肝气将充或已充时，宜减方中温补品之量，加益阴品；由之，可藉阴之静摄之力以制阳，以防肝气转实夹痰瘀之狂怒而乱再起。

3. 脱发从痰论治（彭履祥医案）

陈某，男，40 岁，1977 年 3 月 27 日初诊。

主诉：进行性脱发 2 年余。病史：2 年前发现右侧头部脱发约一指头大一块，以后洗头右侧头发均有脱落且日渐加重。自脱发以来，常觉头皮发麻作痒，头胀痛，以脱发部位尤甚，每天约 2 次。眩晕耳鸣，曾剃尽头发以期更生，但自此以后头发不再生长，头皮光亮。曾擦"920""生发水"，左侧头发逐渐生长，右侧仍旧。刻下症见：头发稀少，几成光秃，左侧眉毛脱去大半，面色晦黄，舌质淡，苔薄白，脉浮滑。

辨证：风痰阻络。

处方：玉真散合半夏白术天麻汤加减。制天南星 12 g，白附子 10 g，防风 10 g，法半夏 12 g，茯苓 12 g，陈皮 10 g，天麻 12 g，白术 10 g，生姜 10 g，甘草 6 g，刺蒺藜 12 g。5 剂。

二诊：头痛、耳鸣明显好转但仍继续脱发，改服祛风豁痰、兼益肝肾之药。处方：南沙参 15 g，桑叶 12 g，白菊花 10 g，刺蒺藜 10 g，法半夏 12 g，玄参 12 g，胆南星 12 g，茺蔚子 10 g，白附子 10 g，制何首乌 12 g，白芍 10 g，车前子（包煎）3 g，蝉蜕 10 g，甘草 3 g。连服 20 剂后，头发逐渐生长，1 个月之后新发长齐如常。停药观察 1 年半，未再脱落。

［秀丽,乔珊.彭履祥从痰饮论治疑难杂病2则[J].湖南中医杂志,2015,31（3）:102-103.］

【评析】 患者以脱发 2 年余为主诉就诊，虽发为血之余，气血不养是其基本病机，然综合头部异常感觉、面色、脉象诸表现辨属痰饮为病，故痰饮停滞为其主要病机，是本，气血不养是标。故先以玉真散合半夏白术天麻汤加减祛风化痰通络，诸症明显改善，是药证相符，续以祛风豁痰药佐益肝肾之药标本兼治，患者果然新发如常。

4. 痹证从痰论治（彭履祥医案）

江某，男，50 岁，1978 年 6 月 1 日初诊。

主诉： 右髋疼痛 4 个月，加重并失眠 2 个月。自述 4 个月前右髋出现肿胀疼痛，固定不移。1 个月后沿大腿外则牵引膝关节麻木而痛，遇劳则痛甚，休息即缓解，但与气候变化无关，局部不红不肿，不寒不热。外院诊为髋关节增生性炎变。先后用活血行瘀、祛风除湿药物及针灸等治疗不效。近 2 个月来右下肢乏力，活动则疼痛加剧不能直立，坐卧不宁，伴阵阵头昏、头胀痛，心悸。食欲及二便尚可。刻下症见：形体消瘦，面色萎黄，唇舌黯红，苔薄白，脉弦细无力。

辨证： 肝肾阳虚，寒湿留滞经络之证。

处方： 薏苡附子散合芍药甘草附子汤。

复诊： 患者述上方无效。于是根据膝关节麻木疼痛为主，辨证属阳虚寒滞，以寒痰留滞筋骨为甚，用阳和汤加减治疗。处方：麻黄 3 g，白芥子 10 g，鹿角霜（先煎）30 g，炮甲珠 12 g，法半夏 12 g，刺猬皮 10 g，威灵仙 12 g，秦艽 12 g，甘草 3 g。服上方 20 剂，髋病痊愈而停药。

［秀丽，乔珊. 彭履祥从痰饮论治疑难杂病 2 则 [J]. 湖南中医杂志，2015，31（3）：102-103.］

【评析】 患者初诊时拟方不效，可见寒痰留滞筋骨徒用一般活血行瘀、祛风除湿、温经散寒通络等法治疗，痰不得去，病不得除。若寒痰久留不去，将成附骨疽，更属难治。故复诊时抓住膝关节麻痛的特点，辨属寒痰留滞筋骨证，通阳祛痰并用，通阳以散寒，祛痰以通络，效起病愈。

5. 阴疽从痰论治（李古松医案）

郁某，男，66 岁。

病史： 长夏躬耕，汗出，复遭雨淋。历周许，始觉后背有负重感，畏寒，朝轻暮重。查视后背肤色如常，唯第 5 至第 6 胸椎之右侧漫肿，扪之呼叫"酸痛彻骨"。苔薄白，根腻，脉沉细。

辨证： 流注发背，湿痰凝聚。

治法： 温化散结。

处方： 麻黄、炮姜、肉桂（后下）各 9 g，炒白芥子 15 g，鹿角胶（烊化兑服）10 g，甘草 5 g。外用丁桂散撒黑膏药上敷贴。2 剂后，收效不显。思之，年迈阳微，治当温通心肾，遂于原方去肉桂，加桂枝、附子各 5 g，丹参 15 g，炮姜易为干姜 3 g，外治同前。2 剂后，漫肿趋消而痛减，宗原方附子减药量为 3 g，外治同前。2 剂，诸症悉除。

［唐先平，张庆武，李新存．痰病古今名家验案全析 [M]．北京：科学技术文献出版社，2008.］

【评析】　本案治阴疽，其投药指征除以局部的平坦、漫肿、色白或黯、酸楚、冷痛或不痛为依据外，须结合整体的面色㿠白、口不渴、小溲清长、脉来迟细等"虚寒"现象。方中熟地黄为主药，宜重用之，功在益阴补血；麻黄要少用，若重用则喧宾夺主，有失阳和通滞、温补开腠之机。马培之《评外科全生集》云："此方治一切阴疽，无出其右……阴虚有热者，不可沾唇。"诚得论也。本例初诊时，处方温补"虚寒"有余，而温通心气（阳）不足。证由于"汗出雨淋"，邪乘虚袭；加之年迈阳微，故收效不显。二诊用桂枝易肉桂，助麻黄发汗，开腠之力方显；用干姜易炮姜，加附子一守一走，温经通阳，相得益彰；用丹参入心经，通脉络之阻滞。桂、附用量要小，意在"少火生气"，全方加减权变，具备温通心肾功能，病告痊愈。

6. 夜间咬牙症从痰论治（岳美中医案）

患者，男，25 岁。

病史：友人宋某携其子来访，谈及其子已 25 岁，每夜入睡后，即上下齿相切磋，震震有声，可闻于户外，同屋之人往往被惊醒，其本人也殊以为苦，问能否以中药治愈？云：旧医籍中还未见过，临床上亦没有经验，只可据四诊投药以试治之。诊查：切其脉滑，望其体肥壮，面色光亮。

辨证：痰饮蓄于中焦，足阳明之脉入上齿，痰阻经络，滞碍气机，或导致咬牙。

治法：燥湿化痰。

处方：二陈汤加焦荷叶。法半夏 10 克，云苓 10 g，化橘红 10 g，炙甘草 6 g，焦荷叶 10 g。10 剂。服药 5 剂后，咬牙声即减少，10 剂服完，同屋之人，已不复闻其齿牙相击声。嘱再服数剂，以巩固疗效。

［董建华．中国现代名中医医案精粹第 1 集 [M]．北京：人民卫生出版社，2010.］

【评析】 咬牙一症，多见于小儿虫积，此例成年人则很少见。中医学强调痰之为病，故有"痰生百病""怪病生于一痰"之说。本例患者之痰系在中焦，影响到齿牙，故投二陈，效验颇迅捷。《太平惠民和剂局方》二陈汤之半夏、陈皮，取其陈久则无过燥之弊，故名二陈。方中半夏，功能燥湿化痰和胃止呕，消痞散结。气机不畅则痰聚，痰聚则气机更为阻滞，故用橘红理气化痰，使气顺则痰降。痰由湿生，无湿则无痰，故以茯苓健脾利湿。益以甘草和脾补中，使中州健运则湿易化，痰自易清。更加用焦荷叶，取其有助脾去湿之功，能削减肥胖。综合本方，具有燥湿化痰、理胃和中之效。

7. 舌麻从痰论治（高金亮医案）

王某，女，28 岁。1989 年 4 月 25 日初诊。

病史： 自本月初开始突然自觉舌体麻木，曾到某医院求治于西医，因病因不明未予治疗，来本院门诊，寻求中医药疗法。刻下症见：诉舌体麻木不仁，进食不知五味，口中泛吐清涎唾浊，咽中如有异物梗阻感，纳食二便均正常。查患者面色微红，语言清晰，舌体活动自如，无歪斜。舌质淡红苔薄白，脉细缓。先按血虚生风论治，拟归脾汤加僵蚕水煎服。

二诊： 服上药后，腿颤抖明显减轻，一夜能睡 2～3 小时，苔腻减少，脉仍细滑。病势衰减，风痰尚未消散。上方清半夏、胆南星、白附子均减为 10 g，竹沥水减为 20 g，余药同前，7 剂，煎服法同前。

三诊： 腿部抖颤完全缓解，夜寐明显好转，唯梦多，惧怕上疾再犯。面色无明显病苦貌，苔薄少津，脉弦细略数。为防化燥，服下方 10 剂善后：茯苓 12 g，炙甘草、木瓜、栀子、连翘、僵蚕各 10 g，杭白芍 20 g，淡豆豉、鸡血藤各 12 g。每日 1 剂，早晚分服。数月后病悉除。后随访病未复发。

［庞树玲.高金亮教授验案二则 [J].中医研究，1997，10（4）：37-38.］

【评析】 顽痰多怪病，风痰多拘挛，高金亮治疗风痰病症，重用胆南星、白附子、清半夏和竹沥水等药。胆南星、白附子为祛风痰要药，最多可用至各 15 g；清半夏如作化痰剂，用量不超过 10 g，如用来助睡眠，化风痰，可用 15 g，此可参阅《吴鞠通医案》中半夏用法。竹沥水宜先煎沸后再兑药温服，以避免生服致呕恶的不良反应。二诊时，酌减上述风痰药用量，以缓除风痰余邪。三诊呈化燥趋势，增加木瓜、芍药、鸡血藤等柔养筋脉，兼能养精血、清燥热，以善其后。

下　篇

第三十三章
内分泌与代谢疾病

1. 健脾益肾，活血利水法治疗糖尿病（林兰医案）

张某，男，64 岁，2010 年 3 月 21 日就诊。

主诉：血糖升高 5 个月。患者 5 个月前出现下肢水肿，当时查空腹血糖 22.0 mmol/L，尿蛋白（+++），诊断为糖尿病，予糖适平，拜糖平口服治疗。近期查餐后 2 小时血糖 11.0 mmol/L，无明显"三多一少"症状，今来诊。刻下症见：无口干多饮，纳食自控，右足麻木，下肢水肿，无头晕，无心慌，大小便正常。外院诊断糖尿病视网膜病变 III 期，高脂血症。检查：舌质黯，舌苔薄白，脉弦。血压 140/90 mmHg；随机血糖 12.5 mmol/L；尿蛋白：150 mg/dL；尿糖：100 mg/dL。

西医诊断：2 型糖尿病，糖尿病肾病，糖尿病视网膜病变。

中医诊断：消渴病。

辨证：脾肾两虚，痰瘀阻络。

治法：健脾益肾，活血利水。

处方：自拟方加减。生地黄 15 g，熟地黄 15 g，山茱萸 12 g，泽泻 10 g，太子参 12 g，五味子 10 g，麦冬 10 g，牡丹皮 10 g，杜仲 10 g，桑寄生 20 g，生黄芪 20 g，炒白术 10 g，丹参 20 g，车前子（包煎）20 g，大腹皮 15 g。

二诊（4 月 7 日）：患者遵医嘱服上方 14 剂。患者诉今晨饭后出现低血糖症状，现患者下肢稍肿，无头晕，无心慌，无肢体麻木，纳食自控，二便正常。检查：舌质黯，舌苔薄白，脉弦。血压：145/95 mmHg；空腹血糖：5.9 mmol/L，餐后 2 小时血糖：4.6 mmol/L。

辨证：阴阳两虚，痰浊内阻。

治法： 平补阴阳，化痰利水。处方：自拟方加减。生地黄 15 g，熟地黄 15 g，山茱萸 12 g，云苓 20 g，泽泻 10 g，牡丹皮 10 g，桑白皮 20 g，车前子（包煎）20 g，菟丝子 15 g，生黄芪 20 g，丹参 20 g，炒白术 10 g，半夏 10 g，浙贝母 10 g，枳实 10 g。

［张伯礼，王志勇．中国中医科学院名医名家学术传薪集·医案集·内科[M]．北京：人民卫生出版社，2015.］

【评析】 本例患者已知糖尿病史时间不长，但出现水肿、蛋白尿，肾病、视网膜病变加重，可见其并不绝对与消渴病程成正比，提示本病应注意早期检查，早期诊断。该患者下肢水肿的同时出现右足麻木症状，结合舌质黯，舌苔薄白，脉弦可知其脾肾不足基础上，存在痰瘀阻络之病机。故以生黄芪、炒白术健脾益气，太子参补气生津，麦冬滋阴为主，五味子敛精固涩，生地黄、熟地黄、山茱萸、杜仲、桑寄生补肾，丹参、泽泻、牡丹皮、车前子、大腹皮活血化气利水，半夏、浙贝母、枳实化痰消滞，标本兼顾，病得善后。

2. 养血柔肝，理气化痰解郁法治疗单纯性甲状腺肿大（周仲瑛医案）

邓某，女，14 岁，2004 年 7 月 22 日就诊。

病史： 近月来发现颈部肿胀隆起，肿块随吞咽上下而活动。多方检查诊断为单纯性甲状腺肿大，有时因情绪激动而胸闷憋气、心慌，舌苔黄薄腻，舌质偏红，脉细弦。

西医诊断： 单纯性甲状腺肿大。

中医诊断： 瘿病。

辨证： 血虚肝郁，痰气互结。

治法： 养血柔肝，理气化痰解郁。

处方： 醋柴胡 5 g，当归 10 g，炒白芍 10 g，夏枯草 10 g，制香附 10 g，法半夏 10 g，炙僵蚕 10 g，牡蛎（先煎）20 g，玄参 10 g，海藻 10 g，天冬 10 g，丹参 10 g。14 剂。每日 1 剂，水煎服。

二诊（8 月 5 日）： 颈部瘿肿明显减小，间有憋气，咽部阻塞感不著，汗出减少，面黄不华，舌苔黄，舌质红偏黯，脉细滑兼数。上方加海浮石（先煎）10 g，贝母 10 g。14 剂。每日 1 剂，水煎服。

三诊（8 月 23 日）： 颈部瘿肿又有明显减小，胸闷隐痛，口不干，汗出不多，心慌减少，舌苔薄黄，舌质偏红，脉细弦。7月22日方加海浮石（先煎）10 g，天花粉 10 g，麦冬 10 g，知母 10 g。14 剂。每日 1 剂，水煎服。

四诊（9月7日）：瘿肿基本消退，手触略有肿胀，有时自觉左肋下间有疼痛，面色黄，舌苔黄，舌质红，脉细弦。再予养血疏肝、化痰软坚法。处方如下：醋柴胡 5 g，赤芍 10 g，制香附 10 g，夏枯草 10 g，瓦楞子（先煎）15 g，法半夏 10 g，海藻 10 g，当归 10 g，鸡血藤 15 g，麦冬 10 g，丹参 12 g，玄参 10 g，太子参 10 g。7 剂。每日 1 剂，水煎服。

一年后随访，瘿肿未发，发育、学习良好。

［梅祥胜，李丽，杨明杰.国医大师验案良方·五官卷 [M].北京：学苑出版社，2010.］

【评析】　单纯性甲状腺肿是甲状腺肿大的常见原因之一，属于中医学"瘿病""瘿气""瘿瘤"等范畴。本病的发病原因与缺碘引起甲状腺代偿性肿大有关，通过运用补充碘盐法防治本病有一定效果。本病既为缺碘引发，则应从健脾补脾法治疗，可是，为何历代医生反从肝治？周仲瑛曰：从临床实际来看，中医治疗瘿病不能与治疗其他营养不良性疾病一样运用健脾补益法所能奏功。究其根由有三：一者本病多见于年轻女性，而女子以肝为先天，中医治疗女子疾病每须从肝论治，且本病患者除甲状腺肿大外，每有性情急躁易怒之"肝旺"特征，日久还可能影响女性经、孕、产、乳等生理功能；二者除饮食缺碘可引起本病外，长时间情绪失调也是本病形成的原因之一，诚如《济生方·瘿瘤论治》中所云："夫瘿瘤者，多由喜怒不节，忧思过度，而成斯疾焉"；三者中医认为土壅可致木郁，长期缺碘致脾虚内生痰湿，影响肝木疏泄。验于临床，本病初期多为肝郁气滞，津聚痰凝，痰气搏结颈前，日久引起血脉瘀阻，气、痰、瘀三者合而为患。因此，本病病位主要在肝，气滞、痰凝、血瘀壅结颈前是其基本病机。本案邓某，年方二七，发病瘿瘤，症状不多，周仲瑛从养血柔肝、理气化痰解郁入手，用柴胡、当归、白芍、香附养血柔肝、疏泄肝郁；夏枯草清泄肝火，兼有化痰散结之功；半夏、僵蚕、海藻、昆布、生牡蛎化痰散结；玄参、天冬、麦冬、天花粉、知母等养阴生津；病程尚短，瘀象不显，故仅投以丹参、鸡血藤活血化瘀，以助肝气疏泄调达。由于施治得法，故一诊即有显效，三诊结束病已基本获愈。本案提示中医学与西医学其实是两门理论体系完全不同的医学，中医学要汲取西医学对疾病生理、病理的深入认识，但千万不能背离自身的理论特点，辨证论治是中医学理论体系的核心，是提高临床疗效的法宝。就瘿病而言，应以疏肝理气、化痰活血、散结消瘿为基本治疗原则，调节其代谢，而不能单纯直接对应其缺碘治疗。

3. 疏肝解郁，化痰散瘀法治疗甲状腺囊肿（畅达医案）

樊某，女，36岁，2011年5月初诊。

主诉：左颈部肿胀2月余。患者颈部左侧近2个月肿胀不适，经中心医院彩超确诊为甲状腺囊肿，令其手术治疗，但因惧怕，不愿手术而来诊。除颈部略有不适外，无明显症状，血常规及甲状腺功能未见异常。月经周期正常，但经前胸部憋胀不适，经来经色黯，有少量瘀块。查体：舌黯边有瘀斑，脉弦，颈部左侧明显较对侧肿大并可触及两个杏子大小的肿物，质地柔软，活动度良好，无压痛。

西医诊断：甲状腺囊肿。

中医诊断：瘿病。

辨证：痰瘀阻滞。

治法：疏肝解郁，化痰散瘀。

处方：柴胡9 g，黄芩9 g，半夏10 g，夏枯草30 g，牡蛎（先煎）30 g，三棱10 g，莪术10 g，香附9 g，郁金12 g，丹参15 g，赤芍15 g，昆布10 g，海藻10 g，水煎服。

上方服7剂后来诊，言服3剂后颈部即觉松适，7剂服后自己触摸颈部肿块处发现明显缩小，查其左颈部肿块果然仅有服药前之三分之一，嘱其继服前方10剂后再做彩超复查，结果囊肿完全消失。即停药观察，多次随访，至2年后仍一切正常。

【评析】　瘿是发生于颈前区喉结两侧漫肿或结块性病变的总称，多因忧思郁怒，肝郁不舒，脾失健运而致气滞血瘀痰凝于颈部而成，或与水土因素有关。现代常见的为气瘿、肉瘿、石瘿、瘿痈4种。气瘿证为颈部漫肿，边缘不清，皮色如常，按之柔软，随喜怒而消长，类似于单纯性甲状腺肿及部分地方性甲状腺肿。肉瘿证见颈部单个或多个肿块，状如覆碗，皮色如常，软如绵，硬如石，可伴有性急、多汗、心悸胸闷，类似于甲状腺瘤及结节性甲状腺肿。石瘿证见颈部肿块，凹凸不平，坚硬不移，后期可有气管、食管、声带受压症状，相当于甲状腺肿瘤。瘿痈证见颈中两侧结块、肿胀、灼热、疼痛，伴有发热、头痛等，较少化脓，类似于急性或亚急性甲状腺炎。瘿病的治疗不离理气解郁，化痰软坚，健脾除湿，活血化瘀之法。用小柴胡汤加减治之，方中柴胡疏达经气，黄芩清泄邪热，半夏化痰散结，常用于瘿瘤痰核，加减用药上夏枯草、牡蛎、海藻、昆布化痰软坚散结，丹参、赤芍凉血活血化瘀，三棱、莪术破血消癥，香附、郁金理气活血，尤其适于肝气郁结而致血行瘀滞者。

4. 益气化瘀，固肾活络化瘀法治疗肥胖病（王渭川医案）

冯某，女，26 岁，1977 年 11 月 2 日就诊。

刻下症见： 黑色素沉着，牙龈、掌纹、乳晕等处最为显著。肥胖，腹臀特别肥厚，体重 70 kg，腹及大腿内侧现紫纹，疲倦乏力，背痛、水肿。已生育，月经基本正常，带下黄臭，性欲减退。舌苔薄白，脉见濡缓。

西医诊断： 肥胖病。

中医诊断： 黑瘅。

辨证： 气虚痰湿。

治法： 益气化瘀，固肾活络化瘀。

处方： 加减补中益气汤合通窍活血汤。拟方如下：党参 60 g，鸡血藤 18 g，生黄芪 30 g，京半夏 9 g，山楂 9 g，补骨脂 12 g，土鳖虫 9 g，炒蒲黄（包煎）9 g，槟榔 6 g，桑寄生 15 g，菟丝子 15 g，炒葶苈子（包煎）9 g，麝香 0.3 g，大血藤 24 g，琥珀末（冲服或包煎）6 g。1 周 6 剂，连服 2 周。

二诊（11 月 16 日）： 诸症已减，腹腿纹显少，体重减轻 1.5 kg，舌脉同前。治疗守前法续进。上方加紫苏子 9 g，桔梗 6 g。1 周 6 剂，连服 2 周。

三诊（12 月 1 日）： 诸症继减，体重又下降 1.5 kg，舌脉同前。守前法继进。处方以二诊方加蜈蚣 2 条，乌梢蛇 9 g，细辛 3 g。1 周 6 剂，连服 2 周。诸症俱愈。

[丛春雨. 近现代 25 位中医名家妇科经验 [M]. 北京：中国中医药出版社，1998.]

【评析】 本症由于气虚而导致痰湿瘀滞，既有脾湿生痰，又有湿热蕴结下焦。故虽补气化湿，关键却在固肾活络及调理督任与奇恒之腑。方中大血藤、琥珀清下焦湿热，半夏、紫苏子、葶苈子化痰，党参、黄芪、鸡血藤补气血，桑寄生、菟丝子、补骨脂固肾，蒲黄、虫类药活络祛瘀除湿。麝香一味，芳香开窍，对通调督任及奇恒之腑有重要作用。标本同治，共收湿去痰消之效。痰湿去，则肥胖、色素、紫纹自消。

5. 健脾理气，化痰祛瘀法治疗桥本甲状腺炎（徐蓉娟医案）

孙某，女，36 岁，2009 年 11 月 26 日就诊。

病史：患者因自觉颈胀 1 月余就诊。患者于 1997 年发现患甲状腺功能亢进症，经治疗后甲状腺功能指标已恢复正常。期间甲状腺功能亢进反复发作。2009 年 10 月初觉颈部明显胀满感，11 月 13 日外院查甲状腺功能：FT3：4.2 pmol/L，FT4：16.5 pmol/L，TSH：0.73 mU/L，TPOAb：1300 U/mL（<60 IU/mL），TgAb：109.4 U/mL（<60 IU/mL），确诊为桥本甲状腺炎。刻下症见：自觉颈部胀满，神疲乏力，无水肿，月经量少，纳食一般，大便溏薄，每日一行，寐安。查体：甲状腺Ⅱ度肿大，峡部明显。心率 72 次 / 分，律齐。舌淡红，舌边有齿痕，苔白腻，脉濡细。

西医诊断：桥本甲状腺炎。

中医诊断：瘿病。

辨证：脾气虚弱，痰瘀互结。

治法：健脾理气，化痰祛瘀。

处方：四君子汤合二陈汤加减。拟方如下：黄芪 15 g，灵芝 15 g，茯苓 30 g，太子参 15 g，苍术 12 g，半夏 9 g，陈皮 9 g，砂仁（后下）6 g，白芥子 15 g，炙鳖甲（先煎）9 g，浙贝母 12 g，泽泻 15 g，丹参 15 g，麦冬 12 g，五味子 9 g。14 剂。每日 1 剂，水煎至 400 mL，分早晚 2 次餐后服用。

二诊（12 月 12 日）：服药后精神较前好转，纳香，自汗、甲状腺峡部肿大改善，舌淡红，舌边有齿痕，苔薄白腻，脉濡细。上方改黄芪为 21 g，加煅龙骨（先煎）、煅牡蛎（先煎）各 30 g，14 剂。

三诊（2010 年 1 月 4 日）：甲状腺峡部肿大如前，微微自汗，略有急躁，舌淡红，苔薄白微腻，脉细。上方去泽泻、丹参，改黄芪为 30 g，加柴胡 9 g，郁金 9 g。18 剂。

四诊（1 月 21 日）：精神佳，情志畅，甲状腺峡部肿大较前缩小，二便调，夜寐安，舌脉如前。前方 14 剂。

五诊（2 月 4 日）：甲状腺肿大明显改善，腻苔已化。上方去苍术、砂仁，加薏苡仁 30 g，改太子参为 30 g。14 剂。

后患者一直服用中药调理 3 年，现诸症好转，查体：甲状腺Ⅰ度肿大。

甲状腺抗体指标逐渐下降。2010 年 5 月 14 日 6 诊：查 TPOAb：130 U/mL（0～34），TgAb：82.11 U/mL，FT3：3.66 pmol/L，FT4：17.81 pmol/L，TSH：1.4 mU/L。

［陆若琳，徐蓉娟.徐蓉娟治瘿病验案 1 则 [J].吉林中医药，2013，33（8）：849-850.］

【评析】 根据本病甲状腺弥漫性无痛性肿大，及后期因病程日久出现脾肾亏虚、命门火衰证候可归属于中医学"瘿病""虚劳""心悸"等范畴。本例患者为中年女性，辨证为脾气虚弱，痰瘀互结，方拟四君子汤加二陈汤加减。黄芪、灵芝、茯苓、太子参共为君药，益气健脾，苍术、半夏、陈皮、砂仁共为臣药，燥湿化痰理气，麦冬、五味子滋养阴液，白芥子、炙鳖甲、浙贝母化痰软坚散结，泽泻淡渗利水消肿，丹参活血祛瘀调经。二诊久病耗伤正气，故增大黄芪剂量，改为 21 g，甲状腺仍Ⅱ度肿大，自汗，故加龙骨、牡蛎收敛止汗并加强软坚散结之效。三诊重用黄芪，改为 30 g。患者工作压力大，心情急躁，《济生方•瘿瘤论治》说："夫瘿瘤者，多由喜怒不节，忧思过度，而成斯疾焉。大抵人之气血，循环一身，常欲无滞留之患，调摄失宜，气凝血滞，为瘿为瘤。"可见，情志内伤是本病发生的重要原因之一。故用柴胡、郁金舒肝解郁，调畅气机。四诊精神佳，情绪畅，甲状腺峡部肿大较前缩小。五诊甲状腺肿大明显改善，腻苔已化。

6. 除湿化痰法治疗高脂血症（文林医案）

周某，男，49 岁。

病史：患者近半个月来疲乏，头昏烦躁，心悸耳鸣，胸闷不适，食欲不振，脘腹隐痛，1989 年 5 月 9 日以胃炎收住院。查体温 36.5 ℃，血压 100/80 mmHg，面色萎黄，体型肥胖，舌苔白腻，脉细弦，平时喜食膏粱厚味之品，经化湿健胃治疗，脘腹疼痛减轻。5 月 11 日查血脂，三酰甘油：338.5 mg/dL，胆固醇：216.6 mg/dL，β- 脂蛋白：800 mg/dL。

西医诊断：高脂血症。

中医诊断：痰证。

辨证：痰湿内蕴。

治法：健脾除湿，行气化痰。

处方：法半夏 20 g，薏苡仁 20 g，茯苓 15 g，苍术 15 g，陈皮 10 g，泽泻 10 g，

胆南星 10 g，山楂 10 g，甘草 5 g。

服 6 剂后，胸闷减轻，睡眠及精神好转。继续服上方 25 剂，查血脂，三酰甘油：129 mg/dL，胆固醇：166.7 mg/dL，胸闷消失，其他症状减轻，饮食增加，面色红润，恢复正常工作。

［文林 . 除湿化痰法治疗高脂血症验案 2 则 [J]. 云南中医杂志，1992（1）：41-42.］

【评析】 高脂血症多发生于中老年患者，人过中年脏器虚衰，尤以脾胃为甚，脾胃虚弱，水谷运化失司，变生痰浊，阻遏清阳，闭阻血络，若脑络受阻，则出现头昏、眩晕、中风；心络受阻则出现心悸、胸闷。中医辨证多属痰湿内蕴。采用健脾除湿、化痰行气进行治疗，取得较好疗效。

第三十四章
血液系统疾病及肿瘤

1. 活血化瘀，消痰散结，滋肝益肾法治疗多发性骨髓瘤（陈达中医案）

蒲某，女，57 岁。

病史： 患者 1980 年 8 月腰痛牵连背骶部及两胁，其痛难忍，不能行走，面色黧黑，午后低热，肝脾肿大，双肾区叩痛，舌质紫黯，脉弦数。实验室检查：Hb 68 g/L，红细胞沉降率 167 mm/h；蛋白电泳：γ 球蛋白 32.1%，IgG 38.1 g/L；X 线示全身溶骨性损害伴头颅穿凿样改变；骨髓检查：浆细胞增加＞70%，且形态异常。

西医诊断： 多发性骨髓瘤。

中医诊断： 腰痛。

辨证： 肝肾阴虚，瘀血阻络。

治法： 活血化瘀，消痰散结，佐以滋肝益肾。

处方： 丹参、赤白芍、穿山甲各 15 g，当归、地龙、续断、补骨脂各 12 g，桃仁、红花、胆南星各 10 g，鸡血藤、益母草、夏枯草、白花蛇舌草各 30 g。

随证加连翘 10 g，延胡索 10 g，川楝子 10 g，郁金 10 g，黄芪 20 g 等，治疗 3 个月，Hb 上升至 109 g/L，γ 球蛋白 20.2%，IgG14.7 g/L，骨髓浆细胞下降至 12%。临床症状基本消失。

［陈达中，许志奇，姚启祥. 中西医结合治疗多发性骨髓瘤 18 例 [J]. 辽宁中医杂志，1986（12）：19.］

【评析】 一般认为本病由痰瘀互结，热毒内蕴，毒伏骨髓，流传全身，脏腑骨骼经络损伤而成。本例背骶部及两胁疼痛为主，伴面色黧黑，午后低热，肝脾肿大，舌质紫黯，显然属于肝肾阴虚，痰瘀阻络，毒伏骨髓，邪实为甚，因此治疗重在活血化痰，解毒散结，药用丹参、赤白芍、穿山甲、地龙、桃仁、红花活血通络；胆南星化痰散结；夏枯草、白花蛇舌草、连翘解毒散结抗肿瘤；佐以续断、补骨脂补肝肾，强筋骨。病久耗伤气血，且大剂攻伐之品也易损伤气血，故加当归、鸡血藤、黄芪补气养血；血瘀必及气，且患者肋胁疼痛病及于肝，故以金铃子散加郁金理气活血止痛。法随病立，药从法处，用药主次严谨有度，服用有效。

2. 健脾益肾，解毒化痰，活血利水，开窍泄浊法治疗多发性骨髓瘤肾损害（刘玉宁医案）

孟某，女，64岁，2017年6月26日初诊。

病史：患者于2015年9月无明显原因及诱因出现足踝部疼痛，在当地医院诊治。骨活检示：骨髓浆细胞占85%；流式细胞免疫荧光分析：可见约88.3%的单克隆浆细胞，且伴免疫表型异常；24小时尿免疫蛋白轻链定量κ轻链9.43 mg/L（0～8.8），λ轻链1600 mg/L（0～8），尿轻链比值0.006（0.75～4.5）；血清免疫固定电泳：SP（＋），IgG（－），IgA（－），IgM（－），κ（－），λ（＋）；血常规示：血红蛋白83 g/L；24小时尿蛋白定量5.81 g（2.57 L），肾功能正常。诊断为多发性骨髓瘤（λ轻链型），于2015年9月22日开始给予VCD化疗方案（硼替佐米2 mg，第1、第4、第8、第11天，环磷酰胺0.75 g，第1、第8天，地塞米松40 mg，第1～2天，第4～5天，第8～9天，第11～12天）和PD化疗方案（硼替佐米2 mg，第1天＋地塞米松20 mg，第1～2天）交替治疗。并与2016年02月进行自体骨髓自体干细胞移植及支持疗法。患者在2017年4月在进行第9次PD化疗方案前发现血肌酐为93 μmol/L（40～81 μmol/L），继于2017年6月18日在当地医院复查，血肌酐为151 μmol/L（41～81 μmol/L），24小时尿蛋白定量为7.63 g/d，转求中医治疗。患者既往有甲状腺功能减退十余年，予以口服优甲乐100 μg，晨起服，慢性浅表性胃炎6年。刻下症见：气短乏力，腰膝酸软，尿多浊沫，面浮肢重，按之没指，大便黏滞不畅，舌质黯，苔黄厚腻，脉弦无力。

西医诊断：多发性骨髓瘤肾损害。

辨证：脾肾两虚，痰毒犯肾，瘀水互结，溺浊内聚。

治法：健脾益肾，解毒化痰，活血利水，开窍泄浊。

处方： 黄芪 60 g，浙贝母 25 g，法半夏 15 g，海藻 30 g，生牡蛎（先煎）30 g，炒苦杏仁 12 g，厚朴 15 g，黄连 12 g，土茯苓 60 g，川芎 18 g，烫水蛭 6 g，丹参 30 g，炒枳实 20 g，酒大黄 3 g，白花蛇舌草 30 g，半枝莲 30 g，泽泻 20 g，泽兰 30 g，川牛膝 15 g。每日 1 剂，水煎服。

二诊（2017 年 8 月 21 日）： 患者双下肢水肿减轻，仍有气短乏力，动则加重，舌脉同上。24 小时尿蛋白定量 3.78 g，血浆白蛋白 33.2 g/L，血肌酐 108 μmol/L，尿素氮 10.8μmol/L。于原方增加生黄芪用量至 90 g，丹参至 50 g，水蛭至 9 g 以加大益气化瘀。

三诊（2017 年 11 月 13 日）： 患者仍时感乏力，余无不适，复查 24 小时尿蛋白定量 0.7 g，血浆白蛋白 41.7 g/L，血肌酐 73 μmol/L（41 ～ 81 μmol/L），尿素氮 6.5 μmol/L。调整生黄芪用量到 120 g。

四诊（2018 年 5 月 15 日）： 24 小时尿蛋白定量为 0.19 g，肾功能基本正常。效不更方，给予继续守方治疗。

[冯贺妍，孙丽娜，程华. 刘玉宁教授治疗多发性骨髓瘤肾损害的临床经验 [J]. 中国中西医结合肾病杂志，2019，7（20）：565-567.]

【评析】　患者老年女性，多发性骨髓瘤（MM）诊断明确，病程中合并有大量蛋白尿和肾功能异常，故可诊断为多发性骨髓瘤肾损害。中医辨证为脾肾两虚，痰毒犯肾，瘀水互结，溺浊内聚证。刘玉宁紧扣病机，给予健脾益肾，解毒化痰，逐瘀利水，开窍泄浊法治疗。故方中重用黄芪大补肺脾之气，肺脾气壮则一身之气皆壮。浙贝母、法半夏、生牡蛎、海藻等化痰散结，痰化则毒孤，自无留滞之患；白花蛇舌草、半枝莲、黄连、土茯苓等攻治内蕴之毒，毒清则痰独，而不胶着固结，与西医化疗及自体骨髓自体干细胞移植共奏抗癌抑毒之效。更以枳实、杏仁理气化痰，气顺则痰化，而无化热蕴毒之虞；川芎、烫水蛭、丹参、酒大黄活血化瘀，土茯苓、泽泻、泽兰渗湿利水，诸药相伍而发挥化瘀利水之力。且大黄长于通腑降浊，土茯苓、泽泻、泽兰功擅利湿导浊，故又有开窍泄浊，清除溺毒之能。川牛膝引药下行入肾，诸药相伍则补脾强肾，化痰解毒，祛瘀利水，开窍泄浊，与病机恰然相合，故能收应手之效。

3. 消肿化坚法治疗淋巴瘤（施今墨医案）

丁某，女，19 岁。

病史： 1965 年 9 月间左颈部生一瘤，发展甚速。虽经治疗亦未能控制，近日已破溃。经山东某医院病理科检查诊断为颈淋巴腺瘤。饮食二便尚属正常，经期不规则。舌苔薄白，脉象沉涩。

治法： 消肿化坚。

处方： 皂角刺（去尖）6 g，生鹿角 20 g，山慈菇 10 g，炮甲珠 10 g，海藻 10 g，昆布 10 g，夏枯草 15 g，川郁金 10 g，牛蒡子 6 g，连翘 10 g，忍冬花 10 g，桔梗 5 g，小蓟 10 g，忍冬藤 10 g，三七末（分 2 次冲服）3 g。

二诊： 前方服 6 剂，肿瘤见轻，拟回山东。予常服方：前方去生鹿角、连翘，加川贝母 10 g，桃仁 6 g，牡丹皮 10 g，浙贝母 10 g，杏仁 6 g，丹参 10 g，玄参 12 g。

三诊： 两个月前，带回常服方，在山东除服药外兼用理疗，肿瘤已消减 8/10，情况良好，嘱照二诊方再服，至肿瘤全消为度。

［祝谌予．施今墨临床经验集 [M]．北京：人民卫生出版社，2006．］

【评析】 本例颈部生瘤、脉沉涩，"无痰不成核"，系痰瘀内蕴，"肿瘤已见破溃，并无化脓现象，仍从消肿化坚法治之"一语，道出了传统中医对肿瘤的辨治方法，主用皂角刺、山慈菇、炮甲珠、海藻、昆布、夏枯草、牛蒡子等化痰散结，软坚消肿；川郁金、三七末活血通经；生鹿角温通阳气，效则稍更方，后再加减亦以化痰软坚散结为主，守方服用数月而收全功。

4. 化痰活血，解毒散结法治疗淋巴瘤（亢海荣医案）

陈某，男，12 岁。

病史： 1970 年 2 月发现扁桃体处有一枣核大肿块，病理报告为网状细胞肉瘤，确诊为恶性淋巴瘤。活检后，肿块发展加快，不久已有核桃大，喝水已受影响。

处方： 山豆根、土茯苓、连翘、露蜂房、板蓝根、鬼针草、家雀窝草、玄参各 30 g，牛蒡根 15 g，柴胡、夏枯草各 10 g，土贝母 12 g。水煎服，每日 1 剂。

服 10 剂后，肿块已明显缩小。在原方基础上，痰多加白芥子、僵蚕、胆南星、半夏；气滞明显加川楝子、香橼；肝火盛加龙胆草、栀子。

坚持又服七十余剂，肿块全部消失。1971 年 5 月活检：未见有肿瘤细胞。随访 10 年，未复发。

［常敏毅．实用抗癌验方 [M]．北京：中国医药科技出版社，1996．］

【评析】 亢海荣系陕西省渭南中医学校老师，临床经验丰富，用药有稳、准、狠的特点。本例患者，亢海荣辨为痰瘀毒内蕴，故以大剂理气、化痰、化瘀、解毒药调理气机，化痰活血，解毒散结，治疗效果良好。

5. 清热解毒，理气化痰，软坚散结，消瘀养荣法治疗淋巴瘤（严佩贞医案）

黄某，男，43 岁。1981 年 11 月 17 日初诊。

主诉：反复发热 1 月余。伴消瘦，形寒，发热起伏不定，头痛，口干，泛泛欲吐，左侧腰部牵制疼痛，腹胀，大便不畅。诊其脉滑数，舌质红，苔腻中段黄糙。据见症结合病史辨证为湿热中阻，胃肠气机不和。服用清热化湿而和肠胃之剂 14 剂后，身热退，头痛除，腰酸痛好转，但胃纳仍欠佳。体检触及左侧淋巴结肿大如蚕豆，坚硬如石，推之不移；左锁骨上触及 7 cm×5 cm 大小的淋巴结，质中偏硬且有压痛，淋巴结穿刺提示网状细胞肉瘤可能，穿刺液中见大量的肿瘤细胞。外科会诊无法手术。诊其脉濡细，苔厚腻。

辨证：痰湿交阻，瘀阻脉络，发为"失荣"。

治法：清热解毒，理气化痰，软坚散结，消瘀养荣。

处方：①基本方。清热解毒，消痈散结：山慈菇 9 g，连翘 9 g，炙甘草 3 g，生薏苡仁 30 g。活血化瘀，软坚散结：石打穿 15 g，冰球子 15 g，生牡蛎（先煎）30 g，浙贝母 9 g，菝葜 30 g，炒赤芍 15 g。理气化痰：生半夏 9 g，炒陈皮 5 g，煅瓦楞子（先煎）15 g，生天南星 3～9 g，八月札 30 g，全瓜蒌（打碎）15 g，炒枳壳 5 g。扶正养荣：人参养荣丸（包煎）30 g，全当归 9 g，丹参 9～15 g。②加减法：胃纳不香加炒六神曲 9 g，谷芽 12 g；大便秘结加望江南 9 g。

上方中山慈菇与冰球子交替使用。服用汤剂的同时，配合化疗。治疗 2 年后，颈部淋巴结明显缩小，且质地变软，神疲乏力消失，体重恢复，后长期服用上方加减中药汤剂，症情稳定达 9 年余。1990 年 9 月，发现右腋下淋巴结肿大，伴发热，再予前方中药治疗，配合 CHOP 方案化疗 3 次，腋下淋巴结渐见缩小。1992 年 9 月，终因呼吸衰竭、代谢性酸中毒、心功能不全、中毒性脑病而死亡。

［林耀星. 中医治癌秘诀 [M]. 上海：文汇出版社，1995.］

【评析】 恶性淋巴瘤属于中医学中的"失荣"范畴，因失去荣华之后，颈部肿块，坚硬如石，面容憔悴，荣华尽失，形体消瘦，状如树木之枝枯皮焦而得名。明代医家陈实功在其代表作《外科正宗》中详细论述了失荣的症候及预后："（失荣）多生于肩之以上，初起微肿，皮色不变，日久渐大，坚硬如石，推之不移，按之不动；半载一年，方生阴痛，气血渐衰，形容瘦削，破烂紫斑，渗流血水；或肿泛如莲，秽气熏蒸，昼夜不歇，平生疙瘩，愈久愈大，越溃越坚，犯此俱为不治。"并拟和荣散坚丸（当归身、熟地黄、茯神、香附、人参、白术、橘红、贝母、天南星、酸枣仁、远志、柏子仁）和飞龙阿魏软坚膏"曾治数人虽不获痊愈，而不失机速者，诚缓命药也""患者若改往从新，澹薄甘命，其中有得愈者，十中一二，否则难脱然也。"结合本案可以看出中医治疗恶性淋巴瘤是有一定的疗效，能否取得较好疗效在于医患双方的共同努力和病情的轻重。但本病终属于邪毒深伏于血分经络，日久必致脏腑内虚，阴阳气血俱亏，实属难治之病。

注：冰球子，又称毛慈菇，性味甘、微苦，平，归脾、胃、肝、肺经。功能败毒抗癌，医疮消肿，祛风化痰。

6. 益气养阴，化痰散结，解毒通络法治疗淋巴瘤（朴炳奎医案）

薛某，女，18岁，2000年1月16日初诊。

病史：患者于1998年8月6日因感冒后出现间断性发热，左颈部无痛性淋巴结肿大，消瘦，盗汗，经抗感染治疗无效，12月16日在某肿瘤医院行组织活检，病理诊断为霍奇金淋巴瘤（HL）。先后在北京某医院放疗3个疗程。1999年12月3日放、化疗结束，2000年1月15日某医院B超显示颈部淋巴结消失，CT及胸片示左肺动脉外侧淋巴结肿大，遂转中医治疗。刻下症见：患者间断性发热，体温在37.4～38℃波动，颈部皮肤瘙痒刺痛，口苦，胸胁胀痛，鼻咽干燥，头晕、乏力，烦躁，喜悲欲哭，纳呆，小便黄，大便干燥，3日一行，面色青黄，左颈部及肩部表皮剥脱，肤色黯红，舌质黯红，少津，脉弦细数。

西医诊断：霍奇金淋巴瘤。

中医诊断：瘰疬。

辨证：气阴两虚，肝经毒瘀，痰毒结滞。

治法：益气养阴，化痰散结，解毒通络。

处方：黄芪30 g，太子参10 g，生白术15 g，枸杞子12 g，女贞子10 g，生地黄10 g，夏枯草15 g，重楼15 g，山慈菇15 g，柴胡10 g，川楝子10 g，麦冬10 g，玄参10 g，郁金10 g，炒三仙各10 g，生甘草10 g。30剂，水煎服，每日 1 剂。

二诊：2001 年 2 月 21 日。患者口苦、胸胁胀痛、鼻干、头晕、乏力等症状明显减轻，肩部肤色转淡，痛痒减轻，纳食转佳，情绪改善。查白细胞 $4.1 \times 10^9/L$。上方去玄参、川楝子、柴胡、山慈菇，加僵蚕 15 g，鸡血藤 15 g。30 剂，水煎服，每日 1 剂。配合服用西黄解毒胶囊，每次 2 粒，每日 3 次。坚持服上方共 2 个月。

2001 年 4 月 12 日患者来电话告知诸症明显缓解，情绪稳定。查白细胞 $4.5 \times 10^9/L$，B 超及胸片显示病情稳定。

三诊（5 月 15 日）：停药 1 个月，5 月 13 日复查胸片提示左肺动脉外侧淋巴结较前略有增大，B 超示左颈部发现肿大淋巴结。准备 1 周后患者在某肿瘤医院接受放疗。自述乏力，口干，咽痛，眠差，多梦，心烦，口苦，大便干，舌质红，脉弦细数。处方：黄芪 30 g，太子参 10 g，沙参 10 g，牡丹皮 10 g，赤芍 12 g，生地黄 10 g，僵蚕 15 g，夏枯草 15 g，天冬 10 g，生白术 15 g，山药 12 g，炒三仙各 10 g，桔梗 10 g，甘草 10 g，白花蛇舌草 15 g。15 剂，水煎服，每日 1 剂。成药同前。

四诊（6 月 13 日）：患者诸症减轻，由于正在放疗中，法当扶正为主，以解毒抗癌为辅。上方去赤芍，加鸡血藤 15 g，女贞子 15 g，当归 10 g，百合 15 g。成药配合西黄解毒胶囊、参芪片交替服用。患者于放疗 2 个疗程结束后，继续服用上方 3 个月。

五诊（2003 年 7 月 23 日）：B 超及胸片复查结果示：患者颈部及左肺动脉外侧淋巴结消失，已考入中央戏剧学院。除仍有左颈局部皮肤潮红、瘙痒刺痛，口干，咽痛，疲乏，心烦外，无明显不适。在 2001 年 5 月 15 日方基础上去赤芍，加墨旱莲 10 g，刺蒺藜 15 g，薏苡仁 15 g。配服西黄解毒胶囊。嘱定期复查。

［高荣林，姜在旸.中国中医研究院广安门医院专家医案精选 [M].北京：金盾出版社，2005.］

【评析】 恶性淋巴瘤尤以颈部淋巴结多见，好发于青壮年，其疗效和预后与病理分型关系密切。朴炳奎强调辨治本病宜从虚、痰、瘀、毒着手。盖虚为病本，且放化疗后更易耗气伤阴，形成本虚标实。扶正则可用参、芪、白术、山药、薏苡仁等益气扶正，健脾渗湿，益气调营以绝生痰之源；祛邪则尤重治痰、治瘀。然肝郁则脾虚，痰毒瘀结，虚痰瘀毒相搏，其病乃成。正如朱丹溪所云："诸病多因痰生，凡人身上中下有块者多是痰。"常以川楝子、柴胡、郁金、刺蒺藜等调肝达络；夏枯草、山慈菇、僵蚕、重楼、白花蛇舌草、西黄解毒胶囊等以化痰通络，解毒软坚；放化疗后配伍沙参、赤芍、生地黄、牡丹皮、墨旱莲、天冬、麦冬、百合等解毒散瘀，益气养阴，润燥化痰；桔梗、甘草为舟楫，引药上行，直达病所。如是则气阴得复，正盛邪退，肝络调达，痰毒缓消。

7. 益气养阴，化痰散结，解毒消瘀法治疗淋巴瘤（林洪生医案）

赵某，男，71岁。2002年10月25日初诊。

病史： 患者1年前右颈下1个淋巴结肿大，约1.5 cm×1.2 cm×1.0 cm，于某医院手术切除。病理为非霍奇金淋巴瘤。经检查，腋下、纵隔、腹股沟淋巴结侵犯。患者继行化疗6个疗程，放疗1个疗程，肿物消失，疗效为完全缓解。近2个月来右腹股沟处出现淋巴结肿大，B超示非霍奇金淋巴瘤化疗后复发，因年事已高拒绝手术及化疗，故转中医诊治。刻下症见：患者右腹股沟触及1个椭圆形约2 cm×1.5 cm×1.3 cm大的肿块，皮色如常，质硬，无压痛，推之不移，面黄消瘦，神疲乏力，易汗出，头昏少寐，咽喉干燥，舌红，舌前部无苔，根部苔薄黄，脉细数。

西医诊断： 非霍奇金淋巴瘤放化疗后复发。

中医诊断： 恶核。

辨证： 气阴两虚，痰凝气结，脉络瘀阻。

治法： 益气养阴，化痰散结，解毒消瘀。

处方： 太子参15 g，玄参15 g，黄芪30 g，生地黄12 g，当归12 g，鸡血藤30 g，山茱萸12 g，法半夏10 g，青皮6 g，陈皮6 g，茯苓15 g，僵蚕10 g，浙贝母10 g，夏枯草15 g，莪术10 g，郁金10 g，石斛12 g，重楼10 g，山慈菇12 g，半枝莲15 g，猫爪草15 g。每日1剂，水煎服。同时配合软坚消瘤片（院内制剂），每次4粒，每日2次。服上药3个月，诸症明显好转，守方增减续服半年，诸症悉除，经某医院B超复查，肿块消失。至2003年8月，未发现复发及转移。

［高荣林，姜在旸.中国中医研究院广安门医院专家医案精选 [M].北京：金盾出版社，2005.］

【评析】 淋巴瘤属中医学"恶核""瘰疬""失荣"等病范畴，多由素体阴亏，虚火妄动，灼津为痰，痰火凝结而成。由于肿瘤盘踞患者体内日久，特别是经手术及放化疗后伤及气阴，又因未坚持调理，致使复发。故据其肿物治标在化痰散结，据其体弱治本重在益气养阴，同时参以理气活血、清热解毒等随证治之，肿物消失。

8. 健脾化痰，祛瘀散结法治疗淋巴瘤（陈锐深医案）

周某，女，80岁。

病史： 因左下颌肿物5月余，于2001年4月17日入院治疗。近日见肿物增大，伴右下颌等部位也发现肿物，活检示非霍奇金淋巴瘤（大细胞型），因患者年事已高，拒绝放化疗，遂求治于中医。刻下症见：双颌下多发肿物，轻微疼痛，咽喉疼痛，吞咽尚可，无发热，左下颌可扪及2 cm×3 cm的肿大淋巴结，右下颌可扪及1.5 cm×1.5 cm的肿大淋巴结，右锁骨上窝可扪及0.5 cm×0.5 cm的肿大淋巴结，左锁骨上窝可扪及0.7 cm×0.7 cm的肿大淋巴结，质均较硬，边缘尚清，活动度可，触痛。咽不红，双扁桃体I度肿大。舌淡胖黯，苔白厚腻，脉弦细。骨穿刺示非霍奇金淋巴瘤侵犯骨髓象。

西医诊断： 非霍奇金淋巴瘤（大细胞型）。

中医诊断： 恶核。

辨证： 痰毒瘀阻。

治法： 健脾化痰，祛瘀散结。

处方： 党参20 g，白术15 g，茯苓20 g，薏苡仁30 g，山慈菇15 g，青皮10 g，桃仁10 g，红花6 g，猫爪草20 g，浙贝母15 g，土鳖虫6 g，炙甘草6 g。并配合静脉滴注华蟾素注射液20 mL，每日1次；艾迪注射液60 mL，每日1次。

至5月16日出院时，患者仅剩右颌下肿物约2.2 cm×1.8 cm，余处肿物均消失。出院后，嘱患者口服金龙胶囊，每日3次，每次2粒。中药汤剂以上方去猫爪草、浙贝母，加海藻30 g，昆布15 g，每日1剂。

6月19日复诊： 仅右颌下可扪及1 cm×1 cm肿大淋巴结，余无明显不适。行骨穿刺示：大致正常骨髓象。予前方加鳖甲（先煎）30 g，每日1剂，配合金龙胶囊口服。

9月13日患者再次复诊时右颌下肿物已消，全身未扪及肿大淋巴结，精神佳，无明显不适。随访未见复发。

［曹洋，罗定新，陈锐深.陈锐深治疗恶性淋巴瘤的经验[J].中国医药学报，2002，17（6）：363.］

【评析】 陈教授认为"无痰不成核"，淋巴结肿大皆与痰的形成有关。淋巴瘤形成中脾气虚弱是最重要、最关键的病理基础。张景岳曰："脾肾不足及虚弱失调之人，多有积聚之病。"脾虚在恶性淋巴瘤的发病中尤显重要，脾虚则运化失常，精微失布，水湿停蓄，凝而不散，聚而生痰，久则发为本病。痰既是病理产物，又是致病因素。因此，治疗以健脾化痰、祛瘀散结为法，药用四君子汤健脾益气；薏苡仁、山慈菇、猫爪草、浙贝母或海藻、昆布化痰解毒散结；土鳖虫、桃仁、红花活血祛瘀；用青皮调理气机；更用华蟾素以毒攻毒，抗癌瘤；配合用动物药的抗癌药金龙胶囊破瘀散结，解郁通络。标本兼施，扶正祛邪而收效。

9. 健脾益肾，软坚化痰，清热解毒法治疗淋巴瘤（刘嘉湘医案）

潘某，男，32岁。2002年1月30日初诊。

病史：2001年1月体检发现纵隔肿块，在浙江某医院行纵隔穿刺活检，病理诊断为恶性肿瘤，结合HBE酶标，倾向于大细胞恶性淋巴瘤。2001年2月25日至4月16日行放化疗。4月CT复查示肿瘤明显缩小，后在浙江某医院继予CHOP方案化疗。2001年11月的CT与4月比较大致相仿，遂求治于中医。来诊时患者腰酸，左肩酸楚，神惫，纳差，口干，夜寐欠酣，脉细，苔薄，质淡红，有齿痕。

西医诊断：纵隔非霍奇金恶性淋巴瘤（大细胞型）。

中医诊断：积证。

辨证：脾肾两虚，痰毒未净。

治法：健脾益肾，软坚化痰，清热解毒。

处方：生黄芪30 g，北沙参15 g，天冬15 g，生、熟地黄各24 g，山茱萸12 g，夏枯草12 g，海藻12 g，石见穿30 g，炙穿山甲12 g，鳖甲（先煎）12 g，蛇六谷30 g，酸枣仁12 g，瓜蒌皮15 g，生牡蛎（先煎）30 g，肉苁蓉15 g，女贞子12 g，淫羊藿15 g，菟丝子15 g，鸡内金12 g。

服药1个月后复诊，左肩酸楚已不明显，精神渐振，但腰仍感酸楚，右半身汗出，入寐后明显，脉细，苔薄质淡红。2002年2月30日CT片与2001年11月比较纵隔肿瘤又有所缩小。效不更方，予原法进退前方改黄芪为50 g，加巴戟天15 g，桑寄生15 g。

继续服药2个月后，患者半身盗汗已解，腰酸明显好转，自觉走路乏力，有时头晕，夜尿多，脉细，苔薄，质红，有齿痕。仍治以健脾益肾，软坚解毒之法。

处方：生黄芪 50 g，生、熟地黄各 24 g，山茱萸 12 g，北沙参 30 g，天冬 15 g，夏枯草 12 g，海藻 15 g，石见穿 30 g，蜂房 12 g，炙穿山甲 12 g，鳖甲（先煎）12 g，金樱子 15 g，蛇六谷 50 g，菟丝子 15 g，莲须 15 g，淮小麦 30 g，甘草 6 g，大枣 5 枚，怀山药 30 g，僵蚕 12 g。

以上方为基础，随证加减，又连续服药 1 年余，2003 年 10 月患者前来复诊，腰酸、盗汗、夜尿诸症均已消失，2003 年 8 月 CT 复查纵隔未见明显占位，脉细，苔薄，质淡红。原方去海藻继续服用。随访病情稳定，仍坚持服药。

[李春杰.刘嘉湘治疗恶性淋巴瘤验案 1 则 [J].江苏中医药，2005，5（26）：33.]

【评析】 恶性肿瘤，属中医"痰毒恶核"的范畴，刘嘉湘认为本病以脾肾亏虚为发病之本，以痰毒瘀结为发病之标，病理因素可以归结为"虚、痰、毒、瘀"，以虚为本，以痰毒为重，若有瘀结，则病已深重。故治疗上刘嘉湘始终立足于扶助正气，以健脾温肾为根本之法，以化痰解毒为辅佐之术，并坚持以辨证论治为原则，随证加减，灵活化裁，这是取得疗效的根本所在。此外，在治疗此类痰瘀积聚之证时，刘嘉湘擅长使用蛇六谷，且用量较大，此乃化痰软坚之要药，具有化痰散结、行瘀消肿之功，为治疗痰瘀胶结病证的必用之品。本例患者发病即为脾肾两亏之证，故见腰酸明显、神疲纳差、口干脉细诸症。脾肾亏虚，外不能抵御邪毒之侵，内不能输布津液之行，终至痰毒瘀结于局部，发为有形之痰核。虽经化疗肿瘤有明显缩小，但痰毒瘀结未消。故治疗上益肾健脾、软坚化痰、清热解毒为法，重用生黄芪益气健脾，托毒外出；继予北沙参、天冬和地黄、山茱萸、鳖甲等滋养肺肾之阴；辅以淫羊藿、肉苁蓉和菟丝子等温补肾阳，既能充养先天以助脾气，又能阳中求阴以资肾阴；再以夏枯草、海藻、蛇六谷化痰软坚，穿山甲、蜂房、石见穿等化瘀解毒。全方扶正祛邪，寒温并举。复诊时患者半身汗出乃阳气亏虚、阴阳失调所致，故加大生黄芪用量以益气固表、健脾托毒；同时加用巴戟天、桑寄生以补肾强腰。三诊时夜尿多乃因肾虚不固，故加用金樱子、莲须固涩缩尿病灶稳定，未见转移恶化，获得满意疗效。

10. 潜阳息风，化痰散结法治疗垂体瘤（张梦侬医案）

谢某，男，38 岁。1969 年 7 月 11 日初诊。

主诉：患者头痛 6 年，发作无时。1969 年 5 月，转为左偏头痛。经宜昌某医院检查，疑为垂体肿瘤。后转武汉某医院拍片检查，都认为蝶鞍瘤可疑，均未作治疗，因来就诊。自觉痛从脑后左侧相当于风池穴处起，循脑部上行，前至左颞颥部，状如针刺、抽掣，常痛不休，午后更剧。左眼时有热气蒸腾感。脉弦滑而数，苔白厚腻，质嫩色红。

辨证：肝阳夹痰饮上犯。

治法：滋阴潜阳，柔肝息风，涤饮化痰，消肿散结。

处方：制何首乌、白芍、女贞子、磁石粉、泽泻、龙骨粉、牡蛎粉各 15 g，杭菊花、白蒺藜、石斛、黑豆皮、青葙子各 10 g，珍珠母粉、炙龟甲各 30 g，5 剂。用法：加水 5 磅，一熬至一磅半，每日分成 4 次温服。

二诊（7 月 17 日）：服药后头痛显著减轻，因未忌发物，食虾后头痛又复加重。初诊方去黑豆皮，加海藻、昆布各 15 g，蒲公英、紫花地丁各 30 g。用法同前，5 剂。

三诊（7 月 22 日）：头痛减半，二诊方加天葵子 15 g。

四诊（7 月 30 日）：痛减十分之七，如安静不动，则痛全止，如用力或用脑过度，则痛发如前。拟本方加抗肿瘤之品。处方：生何首乌、龙骨粉、牡蛎粉、炙龟甲、珍珠母粉、磁石粉、白茅根、夏枯草各 30 g，杭菊花、白蒺藜、杭白芍、女贞子、昆布、海藻各 15 g，白花蛇舌草 60 g。用法：加水 8 磅，熬至 2 磅，去渣，加蜜 60 g，熬令和，分 2 日 6 次温服。

五诊（10 月 21 日）：连续服四诊方至 8 月下旬，原有左侧头痛与压重感基本消失。患者为了加速根治达到早日痊愈，于 8 月底入湖北省某医院肿瘤科，用钴 -60 放射及环磷酰胺注射，与中医埋针疗法等同时进行。至 10 月 6 日拍片复查，与 9 月 26 日片及以前三片对照检查。意见：原为垂体肿瘤影响蝶鞍破坏，现在发现蝶鞍后床破坏较前明显，鞍底改变同前。因用上述方法治疗，已停服中药 50 天。自觉头部左侧又痛，更加眩晕、失眠，两眼有火热感，视物不清。症状较前增剧，因来复诊。仍用平肝潜阳涤饮法。处方：金银花、夏枯草、蒲公英、紫花地丁各 30 g，野菊花、天葵子、煨三棱、煨莪术各 10 g，海藻、昆布、煅龙骨粉、煅牡蛎粉各 15 g，白茅根、白花蛇舌草各 60 g，用法同前。每剂加蜂蜜 60 g，30 剂。

六诊（12 月 27 日）：上方只服 8 剂，所有头痛、眩晕、失眠等症大见好转，要求改制丸剂，便于常服。处方：制何首乌120 g，金银花、紫花地丁、蒲公英、夏枯草、煅龙骨、煅牡蛎、制龟甲、女贞子各120 g，海藻、昆布、天葵子、菊花、煨三棱、煨莪术、杭白芍、白蒺藜各90 g，白花蛇舌草500 g，仙鹤草250 g。制法：上药19味，共炒，研极细，炼蜜为丸，如梧桐子大。每次服50丸，每日2次，空腹时用白茅根120 g，温水送下。禁忌发物。1970年2月18日来信云：服丸药后，症状续有好转，要求再将药方加以改进，以加速疗效。复信将丸药方中另加杭菊花、桑叶各120 g，为丸常服。

七诊（1970年9月27日）：连续服丸药。7月15日某医院拍片复查，头项侧位片、蝶鞍侧位片与以前各次片对照。意见：头颅骨质正常，蝶鞍大小正常。从拍片结果看来，本病已基本好转，唯自觉头部左侧有时仍痛，且性欲减退，乳腺发达，此垂体肿瘤尚未得到根本痊愈。按照1970年2月18日丸方加炒枳实、苦丁茶、杭白芍各60 g为丸，继续按法常服。

1971年5月22日来信，要求加速疗效。处方：制何首乌、夏枯草、金银花、炒橘核、紫花地丁、蒲公英各120 g，天葵子、重楼、浙贝母、煨三棱、煨莪术、炒枳实、野菊花、海藻、昆布、赤芍、当归尾各60 g，藁本30 g，共研末制蜜丸，服法同上。

八诊（1971年12月26日）：上述症状基本消失。昨在某医附复查，拍片对照："蝶鞍尚有轻度改变，余皆正常"。视力尚可。据此以观，本病已基本治愈。嘱按1971年5月22日丸方继续服至痊愈为止。另拟一汤方，配合丸剂，每月6剂，2日1剂，休息3日。如此反复每月照法服用，以竟全功。处方：生何首乌、珍珠母粉、紫花地丁、白茅根、蒲公英、夏枯草各30 g，海藻、昆布各15 g，赤芍、天葵子、野菊花各10 g。

1974年1月，为了总结肿瘤疗效，去信询问。于2月25日回信云：（摘要）自1969年8月至10月放疗结合化疗（烤电和注射抗癌剂）及埋针等法无效后，下决心改服中药。于1971年12月八诊后，由秭归县转回广西灌阳县，除用了几十支喜树针药注射外，再未用其他药物，现已停药年余。病情：左侧偏头痛减轻，但时有疼痛，片刻缓解。有时基本不痛。视力与视野均无问题，有时流热泪，流泪后自觉舒适。身体仍是白胖，性欲全无。近来颈部不适，经检查为甲状腺功能低下、动脉早期硬化等，要求再用中药方治疗。"根据上述病情，肯定是垂体肿瘤的后遗症状。拟仍宗六诊丸方加黄药子、白药子各120 g。共研末制蜜丸，终年常服。

［张梦侬. 临证会要 [M]. 北京：人民卫生出版社，2006.］

【评析】 本案患者西医诊为蝶鞍瘤，中医诊为痰瘀内阻，肝风内动。治以滋阴潜阳，柔肝息风，化痰散结。五诊时因停服中药，单纯以西医治疗，症状较前增剧，而复来诊，仍用平肝潜阳化痰法。这证明张梦侬用药精当，疗效明显，此后改丸药长期服用，终得痊愈。

11. 息风化痰，补肝益肾，健脾解毒法治疗脑胶质细胞瘤（花宝金医案）

张某，男，52 岁，2011 年 1 月 8 日初诊。

病史：患者 2006 年 6 月在北京某医院行左额叶肿瘤次全切除术，术后病理示星形胶质细胞瘤Ⅳ级，部分呈少枝胶质细胞成分。术后行化疗（具体方案不详）及伽马刀治疗 5 次。2009 年 8 月复发，在北京某医院行左额叶肿瘤全切术，肿瘤大小 5 cm×4 cm。术后病理示少枝胶质细胞瘤，局灶星形细胞形态。术后给予尼莫斯汀＋长春新碱＋甲氨蝶呤化疗，并且在河北省某医院常规放疗。2010年 12 月复查脑 MRI：显示有异常信号，考虑复发。刻下症见：时有眩晕头痛，轻度乏力，纳尚可，睡眠一般，舌质淡，苔黄腻，脉弦。

中医诊断：眩晕。

西医诊断：脑瘤术后复发。

辨证：风痰上扰。

治法：息风化痰，补肝益肾，健脾解毒。

处方：天麻 15 g，钩藤（后下）15 g，白术 30 g，姜半夏 10 g，云苓 20 g，黄芪 60 g，生地黄 20 g，牡丹皮 15 g，山茱萸 20 g，白芍 15 g，全蝎 3 g，蜈蚣 3 条，天南星 15 g，僵蚕 12 g，蝉蜕 9 g，姜黄 15 g，大黄 16 g，半枝莲 30 g，连翘15 g，蒲公英 20 g，焦山楂 15 g，神曲 15 g，28 剂，每日 1 剂，水煎服。配合口服软坚消癥片，每次 1.0 g，每日 3 次口服。

二诊（2 月 26 日）：睡眠差，眩晕头痛改善，舌质淡，苔薄白，脉弦。减半枝莲，加白花蛇舌草 30 g，炒酸枣仁 30 g，首乌藤 20 g，中成药同前。

之后一直在此方基础上加减治疗，如苔白略腻，加藿香、佩兰、砂仁；健忘加石菖蒲、益智仁、郁金；口苦、胁痛加柴胡、黄芩、茵陈；腰酸软痛加杜仲、肉苁蓉、牛膝；胸闷气短加瓜蒌、薤白、紫苏梗、荷叶梗等间断服药至今，病情得到控制，未进一步恶化发展，目前仍在继续服药中。复查头部 MRI：显示同前比较，未见进一步进展。

［徐涛，郭秋均，花宝金.花宝金教授治疗脑瘤刍议 [J].中医药信息，2016，33（1）：66.］

【评析】 患者中年男性，2006 年行脑瘤手术，术后行常规化放疗，但 2009 年复发，再次手术、放化疗。1 年后复查头部 MRI，手术病灶处显示有复发。此后患者一直口服中药至今已 4 年余，复查头部 MRI 未见进一步发展。4 年间花教授治疗始终以补后天脾胃为主，兼顾肝肾，注意气机升降，同时息风化痰酌加解毒散结药物。中医药治疗脑瘤有一定优势，特别是术后、放化疗后，患者如果复发，现代医学没有特别有效的治疗手段，只是一味地对症降颅压消除脑水肿治疗，往往效果不佳。此时很多患者有全身症状，例如：眩晕、头痛、睡眠不佳、食欲不佳、呕恶、健忘等。此时中医可以根据其临床表现，辨证施治，调整全身状态起到治疗的作用，延长患者总生存期，改善患者生存质量。

12. 清热化痰法治疗肺癌（孙桂芝医案）

患者，男，57 岁，2012 年 10 月 29 日初诊。

病史：右肺癌 7 年余，低分化腺癌，未行相关手术治疗，放、化疗后，纵隔肺门淋巴结转移。刻下症见：胸闷气短，咳嗽咳痰，痰黄黏稠，心烦失眠，口渴喜饮，口燥咽干，小便短赤，大便秘结，舌质红、苔黄，脉数。胸部ＣＴ示：右肺上叶后段及下叶较前增大；双肺多发转移瘤，双侧胸腔积液。

辨证：火燥交攻，痰热蕴肺，肺失清肃。

治法：清火宣肺，化痰通络。

处方：千金苇茎汤加减。芦根 30 g，苦杏仁（后下）10 g，薏苡仁 15 g，冬瓜子 15 g，桃仁 6 g，生地黄 15 g，玄参 15 g，川贝母 15 g，浙贝母 15 g，桔梗 15 g，麦冬 15 g，桑叶 10 g，枇杷叶 15 g，沙参 15 g，生石膏（先煎）30 g，僵蚕 10 g，鼠妇 10 g，九香虫 6 g，穿山甲 10 g，鳖甲（先煎）10 g，鱼腥草 30 g，甘草 10 g，白花蛇舌草 30 g，代赭石（先煎）15 g，鸡内金 30 g，生麦芽 30 g。14 剂。每 2 日 1 剂。每剂煎 2 次，合在一起约 400 mL，分早、晚 2 次服。

［王靖思，顾恪波.孙桂芝分型论治肺癌经验 [J].中医杂志，2013，19（54）：1636-1637.］

【评析】 患者咳嗽咳痰，痰黄黏稠，心烦失眠，口渴喜饮，口燥咽干属痰热蕴肺之象，故采用千金苇茎汤清热化痰治疗，但其同时伴有口渴喜饮、口燥咽干等伤阴之象，故加百合固金汤及清燥救肺汤以滋阴润肺，杏仁、桃仁为孙老师治疗肺癌之常用对药，"杏为心果，其仁如肺而降气；桃为肺果，其仁入肝而逐血"。杏仁主气分，桃仁主血分，如"气为血之帅，血为气之母"，二诊合用可以行气活血，通络化积。穿山甲与鳖甲、僵蚕与鼠妇这两组肺癌常用药对可以软坚散结，化癥消积。鱼腥草入肺，可以清热解毒化痰，白花蛇舌草可以解毒清热，具有抗肿瘤的功效，鸡内金、生麦芽等调和胃气，防止润药难化。患者有胸腔积液，方中运用芦根、薏苡仁、冬瓜子可以起到利水渗湿的作用。半年后患者前来复诊，诉诸症较前明显好转。

第三十五章
风湿类疾病

1. 补益肝肾，理气活血，化痰通络法治疗强直性脊柱炎两例（胡荫奇医案）

🍅 **案1**

赵某，女，28岁。2001年8月29日初诊。

病史： 左髋关节、膝关节隐痛不适1年半，夜间加重，晨僵（＋），约持续半小时，怕冷，伴周身乏力。舌质淡红，苔薄白，脉沉细。实验室检查：HLA-B27（＋），RF（－）；X线：左侧骶髂关节局限性硬化，骨质边缘毛糙，关节间隙正常，骶髂关节炎（Ⅱ级）；腰椎未见异常。

西医诊断： 强直性脊柱炎（早期）。

辨证： 肝肾亏虚，痰瘀痹阻。

治法： 补益肝肾，理气活血，化痰通络。

处方： 穿山龙15 g，炮山甲10 g，土贝母15 g，莪术10 g，郁金10 g，延胡索15 g，青陈皮各10 g，青风藤20 g，狗脊15 g，川续断15 g，杜仲10 g，桑寄生15 g，柴胡10 g，木瓜15 g。14剂，水煎服，每日1剂。

二诊： 药后自觉左髋、膝关节不适减轻，由于工作紧张，自行停药1月余，近日左腰骶部疼痛加重，伴膝关节隐痛，颈部活动时不适。舌质淡红，舌苔薄黄，脉象沉细。加山茱萸15 g，骨碎补10 g，葛根30 g，以加强益肾通督之功。继服7剂。

三至六诊： 上方稍有加减，继服21剂后腰骶部僵硬感减轻，但长久站立时双骶髂关节稍有酸痛，自感困倦乏力。舌质黯红，苔薄黄，脉弦细。

效不更方，守方继服14剂，以巩固治疗效果。

［胡荫奇，常志遂.痹病古今名家验案全析 [M].北京：科学技术文献出版社，2006.］

【评析】 强直性脊柱炎常为隐匿性发病，病程漫长，肾精亏虚、督脉失养往往是造成患者发病的病理基础，久病致痰瘀胶结，痹阻经络骨骱，出现脊柱僵硬强直不适，正如清代陈士铎在《石室秘录》中所说："脊背骨痛者，以肾阴亏竭，不能上润于脑，河车之路干涩而难行，故而作痛。"胡教授认为，益肾通督法是治疗强直性脊柱炎的常用治法，但在临床上需要根据患者具体情况配合其他治法，不能一概而论，常用的其他治法还有清热解毒法、通经活络法、调和营卫法、化痰祛瘀法等，应结合强直性脊柱炎的阶段性、特殊性，随机而变。

🍅 案2

李某，男，28岁。2001年11月12日初诊。

病史： 腰骶部疼痛4年，4年前无诱因出现腰部疼痛不适，时有刺痛，日轻夜重，晨僵明显，时有头晕，双膝、肘无肿痛，无足跟痛，无虹膜睫状体炎及肠道感染，曾到北京某医院就诊，查：HLA-B27（＋），RF（－）。X线示：双侧骶髂关节炎（双侧骶髂关节面密度增高，关节面上1/3处模糊，部分呈锯齿样改变，关节间隙稍变窄）。腰椎生理曲度消失，T_{12}～L_4左侧、T_{12}～L_1右侧有骨桥形成，L_3、L_4前纵韧带密度升高。使用SASP、氨糖美辛、扶他林口服4个月，疗效不显。检查：ESR 14 mm/h，肝功能正常。查体：腰椎生理弯曲消失，屈伸明显受限，颈椎生理曲度变直，活动尚可；双侧"4"字试验阳性。舌质黯红，有瘀斑，苔薄白腻，脉濡缓。

西医诊断： 强直性脊柱炎（中晚期）。

辨证： 肝肾亏虚，痰瘀痹阻。

治法： 滋补肝肾，化痰祛瘀通络。

处方： 夏枯草10 g，土贝母（打碎）15 g，穿山龙15 g，炮山甲10 g，蜈蚣3条，全蝎3 g，徐长卿15 g，白芥子6 g，半枝莲15 g，细辛3 g，延胡索15 g，檀香10 g，青风藤15 g，狗脊10 g，骨碎补10 g，伸筋草10 g。14剂，水冲服，每日1剂。

二诊： 服上方14剂，药后腰骶部疼痛略有减轻，仍时有头晕，晨僵明显，肢体沉重乏力。舌质黯红，有瘀斑，苔薄白，脉濡细。效不更方，守方继服14剂。

三诊： 药后头晕消失，腰骶部疼痛明显减轻，时有僵硬感，纳可，二便调。舌质淡红，苔薄白，脉缓细。上方加山茱萸10 g，杭白芍30 g，以加强补肾益督之功，继服14剂。

四诊： 药后腰骶部疼痛及僵硬感基本消失，纳可，二便调。舌质淡红，苔薄白，脉细。效不更方，守方继服 14 剂，以巩固治疗效果。

［胡荫奇，常志遂.痹病古今名家验案全析 [M].北京：科学技术文献出版社，2006.］

【评析】 本例属于强直性脊柱炎的中晚期，脊柱关节强直，主要为病久损及肝肾，痰湿瘀浊痹阻经络，证属本虚标实。治疗宜祛痰通络止痛为主，兼以滋补肝肾。由于痰湿瘀浊胶结，痹阻骨骼经隧，顽缠难愈，非一般化痰祛瘀药所能祛除，须配合使用虫类走窜收剔之品，化痰祛瘀，通络止痛，方能获得较为满意的疗效。

2. 扶正化痰法治疗强直性脊柱炎（高根德医案）

章某，男，30 岁。1987 年 12 月初诊。

病史： 患者腰背疼痛数年，胸腰段脊柱后凸畸形，上楼梯困难。查体：双侧骶髂关节叩击痛阳性，"4"字试验阳性，红细胞沉降率 100 mm/h，X 线片示双侧骶髂关节模糊，腰胸椎小关节模糊，诊断为强直性脊柱炎（骨痹）。

辨证： 正虚痰结。

治法： 扶正化痰。

内治方： 露蜂房 10 g，白芥子 6 g，海藻 9 g，昆布 9 g，炒牛蒡子 9 g，穿山甲 6 g，血竭 3 g，生黄芪 60 g，当归 12 g，葛根 12 g，桂枝 6 g，枸杞子 30 g，水煎服，每日 1 剂。

外治方： 川椒目 30 g，羌、独活各 15 g，制川草乌各 5 g，制半夏 15 g，海藻 30 g，昆布 15 g，木瓜 15 g，鸡血藤 30 g，胆南星 9 g，制狗脊 30 g，桂枝 15 g。

上药纱布包之，用水 3 kg，煎 20 分钟，倒入浴缸温水中，水量以能浸泡整个人体为度。每次浸浴半小时，每周 2 次。

经内服中药 63 剂，中药浴 20 次后，腰背痛消失，上楼梯无困难，脊柱后凸畸形改观，红细胞沉降率降为 20 mm/h，X 线片示病理变化无发展，恢复原工作。疗效评定：显著好转。

［高根德，程春葵.扶正化痰法为主治疗强直性脊椎炎 [J].上海中医药杂志，1991（9）：15.］

【评析】 本案患者因气血津液运行失常，痰浊内生，流于经络、伏于督脉则病发龟背。痰浊流于骨节筋络，阻滞气血流通，不通则痛，故引起腰背疼痛。正气不足则多有畏寒、面色偏白之虚象。治宜扶正化痰。脊柱诸韧带的慢性进行性骨化，此乃"结"也，用中药软坚散结，为一独特疗法。本方中露蜂房、白芥子、炒牛蒡子祛痰；海藻、昆布软坚散结；穿山甲性专行散，能通经络；血竭味咸能消，行瘀止痛；生黄芪、当归补虚，其配伍与本病甚切。外治方在祛痰软坚药的基础上加入温通、祛风之药，主要针对本病患者多有转侧不利、畏寒、抽筋感等表寒证，治标可以速效。

3. 化痰燥湿法治疗类风湿关节炎（程祥步医案）

万某，女，42岁。1989年11月2日初诊。

主诉： 全身关节疼痛1月余，以四肢小关节为甚。两指关节微肿，麻木不仁，屈伸不利，但未变形，腰脊酸痛，沉重无力，转侧困难，气候变化时症状加重，舌质淡白，苔白微腻，脉细滑。查红细胞沉降率：80 mm/h，抗链球菌溶血素 O 试验850 U，类风湿因子阳性。

诊断： 着痹。

治法： 化痰燥湿，祛风散寒。

处方： 制天南星、白芥子、半夏、炒苍术、羌活、防风、当归、川芎各10 g，生薏苡仁60 g，威灵仙20 g，全蝎3 g，寻骨风15 g。7剂，水煎服。

药后诸症减轻，原方去羌活、防风、川芎、苍术，加鸡血藤、青风藤各20 g，桑寄生15 g，淫羊藿10 g，又服7剂腰痛好转，手指关节肿已消。仍以祛痰为主，辨证加减，共治疗3个月而愈。红细胞沉降率、抗链球菌溶血素O试验均正常，类风湿因子转阴。

［程祥步．痹证治痰验案举隅[J]．四川中医，1996，14（2）：29.］

【评析】　痰、饮、湿，一源而三歧，着痹以湿为关键，湿为阴邪，重浊黏滞，久之凝痰聚瘀，治疗应遵《金匮要略》"病痰饮者，当以温药和之"的原则，宜温化燥痰。本例选用制天南星、白芥子、干姜、半夏、全蝎合薏苡仁汤，既守方，又变通，因而取得较满意疗效。

4. 化痰消瘀，益肾蠲痹法治疗类风湿关节炎（朱良春医案）

林某，女，34岁。

病史：患类风湿关节炎 8 年余，腕踝关节肿痛僵硬，手指关节呈梭形改变，长期服用消炎痛、地塞米松，未见好转。近两年来卧床不起，生活不能自理。1987 年 9 月 2 日来初诊。患者面部虚浮，指、腕、肘、踝、膝关节疼痛，晨僵约 3 小时，口干怯冷，关节得温则舒，舌苔薄腻，舌边色紫，脉弦细。红细胞沉降率 54 mm/h，抗链球菌溶血素 O 试验 883 U，类风湿因子阳性。

辨证：寒湿外侵，痰瘀交结，深入经隧，肾虚络痹。

治法：化痰消瘀，益肾蠲痹。

处方：制川草乌各 10 g，生熟地黄各 20 g，淫羊藿 10 g，乌梢蛇 10 g，炮山甲 10 g，炙全蝎末（吞服）3 g，土鳖虫 10 g，白芥子 10 g，炙僵蚕 10 g，骨碎补 10 g，全当归 10 g，徐长卿 15 g，生甘草 6 g。另：益肾蠲痹丸 8 g。每日 3 次，饭后服。

二诊：进药 60 剂，关节肿痛明显好转。肿痛稍退，已能翻身坐起。但行走困难。地塞米松减至每日 1 片。原方去白芥子、僵蚕，加炙蜂房 10 g，补骨脂 10 g，肉苁蓉 10 g。30 剂。另益肾蠲痹丸 8 g，每日 3 次，继服。

药后已能下床行走活动，关节肿痛基本已消除。当地医院复查类风湿因子阴性，红细胞沉降率 23 mm/h，抗链球菌溶血素 O 试验 < 5 U。地塞米松减至每日 1/4 片。药既奏效，处理同前，继服 3 个月。关节活动功能恢复正常，地塞米松已停服，能骑自行车和从事家务劳动。红细胞沉降率、抗链球菌溶血素 O 试验、类风湿因子复查均正常。嘱再服丸药 6 个月，以巩固疗效。

［杨建宇，王发渭，陈君，等. 国医大师验案良方 [M]. 北京：学苑出版社，2014.］

【评析】 治痹常法，总不外祛风、散寒、除湿、活血通络。顽痹具有久痛多瘀、久病入络、久痛多虚、久必及肾的特点，既有正虚，又有邪实，故倡立益肾壮督培其本，蠲痹通络治其标，创制了益肾蠲痹丸，用之多获良效。本例因其长期使用激素，导致机体平衡失调，功能紊乱，肾水匮乏，阴阳失衡，故采用汤丸并施，以加强补肾之功效，达到调整机体的目的。

5. 清热除湿化痰法治疗类风湿关节炎（路志正医案）

葛某，男，39 岁，河北省永年县人。

病史：形体肥胖。因腰膝关节疼痛 4 月余，于 1997 年 3 月 22 日初诊。4 个月前无明显诱因致腰部及右膝、左足背肿痛，伴低热，最高体温 38 ℃，活动受限，不能正常工作。曾先后在本地医院、北京某医院就诊。诊断不明确。中西药治疗，体温虽然稍退，但关节肿痛依然，故来门诊治疗。刻下症见：腰腿酸痛，右膝关节红肿，疼痛部位不固定，窜及两胁，伴自汗出，体倦乏力，夜间低热，纳食可，大便溏薄，每日 2～3 次，小便微黄，舌体瘦小、质红、苔黄厚腻，脉沉细而数。血常规：WBC 11.6 g/L，ESR 40 mm/h，RF（+），腰椎 CT：未见异常。

诊断：湿热痹。

治法：清热除湿，祛风通络。

处方：四妙散合独活寄生汤加减。独活 9 g，桑寄生 15 g，川续断 12 g，木防己 12 g，桂枝 9 g，杏仁、生薏苡仁、炒薏苡仁各 12 g，海桐皮 12 g，青风藤 15 g，金钱草 15 g，忍冬藤 15 g，炒苍术 12 g，黄柏 9 g，川牛膝 12 g。7 剂，水煎服。

二诊：药后腰部酸痛沉重减轻，四肢骨关节酸楚，劳累后尤甚，全身汗出，怕风，二便已调，舌质红、苔薄黄，脉沉弦而数。风属阳邪，易随汗出而解，而湿性重浊黏腻，不易速去，故仲景有湿病忌大汗之戒，湿热蕴结，阳明热盛，拟清泄阳明，则痹阻渐通。原方去独活、金钱草，加生石膏（先煎）40 g，晚蚕沙（包煎）20 g，木防己加至 15 g，忍冬藤加至 30 g，以加重清热除湿之力。

三诊：上方 10 剂，诸症减轻，足膝偶有烧灼感，舌质黯、边尖红、苔中部黄厚，脉沉弦小数。处方：宣痹汤合二妙散加减。独活 10 g，桑寄生 15 g，川续断 10 g，狗脊 10 g，防风 10 g，木防己 15 g，生石膏（先煎）60 g，晚蚕沙（包煎）15 g，杏仁、生薏苡仁、炒薏苡仁各 12 g，半夏 9 g，炒苍术 12 g，黄柏 10 g。12 剂，并配合食疗，予赤豆三米粥，薏苡仁 60 g，木瓜 12 g，忍冬藤 20 g，赤小豆 20 g，丝瓜络 30 g，粳米 20 g，小米 20 g。先以木瓜、忍冬藤、丝瓜络煎水去渣，水煮煎粥食之。以健脾和胃，清热利湿，顾护脾胃，纳化健旺，则湿去热孤。

四诊：腰腿酸痛、右膝关节及左足背红肿热痛明显减轻，已无烧灼感，舌边红、苔薄黄，脉沉滑。查：右膝内侧青紫，无红肿，湿热之邪虽蠲，而病久入络，筋脉失养，上方去二妙散，加全蝎 4 g，地龙 6 g，片姜黄 9 g，以活血通络，进 15 剂。

［杨建宇，王发渭，陈君，等.国医大师验案良方 [M].北京：学苑出版社，2014.］

【评析】 湿热痹为痹病中的一个证型，其病机为"痹"。治疗主要在通，而湿热痹亦不避温通，所谓"热则流通，寒则凝塞，通则不痛，痛则不通"是也。湿热久遏于筋脉关节，阳气不能宣散，湿热与阳气相搏，闭阻不通。单纯清热利湿、痹阻不能宣达，必借辛温宣散，则热邪能透，湿邪镴除，痹病已愈。临床常借桂枝为反佐，令痹邪宣散、发越，使邪有出路。桂枝本为辛温之品，原非湿热所宜，但湿为阴邪，非温不解，且有通血脉、调营卫之功，以化血脉中阴浊之气，血气和则痹邪除。湿热痹多发于四肢，而中药除了性味功能外，尚有归经的特点。每一药物都有其善走的经脉与部位。临证遣药，下肢疼痛者多选木瓜、牛膝（风寒者用川牛膝、肾虚者用怀牛膝）；属风湿证者多选防己、木通、黄柏、晚蚕沙；腰部疼痛多选独活、狗脊、杜仲、桑寄生。并常配以活血、祛痰类药，因津停为痰，血滞为瘀，痰瘀互结，有碍气血流畅。祛痰药常选白芥子、僵蚕、胆南星、半夏；活血药常选桃仁、片姜黄、赤芍、全蝎、地龙等，一方面可制约风药之燥；另一方面又可"治风先治血，血行风自灭"。脾胃功能的强弱与湿热痹的疗效、预后、转归有密切关系。这是因为"五脏六腑皆禀气于胃""脾为后天之本"而且"脾主肌肉四肢"为气血生化之源，气血充盈则筋脉关节得以濡润，四肢肌肉有所禀受。故在治病的同时，常配以食疗，喜用赤豆三米粥，以木瓜、忍冬藤、丝瓜络煎水，煮薏苡仁、粳米、小米、赤豆为粥，健脾益胃，清热利湿，疏通经脉。脾胃强健，则湿浊饮邪难以蓄积为患，达到培土胜湿、治病求本的目的。

6. 清热利湿，化痰活血法治疗弥漫性硬皮病（胡荫奇医案）

张某，男，60岁。2017年2月13日初诊。

主诉： 周身皮肤肿胀疼痛变硬3月余。患者3个月前无明显诱因出现颈部皮肤肿胀瘙痒，继之疼痛、变硬，间断口服抗过敏药未见好转，逐渐出现躯干及四肢大面积皮肤肿胀变硬，色紫黯，搔抓疼痛明显。经查皮肤病理诊断为硬皮病，予甲氨蝶呤片10 mg（口服，每日1次）控制病情，甲泼尼龙片48 mg（口服，每日1次）减轻免疫反应及抑酸护胃、防治骨质疏松治疗。此后症状明显缓解，查CRP逐渐正常。甲泼尼龙片减量至20 mg（口服，每日1次）时觉颈部、胸部、腹部、背部、四肢皮肤发硬、紧绷感较前明显，周身出汗较多，皮肤搔抓疼痛，无瘙痒及破溃，二便可，夜寐安。查体：颈部及左前臂、胁肋处皮肤按之硬，色稍紫红，未见皮肤肿胀及雷诺现象。舌红边有齿痕，苔白腻，脉细弱。颈部皮肤活检：表皮轻度角化，鳞状上皮变薄，表皮下大量胶原纤维增生，皮肤附属器减少，血管周围急慢性炎细胞浸润，符合硬皮病。胸部 CT 平扫未见明显异常。超声心动图：继发性肺动脉高压（轻度）。全血细胞分析：WBC 10.53×10^9/L，NEUT% 70.64%，NEUT 7.44×10^9/L。生化：肝肾功能未见异常，CRP 10.53 mg/L，红细胞沉降率 20 mm/h。RF、ANCA 谱、ANA 谱均阴性。

西医诊断：弥漫性皮肤型硬化症。

中医诊断：皮痹。

辨证：湿热瘀阻。

治法：清利湿热，化痰通络。

处方：土茯苓 15 g，黄柏 15 g，苦参 10 g，茵陈 10 g，车前子（包煎）10 g，石菖蒲 10 g，茯苓 30 g，鳖甲（先煎）15 g，路路通 10 g，丝瓜络 10 g，白芥子 6 g，天南星 6 g，鸡血藤 30 g，穿山龙 15 g，灵芝 15 g，山慈菇 10 g。水煎服，7 剂。

二诊（2017 年 2 月 20 日）：自诉皮肤发硬改善，仅颈前及左前臂、胁肋处皮肤片状发硬，皮色黯红，双肘、双膝关节处有紧束感，进食可，困重乏力减轻，汗出减少，微恶风寒，二便可，夜寐安。查体：颈前部及左前臂、胁肋处皮肤发硬，色黯红。舌黯红苔白腻，边有齿痕，脉细。胡教授认为病情好转，目前痰瘀重、湿热轻，治以化痰散瘀兼清热利湿为主为主，上方去茵陈、车前子，加莪术 10 g，重楼 9 g，黄芪 15 g，川芎 10 g。继服 14 剂。

三诊（2017 年 3 月 6 日）：患者颈前部皮肤黯红发硬较前减轻，左上肢前臂、胁肋皮肤无红硬，双肘、双膝关节处紧束感减轻，自觉乏力，汗出减少，微恶风寒，纳可，二便可，夜寐安。查体：颈前部少量硬斑，色黯红。舌红，苔黄稍腻，脉细弱。胡教授认为须加强化痰祛瘀，上方去苦参、山慈菇，加炮山甲 6 g，玄参 15 g，草果 6 g，厚朴 10 g，生黄芪改为 30 g。并予甲泼尼龙片减量至 18 mg（口服，每日 1 次），甲氨蝶呤继服。

四诊（2017 年 3 月 20 日）：患者皮肤无发硬、发红、疼痛，肘、膝关节处紧束感亦明显减轻，纳可，汗出不多，恶风寒，遇风寒或肢体下垂时下肢可见青紫斑纹，二便可，夜寐安。查体：周身皮肤无硬斑，下肢下垂时可见网状青斑样改变。舌黯淡，苔白稍腻，脉细。胡教授认为此证兼有风寒湿，治以温经通络，上方减白芥子、胆南星、草果，加姜半夏 9 g，陈皮 10 g，细辛 3 g，鬼箭羽 10 g，嘱继服 14 剂。

五诊（2017 年 4 月 3 日）：患者诉肘、膝关节处紧束感减轻，伸展运动时躯体伸侧稍有紧束感，下肢下垂时网状青紫斑较前淡，时有潮热，夜间汗出，纳可，二便可，夜寐安。查体：下肢可见网状青紫斑较前淡。生化：CRP 6.59 mg/L。胡教授查看患者，舌黯红，苔白稍腻，脉弦细，证属阴虚血瘀证，治以清热养阴通络，调整处方如下：鬼箭羽 10 g，当归 15 g，苦参 10 g，胆南星 10 g，土茯苓 15 g，天花粉 15 g，石斛 15 g，玄参 30 g，莪术 10 g，乌药 10 g，川芎 10 g，鳖甲（先煎）30 g，穿山甲 6 g，继服 14 剂。

六诊（2017 年 4 月 17 日）： 周身皮肤无发硬变色，关节及躯体活动时屈侧稍紧，进食可，微恶风寒，二便可，夜寐安。查体：周身皮肤无发红发硬，下肢未见网状青斑样改变。胡教授查患者，舌黯红，苔白稍腻，脉弦细，证属痰瘀痹阻，治以化痰通络，上方去天花粉、石斛，加当归 15 g、夏枯草、伸筋草 10 g、香附 10 g、路路通 10 g，服用 30 剂。

随访： 此后半年随访，甲泼尼龙片减至 4 mg，口服，每日 1 次，复查血常规：WBC 11.26×10^9/L，CRP 1.46 mg/L。嘱患者坚持服药，甲泼尼龙片缓慢减量甚至维持。

[王宏莉，赵敏. 胡荫奇教授治疗系统性硬化经验 [J]. 中国中医基础医学杂志，2021，11（27）：1817-1820.]

【评析】 本患者使用糖皮质激素治疗疗效显著，减药过程中出现症状反复及炎症指标升高，求助于中医药，其就诊时病程尚短，据其症候舌脉有湿热表现，胡教授遂予黄柏、土茯苓、苦参、车前子等清热利湿之品。白芥子、胆南星温凉并用，调和其寒热之性而取化经络中顽痰之用，鸡血藤、穿山龙、丝瓜络通络，山慈菇、鳖甲散结抗纤维化。二诊加黄芪益卫固表，莪术、川芎破血化瘀，可以改善血管的微循环障碍，发挥抗纤维组织增生作用。三诊取达原饮之意，用厚朴行气，草果除伏邪，开达膜原，去除半表半里之伏邪，白芥子清透皮里膜外之痰，加玄参以免过燥伤阴。四诊患者遇冷可见下肢网状青斑样改变，考虑随着病程的延长出现阳虚之象，加细辛温经散寒，鬼箭羽破血通经。五诊、六诊考虑痰瘀痹阻经络日久，加之应用温阳散寒之品，易化燥伤阴，出现寒热、虚实错杂之像。故酌加养阴清热之品，用天花粉、石斛、玄参、当归滋阴养血扶正，鳖甲、穿山甲软坚散结，发挥调节免疫、抑制结缔组织增生功效。香附、路路通理气通络，使气行则血行，则瘀滞自消。胡教授辨证精确，考虑周全，患者症状得到改善，糖皮质激素平稳减量，炎症指标好转，收获良效。

7. 清热通络，宣肺化痰法治疗复发性多软骨炎（房定亚医案）

张某，女，52岁。2012年9月21日初诊。

主诉： 患者反复咳喘、喉中痰鸣3年未愈。起病之初无明显诱因突发外耳轮疼痛、肿胀发红，后渐出现慢性咳嗽、咯痰，鼻梁渐塌陷，声音嘶哑，活动后胸闷、气短，呼吸困难。血常规、抗核抗体、ENA多肽抗体均阴性。电子喉镜及CT检查示气管上端下喉区管腔狭窄，软组织增厚。外院诊断为复发性多软骨炎。患者间断服用激素，拒绝行气管切开或支架置入等手术治疗，转求中医治疗。刻下症见：形体消瘦，声音嘶哑，面色晦滞，咳喘频作，呼吸声如风箱，吸气困难，喘息抬肩，唇舌紫黯，活动加重，喉中痰鸣，咳吐黄白相间黏痰，偶有血丝，舌黯红、苔黄，脉滑数。

中医诊断： 断耳疮，喘证。

辨证： 热毒蕴结。

治法： 清热通络，宣肺化痰。

处方： 四神煎加减。生黄芪30g，石斛30g，金银花30g，远志10g，川牛膝15g，鱼腥草15g，黄芩10g，石韦20g，辛夷（包煎）8g，炙麻黄6g，胆南星10g，桑白皮15g。30剂。

二诊（2012年10月21日）： 痰热减少，经常鼻塞，活动后喘憋，咳嗽有黄黏痰，苔根白腻，脉弦滑。辨证属痰热蕴肺。治以宣肺平喘、清肺化痰。处方：泻白散合麻杏石甘汤加减。桑白皮15g，地骨皮15g，黄芩12g，生甘草10g，石韦20g，青黛4g，浙贝母10g，葛根30g，麻黄5g，杏仁10g，生石膏（先煎）40g，夏枯草15g，蛇蜕6g。14剂。

三诊（2012年11月3日）： 服药初期痰喘明显缓解，近期外感后咳喘加重，吸气困难，气急感，有白痰，耳廓胀痛，口角糜烂，舌红、苔白，脉数。辨证属热毒蕴结，肺气失宣。治以清热解毒、宣肺平喘。处方：四神煎、四妙勇安汤、黛蛤散加减。生黄芪30g，金银花30g，当归20g，生甘草10g，玄参20g，石斛30g，远志10g，石韦20g，川牛膝15g，蝉蜕10g，芦根30g，瓜子仁15g，胆南星10g，青黛4g，海蛤壳（先煎）10g。7剂。

四诊（2012年11月11日）： 耳廓胀痛、咳喘、吸气困难减轻，咳嗽，有清痰。后患者每半个月就诊1次，咳喘、咳痰、吸气困难等症状时有发作，但程度较前减轻。后续治疗均在上方基础上，根据出现的兼夹症状，加减调理。咳喘、吸气困难症状明显改善，耳廓胀痛未发作，体重增加十余斤，目前患者病情稳定。

[潘峥. 房定亚辨病治疗复发性多软骨炎伴气道狭窄2例 [J]. 江苏中医药，2014，2（46）：56-58.]

【评析】 患者的特点为气道狭窄严重，表现为喉中痰鸣、喘促、吸气困难。房定亚认为是病久内舍于肺，肺气不宣，痰浊阻肺则见咳喘、吸气困难。针对本患痰浊阻肺明显的特点，在治疗主病的基础上加用麻杏石甘汤、黛蛤散、泻白散。麻黄开达肺气，重用石膏急清肺热以存阴，杏仁宣降肺气，共奏清肺化痰平喘之功。青黛清肺、肝之热，凉血解毒，海蛤壳清泻肺热、化稠痰，二药合用为成方黛蛤散，是治痰热咳嗽的名方。桑白皮清泻肺热，平喘止咳，地骨皮降肺中伏火。现代药理学研究表明，麻杏石甘汤有调节免疫、解热、平喘、镇咳等作用；黛蛤散对炭疽杆菌、志贺菌、金黄色葡萄球菌等均有抑制作用。

8. 从痰论治结节病（朱良春医案）

🍅 案1

患者，女，46岁。

刻下症见： 周身出现痰核即皮下结节，呈对称串珠状，逐步增多，达一百多枚，推之可移，按之坚硬，皮色不变，又无疼痛，病理切片证明病变属于肉芽肿性质的病损，诊为皮下结节病。曾服中药一百余剂未效，苔薄白，脉缓。

西医诊断： 结节病。

中医诊断： 痰注。

处方： 化痰软坚散结之基本方加味。炒白芥子、生旱半夏为对，炙僵蚕、紫背天葵为对，海藻、昆布为对，生牡蛎（先煎）、夏枯草为对，生姜、大枣为对。

药服6剂后，患者稍觉神疲乏力，口干少津。朱良春辨证为正气不足，于原方加党参、黄芪为对，炙蜂房、淫羊藿为对，共进65剂。两腿结节消失，腰部结节缩小，继以原方出入，制丸续服。处方：生半夏60 g，三棱60 g，炒白芥子120 g，紫背天葵120 g，炙僵蚕120 g，炙蜂房120 g，炙土鳖虫120 g，生黄芪120 g，淫羊藿100 g，川石斛100 g，当归100 g，炮山甲100 g，鹿角霜80 g，甘草30 g。共碾极细末，蜜丸每服8 g，早晚2次，食后服。守服丸药3个月，全身结节消失，随访2年无复发。

［邱志济，朱建平，马璇卿．朱良春治疗痰注（结节病）"对药"临床经验［J］.实用中医药杂志，2000，11（16）：36-37.］

【评析】 "痰注"病名来自朱丹溪，《丹溪心法》云："百病多有夹痰者，世所不知，人身中有结核，不痛不红，不作脓，痰注也。"朱良春教授指出中医病名"痰注"或"痰核"，西医则多属结节病。临床所见患者皮下结核，推之可移，按之质硬，皮色不变，又无疼痛，均可诊为痰注或痰核。现代医学认为皮下结节病是一种原因不明的，可累及全身多种器官的非干酪性上皮样慢性肉芽肿病变，可发生在淋巴结、肺、皮肤、肝、脾、眼、指骨等处。虽属良性，少数可后遗呼吸功能不全或其他器官的不可逆病变，目前尚无有效治疗方法。沈金鳌在《杂病源流犀烛》中云："痰之为物，流动不则，故其为害，上至巅顶，下至涌泉，随气升降，周身内外皆到，五脏六腑俱有。"朱良春教授据"怪病多痰""百病兼痰"之说，且据临床实际，分清虚实和兼夹，自拟化痰散结之基本方，随证加减，历年来用于临床，疗效颇佳。基本方为生旱半夏、炒白芥子为对，炙僵蚕、紫背天葵为对，生牡蛎、夏枯草为对组成。

🍅 案2

患者，男，45岁。

刻下症见： 劳累，自觉疲惫乏力，体重减轻，时有低热盗汗，胸痛干咳，周身淋巴结肿大，且出现皮下结节（痰核）70多枚，边缘清楚，并无触痛，做结核菌素试验及红细胞沉降率均正常，胸透提示两侧肺门淋巴结肿大，西医诊为结节病。舌苔滑腻，脉细滑。

诊断： 痰核。

治法： 化痰消核兼益气阴。

处方： 生旱半夏、炒白芥子为对，炙僵蚕、紫背天葵为对，生牡蛎（先煎）、夏枯草为对，太子参、川百合为对，十大功劳叶、葎草为对，制黄精、甘草为对。服药10剂，痰核即基本消失，留者寥寥无几，继服20剂，诸症悉除，随访7年无复发。

［邱志济，朱建平，马璇卿．朱良春治疗痰注（结节病）"对药"临床经验［J］.实用中医药杂志，2000，11（16）：36-37.］

【评析】 此案例虽见低热盗汗等气阴两虚之证，但患者发病时间较短，亦即痰核聚结的时间较短，故痰核消除较快。张景岳说："凡实痰无足虑，而最可畏者唯虚痰。"这是因为实痰"其来也骤，而去也速"。病本不深；而虚痰"其来也渐，其去也迟，故病难治"。治痰分虚实是中医学理论的特色，所举两例同为痰注之痰核症，唯病有久暂，西医均诊为结节病，朱良春则随证化裁，通权达变，辨证论治，用药熨贴，均收著效。盖痰为阴邪，其性黏滞而易于内伏，痰浊内伏，遏阻阳气，阳气不能伸展，至阴不配阳，阴遏阳郁而发热，或痰浊遏阻而发热。此案时有低热不同于外感六淫，又不同于血虚、阴虚、气虚等因之发热。故朱良春用化痰软坚散结之"基本方"，3 对药加太子参、川百合为对，黄精、甘草为对以清补气阴，十大功劳叶、蕈草为对以养阴而清郁热，合"基本方"温燥清润并用，化痰、软坚、散结、退热并用，实为随证加减，通权达变之典范。

9. 温经化痰法治疗创伤性关节炎（程祥步医案）

徐某，男，38 岁。1989 年 12 月 6 日就诊。

病史： 5 年前两膝关节摔伤服药而愈。1989 年春在水田劳动十余天后出现两膝关节疼痛，服中西药数月而疼痛缓解。近日疼痛又加剧，步履艰难，屈伸不利，阴雨天痛势更甚，局部麻木无肿胀，热敷或气温高时疼痛减轻，舌淡红边有齿痕，苔薄白带腻，脉滑。查红细胞沉降率，抗链球菌溶血素 O 试验均正常。

诊断： 痛痹。

治法： 温经化痰。

处方： 当归、制天南星、白芥子、桂枝、川牛膝、赤芍各 10 g，细辛、生麻黄各 5 g，白附子 6 g，威灵仙 20 g，蜈蚣 1 条。5 剂，水煎服。药后两膝关节痛减，能行走。

二诊： 去桂枝、赤芍，加独活、杜仲各 10 g，服 5 剂后，疼痛又减，前后共服三十余剂，病告痊愈。

［程祥步.痹证治痰验案举隅 [J].四川中医，1996，14（2）：29.］

【评析】 痛痹，应温化寒痰。方中制天南星走窜经络，化痰祛风；白芥子温化痰浊；白附子祛风痰，逐寒湿；细辛通络散寒化饮；蜈蚣化痰通络。以此 5味药为主，随证加减，意在祛痰化瘀，如此痰瘀得化，风孤而寒散，闭阻乃通。

第三十六章
消化系统疾病

1. 健脾化湿，涤痰化瘀，降气祛浊法治疗贲门失弛缓症（刘启庭医案）

王某，男，18 岁。

病史：自述近 3 年开始感觉进食稍有噎膈感，后逐渐加重到进食困难，咽下即呕出，身体逐渐消瘦。到某医院经食管钡餐检查，诊断为贲门失弛缓症，用硝苯地平、心痛定治疗效果良好，但不能停药，乃至以后服硝苯地平效果也逐渐减弱，发展到吞咽困难，勉强食入，少时即吐出食物及黏浊物，形体消瘦，全身疲乏无力，痛苦万分，来院要求服中药治疗。述近来吞咽困难及食入即吐加重，胸腹痞满，嗳气不畅，大便干结，精神压力很大。检查：形体消瘦，精神萎靡，身体疲乏无力，舌质红、苔白稍厚，脉缓而无力。

诊断：噎膈。

辨证：湿浊凝聚，升降失调。

治法：健脾化湿，涤痰化瘀，降气祛浊。

处方：旋覆代赭汤加减。旋覆花（包煎）15 g，半夏 15 g，川厚朴 10 g，茯苓 20 g，代赭石（先煎）15 g，焦白术 15 g，党参 15 g，生姜 3 片。

服药 5 剂后来诊，自述吞咽困难及呕吐减轻，精神较前好转，大便已解。胸腹痞满明显减轻。前方又服 5 剂，呕吐止，饮食缓慢能下咽，但不能吃多、吃急，同时服用硝苯地平治疗。服 60 剂后能正常饮食，而食欲及消化功能均很好，体重较前增加。

服 80 剂后停用硝苯地平即能正常饮食，食管钡餐检查：未发现异常。

［王继法. 刘启庭医学经验荟萃 [M]. 北京：人民卫生出版社，2017.］

【评析】 贲门失弛缓症属于中医"噎膈"范畴，是食管下口贲门处失去松弛能力，致食物咽下困难，严重者须手术治疗，轻型可用药物治疗。此例乃为年轻身弱加之情绪不畅，阴寒湿郁，痰浊凝聚所致。所以治疗当温、降、补结合，温以寒化，降以气行，补以益气。方中以旋覆花性温能散寒化湿，下痰涎而顺气；代赭石体重而沉降，善镇冲逆，能降胃气；半夏燥湿化痰散结；川厚朴苦燥辛药，辛能散寒，长于下行燥湿消积，为佐使药，助君药化湿解郁散痰结；再以茯苓、焦白术、党参健脾化湿、益气助阳，以助湿化寒消，生姜温胃化痰，散寒止呕兼解半夏之毒，为佐使。诸药配合，共奏温中散寒、化湿解郁、散痰结之功，使肝胃气和、湿化痰消而恢复脏器的功能。

2. 疏肝化痰，清热和胃法治疗食管贲门失弛缓症（梁乃津医案）

张某，男，45岁。

主诉： 吞咽不顺反复发作2个月。患者于2个月前因工作紧张后出现吞咽不顺畅，进食时胸骨后顶痛感，症状时作时止，有时饮水亦发。曾做纤维胃镜检查未发现食管、胃、十二指肠器质性病变，X线钡餐检查示钡剂通过贲门困难，诊断为食管贲门失弛缓症。服用安定、心痛定、普鲁苯辛等药治疗，症状时有发作，不能完全缓解，遂来求诊。刻下症见：口干苦，睡眠差，易烦躁，舌质红、苔微黄腻，脉弦略数。

中医诊断： 噎膈。

辨证： 肝郁气滞，痰气交阻，兼有郁热，胃失和降。

治法： 疏肝化痰，清热和胃。

处方： 郁金、佛手、延胡索、枳壳、瓜蒌皮、竹茹、麦冬各15 g，川黄连、僵蚕、木香（后下）各10 g，蒲公英、白芍各30 g。连服7剂，吞咽顺畅，胸痛缓解。后续以原方加减调治，一直无发作，精神状态颇佳。

［黄穗平.梁乃津治疗食管贲门失弛缓症的经验［J］.新中医，1996（2）：12-13.］

【评析】 食管贲门失弛缓症属于中医"噎膈"范畴，本案梁乃津依据症脉辨为肝郁气滞，痰气交阻，兼有郁热，治以疏肝化痰，清热和胃。方中郁金、佛手、延胡索、木香疏肝理气、宣通气机；瓜蒌皮、枳壳、竹茹、黄连、蒲公英苦泄清热；白芍、麦冬柔润之品，以防伤阴。特别需要指出的是梁乃津运用僵蚕一味，据现代中药药理学研究，僵蚕、白芍、威灵仙、地龙等有解除平滑肌痉挛的作用。诸药合用共奏辛开苦泄、理气化痰之功，从而起到畅膈顺咽的疗效。

3. 健脾养阴化痰法治疗贲门痉挛（朱进忠医案）

韩某，男，6 岁。1975 年 1 月 7 日初诊。

病史：1974 年 4 月以来呕吐，食入或饮水后即吐，或经一两小时后呕吐，吐物为饮食或夹有少量黏液，曾在数个医院住院治疗，均诊为贲门痉挛，用解痉药多种无效。目前饮食难下，呕吐频繁，咳嗽多痛，极度消瘦，舌苔白，脉滑。

辨证：痰饮阻滞，脾虚不运，久吐伤阴。

处方：党参、麦冬、半夏、生姜各 9 g，蜂蜜 15 g。

复诊（1 月 14 日）：服药 2 剂后，呕吐、咳嗽均有显著减轻，继服原方 4 剂，呕吐止，食欲增加，咳嗽亦大减。

［王琦.经方应用 [M]. 银川：宁夏人民出版社，1981.］

【评析】 本案真正体现了经方的一些特色，药少而力专，方小而治大病，可供现代临床选用。

4. 化痰解郁，调理气血法治疗食管癌（施今墨医案）

常某，男，38 岁。

病史：经北京某医院检查，诊断为食管癌，已半年余，近来每日只能食流食，喉间堵闷，胃部胀满，反酸嗳气，口中痰涎多，背痛，精神倦怠，医院拟手术治疗，患者不愿，故延中医治疗。舌苔厚腻，脉细软。

辨证：痰气交结，气血运行受阻，久则气血痰结，阻滞食管胸膈，遂成噎膈之证。

治法：化痰解郁，调理气血。

处方：桃杏仁各 6 g，牛蒡子 6 g，法半夏 6 g，怀牛膝 10 g，厚朴 5 g，苦桔梗 5 g，薤白 10 g，莱菔子 6 g，代赭石（先煎），旋覆花（包煎）12 g，全瓜蒌 20 g，莱菔英 6 g，茜草 10 g，丹参（米炒）15 g，广陈皮炭 6 g。

二诊：服 8 剂，噎膈减轻，反酸、嗳气及背痛均稍好，已能食馒头及挂面等物，但食后不易消化。处方：薤白 10 g，全瓜蒌 25 g，桃杏仁各 6 g，厚朴 5 g，法半夏 6 g，代赭石（先煎），旋覆花（包煎）12 g，茜草 10 g，丹参（米炒）15 g，怀牛膝 6 g，牛蒡子 6 g，山慈菇 10 g，绿萼梅 6 g。

三诊：患者由山西带信来云，二诊方又服 10 剂，每顿饭可吃 1 个馒头 1 碗面条，咽下慢，饮食在入胃时感到滞涩，不易消化，有时吐白沫，背仍常痛，精神觉比前强些。

复信嘱其将二诊方加 3 倍量，研极细末分成 200 小包，每日早、午、晚，各服 1 包，白开水冲服。

［祝谌予. 施今墨临床经验集 [M]. 北京：人民卫生出版社，2006.］

【评析】 施今墨在对食管癌的治疗中，常用茜草、牛膝、旋覆花、代赭石等药物，可缓解吞咽困难，这样患者便能进食以暂时维持生命，带病延年。

5. 疏肝和胃，降逆化痰法治疗食管贲门癌（张鹏举医案）

王某，女，64 岁。1981 年 6 月 19 日初诊。

主诉：进食噎膈，逐渐加重，历时半年。经省医院检查，钡餐透视报告：食管贲门处钡剂不能顺利通过，并呈现狭窄，其上扩张，病变区黏膜中断。诊为食管贲门癌。未做拉网，因不愿手术，故回榆治疗。平素易怒多虑，头昏目眩，乏力气短，纳呆口臭，时而作呕，大便干燥。诊查：观患者形体消瘦，面色晦黯，边有瘀点，苔黄腻，脉弦大。

辨证：肝郁气逆，津伤痰阻。

治法：疏肝和胃，降逆化痰。

处方：红参 8 g，半夏 12 g，麦冬 15 g，干姜 8 g，荜茇 3 g，桔梗 10 g，竹茹 15 g，吴茱萸 1 g，黄连（先煎）2 g，蜂蜜 15 g，半枝莲 30 g。

服药 4 剂后，呕吐止，噎膈略减，食量增加。原方加硼砂 1.5 g。

再进药 7 剂，噎膈基本消失，要求回家休息治疗，故配丸药 1 料，令其久服，以资巩固，并继服汤剂。处方：①丸方：红参 45 g，半夏 45 g，石斛 45 g，赤芍 30 g，陈皮 30 g，木香 25 g，干姜 30 g，朱砂 6 g，没药 30 g，三七 45 g，硇砂 30 g，芒硝 30 g，血竭花 30 g，焙蜈蚣 20 条。用半枝莲 500 g，夏枯草 250 g，煎水浓缩，浸泡上药，干燥后研粉，蜜丸如梧桐子大，每服 5 g，每日 2 次，开水送下。②汤剂方：处方：乌梅 12 g，党参 15 g，生地黄 12 g，麦冬 15 g，白芍 10 g，海藻 2 g，石斛 15 g，红参 1 g，瓦楞子（先煎）15 g，山慈菇 12 g，夏枯草 12 g，汉三七（冲服）1 g。每日 1 剂，水煎服。随访 1 年，症状基本消失。

1983 年 2 月因生气又出现噎膈，经钡透检查：钡剂通过受阻，其下段蠕动消失。诊为食管贲门癌晚期。同年5月病故，维持生命近2年。

[王永炎.中国现代名中医医案精粹[M].北京：人民卫生出版社，2010.]

【评析】 本案患者食管贲门癌的形成是由于肝郁气滞，忧思伤脾，聚湿生痰，炼液伤津，气滞血瘀，故治以疏肝和胃，降逆化痰，滋阴清热，软坚散结，攻补兼施，使祛邪而不伤正气。方中所用半枝莲、硼砂、硇砂、蜈蚣、夏枯草、山慈菇等软坚散结，直接针对肿瘤。

6. 理气化痰祛瘀解毒法治疗食管癌（朱良春医案）

孙某，男，67岁。1985年4月25日初诊。

病史：5个月前于进食时自觉有梗阻感，食欲正常，未予重视。近月来逐步加剧，进食时噎窒不利，甚则呕吐，咽际时渗清涎，体重显著下降，乃去县医院诊治，经钡餐透视确诊为食管癌，肿块3 cm×1.5 cm，嘱其手术，患者因胆怯而拒绝手术，到处求医，未获疗效。因亲戚传告，乃来求治。由于证情已至晚期，恐难挽救，姑予"利膈消癌散"一料。药服5日，咽际痰涎减少，呕吐亦缓。梗窒感略见松释。继服之，又续见好转，进软饭已无所感，甚为愉快，要求续服，续予1料。进食顺利，体重亦有所增加，精神甚好。嘱做钡餐复查：肿块已较前缩小，仍予原方，每次服2 g，每日2次以巩固善后。1986年2月15日随访，一切正常，能参加农业劳动。

处方：利膈消癌散。全蝎、蜈蚣各30 g，蜂房、僵蚕、守宫各60 g，共研细末，每服5 g，每日3次，食前服。另用煅代赭石（先煎）、太子参各20 g，姜半夏10 g，阴虚舌红者再加石斛、麦冬各12 g；苔灰腻有痰浊者加陈胆南星10 g，化橘红6 g，煎汤送服，可以降逆止呕，益气养阴，抗癌消瘤。对晚期食管癌及胃癌有一定疗效。

[宋祖敬.当代名医证治汇粹[M].石家庄：河北科学技术出版社，1990.]

【评析】 朱良春在治疗晚期食管癌、胃癌时，常用自制"利膈消癌散"，可延长患者存活时间，减轻痛苦。朱良春认为癌症早期多表现气滞、痰聚、血瘀、毒踞的实证；晚期则因病程缠延，进食困难，而致气阴两亏，虚实夹杂。方中用全蝎、蜈蚣开瘀解毒，能清脏腑之癥积，且有镇痛之功；蜂房为一味抗癌药；僵蚕功擅化痰消坚、活络解毒；守宫能解毒消坚，擅长攻散气血凝结，常有医师单用守宫治疗食管癌有效。

7. 清热化痰散结法治疗食管癌（欧阳锜医案）

徐某，男，44 岁。

病史： 患食管癌已半年，目前食饮难下，胸痛，便结，烦躁异常，舌红、苔黄厚。用开关散［乌梅（炒炭）、硇砂（醋制）、硼砂、青黛、火硝、礞石、冰片、沉香等组成］数次后，癌组织坏死脱落，食管渐通，稍能进牛奶、稀粥之类，但维持时间不长。渐见舌苔花剥，并觉胸部灼热疼痛，时欲饮冷，再用开关散则剧痛难忍，痛不欲生。改用冷涎丹开关。取蜓蚰洗净，用冰片包在荔枝核内，以线扎紧，待水流出后，即缓缓吞下。患者胸部有凉爽感，即能开关进食，胸部热痛亦有明显减轻，然后处方用生地黄、大黄、蒲黄（包煎）、旋覆花（包煎）、代赭石（先煎）、白及、冰片，诸药浓煎成汁，再入冰片溶化，每日噙 6～8 次。半月后，舌苔渐生，较稀软食物能缓缓吞咽。生命延长至 1 年以上。

［欧阳锜. 中国百年百名中医临床家丛书·欧阳锜 [M]. 北京：中国中医药出版社，2001.］

【评析】 本案患者治疗初期食饮难下，用开关散后，确实收到使癌组织坏死脱落、开关进食的作用，但由于患者进食量少，加之开关散为清热化痰散结之剂，长时间应用易耗伤阴液，久服则失效；改用冷涎丹开关，同时配合滋阴清热、平肝降逆之剂后，收到改善症状的效果，达到提高生存质量、带病延年的目的。

8. 行气活血，化痰散痞法治疗食管良性肿瘤（关幼波医案）

刘某，女，23 岁。1970 年 1 月 17 日初诊。

主诉： 食后作噎 3 个月。患者于 3 个月前感到吞咽困难，食后则发噎，进行性加重，近 1 个多月来，自感胸骨后堵闷、灼痛，继而不能吃馒头、米饭等稍硬食物，食则噎膈难下，甚至呕吐，仅能进流食。于 1970 年 1 月 4 日至某医院治疗，经 X 线片发现，食管中段外围有一核桃大小的肿物，初步诊为结核。经用抗结核药物治疗无效，后又诊为食管外良性肿物，建议开胸探查，进行手术治疗，患者未同意，来我院就诊。当时精神状况如前，体力尚好，二便、月经正常。检查：X 线片示食管中段左前斜位有约 4 cm×5 cm 大小的圆形肿物，表面光滑，食管呈 2 cm×5 cm 半月形压迹，钡剂通过呈线状，食管上端轻度扩张。脉弦滑。舌苔薄白，舌质淡。

西医诊断：食管外良性肿物。

辨证：气滞血瘀，痰气凝客于下焦，聚而成痞。

治法：行气活血，化痰散痞。

处方：代赭石（先煎）、生瓦楞子（先煎）、刀豆、泽兰各30g，板蓝根15g，当归、瓜蒌各12g，旋覆花（包煎）、杏仁、橘红、香附、佛手、赤芍、白芍、山慈菇、焦白术各9g。

复诊（1970年1月21日）：服上药3剂后，自觉症状稍有减轻，但不显著，仍感觉胸骨后灼痛。依前方加藕节、南红花、生牡蛎（先煎）各15g，延胡索9g，当归、赤白芍、泽兰改为15g，瓜蒌改为30g。减山慈菇、佛手。

服上方12剂后，食物作噎感明显减轻，已能吃馒头、面条等食物，胸骨后疼痛亦轻。于1970年2月2日复查，X线片所见：食管已增宽0.8cm，食管外物见小，咽喉部稍感灼痛。仍依前方加减，继续服药3个多月，至1970年5月6日患者自觉症状已全部消失，不但可以吃馒头、米饭，也可吃烙饼等较厚硬的食物，其他一切如常。有时稍感疲乏无力，容易气急烦躁，特拟一处方长期服用，以巩固疗效。处方：瓜蒌、地丁各30g，代赭石（先煎）、党参、赤白芍、丹参各15g，葛根12g，旋覆花（包煎）、杏仁、橘红、酒龙胆草、香附、五味子、当归、生甘草各9g。

经随访，患者一直服用上方，前症未犯，精神、体力均如常人。于1971年再次复查，从X线片中可以明显看出，食管外肿物已模糊不清，食管已基本恢复正常宽度，约1.2cm。

［余瀛鳌，高益民，陶广正. 现代名中医类案选[M]. 北京：人民卫生出版社，1983.］

【评析】 纵观本案，属气滞血瘀痰凝。方中以代赭石、旋覆花、橘红、刀豆、香附、佛手理气和胃降逆，以泽兰、红花、延胡索、赤芍、藕节活血通络，以生瓦楞子、生牡蛎软坚散结，以瓜蒌、杏仁化痰，以当归、白芍养血和血，另以板蓝根、山慈菇清热解毒。分阶段治疗，又体现了中医辨证论治的特色。

9. 清热祛痰法治疗胆结石伴胆囊积液（褚玄仁医案）

徐某，男，25岁，1992年7月20日初诊。

主诉：右胁下胀痛5月余。患者有乙型肝炎病史3年，以往无明显不适。

1992 年 2 月上旬起，始感右胁下胀痛，B 超发现胆囊肿大积液。胀痛始终不解。刻下症见：形体肥胖，胆囊区压痛明显，口苦，脉弦，舌红，苔薄黄腻。饮食、二便如常。B 超检查：胆囊大小 113 mm×36 mm，胆囊颈部见 15 mm 增强光团。超声诊断：胆囊积液，胆囊颈部结石。

辨证：湿热之邪久郁肝胆，凝而为痰，炼而成石，疏泄不利，以致胆胀胁痛。

治法：清热祛痰，利胆排石。

处方：礞石滚痰丸 3 g×20 支，每日 3 次，每次 3 g。另服：金钱草 3 g，细柴胡 15 g，郁金 20 g，炒枳实 10 g，焦栀子 10 g，绵茵陈 15 g，炙乌梅 12 g，姜半夏 10 g，生杭白芍 12 g，紫丹参 15 g，生甘草 6 g。7 剂。

药后胁下胀痛稍减，以后守原方，或稍作增损，共治疗 3 个月，胁下胀痛全消，按之亦不痛。10 月 24 日 B 超复查：胆囊大小 88 mm×31 mm，胆总管 5 mm，后壁回声稍强。胆囊声像基本正常。

又处以滚痰丸 3 g×20 支，每日 1 次，每次 3 g，临睡服以资巩固。

［褚玄仁 . 滚痰丸治验介绍 [J]. 中医杂志，1994，35（3）：145.］

【评析】 《灵枢·胀论》："胆胀者，胁下胀痛，口中苦。"多缘湿热侵扰肝胆，疏泄不利所致。一般可用大、小柴胡汤加减治疗。本例临床表现与胆胀相符。因其 B 超影像为胆囊积液，这是胆腑清汁化失其正，凝聚而成之痰，故取从痰论治之法，以礞石滚痰丸为主，以逐其积液，复合清热利湿、疏肝利胆之品，以排除结石。

10. 通腑化痰开闭，破气行瘀法治疗肝内胆管结石症（王习培医案）

谭某，女，41 岁。1994 年 7 月 26 日初诊。

病史：罹患胆结石并行手术摘除胆囊。术后右上腹胀痛，出现黄疸；午后发热，头晕口苦，肝区钝痛，腹胀，厌油，进食后呕吐。B 超提示：肝内胆管结石、总胆管扩张。曾用利胆醇胶丸、鸡骨草片口服，静脉滴注茵栀黄注射液及庆大霉素、甲硝唑等抗感染药物十余日，因症状未获改善而求治于中医。刻下症见：患者精神萎靡，屈腰捧腹，皮肤巩膜黄染，腹部膨满，右上腹部手术切口有条状瘢痕形成，皮色不红。肝区叩击痛。小便色深如浓茶，大便已 10 日未行。舌边有瘀斑，苔黄腻，中、根部干厚乏津。

辨证：痰浊胶结，瘀血内阻，肝郁气滞，腑实内闭。

治法：通腑开闭，破气行瘀。

处方：生大黄（后下）、黄芩、丹参、莪术、柴胡、皂角刺、槟榔各 10 g，瓜蒌子、赤芍、茵陈、王不留行各 15 g，蒲公英 30 g，芦荟（冲服）5 g，穿山甲 6 g。

二诊（7 月 29 日）：上方服 3 剂，得矢气，水样便内夹坚硬黑色颗粒便，呕吐已止，腹胀减轻，发热退，尿色转淡，黄疸渐退，精神好转，舌苔转白腻，脉细滑。证属腑气已通，肝郁得以疏泄，但痰瘀交混日久成石，恋滞肝体。治当搜剔余邪，廓清肝络。仍从痰瘀立论，考虑患者元气大伤，邪潜正虚，亟宜扶正而祛除积邪，继用软坚化浊、益气活血、利胆疏肝三法。处方：丹参、生晒参、生黄芪、赤芍各 15 g，鳖甲（先煎）、鸡内金、莪术、威灵仙、海藻、郁金各 10 g，三七（研末冲服）6 g，血竭（冲服）5 g。连服上方 10 剂，诸症消失，黄疸尽退，精神食欲良好。嘱仍用上方 5 倍量研末装胶囊，每日 3 次，每次 3 g，坚持服用月余，以巩固疗效。9 月行 B 超复查示：原肝内结石阴影消失。随访 5 年，健康如常。

［王习培.从痰瘀论治疑难病二则 [J].湖北中医杂志，2002，24（2）：40-41.］

【评析】 本例辨治着眼两点：先期注重病机分析，诊为痰瘀胶结，肝郁腑实，治疗遵《黄帝内经》"甚者独行"之旨，用通腑泻肝、破气行瘀、利胆导浊法，意在荡涤壅聚在肝胆胃肠的实邪腐浊，使邪去正安，以救标急；后期分析肝内结石成因，通过详询病史，得悉患者平日喜食肥甘，近来因事扰心，家务烦乱，致忧思愤恚，气郁痰滞，壅遏脉络，渍滞停积。痰、气、瘀三者互结，交混厥阴，故结石成焉。治疗则据因立法，用清痰、理气、化瘀、软坚、散结诸法，坚持长期治疗，改善不合理膳食结构，注意精神卫生，故肝内结石得以溶消，治疗效果满意。

11. 调补气血，芳化痰湿，清肝开窍法治疗肝性脑病（俞尚德医案）

王某，男，37 岁。1975 年 5 月 30 日初诊。

病史：患者因肝硬化于 1972 年行脾切除术，术后逐渐发现失眠，甚则通宵不寐，重时连续十几昼夜不得安睡，渐至夜间发作性舌謇，上唇麻木，两臂不能抬高，每次历时十几分钟，以后曾出现无意识动作，以及说胡话，白天则头晕头痛，记忆力很差，急躁易怒，鼻衄，视物不清。经中西医治疗 2 年余，仍不能控制。1975 年 5 月 30 日来我院门诊，刻下症见：右手及面部发麻，午后双上肢不能高抬，失眠，夜间盗汗，有时发作性意识模糊，口干鼻燥，大便 3 ～ 4 日一行。实验室检查：谷丙转氨酶 180 U，血氨 0.18 mg/dL。舌苔黄，脉细弦。

西医诊断：肝性脑病（慢性肝昏迷）。

辨证：气血两虚，湿痰蒙窍，肝胆余热未清。

治法：调补气血，芳化痰湿，清肝开窍。

处方：黄芪 15 g，当归 10 g，赤芍 15 g，白芍 15 g，茵陈 15 g，藿香 10 g，佩兰 10 g，苦杏仁 10 g，橘红 10 g，郁金 10 g，远志 10 g，石菖蒲 10 g，黄连 4.5 g，琥珀粉（分冲）1.2 g，羚羊角粉（分冲）0.6 g。

以上方为主，因睡眠不实而加酸枣仁 15 g，百合 12 g，合欢花 12 g。共服药百剂左右，睡眠渐渐好转，头痛头晕、急躁易怒等症状基本消失，视物清楚，记忆力和思考力有所恢复，肝功能正常，血氨 0.1 mg/dL，随访 3 年未再发作。

［俞尚德．俞氏中医消化病学 [M]．北京：中国医药科技出版社，1997．］

【评析】 患者久病，又经脾切除，气血大伤。气虚不能养肝，则视物模糊；肝胆湿热内蕴则烦躁易怒，头痛，脉弦，苔黄；痰随火升，蒙闭清窍，则神志模糊。治疗从调养气血入手以治其本，清肝宁心、开窍化痰治其标，标本兼顾，从而使肝功能恢复，神志不清得以治愈。

12. 清心养阴，豁痰开窍法治疗肝性脑病（吕宜民医案）

党某，男，59 岁。

病史：于 1999 年 8 月 11 日下午 2 时许，家人发现其仍未起床，呼之不应，经乡医治疗无效，遂于下午 4 时送至某医院抢救，收入病房。据病历记载：患者血压 160/95 mmHg，体温 39 ℃，瞳孔对光反射迟钝，心率 108 次 / 分，心律尚齐整，未闻及杂音，有潮式呼吸，呕吐，上肢不自主抽动。患者昏迷不醒，压眶反射存在，大便柏油色，小便失禁。全身皮肤湿润黯黄，体表淋巴结无肿大。实验室检查：血白细胞 12.0×10^9/L，中性粒细胞 0.94，淋巴细胞 0.05。血氨 145 μg/dL，丙氨酸转氨酶（ALT）1200 U/L，白蛋白 <30 g/L，尿素氮 8.0 mmol/L，总胆红素 30 μmol/L，结合胆红素 13 μmol/L。二氧化碳分压 25.4 kPa，血糖 9.87 mmol/L，血清钠 129 mmol/L，钾 2.88 mmol/L，氯 99 mmol/L。小便常规：尿胆原（+++）。心电图大致正常，B 超检查脂肪肝，肝内粗强超声波波形，提示急性肝损伤。脑电图显示 γ 波每秒 3 次，颅脑 CT 未见阳性体征。患者原有脂肪肝 9 年。有饮酒

嗜好，昏迷前一天曾饮酒约 500 mL。综合诊断为急性肝细胞衰竭肝性脑病，Ⅳ级昏迷。治疗用静脉滴注醒脑静、大剂量清开灵，鼻饲安宫牛黄丸。西药静脉滴注支链氨基酸、谷氨酸钠、ATP、辅酶A、维生素C、青霉素、甘露醇等，置导尿管，特级护理。8 月 13 日，患者意识有所清醒，可被唤醒，体温恢复正常，血压 145/90 mmHg，停用醒脑静、甘露醇。8 月 14 日病情发生反复，患者进入昏睡状态，出现神志不清，唤醒后答非所问，痛觉迟钝。虽经中西医救治，浅昏迷持续至 8 月 24 日无好转，因治疗无望，病家自动出院，经人介绍转入本院中医科治疗。当时患者意识不清，闭目昏睡，口中有烂苹果味，舌瘦、苔黄厚、舌干少津，脉滑实。

处方：人工牛黄（分 2 次冲服）3 g，黄连 10 g，石菖蒲 20 g，水牛角丝（先煎）40 g，胆南星 12 g，天竺黄（后下）10 g，茯苓 20 g，陈皮 10 g，生地黄 30 g，麦冬 20 g，黄柏 10 g，知母 10 g，龙胆草 15 g，茵陈 30 g，车前子（包煎）30 g，水煎分 2 次服。嘱禁食鸡蛋、鱼、奶制品，停用一切西药。

二诊（8 月 25 日）：患者神志稍清，不再昏睡，有痛觉，足能活动。舌瘦苔黄，脉弦滑。血压 145/95 mmHg。为了泻下湿热，釜底抽薪，原方加生大黄 15 g，胆南星、黄连减量，水煎分 2 次服。

三诊（8 月 26 日）：患者神志清，四肢能动，可偎依坐于床上。询问服上药后无肠鸣腹泻，虑其湿热不去，恐病有反复，故倍用大黄。处方：人工牛黄（分 2 次冲服）2 g，石菖蒲 15 g，水牛角丝（先煎）30 g，胆南星 8 g，天竺黄（后下）10 g，茯苓 15 g，陈皮 10 g，生地黄 30 g，麦冬 20 g，枸杞子 20 g，黄柏 10 g，龙胆草 15 g，茵陈 30 g，垂盆草 30 g，生大黄 30 g（其中 15 g 研细粉，分 2 次用水冲服，粗渣入上药），水煎服。患者服药后泻下 3 次，乃用西洋参 10 g，水煎 1 次服用。

四诊（8 月 27 日）：患者能自己活动四肢，翻身时周身有疼痛感。上药去大黄，继续服用，每日 1 剂。加用 ATP、辅酶A、维生素C 静脉滴注。

五诊（8 月 28 日）：患者浑身发痒，能自己翻身。原方去人工牛黄、天竺黄，加蝉蜕 10 g，防风 15 g，每日 1 剂。嘱可以逐步增加蛋、奶食品。

六诊（9 月 1 日）：血压 140/90 mmHg，患者能精确进行口算，两手肌力正常，腿肌肉萎缩，肌力Ⅱ级。舌质红、苔薄黄、脉洪滑。处方：石菖蒲 10 g，水牛角（先煎）30 g，胆南星 8 g，天竺黄（后下）6 g，茯苓 15 g，陈皮 10 g，生地黄 20 g，麦冬 15 g，枸杞子 20 g，黄柏 10 g，龙胆草 15 g，茵陈 20 g，垂盆草 20 g，车前子（包煎）10 g，每日 1 剂，水煎分 2 次服。加用口服药维生素 E、维生素 B$_1$，嘱可二人扶持下地活动，逐步增加活动量。

七诊（9 月 8 日）：患者能拄拐棍下地走动，复查肝功能正常，唯小便失控，腰腿软弱无力，踝部水肿。自此患者进入恢复期，带药出院，治用养肝肾、缩小便、补气健脾、渗利水湿。处方：龙胆草 15 g，黄柏 10 g，生地黄 15 g，枸杞子 15 g，山茱萸 10 g，杜仲 20 g，菟丝子 10 g，桑螵蛸 10 g，黄芪 30 g，白术 20 g，鸡内金 15 g，薏苡仁 30 g，茯苓皮 20 g，木通 10 g，鸡血藤 20 g，7 剂。

嘱继续口服维生素 E、维生素 B$_1$，加服 ATP 片。1999 年 10 月 12 日随访，患者诸症基本消失，智力正常，生活自理。

［吕宜民，吕政金.急性肝细胞衰竭肝性脑病病案[J].中医杂志，2000，41（8）：488.］

【评析】 本案西医诊断为急性肝细胞衰竭肝性脑病，Ⅳ级昏迷，即肝昏迷，是肝脏疾病中最严重的一种并发症，属中医昏迷范畴。本例病位在心、肝、脾三脏，患者原有脂肪肝病史，又因过度饮酒而导致肝细胞损伤，肝木乘脾，脾运失司，水液代谢失常，凝滞而内生湿痰，痰郁化热，阻滞经络，上扰心神，蒙蔽清窍而出现神志不清；痰热化火，热盛生风而出现肢体抽动；加之过度饮酒而助火动血，熏灼血络，迫血妄行而引起便血；舌瘦苔黄厚，舌干少津，为火热伤及阴血、阴虚热盛；脉滑实，为痰热邪实之征。辨证为阴虚血热，痰热生风，扰乱心神。在治疗上，分三阶段：一是昏迷期，以清心豁痰开窍为主，如人工牛黄、黄连、水牛角、石菖蒲、胆南星、天竺黄、茯苓、陈皮；佐以养阴，如生地黄、麦冬、黄柏、知母，配以淡渗利湿、泻下之味，如龙胆草、茵陈、车前子，使邪有所出，且不伤正；二是神志清醒后，为了防止病情反复，倍用大黄、茵陈、龙胆草、垂盆草等泻下湿热，驱除隐患；三是恢复期，以养肝肾、补气健脾为主，治疗其后遗症，如尿失禁、腰腿无力等。

本案提示，中医在治疗肝脏危重症方面上有潜力可挖，不到万不得已，绝不能轻言放弃。

13. 慢性结肠炎从痰论治验案（步玉如医案）

狄某，男，67 岁，1982 年 9 月 6 日初诊。

主诉： 泄泻时轻时重历时半年。西医诊为慢性结肠炎，服西药及中药参苓白术散等不效。大便日 3～4 行，所下为稀便或夹少许黏沫，无里急后重感。口干但不思饮，纳食稍减，时感恶心腹胀、肠鸣，舌苔厚微黄，脉滑。

辨证： 痰热郁阻胃肠。

处方： 温胆汤加减。竹茹 20 g，生姜 10 g，茯苓 16 g，法半夏 10 g，陈皮 10 g，甘草 10 g，黄芩 6 g，荷叶 10 g，4 剂。

复诊： 泄泻已止，上方减黄芩量至 3 g，继服 4～8 剂，以资巩固。

［步玉如．温胆汤加减应用的体会 [J]．北京中医，1983（2）：10-13.］

【评析】 泄泻有因痰热郁阻胃肠所致者，诚如《金匮钩玄》所谓"或泻，时或不泻，或多或少是痰也"。遇此，古人常有用温胆汤治疗者，今习用之。然全方之沉降不利于因痰热郁阻，脾气升发无力，水谷下趋而作泄，故此方中去枳实，改用黄芩清热，加荷叶以升提中气。

14. 慢性肥厚性胃炎从痰论治验案（吕坤荣医案）

宋某，男，42 岁。

病史： 上腹部反复疼痛 10 年余，曾在某医院做胃镜检查，诊断为慢性肥厚性胃炎。中西药递进数载，症状不见减轻。刻下症见：胃脘部痞满胀痛，时吐清冷痰涎，纳呆口黏，体倦肢冷，畏食生冷油腻之物，得温痛减。症状时轻时重，反复发作。查舌淡胖，苔白腻而滑，脉沉缓。

辨证： 脾肾阳虚，寒痰内盛，阻遏阳气。

治法： 温阳化痰，健脾和胃。

处方： 苓桂术甘汤、二陈汤加味。茯苓 15 g，桂枝 10 g，炒白术 15 g，清半夏 15 g，陈皮 10 g，炮附子 24 g，干姜 10 g，吴茱萸 10 g，丹参 15 g，炙甘草 6 g。共进 15 剂，其症十去八九，改服香砂六君子汤以善其后，5 剂而病愈。

［吕坤荣．痰证治验举隅 [J]．甘肃中医，1994，7（3）：35.］

【评析】 叶天士指出："胃痛久而屡发，必有凝痰聚瘀。"胃痛因痰浊所致者，不仅常见，且病情复杂，缠绵难愈。痰浊停聚，不仅影响脾胃的升降，日久亦可影响血液的运行。血运受阻，阻则不通，不通则痛。此案施予温阳化痰重剂，佐以丹参活血化瘀，药切病机，虽 10 年沉疴，数十剂而告痊愈。

15. 胆心综合征从痰论治验案（张卫华医案）

患者，女，62 岁，1996 年 1 月 5 日初诊。

主诉： 右胁下反复隐痛十余年，阵发性剧痛 2 周。伴夜间心前区疼痛，心悸胸闷，嗳气欲呕，曾来院急诊。B 超示多发性胆内结石。EKG 示部分导联 ST-T 改变；血 WBC10×10⁹/L，中性粒细胞 0.82。给予解痉镇痛、抗感染静脉滴注则缓解，但一旦停药，夜间疼痛又发作。形体肥胖，舌质胖嫩，苔黄腻，脉滑数。

辨证： 肝胆失疏，痰热扰心，胃失和降。

治法： 清化痰热，泄胆宁心。

处方： 姜半夏 10 g，陈皮 6 g，茯苓 12 g，生甘草 6 g，竹茹 12 g，柴胡 10 g，制大黄（后下）10 g，全瓜蒌 12 g，黄芩 10 g，枳壳 10 g，炒白芍 18 g，醋延胡索 12 g，川楝子 12 g，金钱草 30 g。

3 剂后胁下疼痛及夜间心前区疼痛缓解，7 剂后症状基本消失。

［张卫华. 从痰论治举隅 [J]. 浙江中医学院学报，1996，20（6）：23.］

【评析】 临床上部分胆囊炎和胆石症的患者常合并胆心综合征。《素问•脏气法时论》："心病者，胸中痛，胁支满，胁下痛，膺背肩甲间痛，两臂内痛。"《诸病源候论》记载："心腹痛者，由于脏腑虚弱……邪气发作与正气搏击，上冲于心则心痛，下攻于腹则腹痛，上下相攻则心腹绞痛，气不得息。"古籍所形容的"心病""心腹痛"与现代医学的胆心综合征十分吻合，笔者对此证从痰论治收到较好疗效。此患者虽高龄似虚，而实因痰热，疾病日久，肝胆失疏，气滞则痛，气郁痰生，痰热内扰心神而致，笔者宗《医学入门》"心与胆相通，心病怔忡宜温胆"之旨，选温胆汤合大柴胡汤、金铃子散加味，痰热清、肝胆疏而心自宁。

第三十七章
呼吸系统疾病

1. 祛风化痰，宣肺止咳法治疗咳嗽（韩明向医案）

患者，男，36 岁，1999 年 2 月 8 日初诊。

主诉： 咳嗽、咳痰十余天。病史：患者受凉后咳嗽、咳痰，自服阿曲霉素、止咳糖浆，效果不显，仍咳。刻下症见：咳嗽，痰多色白、有泡沫，夜间咳剧，咽痒阵发，胸脘痞满，纳少，苔薄白，脉细滑。

西医诊断： 急性上呼吸道感染。

中医诊断： 咳嗽。

辨证： 风痰犯肺，肺失清肃。

治法： 祛风化痰，宣肺止咳。

处方： 荆芥穗、防风、杏仁、炙紫菀、款冬花、炙百部、前胡、陈皮、炙甘草各 10 g，茯苓 5 g，蝉蜕 8 g。每日 1 剂，连服 7 剂。

复诊： 患者诉咳减痰少，予止咳化痰颗粒剂巩固。

[王鸣瑞.韩明向教授治疗外感咳嗽经验[J].中医药临床杂志，2014，26(10)：998-999.]

【评析】 风痰咳嗽一是因风生痰，二为风因痰起。因风生痰包括外风生痰和内风生痰。外风生痰，多由风邪外袭，肺气失宣，治节通调失利，津液不能布散，痰浊内生所致。《症因脉治》指出：“风痰之因，外感风邪，袭人肌表，束其内部之火，不得发泄，外邪传里，内外熏蒸，则风痰之症作矣。”治疗时应审因辨证论治，选用恰当的疏风化痰之法。外风生痰，多外感风邪，兼有表证，当以疏风化痰为治法，常用宣散风邪药与化痰药配伍。朱丹溪在《丹溪心法痰病》中有述：“凡风痰病，必用风痰药。”前胡苦、辛，微寒，具有降气化痰，散风清热的功效，善治痰热阻肺，肺失宣肃之咳喘症；配温化寒痰药亦可治寒湿痰饮阻肺症；也可用于外感证候，尤其适合于外感风热之咳嗽痰多。杏仁苦温润降，能降肺气、疏利开通而止咳平喘。蝉蜕性味甘、寒，质轻上浮，长于疏散肺经风热，凉散肝经风热，具有宣肺利咽，息风解痉之效，故风热感冒，温病初起，或风热上攻者尤为适宜。

2. 降逆化痰，甘润益肺法治疗咳嗽（路志正医案）

董某，女，40 岁。

病史： 3 个月前外感风邪，恶寒发热，鼻塞流涕，咳嗽痰白，经治一周，寒热除，鼻塞流涕消失，唯咳嗽不已，久治无效。咳嗽即咳声频频，有时咳出少量黏痰后，胸膈略快，昼夜间作，影响工作和生活，睡卧方安。查形瘦神清，面色红润，纳可、二便调，舌淡苔薄白，脉细，双寸脉小滑。阅前医之方，有以三拗汤、麻杏石甘汤加味从表论治的，有用二陈、三子养亲汤加味从痰论治的，亦有按热论治施以小陷胸加味者，亦有用疏肝理气法选四逆散加味论治，以及祛风脱敏之蝉蜕、僵蚕、地龙等治疗的。血常规、X 线胸片均无异常发现，然咳嗽始终不减。

处方： 南沙参 15 g，麦冬 12 g，鲜白茅根、芦根各 30 g，桃仁、杏仁各 9 g，炒紫苏子 9 g，玉蝴蝶 9 g，黛蛤散（包煎）9 g，炙甘草 6 g。5 剂，水煎，早晚空腹服，嘱饮食清淡。

二诊： 服药 3 剂后，咽痒见轻，咳嗽顿缓，痰白黏见少，痰较前容易咯出，欣喜万分，又索前方 5 剂续服。

三诊： 咳嗽很少发作，胸膈畅利，咽部略有不适，偶有轻咳，舌淡红苔薄，脉细缓，为巩固疗效，上方加五味子 9 g，5 剂。嘱清淡饮食调养，避免感冒。半个月后随访，咳嗽已愈。

[李剑颖，崔艳静，杨建宇．国医大师验案良方·肺系卷 [M]．北京：学苑出版社，2010.]

【评析】 按路志正治咳思想分析：患者主证是"咳逆"，久咳者，肺体受病，肺气伤也，逆者，肺气上逆，宣降不应，必责之于肺，五行之中，肝木性升，肝气有余，木火刑金，非独降肺而能为功。故治疗主以甘润益肺，辅以色青苦咸凉润之品最宜。

3. 宣肺解表，清热化痰法治疗咳嗽（李素卿医案）

郑某，男，2 岁，2007 年 9 月 2 日初诊。

主诉：咳嗽 2 周，流涕 3 天。病史：患儿咳嗽频作，咳声重浊，昼轻夜重，大便正常，服西药后咳嗽反加重，转而求治于中医。查：咽红，肺部听诊有痰鸣，舌淡红，苔薄黄腻，指纹紫滞。血白细胞 8.6×10^9/L，中性粒细胞 79%，淋巴细胞 20%。

诊断：痰热咳嗽，经治未愈又复感风邪。

治法：宣肺解表，清热化痰。

处方：炙麻黄 2 g，桃仁 6 g，杏仁 6 g，生石膏（先煎）25 g，生甘草 5 g，黛蛤散 10 g，黄芩 6 g，炙枇杷叶 10 g，炙紫菀 10 g，浙贝母 10 g，前胡 10 g，茯苓 12 g。7 剂，咳平痰消。

［杨薛朝，崔霞，吴力群. 李素卿教授对小儿肺系病证的辨治经验 [C]// 第 25 届全国中医儿科学术研讨会暨中医药高等教育儿科教学研究会会议学术论文集，2008：24-26.］

【评析】 本患儿为痰热壅肺，风邪外束所致咳嗽，故以麻杏石甘汤宣肺清热解表，患儿痰热明显，用青黛、黄芩加强清肺热作用，海蛤壳味咸质重，化痰作用强，患儿咳嗽咳痰日久，用炙枇杷叶、紫菀、浙贝母、茯苓加强化痰止咳作用，前胡进一步解表宣肺，稍加桃仁，活血以利化痰。

4. 补气活血化瘀，化痰止咳平喘法治疗支气管炎（杨牧祥医案）

患者，女，45 岁，2012 年 9 月就诊。

主诉：咳嗽、咯痰、喘息十余年，每遇冬寒加重。病史：1 周前不慎感寒，出现咳嗽气短，呼吸困难，气不得续，动则更甚，伴咯痰白滑量多，畏寒自汗，面白无华，神疲乏力，舌淡黯，苔白滑，脉沉细。胸片提示慢性支气管炎。

西医诊断：慢性支气管炎。

中医诊断：咳嗽。

辨证：肺肾气虚，痰阻血瘀。

治法：补气活血化瘀，化痰止咳平喘。

处方：咳喘宁。炙麻黄（先煎）10 g，炒杏仁 10 g，炙紫菀 10 g，炙款冬花 10 g，炙百部 10 g，丹参 15 g，桃仁 10 g，地龙 10 g，炙黄芪 30 g，太子参 15 g，五味子 15 g，补骨脂 10 g。每日 1 剂，文火煎 30 分钟（2 次），共取汁 500 mL，分早晚 2 次温服，共服 14 剂。

二诊：药后喘息咯痰、畏风自汗诸症递减，舌淡黯，苔白，脉沉细。前方加炙桑白皮 10 g，炙枇杷叶 10 g，紫苏子 10 g，白芥子 10 g，莱菔子 10 g，继服 14 剂。

三诊：药后喘平咳止，诸症皆明显减轻，唯活动后气短，晨咯少量白痰，畏风自汗，舌淡红，苔薄白，脉细。前方加炒白术 15 g，防风 6 g，绞股蓝 15 g，红景天 15 g，继服 30 剂，半年后随访，今冬喘咳未复发。本例患者证属肺肾气虚，痰阻血瘀，故治当标本兼顾，以补气活血化瘀，化痰止咳平喘为主要治法，故获良效。

［成立，陈分乔.杨牧祥教授治疗慢性支气管炎经验浅谈 [J]. 中国中医急症，2014，23（10）：1850-1851.］

【评析】 杨教授辨证分析：本例患者素有喘咳，久病必耗气，肺气不足，卫外不固，故感寒邪而发病。肺主呼气，肾主纳气，肺肾气虚，故而咳嗽气短，动则喘甚，咳声低弱；肺气不足，卫外不固，则见畏风自汗；痰浊阻肺则见咯痰白滑量多；肺肾气虚则见面白无华，神疲乏力；舌质黯为瘀血内停之象；苔白滑，脉沉细为气虚痰阻之证。该患者辨证为肺肾气虚，痰瘀阻肺。

5. 润肺化痰止咳，佐以软坚散法结治疗肺结核（路志正医案）

马某，女，58 岁。1995 年 11 月 1 日初诊。

病史：因感寒而出现咳嗽、咯痰，曾以"支气管炎"服用多种抗生素，效不显，遂于 1995 年 9 月 28 日在某院检查，X 线胸片示双肺纹理稍重，双肺门影增大；断层及胸部 CT 示双侧肺门淋巴结明显肿大，纵隔内淋巴结可疑肿大；血清血管紧张素转化酶（S-ACE）53.49 U（正常值为 33.3±10.2 U），诊为肺结节病，以激素治疗。因惧怕激素不良反应，而来我院求诊。刻下症见：咳嗽阵作，咯痰量少，质黏色白，咯出不易；时有发热，体温波动在 36.8 ～ 37.6 ℃；胸痛自汗，夜寐欠安，大便秘结，小便自调；舌质黯滞、苔薄黄，脉沉弦小滑。既往有高脂血症、冠心病病史，查血胆固醇 7 mmol/L，三酰甘油 4.7 mmol/L；心电图示 V4-V6 ST-T 改变。

西医诊断：肺结节病。

中医诊断：肺痨。

辨证：气阴两伤，痰浊阻肺。

治法：润肺化痰止咳为主，佐以软坚散结。

处方：南沙参15 g，川贝母10 g，枇杷叶12 g，玉蝴蝶9 g，百部12 g，紫菀10 g，杏仁、薏苡仁各10 g，清半夏10 g，炒紫苏子10 g，海蛤粉（包煎）15 g，炙酥皂角子（包煎）6 g，7剂。每日1剂，水煎服。

二诊（11月8日）：咳嗽减轻，咯痰极少，咽干口渴已去，发热亦退，大便通畅，舌质黯滞、苔薄黄略腻，脉弦滑，守法继进，前方去辛温之半夏、紫菀，加入黄芩10 g，僵蚕6 g以增强清热软坚之功；大便既畅，遂改炙酥皂角子为皂角刺9 g以加强活血散结消瘤之力。进药28剂后，患者咳嗽已止，但觉背部作痛，活动后气短乏力，舌质嫩红、苔薄白，脉弦细。邪气渐退，正虚始露，遂在原方基础上，去皂角刺，加入太子参、麦冬、五味子以益气养阴。其后以此方为基础加减进退，润肺化痰选用百部、枇杷叶、旋覆花、川贝母、十大功劳叶、海蛤粉，软坚散结选用生牡蛎、昆布、夏枯草；清热解毒选用鱼腥草、苦参、金钱草，其间曾因天热不便煎药而改服散剂。处方：西洋参9 g，冬虫夏草15 g，五味子6 g，麦冬12 g，百部15 g，白及12 g，黄柏10 g，甘松10 g。共研细末，每服3 g，每日2次。前后调治1年余，患者诸症悉平，于1997年5月20日复查：S-ACE 42.78 U；胸片示：心肺隔未见异常，与前片比较，双肺门圆形阴影已消失。血胆固醇5.4 mmol/L，三酰甘油1.62 mmol/L，心电图V4-V6 ST-T改变较前好转。

［李剑颖，崔艳静，杨建宇.国医大师验案良方.肺系卷.[M].北京：学苑出版社，2010.］

【评析】　患者咳已半年，属于久咳、燥咳；肺内淋巴结肿大，当属痰核，乃因肺失肃降、气阴两伤、水津不布、痰浊凝滞所致。故治当润肺化痰止咳为主，佐以软坚散结方。予川贝母、百部、紫菀、杏仁、清半夏、海蛤粉止咳化痰；软坚散结选用生牡蛎、昆布、夏枯草；清热解毒选用鱼腥草、苦参、金钱草，以此加减，后期辅以滋养肺阴、扶正，缓收良效。

6. 培土生金，肃肺化痰法治疗支气管哮喘（韩明向医案）

肖某，男，69岁，2010年11月7日初诊。

病史：因哮喘反复发作6年余，经市医院CT检查，结合临床表现，明确诊断为支气管哮喘。既往有慢性胃炎的病史，吸烟史四十余年，每日20支，已戒烟十余年。常因着凉或遇劳累后复发，每年均有发作，冬春加剧，曾多次住院治疗。平时自服茶碱缓释片、吸入舒利迭，每日 2 次不能缓解，近 1 周停服。自诉近 1 个月来持续频繁发作，喉中有水鸡声，痰鸣喘促气短，咳黄色黏痰，胸部烦闷，咳则尤甚。刻下症见：咳嗽，咳痰稀薄、神疲乏力，食少便溏，自汗畏风，面色苍白，舌淡，苔白腻，脉濡弱，舌苔黄腻，脉弦滑。

西医诊断：支气管哮喘。

中医诊断：喘证。

辨证：脾肾气虚，痰热蕴肺。

治法：培土生金，升举宗气，肃肺化痰。

处方：生黄芪 30 g，人参、炒白术、陈皮、姜半夏各 15 g，柴胡、桔梗、知母、升麻、熟附子各 10 g，炙甘草 15 g。每日 1 剂，水煎服。先服 7 剂。

二诊：11 月 14 日。药服 3 日哮喘即告减轻，痰易咯出，连服 1 周，喘平，神疲乏力，食少便溏，自汗畏风，面色苍白消失，仍咳嗽，咳痰稀薄，食后脘胀便溏。效不更方，原方调整剂量。处方：人参 20 g，柴胡、桔梗、知母、升麻各 15 g，7 剂，水煎服，每日 1 剂。药后症状消失，胃纳大增。继续原方巩固半个月。

[常乐，李泽庚. 韩明向治疗支气管哮喘慢性持续期临证思路 [J]. 中医药临床杂志，2016，28（10）：1391-1393.]

【评析】 韩明向认为，支气管哮喘患者，冬季易发者多，特别是肾阳虚、脾胃虚弱之人。治疗当须标本兼顾、从三气入手，固本培元。因支气管哮喘慢性持续期脾肾气虚，宗气下陷，痰热蕴肺。宗气虚衰是支气管哮喘急性期向慢性持续期横向传变的关键因素，是故韩明向遵循"复方治疑难"的思维，将补中益气汤、升陷汤合用，注重参芪术的用量比例，以及随病情变化剂量的调整，可谓恰中病机，事半功倍也。支气管哮喘慢性持续期的咳痰、哮、虚的临床表现，都与宗气密切相关。韩明向强调宗气虚衰是支气管哮喘急性期向慢性持续期横向传变的关键因素，以《医学衷中参西录》中升陷汤为基础方，升提下陷之阳气。同时韩明向也深受清代新安固本培元派医家的影响，强调以培固肾中元气为基本治法，注重"参芪术佐姜附"的用药方法，拓宽了支气管哮喘的中医临床辨证思路，体现了中医治病求本的思想。

7. 宣肺平喘，清肺止咳法治疗支气管哮喘（许建中医案）

李某，女，35 岁。

主诉：支气管哮喘十余年。病史：患者十余年前因装修房子闻异味后出现喘憋气短，当时就诊于北京某医院诊断为支气管哮喘，给予万托林、氨茶碱等药物后，症状缓解，此后每遇异味或花粉，哮喘复发。昨日患者又闻油漆味，喘憋复发。2005 年 11 月 21 日首次就诊于许建中教授，刻下症见：喘憋，胸闷气短，咳嗽无痰，喘憋影响夜眠，多汗，饮食一般，二便通畅。舌红，舌薄白，脉滑。

西医诊断：支气管哮喘。

中医诊断：哮病。

辨证：痰热阻肺。

治法：宣肺平喘，清肺止咳。

处方：麻杏石甘汤加减。麻黄 10 g，杏仁 12 g，生石膏（先煎）20 g，射干 12 g，白果 12 g，瓜蒌 15 g，前胡 15 g，款冬花 15 g，百合 15 g，玄参 12 g，南北沙参各 10 g，山药 12 g，板蓝根 20 g，丹参 15 g。6 剂，水煎服，每日 1 剂。

二诊：2005 年 12 月 3 日复诊。患者诉服上方 12 剂后，咳嗽已明显减轻，喘憋气短症状好转，舌红，苔薄白，脉浮数。结合患者症状体征及舌苔脉象，哮喘明显缓解，患者主要以肺气虚为主证，治疗以益气养阴，清肺化痰为主，方用玉屏风散加减，处方：生黄芪 20 g，防风 15 g，炒白术 12 g，生地黄 15 g，玄参 12 g，百合 12 g，麻黄 10 g，杏仁 12 g，生石膏（先煎）20 g，前胡 15 g，紫菀 15 g，款冬花 15 g，百部 12 g，枇杷叶 15 g，板蓝根 20 g。再服 12 剂后，患者咳喘已完全控制。

［张伯礼，王志勇．中国中医科学院名医医案集［M］．北京：人民卫生出版社，2015．］

【评析】 许建中认为辨寒热、辨虚实是治疗哮喘的关键，"急者治标、缓者治本"为其治疗原则。《丹溪心法》将哮喘治法精辟地概括为 "未发以扶正气为主，既发以攻邪气为急"。许建中在哮喘急性期采取温肺化痰平喘法、清肺利痰平喘法、燥湿化痰平喘法、养阴润肺平喘法等，而特别强调观察患者是否存在表证，所谓"有一分寒热，有一分表证"，如有表证余邪未尽，必先解表散邪；而各型哮喘多存在痰瘀兼症，治疗中适当加用活血化瘀之品。缓解期则以扶正固本为主要治疗原则，根据不同证型分别采取益气固表法、升阳健脾化痰法、补肾纳气法等，防止哮喘复发或延长缓解期。

8. 宣肺降痰，兼清郁热法治疗肺炎（蒲辅周医案）

刘某，女，3 岁，1963 年 12 月 25 日初诊。

主诉： 1 周前突然高热、咳喘。病史：先后服射干麻黄汤和麻杏石甘汤加减，并加服四环素，注射青霉素，历时四天不解。检查：两肺满布干湿性啰音，血常规：白细胞 11.2×10^9/L，中性粒细胞 66%，诊断为支气管肺炎。转蒲辅周诊治，刻下症见：发热 39 ℃，无汗，咳嗽气促，喉间痰鸣，咳痰不利，面浮目红，口微渴，食纳减少，大便干，每日 1 次，小便短黄，舌质不红、苔白腻，脉沉细数。

西医诊断： 支气管肺炎。

中医诊断： 喘证。

治法： 宣肺降痰。

处方： 炒葶苈子（包煎）一钱，炒紫苏子一钱，炒白芥子一钱，瓜蒌子、瓜蒌皮二钱，桑白皮一钱五分，白前一钱，炒莱菔子一钱，紫菀一钱，竹叶一钱，芦根二钱，葱白二寸。

复诊（12 月 28 日）： 前方服 2 剂，热减，精神转佳，咳痰利，食纳增加，小便微黄，大便正常，脉转沉滑，舌质正常苔黄腻。体温已趋正常，咳喘俱减，再以调和肺胃，清燥化痰，前方去葶苈子、竹叶、葱白，加浙贝母一钱，枇杷叶二钱，竹茹一钱，蜂蜜为引。此方服 2 剂而痊愈。

［高辉远．蒲辅周医案 [M]．北京：人民卫生出版社，2005.］

【评析】 本例因平时饮食不节，食积生痰化热，微感外邪，引动痰热，阻塞肺气，以致咳喘痰鸣，高热无汗，虽服解表之剂而病势不减。据其便干，口渴，尿黄而短，脉沉不浮，其病不在表，治宜降泄痰热，兼透表邪，以三子养亲汤加味，痰热降，表亦解，肺胃调和，诸症皆平，服药 4 剂而获痊愈。据此例体会，在临床审脉求因辨证的重要性，脉之沉浮，便之干溏，舌之红淡，苔之黄白燥润，病机之所在，均宜具体分析，加以区别。

9. 宣肺降逆，止咳祛痰法治疗肺炎（范中林医案）

晏某，女，66 岁。

病史： 体质素虚，有咳嗽病史。1970 年 8 月中旬遇风雨后，突然高烧剧咳，头痛胸痛，气紧，吐黄稠痰。急送某医院，测体温 39.5 ℃，经胸透、血常规检查，诊为急性肺炎。注射青霉素、链霉素等，高热虽退，但咳嗽、气紧等症仍较重。同年 9 月初，由子女抬至成都就诊。刻下症见：咳嗽不休，神疲面肿，气逆不能平卧，喉间痰鸣如水鸡声，痰壅盛，色黄。自觉胸腹微热，间有寒战。舌尖边红，苔微黄腻。

诊断：太阳伤寒咳嗽。

辨证：风寒外邪侵犯肺卫，气机阻滞，肺失清肃，兼有郁热，邪聚于胸膈。

治法：宣肺降逆，止咳祛痰。

处方：射干麻黄汤加减。射干 12 g，麻黄 12 g，辽细辛 3 g，炙紫菀 12 g，炙款冬花 10 g，法半夏 12 g，黄芩 10 g，川贝母（冲服）12 g，甘草 15 g，上方服 1 剂后，自觉胸部稍宽舒，咳喘略缓。原方再进 3 剂，咳喘郁热减，痰仍盛。去黄芩，加桔梗、云苓，又进 3 剂，诸症显著好转。嘱原方再进 3 剂，以资巩固疗效。

1979 年 7 月 21 日随访：患者已 74 岁高龄，谈及当年病势沉重，经范中林治愈，9 年来身体较好。

［范开礼，徐长卿. 范中林六经辨证医案 [M]. 北京：学苑出版社，2011.］

【评析】 《金匮要略》云："咳而上气，喉中水鸡声，射干麻黄汤主之。"本案病属太阳伤寒，与射干麻黄汤方证相合，故以此方加减治之。因风寒郁闭，微有热象，去五味子之收，大枣之腻，生姜之辛；另加黄芩、川贝母，以增强清肺化痰之效。

10. 温肾纳气，平喘化痰法治疗肺气肿（刘石坚医案）

李某，男，61 岁，2007 年 4 月 12 日初诊。

病史：患者平素嗜烟酒，常年咳嗽，近日不慎感寒致咳嗽，伴气喘痰多，动则尤甚，夜卧不宁，收入本院住院治疗。检查血常规：WBC 11.8×10^9/L，中性粒细胞 0.82，淋巴细胞 0.10，嗜酸性粒细胞 0.02。胸部 X 线片示：慢性支气管炎合并肺气肿。诊为慢性支气管炎，肺气肿合并感染。予抗生素静脉滴注，治疗后喘咳无明显改善，延刘老师诊治。刻下症见：咳嗽气喘，喉中痰鸣，痰稀而白，舌红、苔白，脉细数。

西医诊断：慢性支气管炎合并肺气肿。

中医诊断：肺胀。

治法：温肾纳气，平喘化痰。

处方：麻黄、五味子、甘草各 5 g，银杏、款冬花各 10 g，蛤蚧 1 对，鹅管石（先煎）20 g，核桃仁、百部、苦杏仁、枇杷叶各 15 g。5 剂，每日 1 剂，水煎服。服药后，患者喘平气顺，脉和，唯久病痰嗽未除，嘱其戒烟酒，注意饮食调理。继续以上方调治而愈。随访 1 年无复发。

［王文辉．刘石坚主任医师治疗老年喘证经验介绍 [J]．新中医，2008（7）：11.］

【评析】 本例诊为慢性支气管炎、肺气肿合并感染。患者平素嗜烟，常年咳嗽，肺气失宣，久病及肾，肾不纳气，故咳嗽气喘，夜卧不宁。治以温肾纳气、平喘化痰。方中麻黄、苦杏仁、甘草为三拗汤宣肺化痰止咳；鹅管石、百部、枇杷叶温化寒痰；五味子止咳敛肺气；银杏、蛤蚧、核桃仁补肾纳气。在辨证用药时亦注意食疗，故疗效颇好。

11. 解表化饮，温阳利水法治疗肺气肿（顾介山医案）

姜某，男，64 岁，1962 年 12 月 16 日初诊。

病史：患咳喘病史已十多年，劳动时气喘更甚。现在气急咳嗽，畏寒发热，痰涎稀薄，喉有水鸡声，心悸如春，胸闷不舒。

西医诊断：肺气肿。

中医诊断：肺胀。

辨证：水气凌心。

治法：解表化饮，温阳利水。

处方：净麻黄一钱，桂枝二钱，北细辛四分，干姜一钱，姜半夏三钱，淡附片一钱，生白术三钱，炒白芍三钱，磁石（先煎）四钱，茯苓四钱，橘红一钱半，紫苏子三钱，五味子七分。

复诊（12 月 22 日）：咳嗽已平，寒热亦除，劳动尚有气喘，心悸腰酸，饮邪与外寒已解，肾气虚而摄纳无权，拟培肾纳气以治本。处方：淡附片一钱，怀山药三钱，山茱萸三钱，磁石（先煎）四钱，紫石英（先煎）四钱，五味子七分，核桃仁四钱，沉香（后下）一钱，脐带一条。

［顾介山．小青龙汤在临床上的应用体会 [J]．江苏中医，1965（10）：22-23.］

【评析】 本例经 X 线透视及西医诊断为肺气肿，服药 7 剂，症状皆平。本例除咳喘痰稀，恶寒发热外，复有严重心悸不宁，故以小青龙汤解表化饮，真武汤温阳利水。小青龙汤对肺气肿症虽不是根除的对症良方，但在咳喘痰多，标急于本的情况下，能起到缓解症状的作用。

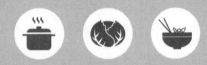

第三十八章
泌尿系统疾病

1. 化湿清利，软坚活血法治疗慢性肾功能不全（叶景华医案）

蔡某，女，55 岁，2005 年 3 月 17 日初诊。

病史：诉下肢乏力，大便薄，夜尿偏多，每夜 3 ～ 4 次，回顾病史于半年前下肢水肿，B 超示右肾 80 mm×41 mm，左肾 108 mm×50 mm，肌酐（Cr）180 μmol/L，血尿素氮（BUN）10.10 mmol/L，尿酸（UA）457 mmol/L，尿蛋白（++），尿糖（±），血糖 16.66 mmol/L，24 小时尿蛋白定量 2.98 g，血压 140/80 mmHg，舌红，苔腻，脉沉。

西医诊断：糖尿病肾病，慢性肾功能不全（失代偿期）。

中医诊断：水肿。

辨证：脾肾亏虚，湿浊瘀阻。

治法：化湿清利，软坚活血。

处方：王不留行、皂角刺、积雪草、石韦、芡实、土茯苓、鬼箭羽、炒山楂、山楂曲各 30 g，制大黄、炙僵蚕、炒白术各 15 g，陈皮、黄柏各 10 g、五味子 6 g，服药 4 周。

复诊（2005 年 4 月 11 日）：乏力消失，大便转实，水肿已退，腰酸减轻，Cr 降至 151 μmol/L，BUN 7.5 mmol/L，舌红稍黯，苔薄，舌下络脉粗，脉沉，辨证：湿热已去，肾不足，浊毒内留。故益肾健脾，软坚活血。处方：黄芪、石韦、鬼箭羽、王不留行、皂角刺、积雪草、土茯苓各 30 g，炙僵蚕、制大黄、白术各 15 g，黄芩、黄柏、陈皮各 10 g，砂仁（后下）3 g。

药进 2 个月后于 2005 年 8 月 15 日复诊：水肿退净，自觉轻松，腰酸不作，纳可便调，Cr 降至 131 μmo/L，BUN 9.10 mmol/L，UA 418 mmoL/L，血糖

8.35 mmol/L。舌淡红，苔薄质稍黯，脉沉细。此邪去正虚，调补为主，益肾清利活血软坚。处方：黄芪，丹参、灵芝、王不留行、积雪草、桑寄生、土茯苓、鬼箭羽、白花蛇舌草各 30 g，制大黄、炙僵蚕各 15 g，夏枯草、莪术、枳壳、黄芩、黄柏各 10 g。

［张彤．叶景华对慢性肾脏病的诊治经验 [C]//2008 年全国中西医结合肾脏病南京论坛论文汇编，2008：439-442.］

【评析】 久病素体较弱，初诊湿邪易侵，并留滞下焦，不易清化，因湿滞之外，尚有痰瘀存在，故治疗之始必在清化同时顾及痰瘀，当邪去正虚，湿滞仍存，难消于一时之间，故益肾为主同时与软坚活血相配运用，佐清热解毒共奏疗效，研究证明，临床常用化痰软坚散结药物尚有泻火泻热、抑制病毒和肿瘤的作用。可使纤维蛋白溶解，减少血小板凝聚，有利于增生性病变的转化和吸收，并可促进废用肾单位逆转，修复已损组织，抑制肾小球萎缩。

2. 补肾健脾，化湿降浊，活血祛瘀通络法治疗慢性肾病（远方医案）

高某，女，50 岁。

病史： 患慢性肾脏病 10 年，近 2 年加重，出现慢性肾功能不全，诊断为慢性肾脏病（CKD）3 期，于 2011 年 9 月 30 日来我院就诊。刻下症见：周身乏力，纳差，排尿费力，24 小时尿量 1200 mL，双下肢轻度水肿，舌质黯，苔厚浊，脉沉细。尿常规：尿蛋白（++），24 小时尿蛋白：1.98 g/L，肾功能：肌酐 428 μmol/L，尿素氮 12.4 mmol/L，血常规：血红蛋白 96 g/L，彩超：双肾弥漫性改变。

西医诊断： 慢性肾功能不全。

中医诊断： 水肿。

治法： 补肾健脾，化湿降浊，活血祛瘀通络。

处方： 益肾降浊化瘀方加减。黄芪 20 g，太子参 20 g，砂仁（后下）10 g，白术 15 g，茯苓 20 g，菟丝子 20 g，枸杞子 15 g，佩兰 15 g，泽泻 10 g，丹参 15 g，地龙 15 g，鳖甲（先煎）25 g，大黄（后下）5 g。每日 1 剂，水煎 2 次，分 3 次口服。调治半个月。

二诊： 患者乏力、纳差、双下肢水肿减轻，排尿无力症状好转，效不更方，续服半个月。

三诊： 双下肢基本不肿，24 小时尿量约 1800 mL，尿常规：尿蛋白（±），24 小时尿蛋白：1.25 g/L，肾功能：肌酐 347 μmol/L，尿素氮 11.2 mmol/L，血常规：血红蛋白 108 g/L。虽仍属 CKD3 期，但较前症状已减轻，肾功能也有所改善，总体病情好转。

［倪艺昕，远方. 远方教授应用益肾降浊化瘀方治疗慢性肾脏病 3 期 30 例研究 [J]. 辽宁中医药大学学报，2013，15（6）：188–189.］

【评析】 此期患者病因病机为脾肾两虚为本，湿浊毒邪内蕴、瘀阻肾络为标。脾胃为后天之本，肾为先天之本，久病脾肾两虚，脾虚失于运化水谷水湿，生化乏源肢体失养而出现乏力纳差、面色萎黄无华或灰黯，逐渐消瘦，水湿不运浸淫皮肤则肢体水肿，小便短少、少尿甚至无尿。肾虚不固，封藏失司，精微下泄，腰膝酸软，尿中有蛋白。气虚日久则不能行血，气血运行不畅，瘀血内生，瘀血停滞，日久化热蕴毒，毒邪内生，病至血分，气、瘀、浊、毒互结于肾络，肾脏功能下降，可出现肾脏缩小及纤维化。因此认为本病的病因病机为本虚标实、虚实夹杂之证。其中湿浊毒邪内蕴为标实之关键，故以补肾健脾治本，降浊化瘀通络治标。经验用方：自拟益肾降浊化瘀方。其中黄芪、太子参补脾益气，具有延缓肾小球硬化的作用。砂仁为醒脾调胃要药，白术燥湿行脾、利尿，茯苓利水渗湿，健脾宁心。《世补斋医书》云："茯苓一味，为治痰主药，痰之本，水也，茯苓可以行水。痰之动，湿也，茯苓又可行湿。"泽泻利水通淋，与白术配伍，是为《金匮要略》之泽泻汤，水饮上犯时重用泽泻以淡渗利水，引浊阴下行，轻取白术以温补培土，以治水饮。佩兰、泽兰芳香化湿利水，菟丝子、枸杞子补肾气，可延缓衰老，抗骨质疏松，提高免疫，抗遗尿和具有性激素样作用。丹参活血祛瘀，除烦安神。地龙提取物也有纤溶和抗凝及抗纤维化的作用。鳖甲滋阴潜阳，退热除蒸，软坚散结。认为鳖甲能促进造血功能，提高血红蛋白量，可消散肿块。大黄通腑泄浊，使毒素从大便排出。以上十四味药物相配伍，共奏阴阳双补、攻补兼施之效。

3. 和脾胃，化湿浊法治疗尿毒症（张镜人医案）

周某，男，64 岁。

主诉： 泛恶呕吐 2 月余。病史：4 月 12 日突然高热至 39 ℃，伴恶心呕吐，当地医院按上呼吸道感染处理，予庆大霉素 16 万 U/d。1 周后热退，但恶心呕吐未止，继而颜面水肿，尿少，仍给庆大霉素 24 万 U/d，后又出现腰酸，肉眼血尿，红细胞沉降率 42 mm/h。B 超示：前列腺炎，遂来沪治疗。4 月 29 日市某医院检查肾功能：肌酐 12 mg/dL，尿素氮 85 mg/dL；尿常规：蛋白（＋），颗粒管型 0-1；B 超提示：两肾外形稍饱满，肾内结构稍模糊；肝功能：谷丙转氨酶 56 U/L。拟诊为肾功能不全、尿毒症。刻下症见：颜面灰滞，精神萎靡，口气秽臭，呕恶厌食，伴低热咽痛，夜宿不宁，脉形细滑，舌苔黄厚而浊腻，质黯。此外感风热之邪，内犯少阴，肾气受损，开合失常，水湿潴留，邪毒内盛，充斥中焦，以致清气不升，浊阴不降，形成关格重证。

西医诊断：肾功能不全，尿毒症。

中医诊断：关格。

辨证：水湿潴留，邪毒内盛。

治法：和脾胃以化湿浊。

处方：炒白术 9 g，赤白芍各 9 g，土茯苓 15 g，六月雪 30 g，川黄连 3 g，生甘草 3 g，炒陈皮 6 g，银柴胡 6 g，连翘 9 g，晚蚕沙（包煎）9 g，黑豆 30 g，制半夏 6 g，薏苡仁根 30 g，石韦 15 g，大蓟根 30 g，白花蛇舌草 30 g。

复诊（1985 年 5 月 13 日）：精神略振，呕恶亦止，但颜面发黄纳谷呆滞，自诉曾口服透析药，因胃脘胀痛、反酸而停用。5 天来仅进中药，脉细滑带数，舌苔黄腻，盖湿遏热伏、气机失调，胆液不循常道，与胃之浊气共并，因而面见黄色。治宜和中化浊，清泄胆热。处方：炒白术 9 g，赤白芍各 9 g，川黄连 3 g，云苓 15 g，六月雪 30 g，茵陈 30 g，炒黄芩 9 g，旋覆花（包煎）9 g，代赭石（先煎）15 g，制半夏 9 g，薏苡仁根 30 g，石韦 15 g，大蓟根 30 g，晚蚕沙（包煎）9 g，黑豆 30 g，半枝莲 15 g，白花蛇舌草 30 g。

复诊（1985 年 7 月 1 日）：迭进和中化浊、清泄胆热之剂，面黄已退，低热呕恶均除，纳谷转香，小便通利，唯觉神疲乏力，脉细，舌苔薄腻，中州得运，湿浊渐化，少阳郁热亦获清泄，拟予健脾益肾，兼清余邪。处方：太子参 12 g，炒白术 9 g，怀山药 9 g，白扁豆 9 g，女贞子 9 g，墨旱莲 15 g，黑豆 30 g，赤白芍各 9 g，薏苡仁根 30 g，石韦 15 g，大蓟根 30 g，制半夏 6 g，晚蚕沙（包煎）9 g，白花蛇舌草 30 g，香谷芽 12 g。

患者在中药治疗期间，曾经医院实验室检查 3 次，5 月 11 日查肾功能：肌酐 3 mg/dL，尿素氮 43 mg/dL；肝功能：谷丙转氨酶 139 U/L。5 月 28 日查肾功能：肌酐 2 mg/dL，尿素氮 13 mg/dL；肝功能正常。6 月 26 日查肾功能：肌酐

1.2 mg/dL，尿素氮 14 mg/dL，肝功能：正常。临床症状亦逐步缓解，而获痊愈。

［史宇广，单书健. 当代名医临证精华 [M]. 北京：中医古籍出版社，1992.］

【评析】 小便不通曰关，呕吐不止者曰格。关格是由疾病发展到脾肾阳虚，阳不化湿，水湿内生，湿浊壅滞三焦所产生的结果。湿浊之邪，最易化热，而且外邪入侵，也易入里化热。湿热蕴阻，脾胃失降失常，渐致上格下关。治疗应先除其湿热，才可使脾胃升降有序，浊邪外出有路，三焦通调。张镜人所治周某案方取川黄连、半夏、陈皮以祛湿热止呕，白术健脾，六月雪性味辛苦凉，取其清热解毒、化瘀消肿之功，并能降低尿素氮及肌酐。黑豆性味甘辛，入脾肾经，取其活血利水、祛风解毒之功。云苓利水，更能蠲饮。加入晚蚕沙，以祛下焦之浊邪，诸药合用，共奏除湿清热之功。

4. 温补脾肾，化气行水法治疗多囊肾、肾积水（郑玉清医案）

王某，女，55 岁。1989 年 12 月 19 日就诊。

主诉：渐进性腰痛近半年。病史：近几年来经常腰痛，呈渐进性加重。1989 年 4 月，因腰痛加剧，并伴小腹痛，口干苦，发热 37.5 ～ 38 ℃，住进哈尔滨市某医院治疗。住院期间连续检查 3 次 B 超，诊断为右肾囊肿、右肾积水，经抗生素治疗月余，因未见显效而出院改服中药及外敷膏药治疗，症状有所缓解，腰痛减轻。10 月因再次发热住入哈尔滨市某医院，经 B 超、肾脏摄影等项检查，确诊为左肾积水、右肾萎缩，功能丧失，并拟手术切除右肾，因考虑患者当时身体状态欠佳及本人不同意而出院。后虽经多处求医，症状仍渐加重，故于 12 月 19 日来余处求诊。检查：患者形体消瘦，面色晦黯，精神倦怠，舌质淡体胖，苔薄白，脉濡数。肾区叩痛，未扪及包块。尿常规示：蛋白（＋），白细胞：1 ～ 3/HP。B 超检查示右肾萎缩，左肾积水，皮质变薄。

西医诊断：肾积水。

中医诊断：腰痛。

辨证：脾肾阳虚，水泛为痰。

治法：温补脾肾，化气行水。

处方：桂枝 25 g，云苓 25 g，白术 15 g，甘草 15 g，丹参 25 g，桃仁 15 g，肉桂（后下）7 g，香附 15 g，白芍 25 g，川续断 15 g，桑寄生 15 g，黄芪 25 g，6 剂，每日 1 剂，水煎服。

二诊（1989年12月25日）：服药后自觉身体较前轻松，腰痛减轻，尿常规恢复正常，效不更方，继服10剂。

三诊（1990年1月5日）：患者因日前着凉而感咽喉燥痛，腰痛略反复，舌淡边尖红，脉弦滑。处方：金银花25g，连翘15g，黄芩15g，桔梗15g，牛蒡子15g，玄参15g，麦冬15g，桂枝15克，云苓25g，白术10g，生甘草15g。

四诊（1990年1月11日）：患者咽喉燥痛感消失，仍感轻微腰痛。B超检查示右肾萎缩，左肾积水较前明显减少。更方以温补脾肾，化气行水兼活血。处方：桂枝15g，白术15g，云苓25g，生甘草15g，丹参25g，桃仁15g，红花15g，香附25g，川续断15g，当归15克。

五诊（1990年2月6日）：自觉症状基本消失。B超检查示右肾萎缩，左肾正常。嘱患者避免过劳，改服肾气丸以巩固治疗效果。半年后检查示：右肾萎缩，左肾积水较前明显减少。更方以温补脾肾，化气行水兼活血。处方：桂枝15g，白术15g，云苓25g，生甘草15g，丹参25g，桃仁15g，红花15g，香附25g，川续断15g，当归15g。

复诊：自觉症状基本消失。B超检查示右肾萎缩，左肾正常。嘱患者避免过劳，改服肾气丸以巩固治疗效果，半年后随访，查B超示左肾正常，右肾萎缩。

［隋殿军.中国当代名医医案医话选[M].长春：吉林科学技术出版社，1995.］

【评析】 郑玉清所治王某案为多囊肾与肾积水，乃由脾肾阳虚，气血水湿痰浊停滞所致。故方用苓桂术甘汤加桑寄生、川续断以温补脾肾，淡渗利湿，通阳化气，又因其积饮深伏于内，佐桃仁、丹参等活血之品以助行水，香附行气以助散水，诸药合用，以奏其效。治疗过程中患者曾外感风热，在给予清热解毒祛风同时，仍不忘温阳化气行水，以治其本而愈。

5. 滋阴化痰，益气止血法治疗慢性肾小球肾炎（刘尚义医案）

刘某，女，57岁。2011年7月1日初诊。

主诉：双眼睑、下肢反复水肿伴恶心5年余。病史：5年前无明显诱因，晨起发现双眼睑水肿，双结膜无充血，无尿频、尿急、尿痛，无心慌、胸闷及呼吸困难，未予重视。约1周后，双眼睑水肿加重，双下肢明显凹陷性水肿，感全身乏力，精神倦怠，轻微恶心欲吐，纳差，遂就诊于某医院，查：脉搏85次/分，血压 120/84 mmHg，血常规及肝肾功能、电解质均无异常。尿常规示：尿蛋白：（+++），潜血：（+++），红细胞：（++），诊断为急性肾小球肾炎，该院予抗生素静脉滴注，泼尼松 20 mg，口服，每日 2 次，螺内酯 20 mg，口服，每日 1 次，氢氯噻嗪 25 mg，口服，每日 2 次等治疗。半个月后水肿逐渐消退，精神转佳，饮食恢复正常，乏力消失，此后 2 年半内在医师指导下泼尼松逐渐减量至 5 mg，口服，每日 1 次，病程中多次复查尿常规，尿蛋白、潜血、红细胞等指标反复阳性，其中潜血始终阳性，波动于（++）～（+++）。曾多次就诊于多家中西医医院，反复服用氢氯噻嗪利尿消肿，均未治愈。今为求中医治疗，来诊于老中医门诊。精神差，面色萎黄带黧黑，双眼睑、双下肢明显水肿，双胫前为甚。倦怠乏力，纳差。语声低弱，舌质淡嫩，舌边有齿痕，苔白腻。

西医诊断：慢性肾小球肾炎。

中医诊断：水肿。

辨证：气阴两虚，痰湿瘀阻。

治法：滋阴化浊，益气止血。

处方：二至丸合萆薢分清饮加味。女贞子 20 g，墨旱莲 20 g，萆薢 20 g，六月雪 20 g，黄芪 30 g，大小蓟各 20 g，百合 20 g，薏苡仁 30 g，僵蚕 10 g，7 剂，每日 1 剂，水煎，分 3 次温服。忌牛羊肉、鱼虾蟹、鹌鹑、鸽子肉等。

二诊（2011 年 7 月 8 日）：服药后舌尖红，少津，少苔，神转纳增，面肿、肢肿明显消退，语声增高，乏力明显好转，多梦，心烦。脉沉细数。尿常规：尿蛋白（－），潜血（++），红细胞（－）。证属阴虚火旺，治以滋阴清热，化浊止血。处方：二甲复脉汤加减。龟甲（先煎）20 g，生龙牡（先煎）各 20 g，生熟地黄各 20 g，山茱萸 20 g，石韦 10 g，仙鹤草 20 g，莲子心 10 g，萆薢 20 g，大小蓟各 10 g，15 剂，每日 1 剂，水煎，分 3 次温服。忌牛羊肉、鱼虾蟹、鹌鹑、鸽子肉等。

三诊（2011 年 8 月 14 日）：舌红少津，少苔，面红，水肿明显消退，精神佳。语声有力，神佳，纳增，夜间轻微盗汗，心烦梦多，口渴喜热饮。脉沉细数。尿常规：尿蛋白（－），红细胞（－），潜血（+）。处方：龟甲（先煎）20 g，生龙牡（先煎）各 20 g，黄柏 10 g，知母 20 g，花蕊石（先煎）20 g，川芎 10 g，当归 10 g，萆薢 20 g，六月雪 20 g，15 剂，每日 1 剂，水煎，分 3 次温服。

四诊（2011 年 11 月 4 日）：服药后精神倍感清爽，多次查尿常规均仅有潜血可疑（+-），故遂以原方继服数十剂。此次复查尿常规：所有指标正常。现来复诊以求后期巩固疗效。嘱继予原方服用时日。

【评析】 刘尚义认为：慢性肾炎，究其症状《黄帝内经》称为水病、水气，《金匮要略》有正水、石水的记载，《丹溪心法》称水可分阴水、阳水。其病机与肺、脾、肾三脏及三焦对水液的代谢功能失调有关，在疾病的演变过程中，邪正相博，水液滞留，痰浊瘀积形成，虚瘀痰热毒的病机比较，而湿热则贯穿整个慢性肾炎的全过程，此为该病病机之关键，湿热可伤阴化火，虚火可灼伤肾络，故该病全程均可见到血尿，此时辨证可遵叶氏《温病条辨》之温病后期，真阴亏损，急当以二甲复脉汤甚至三甲复脉汤固护真阴以固本；同时辅以清热化痰泄浊之品以治其标，以求标本兼顾，如阴虚进一步发展，可致阴虚火旺，此时须滋阴填髓，投以"大补阴丸"类，"壮水之主以制阳光"方能收效。

第三十九章
心血管系统疾病

1. 通阳开郁豁痰，活血止痛法治疗冠心病心绞痛（周珩医案）

张某，男，67 岁。1994 年 2 月 4 日初诊。

病史：患者因心前区压迫性疼痛阵作，伴胸闷气短，心悸不安，汗出半天而急诊入院。既往有高血压病史 20 年，确诊冠心病 8 年，常服降压药，血压维持在 18.7 ～ 20/10.9 ～ 12 kPa。近 2 年来劳累及激动、饱餐后出现心前区隐痛，向左臂放射，持续时间＜ 3 分钟。2 个月以来病势加重，疼痛发作频繁。此次发作由赴宴饮酒所致，每日发作 3 次，每次 5 ～ 10 分钟。平素嗜肥甘油腻之品，形体肥盛，痰多，少咳，痰白黏有泡沫，动则汗多，心悸，气短，大便秘滞不畅，便后心悸加重，脉弦滑稍数。

辨证：心气不足，上焦阳虚，心阳不振，痰浊壅阻，络脉瘀滞。

治法：通阳开郁豁痰，兼以活血止痛。

处方：瓜蒌薤白半夏汤、失笑散加减。全瓜蒌 12 g，薤白 6 g，姜半夏 8 g，石菖蒲 9 g，郁金 8 g，炙地龙 10 g，桃仁 10 g，干姜 3 g。另：生、炒蒲黄各 3 g，生、炒五灵脂各 3 g，琥珀粉 1.5 g，研细末分为 4 包，每服 1 包，每日 2 次，随汤送下。

服药 3 剂，另加苏合香丸，每次半粒，每日 3 次，发作间隔延长，每日发作 1 次，疼痛大减。上方加减出入，继服 5 剂，疼痛消失，调治半个月，恙情告平，痊愈出院。

［周珩．内科急重症从痰论治验案 5 例 [J]．湖南中医学院学报，1997（17）：22-24．］

【评析】　心绞痛属中医胸痹、真心痛范畴，缘由胸阳不振，阴乘阳位所致。痰浊、阴寒、瘀血为主要的病理因素，临诊须细审。本案以痰浊、瘀血为主，故以瓜蒌薤白半夏汤、苏合香丸为主，另以失笑散加味吞服，取其效力专一之功，以控制疼痛之发作。

2. 益气养阴，化痰化瘀法治疗冠心病心绞痛（方祝元医案）

患者，男，66 岁，2020 年 5 月 5 日初诊。

主诉： 胸痛间作 2 年余，加重半年。病史：患者 2 年前无明显诱因出现活动后心前区疼痛，持续数秒至数分钟，舌下含服硝酸甘油可缓解，后患者因胸痛加重分别于 2018 年 12 月以及 2019 年 6 月至外院就诊，行经皮冠状动脉介入治疗，分别在前降支植入支架各一枚，并予阿司匹林、氯吡格雷、阿托伐他汀等口服药物治疗。2019 年 11 月，患者因胸痛程度重、发作频繁，至另一医院行冠脉造影检查，提示：第二对角支 80% 狭窄，右冠近端 60% 狭窄。后转诊至某院，调整口服药物治疗方案为阿司匹林 0.1 g，每日 1 次；氯吡格雷 75 mg，每日 1 次；阿托伐他汀 20 mg，每日 1 次；依折麦布 10 mg，每日 1 次；尼可地尔 5 mg，每日 3 次；单硝酸异山梨酯 40 mg，每日 3 次；地尔硫䓬 30 mg，每日 2 次。患者维持此口服药物治疗方案至今，现为寻求中医药治疗来诊。刻下症见：活动后心前区时有疼痛，持续数秒至数分钟不等，舌下含服硝酸甘油或休息后好转，活动后气短，无心悸，无明显头晕黑蒙，纳食可，夜寐欠安，二便正常。既往有 2 型糖尿病十余年，现口服拜糖苹、米格列奈、沙格列汀治疗，平素血糖控制尚可。否认其他慢性病史。查体：血压 120/70 mmHg，心率 70 次 / 分，心律齐，心脏听诊无明显杂音。舌质淡紫，可见散在瘀点，脉弦滑。

西医诊断： 冠状动脉粥样硬化性心脏病—经皮冠状动脉介入术后；2 型糖尿病。

中医诊断： 胸痹。

辨证： 气虚血瘀。

治法： 益气活血，化瘀止痛。

处方： 自拟益气养阴活血方加减。党参 12 g，麦冬 12 g，醋五味子 6 g，生黄芪 15 g，炙黄芪 15 g，玉竹 12 g，百合 15 g，醋莪术 6 g，牡丹皮 6 g，丹参 15 g，红景天 15 g，绞股蓝 15 g，炒酸枣仁（打碎）15 g，柏子仁 15 g，失笑散（包煎）10 g，姜黄 12 g，烫水蛭 6 g。14 剂，每日 1 剂，水煎，分 2 次，早晚饭后服用。

二诊： 病史同前，服中药后胸闷改善，5 月 24 日发作胸痛 1 次，疼痛程度轻，持续 5 分钟左右，舌下含服硝酸甘油后缓解，活动后轻度气短，纳食可，睡眠较前好转，大小便正常。血压 110/60 mmHg，心率 70 次 / 分，心律齐，心脏听诊无明显杂音。舌质淡红，无明显瘀点瘀斑，苔薄白，脉弦滑。辅助检查：超声心动图：室间隔基底段轻度增厚，主动脉瓣关闭不全（轻度），二、三尖瓣关闭不全（轻度），射血分数 68%。2020 年 5 月 26 日，上方加灵芝 15 g。14 剂，煎服法同前。

三诊：病史同前，服中药后较前改善，上次就诊至今共发作 2 次胸痛，程度较轻，每次持续 3～5 分钟，休息或舌下含服硝酸甘油后可缓解，近一周无发作性胸痛。纳食可，睡眠较前改善，每晚可休息 6～7 小时，大小便正常。查体：血压 120/70 mmHg，心率 70 次 / 分，心律齐，心脏听诊无明显杂音。舌淡红，苔薄白，脉弦滑。上方加银杏叶 15 g，石菖蒲 6 g，瓜蒌皮 15 g，桂枝 10 g，薤白 12 g。14 剂，煎服法同前。

四诊：病史同前，服中药后病情较前好转，上次就诊至今共发作 1 次心前区疼痛，程度较轻，持续 3～5 分钟，休息后自行好转。纳食可，夜寐安，二便正常。舌淡红，苔薄白，脉弦滑。前方续服 14 剂，用法同前。

[郭建红 . 方祝元教授治疗冠心病经验浅析 [J]. 中医临床研究，2022（14）：37-40.]

【评析】 本病案患者心前区疼痛已反复发作 2 年余，本次胸痛反复，四诊合参，病机辨析为气血亏虚、痰瘀互结、心脉痹阻。气虚血行无力，津液运化失常，痰浊内生，痰瘀互结，痹阻心脉，故胸痛时作；气血亏虚，故活动后气短时作。舌质淡紫，可见散在瘀点，脉弦滑均为痰瘀互结，痹阻心脉之象。治以补气活血养阴、化瘀止痛安神，方为自拟益气养阴活血方加减。方中党参、黄芪、红景天、绞股蓝补气活血以治其本，醋莪术、牡丹皮、丹参、失笑散、姜黄以凉血散瘀止痛以治其标，方中酌加水蛭以逐瘀通脉，国医大师朱良春认为，对于气滞血瘀、经脉挛急，血运不畅而致心绞痛，甚则心肌梗死，而舌与口唇有明显瘀斑时，在一般活血化瘀、理气通阳剂中加用水蛭 3～6 g，每获佳效。瘀血内结，积久生热，津血亏耗，故用麦冬、玉竹、百合濡养血脉以生新血，心气不足，血脉不畅，神机失用，用炒酸枣仁、柏子仁养心安神宁心。二诊、三诊时，患者胸痛程度较前减轻，舌脉较前好转，但仍提示有浊邪内停，故在原方基础上合用瓜蒌皮、薤白以温阳通痹、涤痰散结，另用桂枝温通经脉，银杏叶活血化瘀，石菖蒲化湿开窍醒神，加灵芝以宁心安神。全方选药精当，配伍合理，疗效明显，四诊时患者病情进一步好转，继续巩固治疗，予原方继续服用。

3. 振奋胸阳，理气燥湿，化痰活血法治疗变异型心绞痛（阎西鹏医案）

王某，男，55 岁。2000 年 3 月初诊。

病史： 患心绞痛 7 年，来诊前 1 个月因心绞痛发作在某医院治疗，住院时查心电图示 II 导联及 V1～V4 导联 ST 段明显抬高，T 波倒置，心率 78 次 / 分，律齐，血压 21.3/12.7 kPa，用硝酸甘油、肝素钠、长效心痛定及复方丹参滴丸、肠溶阿司匹林等治疗，用药期间胸痛缓解，停药后胸痛又反复发作，住院 1 个月出院，出院后来我院门诊治疗。刻下症见：形体肥胖，胸痛胸闷，常于夜间加重，脘腹胀满，口中多涎，纳呆呕恶，舌体肥大，苔白腻，脉沉滑。

辨证： 痰湿中阻，胸阳不振。

治法： 振奋胸阳，理气燥湿，化痰活血。

处方： 陈皮 12 g，半夏 15 g，苍术 15 g，川厚朴 12 g，茯苓 20 g，泽泻 20 g，滑石（先煎）30 g，桂枝 12 g，瓜蒌 20 g，薤白 20 g，丹参 30 g，枳壳 20 g，柴胡 12 g，郁金 15 g。每日 1 剂，水煎服。

上方服 6 剂后诸症皆减，原方继服 15 剂，诸症消失，纳谷香，精神爽，复查心电图基本正常，后予香砂六君子汤善后，随访 2 年未复发。

［闫西鹏，闫西敏. 顽症从痰湿论治验案举隅 [J]. 国医论坛，2003，18（2）：27.］

【评析】 本例乃典型变异型心绞痛，对于该病的治疗，西医常以扩血管、解痉、抗凝为治，然中医治疗决不能单纯以活血化瘀立论，应以辨证为主。本患者胸痛反复发作，且见形体肥胖、纳呆、呕恶等一系列痰湿症状，每于夜间加重，提示为胸阳不振，痰浊瘀阻于心脉，不通则痛，故应温阳燥湿，化痰逐瘀。因药机相合，故效如桴鼓。

4. 宣郁闭，化痰湿法治疗冠心病、高脂血症（赵绍琴医案）

谭某，女，51 岁，1991 年 7 月 12 日初诊。

病史： 患者 1 年来自觉心悸气短，胸闷乏力，胸脘胀满，纳食不香，西医检查血脂较高，心电图异常，诊断为可疑冠心病，服用愈风宁心片、丹参片等疗效不佳。望其形，体胖丰腴；观其舌，舌胖苔白腻；查其脉，脉象濡弱。

辨证：痰湿阻滞，气机不畅。

治法：宣郁闭，化痰湿。

处方：紫苏子叶各 10 g，莱菔子 10 g，白芥子 6 g，杏仁 10 g，枇杷叶 10 g，猪牙皂 6 g，菖蒲 10 g，郁金 10 g，瓜蒌 10 g，枳壳 6 g，焦三仙各 10 g，嘱其加强体育锻炼，忌食肥甘厚味，宜清淡饮食。服药二十余剂后自觉症状见轻。又以此方服药三十余剂，症状基本消失，纳食转佳，心电图正常，血脂下降至正常范围。

[彭建中，杨连柱.赵绍琴临证验案精选 [M].北京：学苑出版社，1996.]

【评析】 此患者平日好逸少劳，素体痰湿较盛，时至 51 岁，病初以更年期症候群治疗无效，经查出血脂较高，心电图异常后，按冠心病治疗，仍疗效不明显。接受赵绍琴治疗后，积极配合，控制饮食，走路锻炼，前后治疗 2 个月，心电图与血脂检查已基本正常。

5. 清热化痰法治疗高血压眩晕（熊继柏医案）

宾某，女，70 岁，2004 年 3 月 3 日初诊。

主诉：头晕目眩，恶心欲呕 10 天。病史：该患者素患高血压，糖尿病。由于患者素患高血压，故平素易感头晕。但 10 天前晨起突感头晕目眩较前加重，视物晃动，如坐舟车，且伴恶心欲呕，口苦咽干，大便秘结。经服用降压药无效，故前来诊治。刻下症见：头晕，欲呕，便秘，舌苔薄黄腻，脉弦数。

辨证：痰热上扰清窍。

治法：清热化痰，和胃止呕。

处方：黄连温胆汤加减。陈皮 10 g，法半夏 10 g，茯苓 15 g，枳实 10 g，竹茹 10 g，生大黄 5 g，黄连 4 g，天麻 10 g，钩藤（后下）10 g，石决明（先煎）15 g，甘草 6 g。水煎服，每日 1 剂，连服 7 剂，诸症消失。

[张争艳.熊继柏教授治疗眩晕病经验 [J].湖南中医药导报，2004（10）：2-4.]

【评析】 熊教授用黄连温胆汤加减治疗痰热上扰之眩晕，每获显效。上方中法半夏苦温燥湿化痰，降逆和胃；竹茹清胆和胃，止呕除烦；陈皮、枳实理气化痰，使气顺则痰自消；茯苓健脾利湿，祛湿去则痰不生；天麻息风定眩，为治疗一切眩晕之要药，《本草纲目》云："天麻为治风之神药。"黄连清热；生大黄荡涤肠胃邪热积滞以引热下行外出。因该患者有高血压，故用钩藤、石决明平肝潜阳息风。处方对证，药到病除。

6. 祛痰化瘀，解毒通络法治疗原发性高血压病（沈绍功医案）

胡某，男，33岁。2011年12月23日（冬至）初诊。

主诉： 头晕半年。病史：半年来常因劳累生气眩晕且重，血压升高160～190/100～110 mmHg，胸闷纳呆，口黏便干，有时后背掣痛，曾经中医药治疗效果不佳，有高血压家族史，病友介绍，门诊求治。检查：血压160/100 mmHg，苔黄腻，质较红，舌下络脉显露，脉弦滑。

西医诊断： 高血压病2级。

中医诊断： 眩晕。

辨证： 痰瘀互结，毒损心络。

治法： 祛痰化瘀，解毒通络。

处方： 《三因极一病证方论》温胆汤与《太平惠民和剂局方》四物汤加减。钩藤（后下）10 g，泽泻10 g，川芎10 g，莱菔子10 g，海藻10 g，竹茹10 g，枳壳10 g，茯苓10 g，陈皮10 g，丹参30 g，决明子30 g，石菖蒲10 g，郁金10 g，山楂15 g，夏枯草10 g。每日1剂，水煎分2次服。

二诊： 7剂后食纳增加，腑行已畅，眩晕减轻，血压140/90 mmHg，胸仍憋闷，苔仍黄腻。上方去钩藤、决明子、夏枯草，加茵陈（后下）15 g，龙骨（先煎）、牡蛎（先煎）、海蛤壳（先煎）各30 g。

三诊： 连服14天，血压120/80 mmHg，苔薄黄，舌下络脉正常，脉弦细诸症皆除。改服全天麻胶囊、加味保和丸巩固，未再复诊。

［张伯礼，王志勇．中国中医科学院名医医案集[M]．北京：人民卫生出版社，2015．］

【评析】 常规治疗高血压均按平肝潜阳，滋水涵木之类论治。本案痰瘀互结，毒损心络，常法不对证故不会奏效，高血压病要重视痰瘀损络证类，温胆汤是效方。降压先除苔腻，钩藤易为茵陈，再加三石意在祛苔腻。山楂既化瘀又消痰系重要之佐。痰瘀之患，莱菔子、丹参是为有效药对，莱菔子配海藻又是治疗痰浊、眩晕的必投药对，尤能降低舒张压。降压也须通腑，决明子既降压又通腑。夏枯草平肝可降压，又利于和胃祛痰，抑木扶土矣。

第四十章
神经系统疾病

1. 化痰散浊，补养肝肾法治疗脑梗死恢复期（熊继柏医案）

患者，男，78 岁。2006 年 1 月 3 日初诊。

病史： 家属诉其于 2004 年突发言语不利，肢体乏力，诊断为脑梗死，住院数次，效均不显。刻下症见：神识欠清，口中痰涎，双下肢乏力，行走不能，言语謇涩，时遗尿。舌苔白腻，脉细滑。

中医诊断： 中风。

辨证： 痰阻脑络，肝肾亏虚。

治法： 化痰散浊，补养肝肾。

处方： 涤痰汤合地黄饮子。石菖蒲 30 g，肉苁蓉 20 g，天麻、山茱萸、茯苓、巴戟天、法半夏各 15 g，人参、远志、地龙、石斛、熟地黄、陈皮、枳实各 10 g，胆南星、五味子、制白附子、全蝎、甘草各 6 g。10 剂，水煎服。另：鲜竹沥 5 盒，早晚各服 1 支。

二诊（2006 年 2 月 5 日）： 服上方后患者神识转清，自诉双下肢乏力好转，可尝试下地行走，言语表达较前明显清晰，仍遗尿，纳寐可，舌苔白腻，脉细滑。中医辨证属痰阻脑络兼肝肾亏虚。但患者遗尿无明显好转，此乃肾虚重所致，治疗以化痰散浊为法，加强补益肾气，拟原方加味：肉苁蓉 30 g，巴戟天、山茱萸、石菖蒲各 20 g，麦冬、远志、法半夏各 15 g，茯苓、石斛、熟地黄、竹茹、陈皮、炒鹿筋、小海马各 10 g，枳实 8 g，胆南星、五味子、黑附片、甘草各 6 g。15 剂，水煎服。

三诊（2006 年 2 月 22 日）： 患者诉现双腿行走有力，言语清晰，遗尿好转，舌苔薄白滑，脉细滑。拟原方再进 15 剂。

四诊（2006年3月10日）：患者说话清晰，可下地行走，遗尿已止，舌苔薄白，脉细滑。原方再进20剂，善后收功，并嘱患者适当锻炼，合理休息，少食寒凉之品，不适随诊。

［臧秋迟，王一阳，毛宇，等．国医大师熊继柏教授从痰论治中风经验［J］．中国中医急症，2021，30（11）：2037-2040．］

【评析】　本案患者神识欠清，痰涎壅盛，言语謇涩，苔白腻，脉细滑，为痰浊之象，且患者以肢体乏力为主，故方选涤痰汤，化痰以开窍通络。但患者病程日久，年老体虚，为肝肾不足，其乏力、遗尿、脉细皆为佐证。故辨证为痰阻脑络兼肝肾亏虚，且患者言语不利症状较重，《医宗金鉴·杂病心法要诀》云："风痱、偏枯、喑痱，三病皆属外中，而有微甚浅深之别也……甚者不能言，志乱神昏，则为喑痱。"本案患者之言语謇涩按症状而言亦属中风之喑痱，当以地黄饮子专治喑痱，这与其肝肾亏虚证治不谋而合。此方中石菖蒲、法半夏、陈皮、胆南星、制白附子、茯苓、竹沥功主祛痰，肉苁蓉、山茱萸、巴戟天、人参、熟地黄、石斛补益肝肾，全蝎、地龙活血通络，五味子酸收滋肾，石菖蒲、远志醒脑开窍，枳实调理气机，甘草调和诸药。二诊时患者诸症较前好转，反佐辨证准确，但遗尿同前，表明其肝肾亏损较重，故予前方基础上加强补益之功。炒鹿筋可生精益髓，大补肾阳，此患者有下肢乏力难以行走，《新修本草》谓之"主劳损续绝"。小海马、黑附片皆为补益肝肾良品，配合原方补益药物肉苁蓉、巴戟天、山茱萸、熟地黄之属，方使虚证得消。再诊时患者诸症大减，痰涎清，脑窍开，脉络通，故药不更方，原方调轻剂量善后收工，疾病得愈，预后良好。

2. 清热化痰法治疗急性脑出血（庄礼兴医案）

患者，男，58岁。

病史：因"昏迷3小时，伴右侧肢体无力"于2011年8月25日入院。患者当晚饮酒后突发右侧肢体无力，随后突然摔倒于地。入院症见：患者意识模糊，昏睡状，面红目赤，不能言语，右侧肢体无力，舌黯红，苔黄腻，脉滑数。生命体征：呼吸频率20～25次/分，血压155～168/100～116 mmHg，心率75～90次/分，低流量吸氧血氧浓度98%～100%。查体：对疼痛刺激反应迟钝，四肢肌力、肌张力检查不合作。美国国立卫生研究院卒中量表（NIHSS）评分：15

分。急诊颅脑 CT 提示左侧颞叶深部脑出血，并少量蛛网膜下隙出血。

西医诊断： 脑出血；高血压 2 级（极高危）。

中医诊断： 中风（中脏腑）。

辨证： 痰热闭窍。

基础治疗予以吸氧，降压，护胃，纠正水电解质紊乱等对症治疗。

处方： 温胆汤加减。半夏 15 g，陈皮 10 g，茯苓 15 g，甘草 5 g，竹茹 15 g，枳实 15 g，大枣 15 g，生姜 2 片，薄荷（后下）5 g，石菖蒲 15 g，冰片（冲服）0.2 g，麝香（冲服）0.2 g，中药煎至 100 mL，由鼻饲管灌入，每日 1 剂，早晚分服。

服药 3 天后，患者神志转清，言语不利，自觉困倦乏力，右侧肢体无力，大便 4 天未解。舌质黯红，苔色黄较前稍减退，苔滑腻，脉弦滑。查体：右侧肢体肌力 I 级，肌张力稍增高，腹部膨隆。NIHSS 评分：10 分。维持相应的基础治疗与营养支持，调整中药为半夏 15 g，陈皮 10 g，茯苓 15 g，甘草 5 g，竹茹 15 g，枳实 30 g，大枣 15 g，大黄（后下）10 g，川厚朴 15 g，鸡血藤 30 g，僵蚕 15 g，制地龙 1 g，服药 2 剂后，排便 2 次。

经药物结合针灸康复治疗，患者于 2011 年 9 月 18 日出院，嘱其出院后回当地医院继续中药结合康复治疗。

患者于 2012 年 1 月 8 日因"右侧肢体乏力 5 个月"再次入院。刻下症见：患者神志清，右侧肢体乏力，自觉困重麻木，可拄拐行走，语言稍有不利，大便干结，每 2～3 日 1 行，舌淡黯，苔微黄腻，脉弦。查体：右侧上肢肌力 III 级，下肢肌力 IV 级，肌张力增高，右侧上肢呈内收内旋挎篮状态，腱反射亢进。步态呈剪刀样。NIHSS 评分：4 分。此时属于中风病的恢复期，四诊合参，辨证为痰热夹瘀证。处方：温胆汤加减。半夏 15 g，陈皮 10 g，茯苓 15 g，炙甘草 5 g，竹茹 15 g，枳实 15 g，大枣 15 g，白芍 30 g，鸡血藤 30 g，五爪龙 15 g，当归 10 g，川芎 10 g，川厚朴 15 g，冬瓜子（捣碎）30 g，患者入院后服药 4 天后，大便每日 1 行，质软，自诉肢体困重感较前减轻。

［梁诗敏，范靖琪，刘鑫，等 . 庄礼兴教授运用温胆汤从"痰"论治中风病的经验 [J]. 天津中医药，2022，39（1）：15-18.］

【评析】 患者酒后发病，酒性湿热生痰，痰郁而发热，痰热蒙蔽心神，阻滞于经络。庄礼兴教授针对痰热的基本病机，选用温胆汤加石菖蒲、薄荷、冰片、麝香等药物芳香化浊、醒脑开窍，以使患者尽早恢复神清。随后患者出现大便不通、腹部胀满，为痰热壅滞于中焦，大肠功能失司，温胆汤清热化痰，大承气汤泻热通腑以祛邪，加以鸡血藤、僵蚕、制地龙活血通络。第2次入院时痰热仍在，久病伤正，气血虚弱为本，痰热夹瘀为标，取温胆汤清热化痰，配以鸡血藤、当归、川芎活血化瘀，白芍敛阴柔筋，此为治标；气血虚弱导致虚秘，选用厚朴、冬瓜子润肠通便而不伤正气，同时加用五爪龙益气补虚以治本。从发病至今，患者经中药结合康复治疗，肢体活动功能及语言功能逐渐恢复，大便干结的症状改善。庄礼兴教授根据中风病的疾病发展特点，紧抓其疾病发展过程中以"痰"为病因引起的相关症状，运用温胆汤为主方，结合中风病不同时间出现的不同症状予以加减化裁，以清热化痰为基本治疗原则，兼以开窍、通便、益气、活血、通络、柔筋，取得显著的临床疗效，值得在临床中推广使用，为临床治疗中风病提供借鉴与思考。

3. 化痰祛瘀，解毒通络法治疗多发性硬化症（郑绍周医案）

患者，女，35岁，2018年11月3日初诊。

主诉：双下肢麻木无力3年，加重10天。病史：3年前患者出现间断性右侧下肢无力，麻木刺痛，未予重视。后上述症状频发伴有视物模糊，视力下降，双下肢无力，于新乡市某医院就诊，MRI提示多发性硬化。给予西医治疗（具体不详）好转出院。10天前上述症状再发，症见视物模糊，视力下降，双侧下肢无力感，麻木刺痛，行动障碍，头晕耳鸣，腰膝酸软，周身困乏，情绪低落，纳食差，眠浅易醒，大便干，小便频急。月经色黯红，量少，有血块，小腹下坠感、冷痛，腰背酸困。舌质红，体胖大，苔微黄，脉弦细。

西医诊断：多发性硬化。

中医诊断：痿证。

辨证：痰浊瘀毒，兼肝肾亏损。

治法：滋补肝肾，化痰祛瘀，解毒通络。

处方：黄芪40 g，熟地黄30 g，菟丝子30 g，白术40 g，半夏15 g，白芥子15 g，川芎15 g，牡丹皮15 g，僵蚕9 g，地龙9 g，酒大黄12 g，甘草为9 g。7剂，水煎服。

二诊：去僵蚕、地龙、酒大黄防攻伐太过，耗伤正气，去酒大黄一味，加陈皮、白芍各 12 g，调和肝脾，余同前方，继服 7 剂。

三诊： 患者久病，伤阴耗津，加用麦冬、生地黄滋阴润燥。除应用药物治疗外，嘱患者家属帮助行康复锻炼。继服 15 剂。后随访患者病未再发。

［郭闫闫，宫洪涛，赵铎 . 郑绍周教授从"内毒"论治多发性硬化的经验介绍 [J]. 中国医药导报，2021，18（21）：134-137.]

【评析】 郑绍周教授认为，内生浊毒是多发性硬化发病的始动因素，痰浊瘀毒为主要的病理因素，贯穿整个疾病的始终。内生毒邪多依附于痰饮、瘀血、积滞、郁积等病理产物，痰郁日久而成痰毒，瘀血滞络日久成瘀毒。痰毒、瘀毒一旦形成就会成为更剧烈的致病因素，加重病情的恶化。故痰瘀胶结蕴毒，脉道不畅，积少成多，从量变到质变是多发性硬化病情加重的关键环节。故治以"培元固本""攻补兼施"，调补脏腑抗内毒滋生、提高抵御外毒侵袭能力，加之化痰祛瘀，使邪祛正安。重用黄芪，甘温补益、扶正排毒；熟地黄、菟丝子，温补肝肾、内守卫外；因病久痰毒、瘀毒内伏，施以半夏、白芥子、僵蚕化痰散结、解毒通络，辅以活血破瘀药，搜刮络道中的痰浊瘀毒。此后随证加减，配合康复治疗，可见良效。

4. 化痰活血通络法治疗偏头痛（裘沛然医案）

李某，女，40 岁。1987 年 8 月 12 日初诊。

主诉： 偏右头痛 8 年。病史：病始于产后受精神刺激，以后渐起头痛，开始均为 2 周发作一次，以后发作逐渐频繁，每周发作一次。曾在某医院神经科诊疗，拟诊血管神经性头痛，平素头痛发作时常服用麦角胺咖啡因。刻下症见：头痛偏以右侧，以胀痛为主，严重时伴有恶心呕吐，畏光。头痛发作每与天气发热、情绪波动、疲劳、月经来潮有关。一般情况尚好，心肺（-），舌苔薄腻，脉细弦。

西医诊断： 血管神经性头痛。

中医诊断： 偏头痛。

辨证： 头痛原因复杂，患者羔起 8 年余，且随多种因素而诱发，病机大抵与气虚血瘀，痰阻络脉等有关，王清任云："元气既虚，必不能达于血管，血管无气，则停留而瘀。"妇人头痛常与经期有关，皆因情绪抑郁，气逆化火而头痛。

治法：补气活血行瘀，化痰通络，清肝祛风。

处方：川芎 10 g，当归 20 g，桃仁 12 g，丹参 18 g，红花 6 g，大蜈蚣 1 条，全蝎 4.5 g，黄芪 30 g，柴胡 15 g，半夏 12 g，细辛 9 g，龙胆草 12 g，7 剂。

复诊（1987 年 8 月 26 日）：药后头痛稍减轻，但每周发一次，此次月经来潮前又复发，经期提前，量多，舌苔薄白脉弦细。《黄帝内经》云"痛者寒气多也""有寒故痛也"，但每多与寒滞经络有关。治仍如前法为主，佐以温经散寒。处方：黄芪 30 g，当归 30 g，白芷 12 g，细辛 10 g，大蜈蚣 1 条，茯苓 12 g，酸枣仁 12 g，延胡索 15 g，制半夏 12 g，全蝎 4.5 g，藁本 12 g，熟附子 12 g，14 剂。

六诊（1987 年 11 月 11 日）：头痛偶发，程度较轻，大便数日一行，略干，苔薄脉弦细。处方：莪术 15 g，丹参 30 g，黄芪 40 g，当归 15 g，白芍 15 g，黄芩 20 g，生蒲黄（包煎）15 g，生槐花 15 g，生地黄 30 g，制香附 12 g，川芎 10 g，细辛 10 g，荆芥炭 15 g，14 剂，另头风宁 9 g。附：头风宁方：制半夏、蜈蚣、细辛、川芎、当归、熟地黄、山药、生白术、白芷、龙胆草、熟附子、茯苓、全蝎、远志、枸杞子，以上十五味研细末。

九诊（1988 年 6 月 1 日）：本年来头痛仅有小发，程度轻时间短，此次经后又发作，自述与疲劳有关，大便正常，舌苔薄白脉弦细。再以和血补气化痰温经通络止痛。处方：全蝎 4.5 g，白芷 12 g，羌活 15 g，熟附子 12 g，当归 30 g，黄芪 30 g，茯苓 12 g，生白术 15 g，细辛 12 g，丹参 20 g，陈皮 10 g，大蜈蚣 1 条，14 剂。

【评析】 偏头痛易反复发作，治疗颇不容易，即使暂时控制，常随多种诱因的影响而再度发作，或因节气变化而作，或因情绪激动而诱发，或因劳顿而横生，妇人则每随经临而伴作，故治疗除药物以外更须避免某些诱发因素的干犯。先生用药：①化痰与行瘀并投：如半夏、陈皮合川芎、桃仁、红花等；②升降并调，常用白芷与龙胆草相伍；③寒热并施，如附子与龙胆草为常用；④虫类搜风药物：如蜈蚣、广地龙、全蝎等，此外酌加黄芪等扶正之品。

5. 祛痰化瘀，补益肝肾法治疗肝豆状核变性（杨文明医案）

患者，女，39 岁。

病史：因体检发现肝功能异常 9 年，于 2018 年 5 月 19 日来诊。患者约 9 年前体检发现肝功能异常，伴胁肋部隐痛不适，就诊于多家医院后仍未明确诊断，予保肝等处理后病情无好转，且呈加重趋势，后于 2017 年 10 月至本院查铜蓝蛋白偏低，角膜色素环（+），消化系彩超提示肝豆肝硬化，诊断为肝豆状核变性，给予保肝、排铜等处理后病情好转，出院时检查肝功能示：谷丙转氨酶（ALT）75 U/L（参考值 9～50 U/L），谷草转氨酶（AST）62 U/L（参考值 15～40 U/L）；出院后长期口服二巯丁二酸胶囊及葡萄糖酸锌、谷胱甘肽治疗。但患者现仍有胁肋部疼痛，时为刺痛，时为隐痛，易疲劳，伴头晕目眩，腰膝酸软，大便偏干，小便尚调。查体舌质黯红，苔白腻，脉沉弦。肝功能检查：ALT 83 U/L，AST 61 U/L。

西医诊断：肝豆状核变性。

中医诊断：肝风病。

辨证：痰瘀阻络。

治法：祛痰化瘀，补益肝肾，标本同治。

处方：肝豆扶木汤加减。茯苓 12 g，郁金 10 g，三七 3 g，川牛膝 15 g，生大黄 6 g，土茯苓 15 g，制何首乌 15 g，枸杞子 10 g，白芍 15 g，柴胡 10 g，甘草 6 g。每日 1 剂，分 2 次温服。

服用 7 剂后于 2018 年 5 月 26 日复诊，诉胁肋部刺痛基本消失，大便尚调，余症较前好转，查体舌质红，苔薄白，脉沉细。考虑痰浊血瘀标实之征象明显好转，须侧重于补益肝肾，予白芍加量至 20 g，改川牛膝为怀牛膝 15 g，并加熟地黄 20 g。

服用 14 天后再次复诊，复查肝功能：ALT 55 U/L，AST 38 U/L，诉胁肋部隐痛、头晕目眩、腰膝酸软基本消失，易疲劳症状缓解，予前方继服。后患者随访时未诉有上述症状，予停服中药汤剂，病情一直稳定。

［陈永华，杨文明，汪瀚，等．杨文明关于肝豆状核变性辨治思路及经验撷菁［J］.中华中医药杂志，2020，35（4）：1843-1846.］

【评析】　肝豆扶木汤为杨文明教授用于治疗肝豆状核变性的常用方，主要用于治疗痰瘀互结合并肝肾亏虚者。肝豆扶木汤由三七、郁金、土茯苓、何首乌、枸杞子、白芍、柴胡等组成，具有改善患者临床症状、降低肝铜含量、保护肝脏的作用。本例患者一诊中采用茯苓祛湿化痰，茯苓可入脾、肾经，善泄水湿，使痰无所化；郁金可入肝、胆经，活血化瘀、化痰去浊通窍、疏肝利胆；土茯苓、大黄清热解毒、利水祛痰；加三七、川牛膝活血通络。辅以柴胡、白芍疏肝，何首乌、枸杞子滋补肝肾。二诊中，痰瘀明显改善，侧重于补益肝肾，因川牛膝重于活血通经，怀牛膝长于补肝肾，遂改川牛膝为怀牛膝，加用熟地黄养血滋阴，并予白芍加量使用，增强柔肝敛阴止痛之功。另外，杨文明教授常常会注意中药的药理作用，如郁金也可抑制肝细胞凋亡，保护肝功能等，大黄具有清热泻下化痰的作用，现代药理学认为具有排铜作用。

6. 清宣郁热，攻逐痰结法治疗脑囊虫病（王付医案）

李某，男，36 岁，2011 年 1 月 15 日初诊。

病史：半年前出现剧烈头痛，服用西药，未能有效控制症状。于 2011 年 1 月 11 日在某医院经头颅 MRI 检查：右丘脑可见一囊状长 T_1 长 T_2 异常信号，边界清楚，信号不均，两侧脑室及第三脑室对称性扩大，导水管通畅，第四脑室大小正常，中线结构无移位。结合 CT，符合脑囊虫病。复经头颅 CT、MRI 检查、专家会诊：①脑囊虫（陈旧病变为主）；②中脑导水管狭窄致之脑室、侧脑室脑积水。建议手术治疗。因诸多原因未施行手术，经介绍前来诊治。刻下症见：头痛，头沉，身热，轻微咳嗽，舌质红、苔黄略腻，脉略浮。

辨证：郁热上扰，痰湿郁结。

治法：清宣郁热，攻逐痰结。

处方：麻杏石甘汤加味。麻黄 15 g，桂枝 10 g，杏仁 20 g，石膏（先煎）40 g，鸦胆子（打碎）2 g，甘遂 1 g，炙甘草 10 g。6 剂，每日 1 剂，水煎分 3 次服。

二诊（1 月 22 日）：剧烈头痛消除，仍有头沉、身热，按 1 月 15 日中药处方，加甘遂至 1.5 g，20 剂。

三诊（2 月 12 日）：未出现头痛，仍有轻微头沉、身热，按 1 月 15 日初诊方，加大戟 0.5 g、芫花 0.5 g，12 剂。

四诊（3 月 26 日）：未再出现头痛，因食辛辣出现咽喉疼痛，仍有轻微头沉、身热，按 1 月 15 日初诊方加甘遂至 1.5 g、石膏至 50 g，12 剂。

五诊（4 月 9 日）：未出现头痛，身热止，以十枣汤加减治疗：大戟 0.5 g，甘遂 0.5 g，芫花 0.5 g，海藻 10 g，鸦胆子（打碎）2 g，桂枝 12 g，炙甘草 10 g，12 剂。

六诊（4 月 23 日）：未出现头痛，因食辛辣出现咽喉疼痛，按 4 月 9 日方，加石膏（先煎）50 g，12 剂。

七诊（5 月 7 日）： 未出现头痛，病情稳定，略有乏力，按 4 月 9 日方，加海藻 15 g，白术 10 g，12 剂。

八诊（5 月 21 日）： 未出现头痛，病情稳定，按 5 月 7 日方，12 剂。

九诊（6 月 4 日）： 5 月 23 日经 MRI 复查，脑实质内未见明显异常信号，两侧侧脑室及第三脑室对称性扩大，与原片对比，较前细小，第四脑室大小正常，中线结构无移位。脑囊虫病症状消失。

［王付．经方治愈脑囊虫病案 [J]．中医杂志，2012，53（13）：1168.］

【评析】 脑囊虫病病变部位在头，头痛、身热辨为郁热上扰，头沉辨为水湿郁阻，舌质红、苔黄略腻、脉略浮辨为郁热水湿阻遏清阳。麻杏石甘汤是辨治郁热上扰证的基础方，十枣汤是辨治水湿郁结的基础方。故以麻杏石甘汤清宣郁热，加鸦胆子清热解毒，甘遂攻逐水湿；又因水湿较盛，改用十枣汤为基础方，加海藻软坚化痰散结，白术健脾燥湿化痰，桂枝通经化气，处方相互为用，以取得预期治疗效果。再则，结合多年临床治病体会，常用甘草配甘遂、大戟、芫花、海藻，辨治水湿郁结证，不仅未发现不良反应，而且有良好的治疗作用。

7. 息风化痰，开窍醒神法治疗癫痫（朱宗元医案）

患者，女，59 岁，2008 年 5 月 18 日初诊。

主诉： 癫痫反复发作四十余年，近 1 个月发作频繁。病史：患者 16 岁发病，始则每年发作一两次，逐年加重，发作时突然昏倒，昏不识人，手足抽搐，双目上视，口角流涎，持续 3～5 分钟。刻下症见：头痛，头晕目眩，心悸，健忘，腰膝酸软，神疲乏力，失眠多梦，心烦易怒，大便干结，舌苔白腻，脉细滑涩。

中医诊断： 癫痫。

辨证： 肝肾阴亏，风痰上蒙。

治法： 滋补肝肾，息风化痰，开窍醒神。

处方： 荣脑制痫汤加减。熟地黄 8 g，制龟甲（先煎）5 g，白芍 4 g，亚麻子 4 g，天麻（先煎）5 g，钩藤（后下）5 g，僵蚕 4 g，蝉蜕 7 g，蛇蜕 7 g，珍珠母（先煎）10 g，石决明（先煎）10 g，甘草 2 g，14 剂，水煎服。土鳖虫胶囊 4 粒（每粒胶囊生药粉净含量约 2 g，下同）。蜈蚣胶囊 4 粒，全蝎胶囊 4 粒。

二诊（2008 年 6 月 2 日）： 患者服药后头晕心悸、神疲酸软症状改善，大便好转。继服用上方 21 剂以巩固疗效。

三诊（2008 年 7 月 12 日）： 患者持续服药后感觉精神体力渐好，头晕头痛未作，睡眠好转，1 月余癫痫未见发作，改做水丸，长期服用，以养肝肾，通神醒脑。处方：熟地黄 8 g，炙龟甲（先煎）5 g，白芍 4 g，亚麻子 4 g，五味子 4 g，磁石（先煎）5 g，天麻 5 g，钩藤（后下）7 g，蝉蜕 7 g，蛇蜕 7 g，胆南星 4 g，天竺黄 4 g，珍珠母（先煎）7 g，石决明（先煎）7 g，土鳖虫 7 g，蜈蚣 3 条，全蝎 5 g，上药 10 剂，研末冲服，每次 2 g，每日 2 次。

随访至 2010 年 8 月，上药尽剂后，又先后以原方做水丸两料，患者一般情况较好，癫痫未再发作。

［李鸿涛，张宝林，龚燕冰 . 朱宗元教授从"阴阳平衡"论治原发性癫痫经验 [J]. 环球中医药，2021，14（12）：2190-2192.］

【评析】 本案患者癫痫反复发作，日久不愈，耗损肝肾精血，久病伤阴，因此同时伴见健忘、心悸、头晕目眩、腰膝酸软、脉象细弱无力等阴精亏虚证候，是为人"年四十而阴气自半"，精血愈加匮乏之象。肝肾精血亏虚，阳气不潜而妄动，化火生风，夹痰上扰，因此癫痫频作难止。综合分析，患者精血亏虚为本，阳亢化风、痰湿上蒙为标，选用荣脑制痫汤加减填补下焦精血，滋补肝肾，壮水治火，以僵蚕、蝉蜕、胆南星、天竺黄化痰，全方滋补肝肾、息风化痰开窍以制癫痫发作之机，收效较好，且方中药物均剂量较小，通过长期服用以图缓缓收功，未见不良反应。

8. 健脾化痰，攻毒化瘀法治疗三叉神经痛（李军医案）

李某，女，78 岁。2015 年 9 月 29 日初诊。

主诉： 右侧面颊反复发作抽痛 7 年余。有多次拔牙史，现戴全口义齿。曾按三叉神经痛经中西药治疗效果欠显著。伴胆囊炎病史 2 年余。伴血压偏低，大便稀溏，每日 3 次，贫血貌。唇淡紫，苔花剥而白，舌下络脉青紫（++），脉沉细滑。

诊断： 三叉神经痛。

辨证： 痰瘀浊毒交滞面络。

治法： 健脾化痰，攻毒化瘀。

处方： 木香 6 g，砂仁（后下）6 g，姜半夏 15 g，陈皮 15 g，党参 15 g，茯苓 15 g，炒白术 15 g，炙甘草 6 g，土茯苓 15 g，炙百部 10 g，五倍子 8 g，土鳖

虫 10 g，延胡索 15 g，葛根 15 g，白芷 8 g，石菖蒲 8 g，红景天 20 g，蝉蜕 8 g，浙贝母 12 g，焦三仙各 12 g，12 剂，水煎服，分早、晚温服。

二诊（2015 年 10 月 13 日）：右侧面颊仍麻木，疼痛减轻，大便仍稀溏，每日 2 次，苔薄白，舌脉同前。处方：予上方加石榴皮 8 g，细辛 3 g，共 12 剂，水煎服，分早、晚温服。

三诊（2015 年 10 月 27 日）：服上方后，疼痛程度较前明显减轻，可耐受，大便稍成形，通畅，每日 4 ～ 5 次。脉细滑，舌苔薄白，舌下络脉青紫（＋）。处方：予首诊处方，石菖蒲增至 10 g，细辛 3 g，延胡索 15 g，诃子 15 g，灵芝 10 g，共 24 剂，水煎服，分早、晚温服。1 个月后电话随访患者告知三叉神经痛消失，后多次随访均无反复。

［伍银平，王佳，赵星，等．李军教授从痰浊瘀毒论治三叉神经痛验案探析 [J]．四川中医，2021，39（12）：13-15.］

【评析】　患者明确诊断为三叉神经痛，经中西药治疗乏效，根据临床表现属脾气虚弱，运化失常，导致血虚，血瘀津液内停，久则浊毒内聚，瘀血不去，津液不行，故从"痰、瘀、毒"论治，兼以健脾。方选香砂六君子汤加减，以党参、茯苓、白术、炙甘草、焦三仙益气健脾，木香、砂仁、姜半夏、陈皮、浙贝母理气化痰，佐以白芷、石菖蒲、蝉蜕豁痰通络，土鳖虫、延胡索、葛根、红景天活血化瘀，土茯苓、炙百部祛浊解毒，全方配伍精当，标本兼治，通补兼施，使痰浊去，瘀血消，新血生，浊毒除，脉络和，脾气旺，祛邪不忘扶正，从而虚实并治，方随法出，切中病机，二诊时患者疼痛减轻，脾气健旺，大便次数减少，舌苔渐生，佐以石榴皮涩肠止泻，细辛通络止痛，三诊时患者大便成形，疼痛大减，于首诊处方加用行气活血通络扶正之品以善后，至今无反复。

9. 进行性延髓麻痹从痰论治验案（顾明昌医案）

蔡某，女，72 岁，2004 年 8 月初诊。

病史：患者家属在 1 年前发现其讲话困难、声音嘶哑、鼻音重，逐渐出现饮水呛咳，流涎多，在某医院诊为进行性延髓麻痹。曾接受药物治疗，未见明显好转。就诊时见形态消瘦，构音不清，鼻音重，流涎多，伴有上下肢无力，穿脱衣服需人帮助，步行缓慢。检查见软腭运动及咽喉肌无力，咽反射消失，舌肌明显萎缩，舌肌束颤似蚯蚓蠕动，舌质淡，苔白略腻，舌上遗留食物残渣，脉细。上下肢肌肉有萎缩，肌力减退呈Ⅲ级。伴有头昏口干，睡眠欠佳，便干，易反复发作口腔溃疡。

辨证：脾肾双亏，痰瘀阻窍。

处方：黄芪20 g，太子参20 g，杜仲12 g，枸杞子12 g，僵蚕12 g，桃仁12 g，山药12 g，薏苡仁20 g，炙地龙9 g，枳实12 g，竹茹9 g，石菖蒲12 g，炙远志6 g，生大黄（后下）9 g。另以西瓜霜喷剂等治疗口腔溃疡。服药2年，配合营养支持治疗加语言、肢体的功能锻炼等，症状未加重，仍在随访治疗。

［安红梅，靳淼，史云峰．顾明昌治疗运动神经元疾病的经验[J]．中医杂志，2006（11）：825，827．]

【评析】 运动神经元疾病是一组病因未明，选择性侵犯运动神经系统或某一部分的进行性变性疾病。临床上将运动神经元疾病分为肌萎缩性侧索硬化症、进行性脊肌萎缩症和进行性延髓麻痹等。本病属中医学"痿证""颤证""喉痹"等范畴。顾明昌教授擅长运用中西医两种方法医治神经精神系统疑难性疾病，疗效肯定。运动神经元病早期阶段，症状单一仅涉及单一肢体、单侧肢体，或仅现吞咽、语言困难，以经络病变为主，脏腑之气未见大衰，临证分析应为阴血亏虚、内风扰动、筋骨失养、痰热内感、经络阻滞之实证。治疗原则以补益肝肾、疏通经络、涤痰化瘀祛邪为主。以山药、僵蚕、薏苡仁、枳实、竹茹、大黄泄热豁痰祛其实，远志、石菖蒲豁痰开窍、安神定志，配以丹参、地龙活血通络。配以补肝肾而治本药物，标本兼治，收效益彰。

第四十一章
精神疾病

1. 平肝化痰安神法治疗自闭症（田从豁医案）

患者，男，14 岁。

病史：主因"交际困难，语言障碍 13 年"于 2013 年 7 月 19 日来田从豁名老中医工作室就诊。患者因两岁时仍不会说话，由家人送至北京某医院就诊，诊断为儿童自闭症，给予语言康复训练及感统训练等治疗两年，语言功能改善不明显，仅可发单音，交际能力差，动作欠协调，胆小怕人。上学后数学成绩较好，语文很差，精神难以集中，可说少量字。来诊时可见意识清楚，情绪不稳，口中发单调音节，无连贯言语表达，诊舌脉均不配合，儿童自闭症评定量表（Childhood autism rating scale，CAR）评分 52 分。田从豁考虑该患者出生时为高龄产妇剖宫产，先天禀赋不足，致阴水不能涵木，风阳内动扰动心神，上蒙清窍见神识不灵，不能接纳外物。治疗应首先息风安神，使元神归于心窍。原拟芒针深刺大椎穴，配合针刺百会、风府。但欲行针刺时患者挣扎喊叫，无法配合，故首诊给予平肝化痰安神汤剂。

处方：生龙齿（先煎）15 g，浮小麦 15 g，菖蒲 10 g，百合 10 g，清半夏 6 g，酸枣仁 30 g，丹参 15 g，橘红 10 g，僵蚕 6 g，远志 10 g，全蝎 3 g。

一周后复诊情绪略稳定，按前方针刺，加四神聪、曲池，留针 30 分钟，在家人看护下可以配合。后坚持每周针刺治疗两次，以大椎、百会、风府为主穴，配曲池、廉泉、巨阙、足三里。治疗半年后患者情绪稳定，可与家人外出，见生人恐惧感减轻，与人交流仍感困难，但理解力增强，睡眠好转，CAR 评分 37 分。患者家长对疗效满意，按前法针刺配合疏肝健脾安神汤剂常服。

［张伯礼，王志勇．中国中医科学院名医医案集 [M]．北京：人民卫生出版社，2015.］

【评析】　儿童自闭症又称儿童孤独症，是一种具有社会交往、言语交流和行为动作等方面严重心理发育障碍的综合征，目前原因不清。现我国儿童自闭症患者已有数百万之多。该病中医辨证相对复杂，患儿来诊时多已病情迁延，治疗难度大。田从豁教授为第二、第四、第五批全国中医药专家学术经验继承指导老师，辨证论治思路开阔，方法多样。田从豁认为该病属本虚标实，治疗首先须开通清窍，使气机得以周流，则元神归于本位。《灵枢·海论第三十三》中记载："脑为髓之海，其输上在于其盖，下在风府。"故以百会、风府为主穴，加大椎通督行气，巨阙、曲池清热宁心，疗效满意。然本病缠绵难愈，对患儿成年后的社会功能有极大影响，故在应用针灸提高生活质量的同时，仍然建议配合心理干预、ABA 应用行为分析等疗法，以期疗效的最大化。

2. 清热化痰，解郁除烦法治疗抑郁症（周绍华医案）

许某，女，35 岁。2009 年 6 月 25 日初诊。

主诉：心境低落，周身乏力 1 年，加重 6 日。病史：患者 2008 年车祸后出现烦躁、易怒、睡眠差、食欲降低、周身乏力、情绪低落，在我院门诊诊为焦虑症。1 年中陆续在我院及北京某医院服用黛力新和帕罗西汀治疗，2009 年 3 月改用罗拉治疗。2009 年 5 月因胃酸、胃胀经胃镜诊断为慢性胃炎，医生建议减少罗拉用量。6 天前出现胸闷、心烦、周身乏力及纳呆。刻下症见：心烦、胸闷、周身乏力、纳呆、情绪低落、睡眠及二便正常。舌淡苔白，脉弦数。

西医诊断：抑郁症。

中医诊断：郁证。

辨证：痰热内扰。

治法：清热化痰，解郁除烦，安神定志。

处方：温胆汤加减。处方：柴胡 10 g，竹叶 10 g，黄芩 12 g，姜半夏 10 g，橘红 10 g，茯神 30 g，竹茹 10 g，胆南星 10 g，香附 10 g，厚朴 10 g，砂仁（后下）5 g，炒酸枣仁 30 g，炒远志 6 g，当归 12 g，生龙齿（先煎）30 g，紫石英（先煎）30 g，炙甘草 10 g，琥珀粉（分冲）1.5 g。水煎服，每日 1 剂，连服 7 剂。

二诊（2009 年 7 月 1 日）：反酸、心烦均好转，仍乏力，倦怠，腹泻。舌质黯红，苔黄，脉沉细无力。自服药 7 剂后目前倦怠乏力、腹泻，有脾虚症状，从其舌脉看有瘀有热，考虑肝气横逆犯脾，肝郁气滞故见瘀象，苔黄有痰热之象。

治宜清热化痰，解郁除烦，安神定志，佐以和胃。处方：柴胡温胆汤加栀子豉汤加减。处方：柴胡 10 g，黄连 10 g，栀子 10 g，姜半夏 10 g，陈皮 10 g，茯神 30 g，炒白术 12 g，竹茹 10 g，淡豆豉 10 g，砂仁（后下）5 g，炒远志 6 g，炒酸枣仁 30 g，合欢皮 30 g，白菊花 12 g，龙齿（先煎）30 g，丹参 30 g，炙甘草 10 g，琥珀粉（分冲）1.5 g。继服 7 剂。

[姚乃礼，王思成. 当代名老中医典型医案集：气血津液肢体经络 [M]. 北京：人民卫生出版社，2014.]

【评析】 周老师在应用温胆汤时的立法为清热化痰，解郁除烦，安神定志。病位主要应在胆、胃。肝胆湿热，肝气郁滞，则情绪低落、急躁易怒、着急；湿困中焦，则致乏力、纳差；湿热下注，则致便秘。周老师指出此证属中焦湿热，以胃肠道症状为突出表现，故以温胆汤主治胆胃不和，痰热内扰之证。其舌红、苔黄厚均为湿热内盛的表现。方中以半夏为君，燥湿化痰，降逆和胃。竹茹为臣，清化热痰，除烦止呕；二药相合，化痰浊，清胆热，令胆气清肃，胃气顺降，呕烦自止。枳实、陈皮、茯苓为佐，治痰当理气，气顺则痰消，佐以枳实，破气消痰，使痰随气下；陈皮健脾燥湿化痰，《本草纲目·果部》卷 30 云："橘皮，苦能泄能燥，辛能散，温能和。其治百病，总是取其理气燥湿之功。"茯苓健脾渗湿，以杜生痰之源，且有宁心安神之效。使以甘草，益脾和中，调和诸药。生姜既可助君臣扶痰止呕，又可解半夏之毒；大枣既可配和甘草、茯苓健脾补土，又与生姜相配，调和脾胃。诸药相合，化痰而不过燥，清热而不过寒，使痰热得化，胆热得清，胃气和降，共奏理气化痰，清胆和胃之效。周老师在长期的临床实践中，将温胆汤灵活应用，随证加减，逐步总结出了数个类方，柴胡温胆汤是其中之一。凡因七情所伤，肝气郁结，肝郁化火生痰，痰火互结者，以温胆汤加柴胡以增加疏肝解郁之功。由于大多数患者病因多为情志不舒，因此周老师临床中多用柴胡温胆汤，单纯用温胆汤的反而较少。

3. 养心安神，化痰开窍法治疗抑郁症（张允岭医案）

王某，女，65 岁。2017 年 11 月 28 日初诊。

主诉：患者情绪低落 2 年，加重 3 周。病史：自诉 2 年前开始情绪低落，失眠，入睡困难，有自杀倾向。西医诊断为抑郁症，患者间断服用抗抑郁类西药，但病情无明显好转。近 3 周自感情绪低落，默默不语，失眠加重，故来求诊。刻下症见：默默不语，心情低沉，入睡困难，偶有头晕，心烦易惊，时有心悸，心情烦躁，阵汗出；大便黏滞，纳差；舌红稍紫，舌尖苔少，舌中苔稍黄腻，左脉弦数，右脉滑。

诊断：郁证。

辨证：痰湿闭阻，兼夹郁热。

治法：清热化痰，透热除湿，行气活血，解郁安神。

处方：法半夏9g，天麻10g，川芎10g，炒白术15g，香附10g，郁金10g，炒栀子10g，淡豆豉10g，地骨皮10g，浮小麦30g，竹茹10g，黄连6g，焦神曲10g，白豆蔻（后下）6g。每日1剂，水煎服。

复诊（12月5日）：自感心情较前舒畅，但持续时间不长，易情绪低落；腹胀，大便黏滞；失眠略有好转，阵热汗出减少；舌苔黄腻减退，舌尖苔少。心情偶有烦躁，遂在原方基础上去炒白术，加入苍术15g、厚朴10g、八月札10g、牡丹皮10g、生地黄15g以健脾化湿、顺气消胀，同时疏肝解郁、清透营分郁热、滋补心阴。患者在此方的基础上加减变化连续服药3个月，抑郁症状缓解，自诉可与外界交流，情绪较前明显平稳，心情低落次数减少，持续时间减短。后经2个月时间随访，患者自诉病情稳定，诸症都明显缓解，无明显不适。

［刘红喜，张允岭.张允岭治疗郁证常用药对[J].上海中医药杂志，2019，53（3）：21-24.］

【评析】 张教授认为此患者情绪低落日久，气机郁滞，由气及血，郁结化火，而郁火黯耗心阴，致使虚火内扰，汗液外泄，同时肝木克制脾胃，脾胃运化无力，导致纳差、头晕、腹胀、大便黏滞、舌苔黄腻、脉滑等痰湿、湿热症状的产生，而这些会进一步加重郁证病情的发展，所以此时宜以黄连、竹茹清热化痰；法半夏、天麻、苍术、厚朴、白术、焦神曲、白豆蔻健脾和胃，祛湿化痰；以郁金、香附、八月札行气解郁活血；以炒栀子、淡豆豉、宣发郁热，透热除烦；以地骨皮、浮小麦、生地黄、牡丹皮清退虚热，滋阴敛汗。诸药共奏清热化痰、透热除湿、行气活血、滋阴敛汗、解郁安神之功，可使气血通畅，魂神安宁，阴阳平和而获疗效。

4. 清心安神，镇肝潜阳法治疗焦虑症（刘渡舟医案）

廖某，女，19岁。

病史： 所患之病颇奇，经常发生幻觉，自称一身分裂为二人，互相争执不休，思想怪诞，不可理喻。某医院诊为焦虑症，经多方求治，病情一直未见转机，现已无法正常上课学习。刻下症见：心烦，彻夜不眠（服大量冬眠灵仅能小睡一会），闭眼即觉两小人站立床前，逐逐争吵，互相指责。头目眩晕、四肢发麻、皮肤作痒。舌红无苔，脉大而数。其父母称该女性格内向，素来寡言少语，情绪无端发生紧张焦虑。

辨证： 心肝火旺，风动痰生，上冲神明，以致神不守舍。

治法： 清心肝之火，安定神志，镇肝潜阳。

处方： 珍珠母 30 g，龙齿（先煎）20 g，麦冬 20 g，玄参 16 g，茯神 12 g，川石斛 30 g，紫贝齿（先煎）12 g，生地黄 16 g，白芍 20 g，牡丹皮 10 g，真广角（先煎）1.5 g，黄连 10 g，竹茹 20 g，浙贝母 15 g，海浮石（先煎）15 g。另：羚羊角粉、珍珠粉、朱砂粉、琥珀粉各 3 g，和匀，用上方汤药分 3 次送服。服药 3 剂后，能缓缓入睡，精神状态逐渐好转。上方又服 3 剂，夜能睡眠 7～8 个小时（已停用冬眠灵），紧张焦虑不安等症状趋好转，幻觉现象偶有发作，唯肢体仍有发麻。肝风入络之象。改用羚羊钩藤汤，服至 6 剂，肢体麻木消失。

［陈明．刘渡舟验案精选 [M]．北京：学苑出版社，2007．］

【评析】 心藏神、肝藏魂，若情志不遂，气郁化火，心肝火旺，动风生痰，上扰神明，则神魂不守，可出现幻觉。尤以肝脏最为相关，因"肝藏血，血舍魂"，肝血不足，或邪热扰血，均可使肝不藏魂发生幻觉。至于头目眩晕，四肢发麻，皮肤作痒，则为火亢动风之象。故治宜凉肝清心，息风化痰。《类证治裁》说："夫肝主藏血，血燥则肝急……凡肝阳有余，必须介属以潜之，柔静以摄之，味取酸收，或佐酸降，务清其营络之热，则升者伏矣。"故方中用珍珠母、龙齿、紫贝齿、朱砂、琥珀等"介属"镇心肝以安神；玄参、麦冬、石斛、茯神养心安神；犀角地黄汤凉营血，清心肝；黄连、浙贝母、竹茹、海浮石以清热化痰息风。诸药合用，则使心火降，肝火平，风息而痰化，神能守舍则愈。

5. 化痰理气，疏通经隧法治疗焦虑症（何若苹医案）

俞某，女，69 岁。2017 年 12 月 21 日初诊。

病史： 患者诉平素劳神思虑，诊断为焦虑症 4 年之久，服抗焦虑西药。刻下症见：胸闷心痛，口干，心悸心慌，情绪紧张，双手颤抖，汗出阵作，阴雨天则感恐慌，胃纳欠佳，二便可，舌下纹黯，舌红、苔薄，脉弦。

治法：理气血，通经隧。

处方：桑白皮、大腹皮、川芎、大枣、合欢皮各15 g，赤芍、紫苏子、炒枳实、生地黄、郁金各12 g，柴胡、陈皮各10 g，百合、灵芝各30 g，淮小麦40 g，炒白芍20 g，桃仁6 g，炙甘草9 g。14剂，每日1剂，水煎400 mL，分2次餐后温服。

复诊（2018年3月1日）：患者诉服上方后诸症大减，自行转方服药近2个月，所服抗焦虑西药已减量至原剂量之1/2。唯仍易紧张，以阴雨天明显，舌下纹黯、苔白，脉弦。予原方改赤芍为15 g，川芎18 g续服以期巩固。

［叶璐，何若苹. 何若苹运用癫狂梦醒汤治疗神志病经验 [J]. 浙江中医杂志，2019，54（2）：108-109.］

【评析】 此案证属痰气郁结之郁证。患者思虑过度，思则气结，脾气不运，水谷不化，痰浊内生，痰气阻滞，血行不畅，心神失养发为本病。痰湿属阴，雨天阴寒较甚，内外相感，痰浊内扰，蒙蔽心神则症状加重。拟癫狂梦醒汤、四逆散、甘麦大枣汤合方，加合欢皮益心神、调肝气，百合清心安神，郁金行气化瘀、疏肝解郁，灵芝益气血、安心神。全处方性平和，攻补兼施。

6. 除痰降火法治疗精神分裂症（印会河医案）

史某，女，21岁。1993年6月28日初诊。

主诉：其父代述，精神错乱3个月。病史：患者3个月来精神错乱，心烦不宁，急躁易怒，胡思乱想，失眠多梦，情感反常，在学校无端与同学争吵，甚至有时打骂他人，情绪极不稳定。伴头痛、头晕，大便干燥。5月1日因哭闹不休被送至北京某医院，诊断为精神分裂症，给予西药及电疗，住院1个月，因家属要求中药治疗而停服西药，自动出院。检查：神情呆滞，面色晦黯，心肺（-），肝脾未触及，神经系统检查未见病理体征。舌质淡，舌苔黄腻而干燥、根部剥落。脉滑。

诊断：精神分裂症。

辨证：痰火郁结，上扰清窍。

治法：除痰降火。

处方：柴胡10 g，黄芩12 g，半夏15 g，青皮10 g，枳壳10 g，制天南星6 g，竹茹12 g，龙胆草10 g，栀子10 g，合欢皮15 g，首乌藤30 g，葛根30 g，菖蒲10 g，

远志6 g，礞石（先煎）30 g，珍珠母（先煎）60 g。7剂，每日1剂，水煎分2次服。另服：礞石滚痰丸9 g，每日上午1次。

二诊（1993年7月5日）： 药后睡眠增进，梦亦减少，心烦减轻，唯仍有时头痛头晕，大便转溏，每日2次。舌根苔黄腻，脉弦滑。进疏肝泄火、涤痰开窍剂后，痰火渐退，诸症减轻，继以原方加瓜蒌子（打碎）15 g，以增强祛痰通便之力。7剂，每日1剂。另继服礞石滚痰丸9 g，每日1次。

三诊（1993年7月12日）： 自诉药后效果甚好，精神振作，面有悦色，言谈如常人，头痛头晕消失，唯易激动兴奋，睡眠不实且多梦，手足心热，大便溏薄1次。舌根苔黄腻，脉弦滑。证属痰火未尽，再拟除痰泄火，继续观察。处方：柴胡10 g，半夏15 g，黄芩15 g，青皮10 g，枳壳10 g，制天南星6 g，竹茹12 g，龙胆草10 g，栀子10 g，合欢皮15 g，首乌藤30 g，葛根30 g，全瓜蒌30 g，菖蒲10 g，远志6 g，礞石（先煎）30 g，珍珠母（先煎）60 g。7剂，煎服法同前。另服礞石滚痰丸10 g，每日上午1次。时值暑假，家属要求带药回原籍服用，嘱其坚持服药并注意精神修养，以期痊愈。

[陈庆平，王诗雅，徐蒙. 名医印会河教授临床抓主症经验集粹（十）[J]. 中国乡村医药，2001（6）：32-34.]

【评析】 精神分裂症以年轻女性居多，其临床表现为多种形式的精神活动失调，一般以感知、思维、情感、行为等与其所处环境间的严重不协调为特征。表现为思维障碍、情感障碍、感知障碍、行为障碍以及人格改变等，一般没有意识障碍和智能缺损症状。本病属于中医"癫狂"的范畴，主要病因病机为气郁痰火，阴阳失调。印教授认为癫病常因寒痰蓄饮蒙蔽心窍而起；狂证则常由气、火、痰、血等内扰心神所致。二者又可互相转化，癫病特甚即发狂证；狂证日久亦可转为癫病。其治疗本病基本上采用自拟的除痰降火汤，并辅以礞石滚痰丸。该方疏肝行气以治本，泻火除痰以治标，痰火既除，肝气得舒，灵窍乃复。

7. 活血化瘀，祛痰开窍法治疗阿尔茨海默病（吴华堂医案）

万某，女，67岁。2018年3月22日初诊。

主诉： 进行性记忆力下降、认知功能障碍2年。患者家属代诉：患者2年前无明显诱因出现记忆力下降，以近事遗忘为主，伴有言语应答错乱，自理能力下降，近2年来逐渐加重，在外院就诊考虑为阿尔茨海默病，予以奥拉西坦胶囊、胞磷胆碱钠胶囊治疗，症状无明显改善。刻下症见：神志清楚，记忆力进行性下降，多语，言语应答多属错误，计算力下降，失认，性格较固执，时有躁动不安，不完全配合检查，无打人、毁物、被害妄想等症，偶有心慌与咽干咽痛，无畏寒发热、头晕头痛、视物模糊，无胸痛、气促、恶心欲呕、腹痛、腹泻等不适，纳食、夜寐一般，大小便正常。舌黯，舌下有瘀点，苔白腻，舌中苔稍黄，脉弦滑。

诊断：痴呆。

辨证：痰瘀互结。

治法：活血化瘀，祛痰开窍。

处方：癫狂梦醒汤加减。桃仁 24 g，醋柴胡 10 g，青皮 10 g，大腹皮 10 g，陈皮 10 g，桑白皮 10 g，半夏 10 g，紫苏子 10 g，赤芍 15 g，白芍 30 g，蔓荆子 10 g，蜜远志 10 g，石菖蒲 10 g，川芎 25 g，菊花 15 g，甘草 15 g。7 剂，每日 1 剂，水煎，分 2 次服用。

二诊：服上药 7 剂后，躁动不安、咽干咽痛症状明显改善，多语症状稍好转，仍有记忆力下降、言语应答错误、计算力下降、失认等症状，舌黯，舌下有瘀点，苔白腻，脉弦滑。治法仍以活血化瘀、祛痰开窍为主。继前方，去菊花。7 剂，每日 1 剂，水煎，分 2 次服用。

三诊：服上药 7 剂后，能简单沟通，认知能力较前稍好转，仍有记忆力下降、计算力下降，患者痰瘀症状较前明显减轻，改用开心健脑方加减，以补肾健脾为主。随访半年，症状较前未见明显加重。

［顾彦琳，吴华堂.吴华堂从痰瘀论治阿尔茨海默病经验 [J].湖南中医杂志，2019，35（10）：25-26.］

【评析】 综上所述，从痰瘀论治阿尔茨海默病是吴教授多年总结出来的经验，认为在痰瘀蒙闭清窍的阿尔茨海默病患者的治疗过程中，必先祛除痰瘀而后治本。痰瘀一除，脑窍渐清，血脉通利，则诸症向愈。临证先抓主要矛盾，急则治其标，辅以治本，才能取得更好的疗效。

第四十二章
男科疾病

1. 滋补肝肾，涤痰泻火，化浊逐瘀法治疗阳痿（徐福松医案）

范某，33 岁。1996 年 1 月 25 日初诊。

病史： 患者自述阳物举而不坚，坚而不久 1 年，婚后半年内，性生活正常，后勃起渐进性减退，近 2 个月阴茎难以举起，曾予壮阳之品鲜效。伴腰膝酸软，头晕乏力，精神抑郁，舌红、苔薄白根黄腻，脉弦细数。患者曾因脑部外伤引起癫痫，时作时止，未敢间断服用苯妥英钠、巴比妥类等药物 2 年，其发作与情绪、饮酒之关系甚为密切。

辨证： 肝肾阴亏，痰火浊瘀内扰。

治法： 滋补肝肾，涤痰泻火，化浊逐瘀。

处方： 枸杞子、山茱萸、姜半夏、胆南星、矾郁金、生栀子、天麻、红花各 10 g，潼白蒺藜各 20 g，僵蚕、丹参各 15 g，五味子、黄连各 6 g，水煎服，每日 1 剂。以此方服用一百余剂。

二诊（1996 年 5 月 3 日）： 性功能日渐恢复，近周性交成功 2 次，每次持续 5 分钟左右，癫痫发作 1 次，然阳物举起时受情绪影响，舌质黯红、苔薄白，脉沉弦。仍以上方化裁。处方：何首乌 20 g，钩藤（后下）20 g，生龙牡（先煎）各 30 g，山茱萸、丹参各 15 g，枸杞子、制半夏、胆南星、矾郁金、天麻各 10 g，五味子、黄连、全蝎、石菖蒲各 6 g，蜈蚣 2 条。以上方再进五十余剂，性功能恢复如常，抗癫痫药减量后亦未曾发作，嘱续服中药巩固治疗。

[王劲松 . 徐福松从痰论治男科病举隅 [J]. 浙江中医杂志，1996，31（12）：545-546.]

【评析】 阳道坚久取决于肾中精气充盈，精通而阳道坚，肾之精气盛满是宗筋振奋之物质基础，且肝之疏泄情志，调节精神之功能，亦赖肾之充足滋润；欲之所动源于君火，君火动则心气下交于肝肾，肝肾相火起而应之，心肝肾三脏功能协调，精血充足，宗筋得养，茎充坚起。今之病者久久不愈，正气渐衰，脏腑功能受损，长期服用抗癫痫药物，加之前医叠进壮阳之物，反泻其阴而补其阳，且又有瘀血内阻、精神抑郁之症，以致本虚标实，阴阳气血受损，痰、火、浊、瘀交阻，经气失达宗筋而诸症蜂起。治当标本兼施，故方中以枸杞子、山茱萸、五味子滋补肝肾精血，濡润肝脉宗筋；僵蚕、胆南星、半夏、全蝎开痰浊之阻遏络道，畅阴邪闭阻之气；郁金、钩藤、天麻、栀子、黄连、龙骨、牡蛎疏肝清肝解郁，镇心安神降火；蜈蚣、丹参、红花活血化瘀通经络，引药归经达阳气。诸药合用，痰浊得化，瘀火得散，精血盈满，阳气畅达，其症皆去。

2. 化痰泻火法治疗阳强（朱曾柏医案）

谭某，男，26岁，已婚。

病史：未婚之前，思绪一有萌动，即有举阳亢动之象。婚后每经施泄，阴茎仍勃起不倒，伴胀而微痛，须静养3～4小时方衰。1984年2月24日，与好友相聚，饮酒过量，旋即性交。是夜阴茎不衰。次日卧床不起，以期自愈。然延宕三日，阴茎肿胀更甚，疼痛莫可名状。2月28日至武汉某医院就诊，诊断为阴茎海绵体静脉回流障碍原因待查。给予抗生素、维生素、雌激素等药治疗罔效。3月2日来诊，见其阴茎坚硬如杖，龟头肿胀晦黯，前阴泌液渗津，秽气甚大。舌红根覆黄腻苔，脉弦滑而数。

辨证：痰火充斥阳强。

治法：化痰泻火，兼以育阴。

处方：①胆南星、知母、黄柏、地骨皮各12g，芒硝（冲服）9g，姜竹茹20g，远志、柏子仁各15g，玄参20g，麦冬15g，生甘草10g。水煎服。②芒硝60g，冲水浸洗阴茎，每日4～6次。③针刺气海、丰隆诸穴，每日1次。

服药10剂，诸症悉除，阴茎恢复正常。随访至今未发。

［沈霖.朱曾柏从痰论治男科疾病经验[J].实用中医内科杂志，1987（1）：12-14.］

【评析】　痰火胶着，充斥阴器或扰动精室之阳强、遗精等症，多见于中青年和形体强悍之流。老师认为，阳强证阴虚阳亢者有之，但只是少数，阳强之势必不甚且为时短暂。只有邪火附丽于痰之阴茎异常勃起，才会经久不衰（可延续一二日甚至更长时间）。痰火遗精者，其精液多色黄稠黏如痰。喜用天南星、知母、黄柏、地骨皮、芒硝（内服外洗）、竹茹、竹沥、黄连、淡竹叶等品，配针刺丰隆、气海而取效。

3. 泻火涤痰，滋阴潜阳法治疗阳强（徐福松医案）

陈某，男，25 岁，未婚。1996 年 4 月 23 日初诊。

病史：患者自述夜间阳物勃起达 6 ～ 7 小时，以致影响睡眠已 1 年。平素精神抑郁，心情烦急易怒，头晕头痛梦多，时有耳鸣，腰膝酸软，四肢乏力，口干苦黏腻，尿液短赤，舌质红、苔薄黄根腻，脉弦细带滑。

辨证：痰火充斥肝经，心肾阴耗阳亢。

治法：泻火涤痰，滋阴潜阳，佐重镇安神。

处方：胆南星、栀子、川楝子、远志、浙贝母、生地黄、熟地黄、麦冬、黄柏各 10 g，生龙齿、生牡蛎（先煎）各 30 g，石斛 15 g，石菖蒲、五味子各 6 g，黄连 4 g。水煎服，每日 1 剂。加减服用三十余剂告愈。

［王劲松 . 徐福松从痰论治男科病举隅 [J]. 浙江中医杂志，1996，31（12）：545-546.］

【评析】　本例乃情志不舒，气行不畅，郁久化火，火灼液成痰；痰火炽盛，相火易动，痰火愈盛，阴精愈耗，以致阴精亏损，心肾之阴暗伤，痰火充斥肝经宗筋而阳强不衰。治当泄其鸱张之痰火，滋其被劫之阴精，故方中以胆南星、贝母、石菖蒲、远志、栀子、黄连、川楝子泻火化痰，清肝除烦；石斛、生地黄、熟地黄、五味子、麦冬育阴增液，降泄浮火，酸柔甘相伍，使宗筋软和；生龙齿、生牡蛎重镇潜阳，安神定志；川楝子、黄柏、黄连少量之苦寒，沉降清泻肝肾之相火，合滋阴之药直折其上炎之势。合而共奏滋养心肾、降泄痰火，而达软坚利窍之功。

4. 化湿浊，逐痰瘀法治疗免疫性不育（徐福松医案）

张某，男，28 岁，已婚。1996 年 2 月 14 日初诊。

病史：婚后 3 年不育，夫妻同居，性生活正常，女方妇科检查正常。精液检查：精子计数 3500 万 /mL，活动率 65%，血清抗精子抗体阳性，余均正常。平素有阴囊下坠之感，左侧附睾胀痛，时可自行缓解，伴腰膝酸软，口干口黏。检查：左侧附睾头部稍大，质偏硬，有压痛，右侧输精管增粗，舌质黯红带紫、苔白根腻，脉沉弦。

辨证：痰湿浊瘀内阻精隧。

治法：逐痰瘀，化湿浊，畅达精道。

处方：半夏、制天南星、白芥子、穿山甲各10 g，浙贝母、丹参、王不留行、车前子（先煎）各15 g，川牛膝、虎杖、粉萆薢各20 g，石菖蒲6 g，煅牡蛎（先煎）30 g，蜈蚣2条。水煎服，每日1剂。以上方加减服用100余剂，复查精液常规、血清、精浆抗精子抗体2次均正常，后妻子妊娠。

[王劲松．徐福松从痰论治男科病举隅[J]．浙江中医杂志，1996，31（12）：545-546.]

【评析】 男子免疫性不育多因感染、损伤所致。究其成因乃嗜食甘肥，痰浊内生，或感染秽浊热毒，或情伤气滞，或跌仆损伤等，以致诸邪下扰精室道窍，经久不愈，痰湿浊瘀相兼为病，精泄不畅，逆入营血之中，免疫藩篱受损。徐福松据慢性生殖道炎症，"盖由败积瘀腐者所致"（《张氏医通》）。予以化湿浊、逐痰瘀之法。故方中以半夏、制天南星、浙贝母、白芥子辛散善走，以逐除留滞之顽痰；丹参、川芎、穿山甲、王不留行、川牛膝、蜈蚣活血化瘀通经络，以冀减少炎症渗出，促进吸收；大剂量牡蛎配伍半夏、浙贝母、制天南星又能软化溃散结节；石菖蒲、虎杖、萆薢、车前子利湿化浊解毒，以免痰瘀蕴薰不散化热等。诸药配伍，严密精当，故获良效。

5. 化痰消瘀，兼泻心火法治疗遗精（朱曾柏医案）

程某，男，28岁，未婚。

病史：5年前偶有梦中遗精，自以青春期生理现象释怀，未曾就医。近半年来，病情加重。每一入寐，则梦有异性与之求欢，几至夜无虚度。即到卫生院就医，投以补肾固涩之剂，服药2个月，其病有增无减。以至发展成白天工间休息或开会之际，时亦迷蒙滑泄，精液稠黏。1984年10月24日来诊。查视眼神滞涩，抑郁苦楚，然语声高昂，饮食素健。舌质紫黯，苔淡黄而腻，脉滑大有力。

辨证：痰瘀互扰。

治法：化痰消瘀，兼泻心火。

处方：①猪苓 30 g，茯苓、泽泻各 20 g，萆薢 15 g，桃仁 10 g，莪术 10 g，丹参 25 g，白芍 10 g，五味子 6 g，黄连 3 g，淡竹叶 9 g，生甘草 6 g。水煎服。②川贝母粉 6 g，吞服，每日 1 次。

服上方 5 剂，患者欣喜来见，云服药期间仅梦遗两次。投方即见中鹄，继进15 剂，略损药量，加柏子仁 12 g。诸症豁然，随访年余无羔。

［沈霖. 朱曾柏从痰论治男科疾病经验 [J]. 实用中医内科杂志，1987（1）：12-14.］

【评析】 生理上津血同源，病理上必然会出现"汁沫相搏"，痰瘀相兼之症。痰夹瘀血，互扰精室或阻滞宗筋，则发遗精、阳痿、闭精、不育诸症。患者除有痰证可辨外，大都有舌映紫气或舌质紫黯相佐。朱曾柏常用猪苓、茯苓、法半夏、泽泻、萆薢、川贝母化其痰，桃仁、莪术、益母草、泽兰、蜈蚣消其瘀，其效之著，往往出人意料。

6. 祛痰化浊，疏肝通窍法治疗不射精（孙平珍医案）

张某，男，28 岁。1996 年 3 月 11 日初诊。

病史：患者婚后 3 年性交时久交而不射精，致无子，夫妻不和。经中西医治疗，未曾收效，来我院就诊。患者体胖喜食肥甘，情志抑郁，头昏身倦，胸闷纳少，舌质淡红，舌苔厚腻，脉滑数。

辨证：痰瘀下注精道，致使气机阻滞，闭塞精窍。

治法：祛痰化浊，疏肝通窍。

处方：导痰汤加味。并嘱忌厚味烟酒，饮食宜清淡。清半夏 10 g，陈皮 15 g，云苓 15 g，甘草 6 g，枳实 15 g，胆南星 8 g，白芥子 10 g，柴胡 8 g，郁金 10 g，香附 15 g，王不留行 15 g，桔梗 8 g，怀牛膝 12 g，水煎服。经服上药 10 剂，性交有少量精液射出，亦有快感，其他症状亦随之减轻。嘱宗上方续服三十余剂而痊愈。5 个月后其爱人受孕。

［孙平珍，孙国群. 从痰论治男科临证举隅 [J]. 实用医学杂志，1992，8（3）：40-41.］

【评析】 中医学认为"肥人多湿多痰"，盖本患者喜食肥甘而体胖，使湿痰内生而致。并久治不愈，情志抑郁，肝失疏泄，气痰互结，闭塞髓窍。通过调理饮食和应用导痰汤加白芥子、桔梗祛痰开结；伍以柴胡、郁金、香附疏肝达郁；

王不留行、郁金通经化痰开窍，桔梗、牛膝一升一降，使气机升降自如，以助祛湿化痰、开郁通窍之力。诸药合用相得益彰，故收应手之效。

7. 疏肝理气，化痰祛湿通窍法治疗不射精（张世宇医案）

周某，男，27 岁。1997 年 6 月 7 日就诊。

病史：婚后 4 年余因性交不射精而不育，经多家医院医治无效。患者形体较胖，平素喜食肥甘，情志抑郁，且由于性交时无精液射出，致性欲日减，舌质淡红，苔白略厚腻，脉弦滑。

辨证：肝气郁结，疏泄失常，聚湿生痰，阻滞气机，闭塞精窍。

处方：二陈汤合越鞠丸加减。陈皮、郁金、香附、苍术、柴胡、白芥子、路路通各 10 g，丹参、茯苓、半夏各 15 g。

服 20 剂，性交时已有快感，性欲增强，但仍无精液射出。虽如此，但笔者仍视为有一线希望，故嘱其守原方再服 3 个月，注意清淡饮食，保持心情愉快。三诊时，患者喜形于色，告知房事已正常，特来谢之。后因外出打工，中断讯息。

［张世宇. 男性疾病从痰论治举隅 [J]. 四川中医，2000，18（5）：35-36.］

【评析】 临床观察，不射精患者，除不射精症外，多数无明显自觉症状。查阅文献，医家多以肝肾阴虚、相火妄动、水不涵木、肝气郁闭精道辨治。而本例却气郁生痰，闭阻精窍，实为鲜见。朱丹溪云："善治痰者，不治痰而先治气，气顺则一身之精液亦随气而顺矣。"故肝气的舒畅条达与否是津液凝滞为痰的重要因素，此即本例用二陈汤合越鞠丸方加减取效之故。

8. 健脾化痰法治疗精液不化（张长顺医案）

李某，男，29 岁。1997 年 3 月 4 日初诊。

病史：患者于 1995 年秋结婚，一直未育，其妻经妇科检查无异常。刻下症见：形体肥胖，胸闷呕恶，痰多而黏，头重且晕，体倦乏力，舌苔白腻湿润，脉濡滑。精液检查 5 小时不液化。

辨证：脾虚乏运，痰浊内蕴。

治法：健脾化痰。

处方：太子参、炒白术各 15 g，陈皮、制半夏、白茯苓、炒枳实、益智仁、青礞石（先煎）各 10 g，山药、薏苡仁各 30 g，白豆蔻（后下）4 g，草果 6 g。

每日 1 剂，水煎，每日 3 次。

服药 2 个月，诸症明显改善，精液镜检量为 2.5 mL，精子总数 9000 万 /mL，活动力 80%，精液放置 1 小时可自行液化。继以原方加减改汤为丸，每日 2 次，每次 10 g，温开水送服，巩固疗效。至年底因感冒来诊云其妻已怀孕。

［张长顺 . 精液不液化治案 5 则 [J]. 四川中医，2002，20（3）：28-29.］

【评析】 本案精液黏稠不化，审证求因，系脾虚乏运、痰浊内生所致。紧扣病因病机，选方遣药，健脾助运、化痰泄浊，以冀脾能健运，痰浊蠲除，精液液化，诸症获瘥。

9. 化痰泄浊除湿法治疗精液不化（徐福松医案）

刘某，男，30 岁，已婚。1996 年 3 月 26 日初诊。

病史： 婚后 3 年未育，性生活正常，女方检查未见异常，精液检查除精液 2 小时不液化，其他均正常，曾予中西药物治疗，效不明显。伴有肢体困倦，神疲气短，头晕头重，口干黏腻，形体肥胖，舌胖黯红、苔白根滑腻，脉弦滑。

辨证： 痰浊湿邪阻滞精室，结于精液凝黏浊稠。

治法： 化痰泄浊除湿，佐以益气助阳。

处方： 苍白二陈汤加味。苍术、甘草、制天南星、石菖蒲各 6 g，白术、茯苓、陈皮、制半夏、柴胡、车前子（包煎）、枳壳、升麻各 10 g，山药、丹参各 20 g，水煎服，每日 1 剂。以上方加减服用八十余剂，复查精液 3 次均正常。

［王劲松 . 徐福松从痰论治男科病举隅 [J]. 浙江中医杂志，1996，31（12）：545-546.］

【评析】 精液也属津液，其生成、藏泄、液化等赖整个脏腑生理功能之协调正常，诸多脏腑或气之病变皆可致精液不足，或痰、浊、湿等病理产物内生。痰浊湿三者，其性类水，为阴邪，易阻遏气机，若阻结于精室，则精液凝黏稠浊，难以自化。徐福松据《黄帝内经》："阳化气，阴成形"之说，时从痰浊论治。故方中以半夏、制天南星、枳壳、陈皮、丹参、车前子、石菖蒲化痰泄浊除湿，理气通络利窍；茯苓、白术、苍术、甘草、山药健脾益气助阳，以绝阴邪之源；柴胡、升麻、车前子又能升清降浊。诸药合用，痰浊湿邪得除，阳气和利，气血畅达，精液黏稠不化自愈。

10. 健脾益肾，祛湿化痰法治疗少精症（孙平珍医案）

靳某，男，28岁。1999年4月2日初诊。

病史： 患者结婚4年未曾生育，形体肥胖，精液镜检：活动率20%，数目1.5亿。几年来曾多方诊治，均用补肾填精之辈而未愈，始来我院诊治。刻下症见：神疲倦怠，嗜睡乏力，头昏，胸闷，纳呆，腰膝酸楚，四肢困重，性生活正常，舌淡胖有齿痕，苔白腻，脉沉滑。

辨证： 脾肾两虚，痰湿阻络。

治法： 健脾益肾，祛湿化痰。

处方： 白术15g，云苓15g，陈皮15g，枳实15g，甘草6g，胆南星10g，薏苡仁20g，胡芦巴10g，何首乌10g，淫羊藿15g，枸杞子15g，水煎服。

守方服四十余剂，诸症大见好转，复查精液成活率55%，数目2.5亿。仍宗上方加菟丝子、五味子各15g，服三十余剂，诸症悉愈，形体肥胖亦减，精液检查已正常。时逾两个月，夫妇欣喜告知已受孕。

[孙平珍，孙国群.从痰论治男科临证举隅[J].实用医学杂志，1992，8（3）：40-41.]

【评析】 肾藏精，为先天之本，其先天之精必赖后天之脾资养，然后天必以先天为主宰，二者在生理上相互资助，相互促进，在病理上相互影响。现脾肾两虚，痰湿阻络，则肾精生成障碍，故精少质差，方用导痰汤祛湿化痰，伍白术、薏苡仁以厚健脾除湿之力，胡芦巴、何首乌、淫羊藿、枸杞子益肾填精，合而用之，互增疗效，使脾肾健、痰瘀开，则精液生化。

11. 益气补肾，化痰祛瘀，宣通郁闭法治疗前列腺增生（徐福松医案）

陈某，男，61岁，1994年11月23日初诊。

病史： 患者5年来常排尿不畅，余沥不尽，B超检查示前列腺肥大（约4.0cm×5.5cm），曾服前列康等药病情略有好转，但始终未能根治。4天前突然发生癃闭，小便点滴不出，经针灸、局部热敷、服中药八正散等方，小便已通，但排尿仍很困难，点滴而下，每次均需3～5分钟，患者痛苦异常，特求诊。查见：形体肥胖，精神差，舌质紫黯，苔滑腻，脉沉无力。

辨证： 气虚肾亏，痰瘀阻滞水道。

治法：益气补肾，化痰祛瘀，宣通郁闭。

处方：海藻、昆布、夏枯草、浙贝母各 15 g，黄芪、海蛤壳（先煎）、泽泻各 30 g、丹参、穿山甲、王不留行、熟地黄、半夏、茯苓各 10 g，肉桂（后下）、桔梗各 3 g。水煎服，每日 1 剂。服 7 剂后，小便畅。

以上方为基础共服六十余剂，小便明显畅利，余沥不尽、夜尿频及全身状况较前明显好转，遂以原方 20 倍取量共为细末，蜜炼成膏，每次 1 匙，开水冲服，续服 3 个月，症状消失，B 超复查，前列腺较前明显缩小（2.5 cm×4.0 cm）。

［王劲松.徐福松从痰论治男科病举隅 [J]. 浙江中医杂志，1996，31（12）：545-546.］

【评析】　前列腺增生为中老年男性的常见病。病变起源于后尿道黏膜下的中叶或侧叶的腺体结缔组织及平滑肌组织，这些组织逐渐增生而形成多发性球状结节，引起尿道梗阻，从而出现尿频、排尿困难，甚至尿潴留和充溢性尿失禁等症状。本病属中医学之"癃闭""淋证"等范畴。其发病机制，或因年老肾亏，命火衰微，水津通调不利，水液停聚为痰；或因独身日久，或经常忍精房事，精液不得正常排泄，败精停蓄于内，化生痰浊；或因下元受寒，津凝不化变生痰湿。痰邪既生，蕴久致瘀，痰瘀互结，阻塞水道，故而为病。可见，本病乃本虚标实之证，气虚肾亏为本，气滞痰瘀为标。其治：一方面要重视益气补肾，促使气化；另一方面要强调化痰祛瘀，软坚散结，宣通郁闭。药用海藻、昆布、夏枯草、浙贝母、海蛤壳软坚散结，化痰通郁闭；黄芪补气升阳，配以肉桂、桔梗温阳化气，促使气化，使气行则水行，阳升而津能蒸腾升达，从根本上加强水液代谢，方中熟地黄、泽泻、茯苓补肾治本；丹参、穿山甲、王不留行祛瘀通络，疏通瘀闭，有托毒消散的作用。诸药合用，共奏益气补肾、化痰祛瘀、促使气化、宣通郁闭之功。适用于气虚肾亏、痰瘀阻碍类之前列腺增生（肥大）引起的排尿不畅、排尿困难、癃闭等症。临证加减：凡有痰血瘀滞者必加王不留行通络消滞，瘀血重者酌加桃仁、三棱、莪术等，形肥便溏、舌苔腻滑者酌加苍术、砂仁、杏仁、薏苡仁、藿香、佩兰，形寒肢冷者酌加附子、桂枝等，大便困难者酌加当归身、火麻仁、枳实、大黄、肉苁蓉、生何首乌等。

12. 清热化痰，软坚散结法治疗慢性前列腺炎（吴一纯医案）

闫某，男，48 岁，1994 年 12 月 22 日初诊。

病史：患者 1 年来经常下腹部胀痛，伴尿频尿急，尿道烧灼感，尿赤而浊，排泄有时困难，会阴不适，发育营养中等，查见：一般情况良好，舌质红、苔黄，脉弦滑，心肺肝脾等未发现异常，脊柱正常，腰骶部有轻度压痛，外生殖器正常。直肠指检前列腺肥大触痛。前列腺液检查：高倍镜下白细胞 20 个，卵磷脂小体 20%，脓细胞（++），尿常规检查正常，诊断为慢性前列腺炎。

辨证：痰热下注。

治法：清热化痰，软坚散结。

处方：半枝莲、败酱草、蒲公英、生牡蛎（先煎）、丹参、土茯苓各 30 g，玄参 15 g，夏枯草、泽泻各 15 g，赤芍、王不留行各 12 g，浙贝母、栀子、桃仁、防己各 10 g，甘草 5 g。上方进 7 剂后，尿道症状解除，排尿畅通，原方加减，共服三十余剂诸症消失，复查前列腺液正常。

[汤岳龙.吴一纯从痰论治男科病例举隅 [J].江西中医药，2004，35（254）：9.]

【评析】 该患者为慢性前列腺炎。病机责之痰火郁结，湿热下注，故其治当从痰、从火入手，宜清热利湿、化痰散结之法。应用消瘰丸加味化痰散结为基础，加半枝莲、败酱草、蒲公英、土茯苓、泽泻、栀子、防己增强清热利湿；丹参、赤芍、穿山甲、王不留行、桃仁等托里败毒，活血止痛，配伍精当，效如桴鼓。

13. 化痰软坚法治疗慢性阴茎海绵体炎（李廷来医案）

陈某，男，49 岁。1953 年 3 月 8 日初诊。

病史：3 年前每于阴茎勃起时则有局部牵扯性疼痛，冬季天凉时感觉尤为突出，平时会阴部也有下坠不适感，但未注意检查治疗。1 个月前发现阴茎左右两侧各生一结节，左侧如黄豆粒大，右侧如杏核大，均为圆形，质硬，重压则微痛，表面皮肤无改变。西医诊为慢性阴茎海绵体炎。诊查：面色略黄，舌苔薄白，脉弦细。

辨证：痰核阻滞经络。

治法：化痰软坚，通经活络。

处方：橘红 30 g，半夏 24 g，橘络 18 g。共捣粗末，置 250 mL 白酒中，密封，浸泡 7 天，每天震荡数次；过滤，取药液加蒸馏水 500 mL，入砂锅内煮沸数分钟，待冷后加入碘化钾 5 g，溶化装瓶。用时震荡，勿使沉淀。开始每次服 2 mL，加白水 3 mL 稀释，于早晚饭后各服 1 次，服后多饮开水，服药 1 周休药 2 天，后可每日服 3 次。

服上处方 1 瓶后，即觉硬结较前缩小、变软，触痛减轻。服完 2 瓶后，左侧硬结消失，右侧硬结也较原先缩小 80%，已无触痛。继服药至 3 瓶半后，阴茎硬结全消，会阴部不适感及阴茎勃起时痛觉全消，乃自行停药。

［董建华，王永炎 . 中国现代名中医医案精华 [M]. 北京：北京出版社，2002.］

【评析】 慢性阴茎海绵体炎属于中医"痰证"范畴，与痰核阻滞经络诸证相似。治疗用橘红、半夏、白酒等化痰通经活络之品，并配以少量西药碘化钾，碘离子有软化结缔组织的作用，有利于慢性炎症的消退，故能取得良好的效果。

第四十三章
妇科疾病

1. 疏肝健脾，清心豁痰法治疗更年期综合征（李振华医案）

黄某，女，47岁。2005年5月9日初诊。

主诉：失眠多梦1年，加重半年。病史：1年前因家庭问题致精神不畅，失眠多梦。近半年来急躁易怒，心烦失眠，寐则噩梦纷纭，记忆力减退。长期服安定、谷维素、维生素、安神补心片等药物，疗效不佳。曾做脑电图、心电图等多种检查未发现异常。患者多虑善感，悲伤欲哭，烦躁欲死，不能正常工作。现头晕头沉，心烦急躁，失眠噩梦，心慌惊悸，胸闷气短，悲伤欲哭，记忆力明显减退，腹胀纳差，倦怠乏力。舌边尖红体胖大，舌质淡红，苔薄腻。脉弦滑。

中医诊断：脏躁。

辨证：肝郁脾虚，痰火内盛。

治法：疏肝健脾，清心豁痰。

处方：清心豁痰汤加减。白术10g，茯苓15g，橘红10g，半夏10g，胆南星10g，香附10g，郁金10g，菖蒲10g，栀子10g，莲子心5g，龙骨（先煎）15g，砂仁（后下）8g，淡竹叶12g，甘草3g，琥珀（分2次冲服）3g。9剂，水煎服。嘱其调畅情志，忌食油腻、辛辣之品。

二诊（2005年5月18日）：诸症减轻，去掉安定片方可睡眠4小时左右。舌脉同前。按上方继服15剂。

三诊（2005年6月4日）：心烦急躁、悲伤欲哭症状消失，每晚能安睡6小时左右，纳食增加，仍感头晕。舌体胖大，舌质淡红，苔薄腻，脉弦细。按上方去淡竹叶，加天麻10g。12剂，水煎服。

四诊（2005年6月16日）：精神好，偶感心悸气短，其他症状消失。舌质淡红，苔薄白，脉弦细。方用逍遥散加减以调理肝脾，巩固疗效。处方：当归 12 g，白芍 12 g，白术 10 g，茯苓 15 g，柴胡 6 g，郁金 10 g，菖蒲 10 g，香附 10 g，远志 10 g，酸枣仁 15 g，龙骨（先煎）15 g，枸杞子 15 g，焦栀子 10 g，甘草 3 g。12 剂，水煎服。

五诊（2005 年 6 月 29 日）： 精神好，饮食正常，诸症均消，已能正常工作，病获痊愈。

［康志媛，李真．国医大师李振华教授论治妇科病经验 [J]．中医学报，2016，31（12）：4.］

【评析】 家庭失和，情志不畅，郁怒伤肝，肝郁气滞，横逆犯脾，木郁乘土致肝郁脾虚，气滞湿阻，化火成痰，痰火内盛，上扰心神，以致心神不宁，发为脏躁。李振华自拟清心豁痰汤以疏肝健脾，清心豁痰。恢复期改用逍遥散疏肝健脾以收全效。

2. 疏肝解郁，化痰散结法治疗乳腺增生症（娄绍昆医案）

刘某，女，30 岁。1993 年 9 月 23 日初诊。

病史： 患者生性乖张，结婚 5 年来，生育一女，但与丈夫性情不合，时争吵。婚后两乳渐生肿块，不时窜痛，每值经水来潮之前，胀痛灼热尤甚。刻下症见：正值经期将潮，上述诸症加剧，两乳可触及鹅卵形肿块，左二右一，触之疼痛，质软可以移动。自觉口苦咽干，头眩，多梦。晨起漱口时，有牙龈出血和呕恶感。胃脘时有胀痛，便秘，大便多日一行。脉弦滑有力，舌黯淡红，苔黄腻。胁下按之不适，右胁下叩之疼痛，心下至脐上痞胀，压痛明显。

辨证： 少阳阳明类病，肝郁痰凝热结。

处方： 小柴胡汤合小陷胸汤加减。柴胡、半夏、浙贝母各 10 g，黄芩、桔梗、枳壳各 6 g，黄连 3 g，瓜蒌、夏枯草、生牡蛎（先煎）各 20 g，玄参 15 g，5 剂。

药后乳房疼痛肿胀日趋减轻，适值经水来潮，上方加益母草 15 g，桃仁 10 g，继进 5 剂。服后诸症悉减，经净后，守初诊方 15 天，乳房肿块明显缩小，故少其剂继服四十余剂，乳房肿块完全消失，腹部正常。随访 2 年，未再复发。

［娄绍昆．六经辨证诊治痰证 5 例 [J]．安徽中医学院学报，2002，21（4）：27.］

【评析】 乳房为少阳、阳明经所主。口苦，咽干，目眩，胸胁苦满，呕恶，脉弦，为少阳病小柴胡汤证；心下痞满，压痛，脉滑，为阳明痰热的小陷胸汤证。乳房肿块，中医视为乳癖痰核。此案采用柴陷汤合消瘰丸于病于证均合。方中夏枯草、玄参、浙贝母化痰散结，所以辨证与专病专药相结合，其效更捷。

3. 养肝益脾，理气消痰法治疗乳腺囊性增生病（王桂章医案）

陆某，女，63岁。

病史： 患者于1年前发现两乳房肿块各一枚，核桃大小，质坚硬，表面不光滑。去上海某医院就诊，嘱其手术活检。因惧怕手术，而于1977年1月7日请王桂章治疗。体检：两乳房外上方各扪及一肿块，大小如前述，质坚能活动，无压痛；胁下未扪及淋巴结。苔薄白，脉濡细。

辨证： 肝脾两亏，气血失和，痰气交凝。

治法： 养肝益脾，理气消痰。

处方： 理气消痰饮加减。党参、炙黄芪、柴胡各10g，青皮、陈皮各6g，丹参、天冬各12g，白芥子、当归、金樱子、赤芍、制天南星、制半夏各10g。外用红灵散加黑虎丹掺于膏药上外贴，6天为一个疗程，经两次复诊后，肿块渐觉转软，内服药加皂角刺、炙山甲各10g，又经四个疗程，肿块全部消失。

［杨嘉鑫. 王桂章老中医治疗乳癖的经验 [J]. 江苏中医药，1987（11）：8.］

【评析】 王桂章治疗乳癖，以理气消痰为主，兼佐养血和络，方取自拟理气消痰饮，其处方组成：柴胡、青皮、陈皮、香附、半夏、天南星、昆布、海藻、白芥子、川芎、丹参、当归、赤芍、天冬、瓜蒌、丝瓜络、制乳香、制没药。若肝郁气滞者，加木香、枳壳或逍遥丸；癖块坚实者，加皂角刺、穿山甲，经来疼痛者，加延胡索；月经量少者，加桃仁、红花、凌霄花；经闭者，加大黄䗪虫丸；脾气虚者，加党参、黄芪；阴虚者，加六味丸。局部用红灵散加黑虎丹掺于膏药上外贴，3日更换1次。

理气消痰饮方中，用柴胡、香附、陈皮、青皮以疏肝理气；昆布、海藻、半夏、天南星、瓜蒌以化痰散结；女子以肝为先天，故配当归、天冬以养血益阴，气滞必留瘀，故入乳香、没药、丹参以行气化瘀；丝瓜络起到以络通络的作用。另外，白芥子与川芎同用，能引诸药直达病所，消皮里膜外之痰，畅气血之运行。全方确具理气消痰，化瘀通络之功，用治乳癖效果较好，再配合外治，更见其实效。

4. 补肾活血，化痰散结法治疗复发性卵巢子宫内膜异位囊肿（齐聪医案）

李某，女，43岁，2007年4月25日初诊。

主诉：左下腹隐痛1月余。末次月经4月9日，经期5天，量多，色黯，有血块，伴有经行腹痛，腰骶酸痛，白带量多；舌淡、苔薄，脉沉细。2002年因左侧卵巢囊肿行穿刺术，术后病理示卵巢内膜样囊肿。此次B超示左卵巢囊肿，大小为4.6 cm×4.2 cm，血清CA125为59.8 U/mL。

西医诊断：复发性卵巢子宫内膜异位囊肿。

中医诊断：癥瘕。

辨证：肾虚血瘀痰凝。

治法：补肾活血，化痰散结。

处方：夏枯草、煅瓦楞子（先煎）、生牡蛎（先煎）各30 g，薜荔果、党参各15 g，炙鳖甲（先煎）12 g，鹿角、土鳖虫各9 g，水蛭6 g，炮姜6 g。连续服用2周，经期停用。

二诊（5月16日）：末次月经5月9日，经期5天，量中，色红，血块减少，药后腹痛减轻，伴大便不畅，即以原方加入制大黄、白花蛇舌草、生黄芪各15 g。

三诊（5月30日）：腹痛、便秘症状好转，以原方加入茯苓15 g，僵蚕9 g。

四诊（6月15日）：末次月经6月7日，经期5天，量中，色红，血块减少，无腹痛，患者述口干，即以原方加入黄连、昆布各9 g，茯苓、石斛、怀山药各15 g。

五诊（6月22日）：查阴超示左卵巢囊肿消失，血清CA125为29.05 U/mL，较初诊时明显下降。

［周华．齐聪辨治卵巢子宫内膜异位囊肿经验[J]．上海中医药杂志，2008，（4）：19-20.］

【评析】　齐聪教授认为，卵巢子宫内膜异位囊肿与中医痰湿、瘀血之证相符。肾虚、血瘀与痰浊互为因果、互生互化、缠绵难愈，终致胶结不解，形成癥瘕包块。因此，肾虚为因，痰瘀为果，肾虚血瘀是本病基本病理改变。故治疗以补肾活血化痰为法。齐聪喜用血肉有情之品如炙鳖甲、鹿角，一阴一阳，补肾软坚，活血消癥；又善用虫类药如土鳖虫、水蛭搜剔通络破瘀，以增强破瘀散结消癥之力。且治疗中注重补消结合，予党参扶正，避免一味祛瘀攻伐，损伤正气。佐水蛭、土鳖虫、薜荔果活血化瘀，加强软坚作用。佐夏枯草、牡蛎、瓦楞子化痰散结，使痰瘀同治，囊肿得消。炮姜为使药，行气散寒，以体现治痰先治气，气顺痰自消之功。

5. 祛痰除湿，养阴清热法治疗子宫肌瘤（沈绍功医案）

丁某，女，35 岁。

主诉： 患者小腹疼痛 3 年余。检查示子宫多发肌瘤，近 4 天小腹疼痛加重并伴外阴瘙痒，经前烦躁易怒，经中西医治疗效果不佳，前来求诊。刻下症见：腹痛腹凉，月经量少，经色黯红，腰酸腰痛，白带偏黄，外阴瘙痒，心烦易怒，眠浅易醒，食纳欠佳，乏力尿黄，大便 2 天一次。舌尖红，舌质黯，苔黄微腻有小裂痕，脉弦滑。血压 120/85 mmHg，心率 75 次 / 分。B 超示子宫多发肌瘤，最大约 2.6 cm×1.2 cm，宫颈多发宫颈腺囊肿。

西医诊断： 子宫肌瘤，外阴白斑。

中医诊断： 癥瘕，阴蚀，便秘。

辨证： 肾阴亏虚，痰湿内盛。

治法： 祛痰除湿，养阴清热。

处方： 玄参汤合止痒三子汤加减。玄参 10 g，枳壳 10 g，云苓 10 g，陈皮 10 g，蛇床子 10 g，炒葶苈子（包煎）10 g，地肤子 10 g，浙贝母 10 g，桂枝 10 g，山慈菇 10 g，老鹳草 10 g，鸡血藤 10 g，丹参 30 g，伸筋草 10 g，山药 10 g，灵芝 10 g，白花蛇舌草 30 g，生草决明 10 g，三七粉（冲服）3 g，首乌藤 30 g，上方每日 1 剂，水煎分 2 次服。另煮去药渣，每天坐浴 15 ～ 20 分钟。

服用 14 剂后自述近次经量增多，腰酸腰痛明显减轻，舌尖红，苔薄黄，脉细弦。湿热之证已除，肾气亏虚之证显现，故上方去玄参汤、鸡血藤、老鹳草，加生地黄 10 g，黄精 10 g，生杜仲 10 g，桑寄生 10 g 补充肾气，调肾阴阳，加乌梢蛇 2 g 活血通络，菟丝子 10 g，泽兰 10 g 活血调经。续服 28 剂述月经量增多，经色鲜红，腹痛腹凉，乏力减轻，纳眠尚可，大便一天一次，小便发黄，舌黯红，苔薄黄微腻，脉细弦。再加减治疗 1 月余，上述症状基本消失，故停汤剂，嘱服桂枝茯苓胶囊，每次 3 粒，每日 3 次。B 超示子宫大小：6.1 cm×4.5 cm×4.4 cm，子宫前壁有 1.0 cm×0.9 cm 低回声区，较前缩小 1.6 cm×0.3 cm，宫颈多发宫颈腺囊肿已无，偶发外阴瘙痒，食纳尚可，舌黯红，苔薄黄微腻，脉细弦。

［于潇，王凤，刘大胜，等.沈绍功教授治疗子宫肌瘤经验举隅[J].武警医学，2015，26（8）：842-845.］

【评析】 患者因痰湿凝滞胞宫，积久成癥，血瘀不行，气机受阻，故腹痛；痰瘀内阻，冲任失调，故经少色黯；痰湿瘀久化热上扰心神，故心烦易怒，内扰心神故眠浅易醒；痰浊中阻，则食纳欠佳；湿性重浊，阻滞气机，气机不畅故乏力、腰酸腰痛；痰湿化热，湿热下注，故白带偏黄，外阴瘙痒。故治宜祛痰除湿，养阴清热。予玄参汤合止痒三子汤加减治疗，其中玄参、枳壳、云苓、陈皮、浙贝母、山药、灵芝健脾化痰，蛇床子、炒葶苈子、地肤子祛湿止痒，辅以活血散结通络之品，痰湿祛除后辅以调补肝肾之品。

6. 化痰安胎，佐以温养肾气法治疗习惯性流产（吕坤荣医案）

李某，女，32岁。

病史： 婚后连续流产3次，经某医院妇科检查，无明显异常所见。曾求助中西药保胎，均罔效。刻下症见：患者形体肥胖，时觉头晕乏力，厌油腻，白带量多质稠，大便时溏，查面色晦黯，舌淡苔厚腻，脉沉滑。

辨证： 痰湿留注胞宫，肾气不能正常养胎而致流产。

治法： 化痰安胎，佐以温养肾气。

处方： 茯苓15 g，生山药30 g，薏苡仁20 g，六神曲10 g，陈皮10 g，菟丝子15 g，川续断15 g，桑寄生15 g，杜仲10 g，黄芩10 g，砂仁（后下）6 g，炙甘草3 g。

每月每隔3天服药1剂，节房事，服至3个月后，即受孕，足月顺产一女婴，母女健康。

［吕坤荣. 痰证治验举隅 [J]. 甘肃中医，1994，7（3）：35.］

【评析】 流产常因肾气不足，气血亏损，难以任胎，或因跌仆、负重伤胎，以及房事不节而引起；亦有因肝肾不足，虚火动胎；或因肝郁气机不畅而导致坠胎。本例患者乃属痰湿留注胞宫，肾气不能正常养胎，致使孕胎不能正常发育而致流产。处方以燥湿化痰为主，佐以安胎养肾。叶氏云："善治者，治其所以生痰之源，则不消痰而痰自无矣。"故方中重用茯苓、生山药、薏苡仁以健脾化湿，杜生痰之源，兼养胃气。因其性味甘淡平和，故多用无妨。此用生山药而不用白术，取其味甘性平，既能健脾又能补肾，功同白术而无温燥之弊；陈皮、砂仁，既能化痰，又能行气，气行则痰消。朱丹溪有"善治者，不治痰而先治气，气顺则一身之津液亦随气而顺矣"之说，故酌用之。流产过多，势必损伤肾气，故加用桑寄生、川续断、杜仲滋补肝肾，益肾安胎；菟丝子辛甘平微温，既补肾阳又能益肾阴，温而不燥，补而不滞；痰湿留注，郁久化热，故少佐黄芩以清胎热，平肝阳而起保胎之功，朱丹溪誉其为"安胎圣药"。全方以化痰为主，养肾为辅，略佐行气疏肝而获效。

7. 温化痰湿，祛瘀通经法治疗多囊卵巢综合征（李祥云医案）

王某，女，27 岁，1998 年 10 月 15 日初诊。

病史： 病起经期食冷饮后，1 年来月经稀发，2～3 个月方行经 1 次，量少色黯，甚至可以不用卫生垫，伴腹胀，神疲嗜睡，两乳微胀，无腰酸，形体较以往胖约 20 kg，测基础体温为单相。妇科检查：子宫大小正常，两侧附件（－）。B 超：子宫 57 mm×45 mm×40 mm，左卵巢 27 mm×15 mm，右卵巢 31 mm×14 mm。血性激素：LH 15 mmol/L，FSH 5 mmol/L，E_2 64 mmol/L，T 55 mmol/L，P 0.6 mmol/L，PRL 14 mmol/L。舌黯淡，苔薄腻，脉小弦。

辨证： 痰瘀交阻，冲任不通。

治法： 温化痰湿，祛瘀通经。

处方： 附子 9 g，桂枝 4.5 g，当归 9 g，川芎 4.5 g，桃仁 9 g，川楝子 9 g，延胡索 12 g，赤芍 9 g，石菖蒲 12 g，法半夏 9 g，天南星 12 g，皂角刺 12 g，海藻、海带各 12 g。

服药 1 周，基础体温渐升，幅度偏低，伴腰酸，原方增减。处方：当归 9 g，川芎 9 g，鸡血藤 12 g，皂角刺 12 g，海藻、海带各 12 g，茯苓 12 g，怀牛膝 12 g，菟丝子 12 g，石菖蒲 12 g，法半夏 9 g，红花 9 g，全瓜蒌 12 g，牡丹皮、丹参各 12 g，香附 12 g，淫羊藿 30 g，肉苁蓉 15 g。

服药 2 周后行经，量中，色黯，夹小血块，腹胀不适，再予活血化瘀之处方调理后愈。依上法治疗至今 4 个月，基础体温双相，月经按月而行。

［徐莲薇 . 李祥云教授应用活血化瘀法为主治疗法可疑难杂症举隅 [J]. 湖南中医药导报，1999，5（7）：12.］

【评析】 本案患者为痰瘀交阻，冲任不通型月经过少。患者病于经期食冷之后，脾阳为寒湿所困，痰湿内停，阻滞经络，与血相结，使气血不畅，血海满盈不足，故经量减少，色黯。方中附子、桂枝温经通阳；当归、川芎、桃仁、赤芍、皂角刺活血祛瘀；川楝子、延胡索行气通经；法半夏、石菖蒲、天南星燥湿化痰；海藻、海带消痰利水。辨证经水不通之象为寒湿所致，予以温化与祛瘀并进，收到奇效。

8. 理气化滞，消肿散结法治疗多囊卵巢综合征（俞调忠医案）

屠某，女，23 岁，未婚。1992 年 7 月 27 日初诊。

病史： 14 岁月经初潮，1998 年始月经紊乱，经期延长，周期缩短。1992 年 6 月底因月经淋沥不净 7 个月，求诊西医，诊为贫血收住入院，治疗 13 天血止出院。20 天后，月经复至，量多似崩，求诊于余。诉月经量多已 5 天，伴头晕欲倒，乏力，心悸少眠，口苦纳差。舌质红、苔薄，脉滑数。证属阴血不足，虚火内生，热入血室。急拟凉血止血。以蒲公英 60 g 加十灰丸 10 g 治疗，4 剂，出血止。B 超提示：①卵巢偏大；②双侧卵巢多囊变。测血清 FSH 8.51 U/L，LH 31.21 U/L，PRL 9.2μg/L，T 12.2 nmol/L。诊为多囊卵巢综合征。

辨证： 气机阻滞，痰聚血瘀。

治法： 理气化滞，消肿散结。

处方： 以蒲公英 60 g，广郁金、海藻、昆布、夏枯草各 15 g 为基本方，辨证治疗，随证加减，连续服药 3 个月后，月经周期、经期、经量、经色均正常。随访 6 个月，2 次 B 超提示子宫、附件无异常。

［俞调忠．蒲公英为主治疗妇科疑难症 [J]. 新中医，1996（5）：46.］

【评析】 本案患者开始为阴血不足，虚火内生，热入血室。急拟凉血止血之品治疗，后辨证为气机阻滞，痰聚血瘀。治拟理气化滞，消肿散结。药证相符，终获痊愈。

9. 攻逐痰湿法治疗带下病（马大正医案）

薛某，女，36 岁，2013 年 7 月 16 日初诊。

病史： 患者身形壮实，带下量多如涕半年，有异味 2 月余，外阴瘙痒，口臭，胃纳正常，小便色黄。末次月经 7 月 4 日来潮。生育史：1-0-2-1。妇科检查：外阴无殊，阴道通畅，见黄色黏质分泌物；宫颈轻度炎症；子宫前位，大小正常，质地中等，活动，压痛，两侧附件压痛。舌淡红、苔薄腻，脉滑数。

治法： 攻逐痰湿。

处方： 十枣汤（甘遂 5 g、芫花 4 g、大戟 3 g、大枣 10 枚）合三妙丸（炒黄柏 10 g、苍术 12 g、川牛膝 15 g）。3 剂。

二诊（2013 年 7 月 19 日）：带下已少，色微黄，服药时恶心、腹痛腹泻，舌淡红、苔薄白，脉滑数。处方：中药守上方加陈皮 10 g，半夏 10 g。3 剂。

三诊（2013 年 7 月 25 日）：带下症已除，原方加陈皮、半夏。之后，恶心减轻，停药后腹泻缓解。

[米海霞，马大正.马大正经方治疗带下病经验 [J]. 江西中医药大学学报，2015，27（6）：23-24.]

【评析】 带下病论治有从痰论治的，如朱丹溪"漏与带俱是胃中痰积流下，渗入膀胱""主治燥湿为先"；亦有从湿论治者，如《傅青主女科》说"夫带下俱是湿病"。而十枣汤是治疗悬饮的方剂，似乎在此用十枣汤治疗带下病方不对证。其实痰、饮、湿一源三歧，故祛除饮邪亦可达到祛除痰湿的目的。本病患者带下量多如涕，有异味，历时多日，当为痰湿下注重者，一般祛湿轻剂难起速效，故选用选用祛湿猛剂，因峻下水湿，故服药期间有腹泻症状。同时合用三妙丸，其中牛膝具有引药下行的作用，有助于治疗上部病变的十枣汤治疗下部病变的带下病，全方共奏逐水祛湿之效，故二诊时带下已少。因有恶心症状，故加半夏、陈皮化痰止呕。

10. 温化痰湿法治疗不孕症（朱良春医案）

张某，女。

主诉：闭经不孕，症见体肥多脂，经闭 2 年，四肢不温，纳差便溏，白带量多，舌胖大，苔白腻，脉濡缓。婚后 3 年未孕，多方求治未效。

治法：温化痰湿。

处方：方用《丹溪心法》中治肥人湿痰方加减。苍白术各 15 g，茯苓 10 g，生半夏 10 g，制香附 10 g，制天南星 10 g，黄芩 6 g，陈皮 6 g，甘草 6 g，当贝苦参丸 6 g（笔者治急性肝炎常备药，3 药等量蜜丸）。水煎服，每日 1 剂。此方稍事出入，共服 30 剂后，经水来潮，但基础体温无双相，遂加服河车大造丸，每日 9 g。

2 个月后，基础体温呈双相。1 年后随访喜得一子。

[刘平.国医大师验案良方 [M]. 北京：学苑出版社，2010.]

【评析】 朱丹溪善治杂病，而对妇科又有深究，朱良春赞赏朱丹溪以痰湿论治妇科病的特色至今瞩目于世。朱丹溪认为，江南地势较低，雨湿颇具，患湿病较多，湿病日久不愈多成痰病。又因妇人情绪易于波动，气郁者多，故在《局方发挥》中，提出 "气积成痰"，若久而失治痰证发作，易成妇科病证。朱良春推崇丹溪 "调经不离痰，调经先调气" 之说，盖痰证迁延，易占据血海，而成月经诸病，今中青年妇女肥胖者或嗜食肥甘者，尤为多见，因痰湿、体肥多脂闭经者屡见不鲜。朱良春继承朱丹溪从医学地理学、体质学说的角度，以痰湿论治妇科经带病，并有所发挥和创新，盛赞朱丹溪创 "顺气为先，分导次之" 及 "善治痰者，不治痰而治气，气顺则一身之津液，亦随气而顺矣" 的观点。朱丹溪的 "实脾土燥脾湿" 的治痰特点和处方特色，不仅丰富了中医妇科学说的内容，其观点和方法，迄今在妇科临床中仍有较为深刻的影响和实用价值。

11. 疏肝活血，健脾化痰法治疗特发性闭经泌乳综合征（王秀霞医案）

李某，女，32岁。1995年4月12日初诊。

病史： 自诉16岁初潮，起始月经规律。3年前因与家人不和，争吵不休，后出现月经稀少，现已闭经1年余。数月来，发现乳房受挤压可泌出少量乳汁，且常伴有头痛，心烦，嗜睡，疲乏。内分泌检查发现催乳素（PRL）52.94 ng/mL，蝶鞍造影提示脑垂体未见异常。诊断为特发性闭经泌乳综合征。诊见其形体肥胖，面色晦黯，精神萎靡，舌质紫黯，苔白腻，脉沉弦滑。

辨证： 肝郁脾虚，血瘀痰凝。

治法： 疏肝活血，健脾化痰。

处方： 当归20 g，白芍15 g，陈皮15 g，苍术15 g，炒白术20 g，怀牛膝15 g，瓜蒌15 g，青皮15 g，半夏10 g，胆南星10 g，神曲15 g，茯苓15 g，桃仁10 g，红花15 g，全蝎（研末）3 g，蜈蚣（研末）2条，生甘草6 g，水煎服，每日1剂。

二诊： 服上药二十余剂后，头痛，心烦症状消失，泌乳现象减少，自觉小腹胀疼痛，舌紫黯，苔白腻，尺脉滑数有力，此为经水将至之佳兆。故上方去全蝎、蜈蚣，加水蛭（研末）3 g冲服，水煎服，每日1剂。

三诊： 服上药5剂后，月经于1995年5月11日来潮，量少，色黑，夹有血块，精神爽快，故嘱咐患者在每次月经来潮前一周，服上方，平素只减去水蛭不用。隔日1剂，连服2月余，泌乳现象消失，月经规律，复查PRL为12.5 ng/mL，顽症痊愈，随访至今，病未复发。

［郭美莲，常东．王秀霞治疗妇科病重视痰瘀辨证 [J]．中医药研究 .1999（2）：35.］

【评析】　闭经泌乳综合征属妇科疑难症之一。由于患者情志过极，以致肝郁血瘀，经血不行，故出现头痛，闭经；郁久化火，故心烦易怒。仲景云：见肝之病，知肝传脾。故肝郁日久，必致脾气虚弱，痰湿内阻，出现疲倦嗜睡，形体肥胖，恶心欲呕。肝脾不和，气血不畅，冲任经血逆而上行，通过乳房则化为乳汁而外溢。故治法以疏肝活血，健脾化痰为主。另据研究，运用疏肝活血药物可明显降低妇女催乳素。因此王秀霞以自拟方调肝汤（当归，白芍，怀牛膝，瓜蒌，王不留行，通草，青皮等）加减为主疏肝活血，以妇科名方苍附导痰方为主健脾化痰。由于本症属痰瘀互结，故王秀霞用全蝎、蜈蚣通络止痛，以水蛭破瘀活血。诸药主次有别，分而施治，使瘀痰自除，泌乳自止，经水自调。

第四十四章
耳鼻喉科疾病

1. 化痰清热，散结开窍法治疗耳鸣（谯凤英医案）

患者，女，41岁，2018年11月8日初诊。

主诉：左耳耳鸣，鸣鸣样声响，安静时发作1周。刻下症见：焦躁，易怒，头晕，纳可，寐安，二便调，舌淡红，苔薄黄，脉弦。检查：耳内窥镜示左外耳道畅，鼓膜完整，标志清楚。电测听示双耳听力基本正常。声导抗示双耳A型。

西医诊断：神经性耳鸣（左）。

中医诊断：耳鸣（左）。

辨证：痰火郁结。

治法：化痰清热，散结开窍。

处方：清气化痰汤加减。胆南星10 g，瓜蒌30 g，黄芩片10 g，炒苦杏仁10 g，陈皮10 g，麸炒枳壳10 g，茯苓10 g，石菖蒲15 g，络石藤15 g，首乌藤15 g，鸡血藤15 g，钩藤（后下）15 g，栀子10 g，淡豆豉10 g。7剂，每日1剂，水煎服300 mL，早晚分服。

二诊（2018年11月23日）：刻下症见：左耳鸣、急躁心烦、头晕症状明显减轻，时口干，余症同上。前方加山药10 g，太子参10 g，芦根30 g，麦冬15 g。继服7剂。

三诊（2018年12月1日）：刻下症见：左耳鸣、急躁心烦、头晕症较前好转，时双耳痒及胁肋部疼痛，口干症状基本消失，余症同上。前方去太子参、芦根、麦冬，加藿香10 g，佩兰10 g，龙骨（先煎）15 g，牡蛎（先煎）15 g，醋延胡索10 g。继服7剂。

四诊（2018年12月8日）：耳鸣症状基本消失，急躁心烦、头晕、时双耳及胁肋部疼痛等症状均消失，舌苔由薄黄转为薄白。嘱变化随诊。

［赵月惠，谯凤英．谯凤英主任治疗痰火郁结型耳鸣临床经验 [J]．内蒙古中医药，2020，39（7）：89-91．］

【评析】　谯凤英认为痰火郁结型耳鸣与脾胃失调有关，暴饮暴食或思虑过度均可导致脾胃失去正常运化功能，运化失司，聚液为痰，痰郁化热，火性上炎而耳窍不清。痰火郁结型耳鸣除耳中鸣响之外，还有痰湿困脾和痰热的症状。故应以"清热化痰，散结通窍"为治法，予清气化痰汤主之。该方在耳鼻喉科广泛应用于痰火郁结型耳鸣的治疗，疗效显著。耳鸣 1 周并结合情绪、舌苔脉象可辨为耳鸣实热证。方中用胆南星苦凉，瓜蒌甘寒，二者寒凉之气，以降热化痰，为君药。黄芩苦寒，清热降火，为臣药。炒苦杏仁降气化痰，陈皮理气化痰，麸炒枳壳散结行气解郁，茯苓利湿健脾，四者都可助君药加强除痰运化之力，为佐药；石菖蒲开窍宁神；四藤龙牡汤舒络活血、镇静安神，使耳窍"烦"得以清，"瘀"得以通；栀子苦寒，除烦且导热下行，淡豆豉辛凉，轻宣郁热，两药降宣并用，共达清宣郁热、和胃除烦之效。二诊时有口干，芦根、麦冬二者合用清热润燥以生津；山药、太子参二者配伍补脾气以恢复脾胃运纳之职，祛停聚之湿，行气机之滞。三诊风热夹湿邪上犯，薰蒸耳窍，故感双耳痒，藿香芳香行散，温而不燥，与佩兰合用有化湿解表之效；胁肋部疼痛予醋延胡索疏通经络以止痛。

2. 消痰泻火法治疗突发性耳聋（干祖望医案）

陈某，女，30 岁。1991 年 8 月 23 日初诊。

病史：今年 7 月初突然右耳鸣响，失听（贴耳表声也听不到）之后第 3 日即出现眩晕，经治眩晕消失。刻下症见：聋则纯音听力完全丧失，鸣声为持续性无间断，多为音量较大，而音调偶高，厌恶外来噪声，心烦则耳鸣更响，舌薄苔，脉左沉右细，沉取有力。

处方：升麻 3 g，葛根 6 g，柴胡、胆南星、菖蒲各 3 g，路路通、茯苓各 10 g，天竺黄 6 g，桃仁、苦丁菜各 10 g。5 剂。

二诊：药后鸣响程度更加厉害，心烦，对外来噪音难以接受，泛恶思吐，听力全部丧失，舌少苔质红，脉平。处方：磁石 30 g（先煎），五味子、熟地黄、山药各 10 g，牡丹皮 6 g，茯苓 10 g，泽泻 6 g，菖蒲 3 g，路路通、桃仁、丹参各 10 g。7 剂。

三诊：耳鸣逐渐趋向低沉，对噪声的反感也较前减轻，患耳已能听到手表声，舌少苔质有红意，脉平偏细。今已有效，再宗传统处方巩固。处方：磁石（先煎）30 g，五味子、熟地黄、山药、山茱萸、百合、茯苓各 10 g，牡丹皮、泽泻、葛根各 6 g，嘱服 14 剂。最后告愈。送来锦旗以作谢意。

［徐轩. 干祖望教授治疗耳鸣耳聋经验拾萃 [J]. 辽宁中医杂志，1992，19（7）：7-9.］

【评析】　患者突聋，为本虚标实，本属肾虚，《灵枢·脉度篇》指出："肾气通于耳，肾和则能闻五音也。"反之，正如《济生方·耳门》所说："肾气不平，则耳为受病也。"标为痰火，五志之火炎上都能炼液成痰，痰火上壅阻塞气道，能致耳鸣耳聋，《明医杂著》载"痰火上升，郁于耳中而为鸣，郁甚则壅闭矣"。干祖望曾说：耳鸣音量大以及对外来噪声厌恶或心烦是属实证，故治疗先治其本，扫除清道的障碍，取苦丁菜、胆南星、天竺黄、茯苓以消痰火。菖蒲、路路通以通清窍，因清道阻塞，气机不畅，必有血瘀、故用桃仁破瘀，至于用升麻、葛根、柴胡的目的，正如干祖望所说"听力丧失，如井无波，今也投石兴澜"，故取其升提冲击一法，这是干祖望的独特经验，二诊时症状加重，也是干祖望交待药后应有的良性反应，说明一潭死水，已有波澜，最后障碍扫除，以治其本。

3. 行气开郁，化痰祛瘀，消痈散结法治疗酒渣鼻（周宝宽医案）

范某，女，36 岁。2009 年 7 月 2 日初诊。

病史：6 年前，因紧张、寒冷而鼻部发红，未重视，久之，鼻部起丘疹、脓疱、结节，曾在某医院皮肤科诊断为酒渣鼻，用药后，时轻时重，现已发展为二度半酒渣鼻，毛细血管扩张、毛囊口扩大，局部皮脂腺增生，严重影响形象，8 个月前被迫辞去电视台节目主持人工作，心情非常低落，现来我中医门诊求治。刻下症见：鼻部皮脂腺轻度增生，毛囊口扩大，毛细血管扩张，散在脓疱及结节，严重毁容，精神抑郁，胁痛，咽中如有物梗塞，吞之不下、吐之不出；舌质淡，苔白腻，脉弦滑。

西医诊断：酒渣鼻；抑郁症（轻度）。

中医诊断：酒齄鼻；梅核气。

辨证：气郁痰凝，痰瘀互结。

治法：行气开郁，化痰祛瘀，消痈散结。

处方：自拟开郁化痰散结汤。陈皮 15 g，制半夏 10 g，炙枇杷叶 10 g，桑白皮 10 g，猫爪草 10 g，厚朴 10 g，郁金 10 g，香附 10 g，佛手 10 g，三七 10 g，夏枯草 10 g，山慈菇 10 g，土茯苓 10 g，防风 10 g，炙甘草 10 g。水煎服，早晚各 1 次。第三遍煎液局部湿敷。

二诊（2009 年 7 月 9 日）：上方用 7 剂，脓疱消失，结节回缩，二便通调。守方继服，外用药同前。

三诊（2009 年 7 月 30 日）：上方又用 21 剂，结节消退，毛细血管扩张减轻，咽中无梗阻之感，心情好转，睡眠良。上方去半夏、香附、山慈菇，继续口服，外用药同前。

四诊（2009 年 8 月 13 日）：上方又服 14 剂，鼻部增生渐回缩，毛细血管扩张几近消失，胸咽舒适，无异常感觉，心情愉悦，再服 14 剂，巩固疗效。

［周探，周宝宽. 面部皮肤病致郁验案 [J]. 辽宁中医药大学学报，2012，14（12）：177-178.］

【评析】饮食不节，过食膏粱厚味辛辣，大肠积热，上蒸于肺胃，使肺胃血热，日久煎熬津液为痰，血行不畅为瘀，痰瘀互结于鼻部发为酒渣鼻；久治不愈，情志内伤，肝失条达，气机郁滞不畅，若肝郁乘脾，脾运不健，聚湿生痰，痰气郁结于胸膈之上。治宜行气开郁，化痰祛瘀，消痈散结。方中陈皮、半夏化痰；枇杷叶清肺止咳，降逆止呕；桑白皮清泻肺火兼泻肺中水气；猫爪草化痰散结，解毒消肿；厚朴燥湿消痰，下气除满；郁金、香附、佛手疏肝解郁，行气活血，理气和中；三七活血化瘀；夏枯草清热解毒，散结消肿；山慈菇清热解毒，消痈散结；土茯苓解毒，除湿；甘草解毒和中，调和诸药。

4. 运脾化痰，宣肺通窍法治疗小儿腺样体肥大（姜之炎医案）

张某，男，7 岁，2013 年 5 月 4 日初诊。

主诉：鼻塞，寐中打鼾 2 年余。外院鼻咽喉镜检查示鼻咽部慢性炎症反应，淋巴组织增生，堵塞后鼻孔 1/3 以上。诊断为腺样体肥大（中度），建议手术。患儿晨起轻中度鼻塞、喷嚏频频，寐中打鼾，无张口呼吸、呼吸暂停，偶有咳嗽，咯痰，色白质黏，日间及夜寐中汗多，汗出后手足不温，胃纳一般，二便调，夜寐欠安。查神情，精神可，咽淡红，扁桃体 II 度肿大。舌淡红，苔薄白，脉细滑。

西医诊断：腺样体肥大。

中医诊断：痰核。

辨证：痰湿蕴积，肺失宣肃。

治法：运脾化痰，宣肺通窍。

处方：苍术4g，薏苡仁4g，辛夷（包煎）4g，黄芩4g，石菖蒲4g，夏枯草4g，丝瓜络4g，浙贝母3g，生牡蛎（先煎）8g，半夏2g，陈皮2g，茯苓3g，甘草2g。14剂，开水冲泡50mL，早晚各1次，餐后温服。并嘱避风寒，慎起居，忌食生冷。

二诊（2013年5月18日）：患儿晨起鼻塞、喷嚏次数减少，入睡后打鼾，至下半夜打鼾声音逐渐减低，呼吸均匀，不咳，胃纳一般，二便调，夜寐尚可，日间及夜寐中汗多，动辄汗出更甚，寐中被褥浸湿，汗后手足不温，舌淡红苔薄白，脉细滑。辨证为痰湿蕴积，肺脾气虚。治宜运脾化痰，宣肺通窍，佐以益气健脾，收敛止汗。处方：苍术4g，薏苡仁4g，辛夷（包煎）4g，黄芩4g，石菖蒲4g，夏枯草4g，丝瓜络4g，浙贝母3g，生牡蛎（先煎）8g，黄芪4g，白术4g，防风2g，麻黄根5g，附子5g，煅牡蛎（先煎）9g，浮小麦5g，五味子5g，北沙参5g，甘草2g。14剂，服法同前。

三诊（2013年6月1日）：继服药2周后，患儿晨起轻度鼻塞，喷嚏次数明显减少，入睡后打鼾声音逐渐减少至下半夜消失、呼吸均匀，日间及夜寐中汗出减少，胃纳可，二便调，夜寐尚可，舌淡红苔薄白，脉细滑。辨证为肺脾气虚，痰湿未化。治宜健脾益气，佐以运脾化痰，宣肺通窍。处方：黄芪4g，白术4g，防风2g，苍术4g，薏苡仁4g，辛夷（包煎）4g，黄芩4g，石菖蒲4g，夏枯草4g，丝瓜络4g，浙贝母3g，生牡蛎（先煎）8g，麻黄根5g，煅牡蛎（先煎）9g，甘草2g。14剂，服法同前。

［林燕，姜之炎.姜之炎教授运脾化痰通窍方治疗小儿腺样体肥大经验[J].光明中医，2015，30（6）：1171-1172.］

【评析】 初诊患儿鼻塞、打喷嚏、寐中打鼾等症状明显，为痰湿互结，上蒙清窍，故先以运脾化痰通窍方运脾化痰，宣肺通窍；偶有咳嗽咳痰，为痰湿互结于肺中，合二陈汤加强其燥湿化痰之功。二诊遵循前方之法，运脾化痰、宣肺通窍基础上，佐以玉屏风散益气健脾，固表止汗，且调节机体免疫功能；本案中患儿平素自汗盗汗、且汗出后手足不温，舌淡红苔薄白，脉滑细，多为肺卫不固、气阳不足，姜教授传承徐氏儿科代表人物徐小圃、徐仲才的扶阳理论，方中运用附子麻黄根汤温阳止汗，加用煅牡蛎、浮小麦、五味子、北沙参滋阴收敛止汗。三诊患儿诸症明显好转，自汗盗汗症状也有减轻，故上方减去浮小麦、五味子、北沙参，继服两周。

5. 清热豁痰，宣肺通窍法治疗小儿腺样体肥大（林季文医案）

患儿，男，3岁，2015年3月24日初诊。

刻下症见：患儿鼻塞、流黄稠涕，张口呼吸，眠差，烦躁不安，平素汗多，纳可，二便调。2014年3月4日外院鼻咽喉镜示鼻炎，腺样体肥大。查体：双鼻腔黏膜充血，双下鼻甲稍肿大，双中鼻道未见引流及肿物，咽充血，双扁桃体Ⅰ度肿大，未见脓点。舌淡红，苔薄白，脉细。

辨证：痰热阻窍。

治法：清热豁痰，宣肺通窍。

处方：苦杏仁10 g，甘草3 g，桔梗5 g，苍耳子5 g，白芷5 g，辛夷（包煎）5 g，细辛1.5 g，路路通5 g，皂角刺5 g，桑白皮10 g，蜂房5 g，浙贝母5 g。每日1剂，水煎服。服药2剂后，患儿仍鼻塞，无流涕，张口呼吸，余同前。守方去细辛、皂角刺、蜂房，加防风、黄芪各5 g，继服5剂后，患儿睡眠明显好转，少许流涕，纳差，余同前。守方加太子参10 g，继服5剂善后。

［林煜瑜，林晓红，林季文．林季文治疗小儿腺样体肥大经验[J]．中国中医药信息杂志，2019，26（12）：123-125.］

【评析】　本案患儿鼻塞，伴流涕黄稠、黏膜充血、鼻甲肿大、咽充血等痰热之象，辨证为痰热阻窍。患儿临床表现痰热之象偏重，湿象相对不甚明显，故将自拟鼻炎痰热方去冬瓜子、薏苡仁、益智仁、乌梅炭以减弱利水化湿、温肾敛摄之力，减白芷、辛夷、路路通、皂角刺、蜂房用量以稍降祛风排脓之功，稍增苦杏仁、桑白皮用量并加用浙贝母以增强清热豁痰之力。二诊时，患儿无流涕，乃守方去细辛、皂角刺、蜂房以减弱祛风排脓之力；平素汗多，属卫表不固，故加防风、黄芪益气固表。三诊时，患儿睡眠好转，但少许流涕、纳差，乃肺脾气虚，故加太子参增强益气健脾之力。

6. 理气化痰散结法治疗慢性咽炎（邱志济医案）

程某，女，68岁。1993年12月5日初诊。

病史： 自诉每觉喉间有痰渗出，咳吐较难，色白稠黏。吐之不尽，午夜尤甚，时有胸膈满闷，头目眩晕。大便不爽，纳食如常，询无咳喘。3 年来遍访附近市县中西名医，亦曾专程赴国外治疗，诊为慢性咽喉炎、慢性气管炎、神经官能症等。但用药稍偏热，即增口苦痰稠，药稍用凉，即有口淡、喉间痰壅之感。诸医均觉棘手。望其形体丰腴，舌胖大有齿痕，苔白腻，脉沉涩略数。

辨证： 脾湿久郁，升降逆乱，枢机不转，变生痰浊。

处方： 导痰汤加味。茯苓 12 g，生半夏 25 g，生甘草 8 g，陈皮 10 g，生天南星 18 g，炒枳实 12 g，瓜蒌子 14 g。嘱煎药时间，水开后不少于 20 分钟。

药服 5 剂，复诊喜告诸症大减，喉间已无痰黏壅塞之感。嘱原方守服 5 剂，诸症消失，继以香砂六君子丸善后。

[邱志济. 导痰汤治顽痰痼疾举隅 [J]. 四川中医，1996，14（1）：30.]

【评析】 脾为生痰之源，肺为贮痰之器，脾湿生痰，上注于肺，咽喉为肺之门户。本案喉间胶痰，旋吐旋生，病在下而逆于上，拟导痰汤治之，则由上而导之使下，故用半夏独多，盖取降之即导之意。多年顽疾，旬日而愈，全在半夏生用之功。生天南星乃为冲动性祛痰药，性力颇强，方书载湿燥有毒，略同半夏，如用牛胆或姜矾制之，则和制半夏久浸久泡然，药性全失，药力大减，不能开阴寒痼闭、湿痰坚凝。古方三生饮、七生丸、大醒风汤等，天南星均为生用，其实生半夏经煎煮之后，何毒之有，只是煎药时间要在 20 分钟。

7. 宣肺开音，化痰软坚法治疗失音（黄莘农医案）

张某，女，36 岁。1996 年 12 月 26 日初诊。

主诉： 声音嘶哑 2 周。伴言语费力，不能持久，喉干不适，咳嗽少痰，有上呼吸道感染史，舌苔薄，脉数。检查：咽部充血不明显，扁桃体不大，间接喉镜检查见双声带微红，表面少许黏液附着。

辨证： 外邪伤肺，肺气失宣。

治法： 宣肺开音。

处方： 牛蒡子、蝉蜕、连翘、金银花、赤芍、麦冬、京玄参各 19 g，淡黄芩 6 g，冬瓜子、海浮石（先煎）各 12 g。水煎，每日 1 剂，早晚各服 1 次。服用 1 周后自觉症状明显好转，双声带色复常，表面清洁，舌脉同前。多语伤气、伤津，固当益气养阴，利咽开音，前方去牛蒡子、海浮石，加诃子、川石斛各 10 g。再服 1 周，声音响亮，诸症消失。嘱妥善用气，可常服黄氏响声丸以保护嗓子。

[任思秀. 黄莘农喉科临证经验拾零 [J]. 江苏中医药，1997，18（11）：5-6.]

【评析】 声出于气。元气、中气、肺气均为气之本，诸气充沛，语言宏亮。本元亏损、中气不足、肺气失宣均可导致失音。新病声嘶多为肺气失宣，黄莘农常用薄荷、净蝉蜕、连翘、淡黄芩、赤芍、冬瓜子、金银花等宣肺开音；声嘶日久，责之气虚，加用诃子、麦冬、川石斛益气养阴；过度发声，喉咙脉络受损，痰凝结于喉间，发为小结、息肉，加昆布、海藻软坚散结。

第四十五章
皮肤疾病

1. 化痰活血法治疗结节性痒疹（陈明岭医案）

张某，男，60 岁。2011 年 6 月就诊。

主诉：双下肢结节伴瘙痒。患者双下肢较密集分布深褐色孤立性结节，结节直径为 0.5 ～ 1 cm 大小不等，表面呈苔藓样改变，以伸侧为多，瘙痒剧烈，夜间痒甚，纳可，眠差，二便调，舌质红苔黄腻，脉滑。

西医诊断：结节性痒疹。

中医诊断：马疥。

辨证：痰湿阻滞。

处方：陈皮 12 g，法半夏 10 g，茯苓 10 g，僵蚕 15 g，黄连 10 g，皂角刺 15 g，白鲜皮 30 g，地肤子 30 g，蜈蚣 1 条，蝉蜕 15 g，合欢皮 30 g，白芥子 30 g，浙贝母 30 g，玄参 15 g，生地黄 30 g。

2 周后复诊结节颜色变淡，瘙痒减轻，睡眠尚可，随证加减予中药。处方：化坚二陈汤加白芥子 30 g，蜈蚣 1 条，丹参 20 g，川芎 10 g，郁金 10 g，橘络 10 g。共服中药 2 个月，结节大部分消退，仅 2 ～ 3 个较硬，瘙痒明显缓解。

[赵金凤，刘海燕，卢阳，等 . 化坚二陈丸加味治疗皮肤病验案 4 则 [J]. 长春中医药大学学报，2013，29（1）：80-81.]

【评析】 结节性痒疹为一种以结节为主要皮损伴有剧烈瘙痒的瘙痒性炎症性皮肤病。好发于四肢，尤以小腿伸侧多见。中医认为多由风湿热邪内蕴，外受毒虫叮咬，阻塞经络，气血瘀滞而发。痰瘀互结所致者多以化痰散结法治疗。本例以化坚二陈丸为主方，白鲜皮、地肤子、蝉蜕祛风止痒，合欢皮安神止痒，蜈蚣祛风通络、散结止痒，白芥子、浙贝母、生地黄、玄参养阴化痰散结，丹参、川芎、郁金活血散结，橘络通络散结。共奏化痰通络散结、祛风止痒之效。

2. 重镇止痒，活血化痰散结法治疗结节性痒疹（庄国康医案）

杨某，男，48 岁，2010 年 9 月 13 日初诊。

主诉： 患者四肢丘疹、结节，伴剧烈瘙痒十余年。皮疹逐步向躯干发展。刻下症见：四肢伸侧及胸背部多发黯红色黄豆至蚕豆大小半球形结节四十余个，多数结节伴血痂、抓痕，下肢皮肤肥厚粗糙，纳食可，眠差，便干。脉弦细，舌质红、舌根部苔黄。

诊断： 结节性痒疹。

辨证： 顽湿聚结，痰瘀阻络。

治法： 重潜搜风止痒，活血化痰散结。

处方： 磁石（先煎）、浮小麦、龙骨（先煎）、牡蛎（先煎）、代赭石（先煎）、珍珠母（先煎）各 30 g，秦艽、漏芦、三棱、莪术、夏枯草、天花粉、瓜蒌各 10 g，丹参 15 g，穿山甲 3 g，土贝母 6 g。

患者宗上方服用 4 周后，症状明显缓解，连续治疗 8 个月，皮损治愈。

［王煜明，吴小红，曾雪，等.庄国康运用重镇药治疗皮肤病经验举隅 [J].中医杂志，2012，53（16）：1372-1373.］

【评析】 结节性痒疹治疗难度有二，一为瘙痒剧烈，二为皮疹顽固。瘙痒为肝风浮越所致，可用大剂金石介壳之药重镇安神止痒，如磁石、龙骨、牡蛎、代赭石、珍珠母等。皮疹顽固为顽湿聚结，痰瘀阻络所致，可用化痰软坚、活血化瘀之药，如漏芦、三棱、莪术、夏枯草、天花粉、瓜蒌、穿山甲、土贝母等。病程日久故疗程较长，但治疗得当终获痊愈。

3. 活血软坚散结法治疗结节性痒疹（颜德馨医案）

赵某，女，19 岁。

病史： 3 年来双下肢出现多个小硬结节，逐渐增多，瘙痒甚剧，经治疗瘙痒已减，但双下肢仍见多个豌豆大小的肿块，高于皮肤，呈黯褐色，舌黯、苔薄，脉弦细。

诊断： 结节性痒疹。

辨证： 痰瘀交结，气凝血滞。

治法：活血软坚散结。

处方：桃仁9g，红花9g，赤芍9g，牡丹皮9g，黄药子9g，炮山甲9g，连翘9g，荆芥9g，防风9g，蝉蜕6g，7剂，每日1剂，水煎服。

药后结节有转红之势，已无瘙痒，舌黯、苔薄，脉细涩。守前方加重软坚散结，上方加三棱、莪术各9g。处方：桃仁9g，红花9g，赤芍9g，牡丹皮9g，黄药子9g，炮山甲9g，连翘9g，荆芥9g，防风9g，三棱9g，莪术9g，蝉蜕6g。每日1剂，水煎服。共服药2个月，结节平，瘙痒亦止。

［李领娥.国医大师验案良方·皮肤病卷[M].北京：学苑出版社，2015.］

【评析】 结节性痒疹其皮疹以结节为特点，可黄豆至栗子般大小，颜色多黯红，瘙痒剧烈，中医多以痰、瘀论治，故多治以化痰软坚、活血化瘀为主。本病例，颜德馨在以桃仁、红花、三棱、莪术、赤芍、牡丹皮活血化瘀；荆芥、防风、蝉蜕散风止痒；炮山甲、黄药子、连翘化痰软坚散结，尤其是炮山甲、黄药子化痰软坚力猛，故服药2个月皮疹即见减轻，效果显著。

4. 活血化瘀，清火化痰法法治疗硬红斑（许履和医案）

刘某，女。

病史：2年前右大腿内侧起一红斑，继则由红转紫，形成硬结。1年前左大腿内侧亦出现同样病变。经某医院活检，诊断为硬红斑。左大腿硬结已于活检时摘除，右大腿硬结顾虑术后不得愈合，故未摘除，建议中药治疗。目前右大腿大硬结大逾银元（约6cm×4cm，皮色紫黯，中间有米粒大的浅表溃疡一个，无分泌物（此溃疡因近来用磁石疗法，引起发疱后形成，有轻度压痛。平时血压高（200/100mmHg，经检查脑血管硬化，天天头晕眼花，甚则晕倒，面部升火，夜寐不好，有时心慌，性情急躁，口中干，饮食二便尚正常，脉弦有力，苔白质红。

辨证：肝火偏旺，络脉失和，气血瘀滞，痰浊停聚。

治法：活血化瘀，清火化痰。

处方：桃仁6g，红花3g，全当归6g，山慈菇2g，赤芍6g，牡丹皮6g，夏枯草9g，炙僵蚕9g，牛膝6g，昆布9g，海藻9g，生牡蛎15g，7剂。

二诊：药后肿块有所好转，皮色亦有改善，创口已不渗水，唯日来头目眩晕胀痛，前法能以平肝息风。原方加滁菊花6g，珍珠母（先煎）30g，钩藤（后下）10g，10剂。

三诊: 肿块转小（4 cm×3 cm 转软，皮色亦已改善，创口收敛，局部症状明显好转，即如面部升火、夜寐不安、口中干渴、头痛、脉弦等症亦皆转轻。唯头晕未止，有时心慌。脉细弦，舌苔薄白，质红已淡。原方再加夏枯草 10 g，白蒺藜 10 g，7 剂。

四诊: 肿块继续转小转软，唯血压尚高，头晕头胀眼花。原方 7 剂。

五诊: 肿块又见缩小（2 cm×1.5 cm）。原方续服。

六诊: 前方又服 40 剂，右大腿硬结已完全消退，压痛亦除，唯皮色尚呈淡紫。目前血压已正常，头晕、心慌、面部升火等症，均明显好转。脉细弦，苔薄白。除每天服复方降压片 1 片外，嘱其将中药原方再服 10 剂，以善其后。

[徐福松 . 许履和外科医案医话集 [M]. 南京：江苏科学技术出版社，1980.]

【评析】 硬红斑大多认为是一种结核性血管炎，病程慢性，多发于小腿屈侧，为 1～2 cm 直径的黯红色结节，伴有压痛，可以破溃，脓液稀薄，依中医外科阴阳辨证，多属阴证，多为气血瘀滞，痰浊停聚所致，加之本例患者头晕眼花，甚则晕倒，面部灼热，夜寐不佳，心慌，性急，口干，脉弦有力，苔白质红等，属肝火亢盛之证。故辨证为肝火偏旺，络脉失和，气血瘀滞，痰浊停聚之证，治以活血化瘀，清火化痰之法。药用桃仁、红花、当归、赤芍、牡丹皮活血化瘀；山慈菇、僵蚕、夏枯草、昆布、海藻、生牡蛎化痰软坚散结；牛膝引药下行；同时以牡丹皮、夏枯草、菊花清肝火；僵蚕、白蒺藜、钩藤、生牡蛎、珍珠母平肝阳、息肝风。全方用药合理精当，疗效显著，皮损消退，全身症状亦得到有效缓解。

5. 除湿化痰，活血散结法治疗聚合型痤疮（陈明岭医案）

张某，男，30 岁。2011 年 11 月就诊。

主诉: 面部黯红色丘疹、结节、囊肿。患者 1 年前因面部出现红色丘疹、黑头粉刺，曾多方治疗，病情反复加重形成结节、囊肿，纳眠可，小便调，大便干。舌质黯红苔黄腻，脉弦滑。

西医诊断: 聚合型痤疮。

中医诊断: 粉刺。

辨证: 痰湿阻滞。

处方: 陈皮 12 g，法半夏 10 g，茯苓 30 g，僵蚕 15 g，黄连 10 g，皂角刺 15 g，

忍冬藤30 g，连翘20 g，丹参20 g，郁金20 g，夏枯草30 g，山药30 g。

1周后复诊面部丘疹、结节、囊肿明显好转，根据前方去忍冬藤、郁金，加桃仁10 g、白花蛇舌草30 g，继服2周。

三诊： 面部脓疱减少，大便正常，随证加减继服中药2个月，结节、囊肿消退。

［赵金凤，刘海燕，卢阳，等．化坚二陈丸加味治疗皮肤病验案4则 [J]．长春中医药大学学报，2013，29（1）：80-81.］

【评析】 聚合型痤疮多累及男性青年，表现为严重的结节、囊肿、窦道及瘢痕，临床治疗颇为棘手。中医认为由于肺经蕴热、过食辛辣肥甘厚味助湿化热，或脾气不足，湿浊内停，郁久化热，均可导致热灼津液、煎炼成痰，湿热瘀痰凝滞肌肤而发。治以除湿化痰，活血散结。本例以化坚二陈丸加味，金银藤、连翘、夏枯草、白花蛇舌草解毒散结，丹参、郁金、皂角刺、桃仁活血散结，山药健脾除湿以散结。全方合用共奏除湿化痰散结之功。

6. 化痰散结，活血清热法治疗痤疮（庄国康医案）

江某，男，23岁。

主诉： 颜面痤疮5年，加重2年。患者最初颜面出现丘疹、脓疱，后为囊肿、小结节，痒痛相兼，挤出脓后形成瘢痕，油脂分泌多，两颊伴有瘢痕及色素沉着，口臭，纳可，大便干，小便黄，舌红苔黄腻，脉滑。

诊断： 痤疮。

辨证： 痰热瘀互结。

治法： 化痰散结，活血清热。

处方： 全瓜蒌15 g，胆南星6 g，陈皮10 g，法半夏6 g，厚朴10 g，昆布10 g，三棱10 g，莪术10 g，桃仁、红花各10 g，重楼10 g，黄芩10 g，黄柏10 g，金银花10 g，野菊花10 g，茯苓10 g。

服14剂后，患者自觉新疹减少，囊肿结节趋平，继服前方去黄柏。又服14剂后，已不出现囊肿，颜面皮损趋平，症状明显改善，前方去胆南星又服14剂后，偶有小脓疱出现。患者间断服药，其后未见反复。

［沈东，刘瓦利．庄国康治疗痤疮经验 [J]．中医杂志，2001（4）：210.］

【评析】 本案痤疮可见丘疹、脓疱、囊肿及结节，属于较严重的痤疮，目前临床上对于结节囊肿型痤疮多从痰瘀论治，故以全瓜蒌、胆南星、陈皮、法半夏、昆布等软坚化痰；三棱、莪术、桃仁、红花活血化瘀；重楼、黄芩、黄柏、金银花、野菊花清热利湿解毒，诸药合用，共奏清热利湿解毒，化痰祛瘀散结之功。

7. 祛痰除湿，软坚散结，清热解毒法治疗囊肿性痤疮（陈彤云医案）

尹某，男，23岁，1997年7月9日初诊。

主诉： 颜面反复起疹2年余，复发加重2个月。查体：面颈、前胸、后肩背部红色毛囊性斑疹，上有脓头，部分为囊肿、结节，颜面重度脂溢，局部毛孔粗大。伴痒痛，口渴喜冷饮，口臭，大便秘结，小便黄。舌红苔黄厚腻，脉滑。

辨证： 痰湿聚结，热毒蕴肤。

治法： 祛痰除湿，软坚散结，佐以清热解毒。

处方： 夏枯草15 g，浙贝母15 g，炒山甲6 g，海藻10 g，金银花15 g，连翘15 g，蒲公英30 g，土茯苓15 g，当归10 g，赤芍15 g，丹参15 g，苦参15 g，生石膏（先煎）30 g，生大黄5 g。

二诊： 皮疹色黯红，脓头较多，囊肿结节未见明显变化，颜面脂溢仍较重，皮疹疼痛略缓解不痒，口臭口干症状减轻，大便2～3日一行，小便黄。舌红苔黄薄腻，脉滑。上方去炒山甲、海藻，加皂角刺6 g，僵蚕6 g消肿排脓散结。

继服7剂后皮疹较前缓解，脓头减少，囊肿结节部分变软，疼痛减轻，一般情况可，大便同前，小便正常。舌红苔白，脉滑。上方去生石膏，加夏枯草15 g、羚羊角粉（分冲）0.6 g以加强软坚散结清热力量。

继服7剂后原毛囊性丘疹消退，囊肿结节大部分变平，面部明显，无脓头，无疼痛，大便通，每日一行，颜面脂溢减轻。舌淡红苔白，脉弦。上方去生大黄，加生薏苡仁30 g利湿减少皮脂溢出，继服7剂。皮疹消退50%以上，伴随症状基本消失。

［刘清，陈彤云 . 陈彤云治疗痤疮临床经验总结 [J]. 北京中医，2000（6）：5-6.］

【评析】　本例患者为重症痤疮，可见囊肿、结节，综合皮损、症状、体征、舌脉，辨证为痰湿聚结、热毒蕴肤。治以祛痰除湿、软坚散结，佐以清热解毒。方中用夏枯草、浙贝母、炒山甲、海藻祛痰软坚散结为主药；生石膏、金银花、连翘、蒲公英、土茯苓清热解毒为臣药；当归、赤芍、丹参活血消斑，苦参、土茯苓清热燥湿解毒共为佐药；生大黄泻热通便为使药。

8. 化痰养血法治疗脱发（王荫三医案）

王某，女，54岁。1988年10月20日初诊。

病史： 患者素有"贫血"宿疾。近1年来头发脱落较多，初未介意。近期逐渐加重，以致影响容貌，遂求予诊治。察其面色萎黄，头发稀疏，枯黄不泽，纳食欠佳，体倦乏力，舌淡红苔薄黄，脉细缓。

辨证： 气血两虚，风邪袭入，血燥发失所养。

处方： 八珍汤加天麻、防风、何首乌等水煎口服。

二诊： 服上方月余，脱发继续，因思是否误治，细询其生活史，自述嗜烟成瘾历十余年。常间断咳嗽咳痰，量多容易咳出，痰稀色白。查舌面苔薄白而水滑。实为痰浊阻肺，肺失宣发，津气不布，发失滋养所致，拟化痰养血之剂为当。遂予陈皮10 g，法半夏12 g，云苓12 g，甘草6 g，丹参20 g，檀香（后下）6 g，桑叶10 g，菊花10 g，柏子仁30 g，黄芩10 g，全瓜蒌5 g，当归10 g。水煎口服。同时嘱用鲜生姜擦拭头皮，每日数次。

三诊： 上方服6剂后，自觉无不适，按原方10剂量研末为丸内服。治疗3个月后脱发减少，新发渐生。再进上述丸药一料，发荣如常，未见复发。

[王荫三. 痰证误辨救弊录 [J]. 光明中医，1996（1）：427.]

【评析】 "发为血之余"，故脱发一证通常均按血虚论治，初用益气养血之方，但未奏效。已故名老中医石稚堂先生有"斑秃"从痰论治之方，而该患者吸烟多年，咳嗽痰多，此为热炼津液，化为痰浊犯肺。《灵枢·决气》所谓："上焦开发，宣五谷味，熏肤、充身、泽毛。"此例肺为痰阻，宣发失司，无以泽毛，导致毛发脱落不荣。用二陈汤加全瓜蒌化痰浊，当归、丹参，柏子仁、檀香养血活血行气，佐桑叶、菊花轻清宣发，助肺散津布气，使以黄芩廓清上焦邪热，营血由生，毛发自荣。

9. 通络止痛，化痰化瘀法治疗带状疱疹后遗神经痛（王长德医案）

陈某，男，72岁。2016年8月1日就诊。

主诉： 右侧头面部持续性刺痛2个月，加重1周。患者自述2月余前无明显诱因下右侧面部出现簇集水疱伴随闪电样疼痛，于外院诊断为带状疱疹。给予阿昔洛韦、卡马西平等药物治疗后疱疹消失，但疼痛不减，服用曲马多等止痛药，均未获满意疗效。近一周来，疼痛加剧。刻下症见：精神紧张，右侧头面部刺痛，局部未见原发皮损，夜寐尚安，纳可，二便尚调，汗出正常，舌黯红，苔白微腻，脉弦。

西医诊断：带状疱疹后遗神经痛。

中医诊断：头痛。

辨证：痰浊上扰，兼有瘀阻。

治法：通络止痛，祛痰化瘀。

处方：白芍 30 g，炙甘草 6 g，徐长卿（后下）15 g，九香虫 12 g，葛根 45 g，川芎 15 g，柴胡 18 g，黄芩 9 g，吴茱萸 9 g，蔓荆子 12 g，白芷 12 g，半夏 9 g，陈皮 9 g，石菖蒲 9 g，木香 6 g，砂仁（后下）9 g。上方随证加减 1 月余而痊愈，未诉疼痛复发。

[顾思纯，王长德. 王长德教授治疗带状疱疹后遗神经痛经验探析 [J]. 中国中医药现代远程教育，2017，15（11）：73-75.]

【评析】 带状疱疹后遗神经痛是皮肤科的常见病、难治病，给患者带来巨大痛苦，一般中医皮肤科专科医生治疗本病多仍以带状疱疹论治，多辨证为气滞血瘀证，选用桃红四物汤或柴胡疏肝散合桃红四物汤加减。笔者认为，带状疱疹后遗痛虽然因为带状疱疹而发，但从症状来讲属中医痛证范畴，中医诊断应为痛证，故本例病患诊断为"头痛"是准确的。中医关于头痛的辨证分型非常丰富，根据此患者的症状、体征、舌脉，辨证为痰浊上扰，兼有瘀阻，治以通络止痛，祛痰化瘀，且用药剂量较大，故临床疗效显著。

10. 化痰活血祛瘀法治疗硬皮病（刘国安医案）

蔡某，男，80 岁。2013 年 10 月 16 日初诊。

主诉：双上肢酸痛、冰冷半年余。病史：患者于半年前，无明显诱因出现双上肢酸痛、冰冷，去某医院就诊，诊断为硬皮病，给予扩张血管及抑制胶原增生等药物治疗后症状略好转，为进一步诊治来我院就诊。诊查：舌质淡黯，脉涩、细、滑，舌苔薄黄，双上肢皮肤颜色呈浅褐色，皮温低，关节无肿痛。

辨证：痰阻血瘀。

治法：化痰活血祛瘀。

处方：桂枝 15 g，附子（先煎）15 g，熟地黄 20 g，山茱萸 30 g，山药 15 g，茯苓皮 30 g，白芥子 10 g，胆南星 10 g，细辛 10 g，黄芪 30 g，当归 20 g，川芎 15 g，丹参 20 g，鸡血藤 20 g，桑枝 30 g，苍术 10 g，薏苡仁 30 g，白豆蔻（后下）10 g，水煎分服，每日 1 剂，5 剂。

二诊（10 月 21 日）：患者上肢酸痛、发凉略好转。舌质淡，脉沉细，苔薄黄。处方：附子（先煎）20 g，桂枝 15 g，熟地黄 20 g，山茱萸 30 g，茯苓 15 g，黄芪 30 g，当归 20 g，川芎 15 g，桑枝 30 g，木瓜 15 g，山药 15 g，细辛 10 g，鸡血藤 20 g，薏苡仁 30 g，白豆蔻（后下）10 g，丹参 20 g，僵蚕 10 g，滑石粉（包煎）15 g，水煎分服，每日 1 剂，20 剂。

三诊（11 月 13 日）：上述症状明显缓解，舌苔黄腻明显消退，脉沉细滑，尺脉弱。处方：桂枝 15 g，附子 15 g，熟地黄 20 g，山茱萸 30 g，山药 15 g，土茯苓 30 g，泽泻 15 g，牡丹皮 20 g，黄芪 30 g，当归 20 g，川芎 15 g，细辛 10 g，桑枝 30 g，苍术 15 g，薏苡仁 30 g，陈皮 10 g，水煎分服，每日 1 剂，20 剂后上述症状明显缓解。

【评析】 局限性硬皮病以局部皮肤出现硬化、萎缩为主要表现，中医认为多为血、水不得流通，凝结局部而成。血不行则为瘀，水不行则为痰，故多辨证为痰阻血瘀，常以化痰活血祛瘀为主要治法，故以白芥子、胆南星、僵蚕化痰；苍术、薏苡仁、滑石、白豆蔻、茯苓祛湿；当归、川芎、牡丹皮、丹参、鸡血藤活血祛瘀。本例患者伴有肢体酸痛、冰冷，舌质淡黯，脉涩、细、滑，故阳虚、血虚、气虚等亦非常明显，此为痰瘀形成的根本原因，故以桂枝、附子、细辛温阳；黄芪、山药益气；熟地黄、山茱萸以养血，再以桑枝、鸡血藤等通络，共奏温阳益气养血，化痰活血祛瘀之功效，故服药后病情明显缓解。

第五十一章
其他疾病

1. 豁痰行气开郁法治疗戒断综合征（汤云龙医案）

肖某，男，36岁。1991年10月3日初诊。

病史： 患者2个月前因好奇心买了个"泡"，叼个纸筒往嘴里吸，自觉浑身轻飘飘的舒服，第二天感到困乏，非常难受，又去买了2包，上了瘾。吸后大脑恍恍惚惚，身体飘飘若仙。5万元家产吸完了，不吸就耳鸣心跳，鼻涕眼泪不停流，无法忍受，且厌食呕吐。感觉肌肉关节、背部和腰部弥漫性疼痛，头胀眩晕，失眠胸闷。脉细滑数无力，舌瘦苔黑腻。体质衰弱，喉中时有痰鸣之声。

辨证： 痰浊中阻，上扰清窍。

处方： 陈皮、半夏、制天南星、枳壳、茯苓、菖蒲、竹茹、香橼各10g，礞石（先煎）20g，生姜、生草各6g，大枣5枚。煎服，冲至宝丹2丸。

令其戒服毒品，于翌日10时许表现谵妄，出汗，皮肤出现鸡皮疙瘩，流涕，流泪，在床上蜷缩成团，时而来回折腾，膝盖抵上腹部，双脚持续抽动，辗转反侧，时而鼾然大睡，痰声辘辘。诊脉滑细数。体温37.8℃，血压22/12 kPa，瞳孔扩大，舌苔黑。继用上方加龙胆草、酸枣仁、白前各30g。水煎频频呷服。另用非那根稀释至8 mL，分别注入神门、丰隆、曲池、心俞穴。以后逐渐安定入睡。

3天后仍表现衰弱，辗转不舒。脉滑细缓、咽塞不利。瞳孔缩小，表情冷淡。上方加人参15g，白术10g，生何首乌12g，琥珀（冲服）3g。6剂收功，随访吸毒彻底戒除。

［汤云龙，史恒军，吴一纯. 疑难病从痰论治验案 [J]. 陕西中医学院学报，1994，17（1）：19.］

【评析】 本例为戒断综合征，临床辨证为痰浊内生，阻滞中焦，上扰清窍。

故以导痰汤豁痰行气开郁，加菖蒲化浊开窍，礞石、香橼下气坠痰，至宝丹化浊开窍，清热解毒。痰浊熏蒸热甚则加龙胆草、白前清肝止惊化壅滞；酸枣仁养血安神除烦躁。配合针药取穴而收功。

2. 健脾补气，化痰和中开窍法治疗发作性睡病（韩素萍医案）

刘某，男，48岁。

病史：两年前发现白天困倦，嗜睡。发作时不可抑制，10多分钟后神清。在当地医院经脑电图、头颅CT检查无异常发现。西医诊断为发作性睡病，给予西药（药名不详）间断治疗月余无效。伴见头昏沉，肢懒体重，口淡无味，便溏。查：形体肥胖，颜面虚浮，舌质淡红，边有齿痕，脉濡缓。

处方：陈皮12 g，茯苓15 g，党参12 g，苍白术各12 g，半夏12 g，菖蒲12 g，砂仁（后下）12 g，枳壳12 g，炒薏苡仁30 g，生姜3片为引。

服药10剂后，饮食增加，大便成形，发作性睡眠明显减少。去燥烈之苍术，加山药30 g，以增健脾补气之功。调服10剂，病愈。

［韩素萍，李传河，程冠春.怪病从痰论治验案三则.河南中医药学刊，1997，12（6）：55.］

【评析】　发作性睡病，与《黄帝内经》所论述的"嗜卧""喜眠"相类似，中医的多寐证可包括该病。朱丹溪云："脾胃受湿，沉困无力，怠惰好卧。"指出了本病的病机为脾虚痰湿，脾胃虚弱，运化无权，谷不化精而成痰湿。痰湿蕴滞，阳气不振，而成多寐；脾运四肢，脾虚禀气有亏则四肢倦怠，无力以动。方用四君子汤健脾补气；二陈汤化痰和中；菖蒲、砂仁醒脾开胃。诸药合用，共奏健脾益气、燥湿祛痰之功。脾胃健，水谷运，湿浊化，痰源绝，则神爽身轻矣。

3. 健脾胜湿，化痰开窍法治疗发作性睡病（阎西鹏医案）

郭某，女，42岁。1999年2月29日初诊。

病史：患者半年来困倦、嗜睡，常在午饭后不遏止地入睡，十余分钟后醒来感头脑很清醒，有时竟在逛商场时入睡，被人叫醒。患者形体肥胖，伴有身重疲倦，微咳多痰，晨起恶心，纳差，白带增多，大便溏，舌胖、苔腻，脉弦滑。

治法：健脾胜湿，化痰开窍。

处方：二陈汤加味。半夏、石菖蒲、苍术、佩兰、陈皮、白豆蔻（后下）各

12 g，茯苓、黄芪各 20 g，白术 15 g，厚朴 10 g，炙甘草 6 g。5 剂，水煎服。药后症状减轻。原方加桂枝 12 g，继服 5 剂，嗜睡进一步减轻。原方继服 10 剂，症状消失，后嘱服补中益气丸以巩固疗效，随访 1 年无复发。

[闫西鹏，闫西敏.顽症从痰湿论治验案举隅 [J].国医论坛，2003，18（2）：27.]

【评析】 本例患者为脾虚湿盛，痰湿中阻，上蒙清窍。方中半夏、陈皮燥湿化痰；黄芪、白术、茯苓健脾益气；苍术、白豆蔻、厚朴理气祛湿；石菖蒲、佩兰化湿醒脑开窍。痰饮同源，二诊加入桂枝以温阳化痰，全方共奏健脾益气、祛湿开窍之功。本例所用健脾益气之品都是为了祛湿，湿除则清阳能升，浊阴得降，脑络得通，则嗜睡自愈。

4. 温阳化痰，宣肺开窍法治疗呼吸暂停症（方正浩医案）

刘某，男，10 岁。2004 年 7 月 10 日初诊。

病史：患儿胸闷，气憋，呼吸困难，甚至呼吸骤停，已 20 天，经某医院检查脑 CT、脑电图、心电图、胸透、鼻咽部影像检查，均未见异常。诊断为呼吸暂停症。治疗罔效。刻下症见：面色㿠白，神困身倦，纳呆便溏，喜静赖动，喜食冰饮，舌淡苔白，脉沉弦。

辨证：脾胃虚寒，内生痰饮，肺气受阻。

治法：温阳化痰，宣肺开窍。

处方：苓桂术甘汤加味。桂枝、白术、茯苓、丹参、石菖蒲、地龙、郁金、神曲、姜半夏各 10 g，白芥子 5 g，细辛、干姜各 3 g，生姜 3 片，甘草 3 g。每日 1 剂，水煎服。

服至 7 剂，发病隔夜 1 次，时间明显缩短，胸中有舒展感。原方有效续进。1 个月后，病不复发，呼吸通畅，纳开神爽，继用苓桂术甘汤合六君子丸，调理数日而病愈。随访半年未复发。

[方正浩.怪病从痰论治 2 例 [J].浙江中医杂志，2005（5）：219.]

【评析】 笔者根据临床症状和患儿的饮食偏嗜，认为其过度偏嗜冷食冰饮，导致中阳受损，脾胃虚寒，痰浊内生，上贮于肺，气道受阻，肺气失宣，从而致本病。其病本在脾胃，标在肺。治以澄本溯源，当按温药和之为正法。方用苓桂术甘汤加味，共奏温脾化痰、温肺化饮、宣通肺气之功。

5. 化痰散结法治疗结节性甲状腺肿（程丑夫医案）

罗某，女，62 岁，2011 年 11 月 5 日初诊。

病史：患者于外院彩超示甲状腺 3 个非均匀性回声结节，结节性甲状腺肿，双乳轻度小叶增生。甲状腺功能检查：FT3 32.1 pmol/L，FT4 41.7 pmol/L，TSH 0.065 mU/L。现诉服用左甲状腺素钠 50 mg/d，持续 96 天，从 10 月 14 日起停药至今，患者无特殊不适，纳寐可，二便调。舌质淡红，少苔、中稍裂纹，脉弦滑。血压：115/90 mmHg。

辨证：肝郁痰阻。

治法：理气舒郁，化痰散结，软坚消瘤。

处方：昆布丸合疏肝消瘰丸加减。柴胡 10 g，白芍 10 g，香附 10 g，白芥子 10 g，浙贝母 10 g，海藻 10 g，昆布 10 g，郁金 10 g，黄芩 10 g，木香 6 g，海蛤粉（包煎）10 g，夏枯草、全蝎各 3 g。10 剂，水煎服。嘱每日服药 2 次，每日 1 剂。

二诊（2011 年 11 月 17 日）：病史同前，患者诉甲状腺肿有所缩小，未诉特殊不适，纳寐安，二便调，舌淡红，苔薄黄，脉弦。上处方方证相安，守方加十大功劳叶 15 g。14 剂，水煎服。嘱每日服药 2 次，每日 1 剂。

三诊（2011 年 12 月 3 日）：服药后，患者诉甲状腺肿明显缩小，纳可，舌淡红，苔薄白，脉弦。二诊处方方证相安，守方加橘核 10 g。14 剂，水煎服。嘱每日服药 2 次，每日 1 剂。

四诊（2011 年 12 月 20 日）：患者诉甲状腺肿进一步缩小，未诉特殊不适，纳寐安，二便调，舌淡红，苔薄黄，脉弦。按三诊方再进 20 剂。后因患带状疱疹复来就诊，诉其甲状腺肿已基本消失。

［黎鹏程，卢丽丽 . 程丑夫教授从痰论治疑难病验案三则 . 湖南中医药大学学报，2014，9（34）：43-45.］

【评析】 结节性甲状腺肿（又称结甲）属于甲状腺非肿瘤、非炎症性病变，属于中医学"肉瘿"范畴，西医对该病治疗无特效方法。中医在治疗结甲方面有其独特优势，不但可以改善患者不适症状，而且治疗后部分患者结节缩小甚至消失。《济生方·瘿瘤论治》说："夫瘿瘤者，多由喜怒不节，忧思过度，而成斯疾焉。大抵人之气血，循环一身，常欲无滞留之患，调摄失宜，气凝血滞，为瘿为瘤。"本案患者辨证属肝郁痰阻。肝气郁滞，久之导致乳房内生肿块；结节性甲状腺肿乃痰气壅结颈前所致。方以昆布丸合疏肝消瘰丸加减治之。又因积证绝非一两日而成，故并非短期能使其消散，所以服药时间较长，缓缓消之，以图根治。

附　录

一、邓铁涛"痰瘀相关理论"在肿瘤疾病中的临床应用

邓铁涛教授擅长诊治心血管系统疾病，早在 20 世纪 70 年代，就提出了冠心病本虚标实、痰瘀相关的病机，本虚主要为心阴心阳虚，标实主要为痰与瘀。指出"冠心病的病因可归纳为劳逸不当，恣食膏粱厚味，或七情内伤"，上述致病因素作用于心阳不足或心阴不足之体，使气滞于中，血行不畅，气行则血行，气滞则血瘀。同时，气虚亦可引起血瘀，血瘀可加重气滞，气虚生痰，痰湿也可引起血瘀，导致痰湿内阻或瘀血内闭，痹阻心脉而引起一系列冠心病的症状。他针对南方患者多为气虚痰阻的病理特点，创用益气除痰的温胆汤加人参化裁治疗，标本兼顾。

邓铁涛教授的"痰瘀相关"学说，认为痰是瘀的初级阶段，瘀是痰浊的进一步发展，这一理论不但治疗心血管疾病的临床疗效肯定，而且用以指导治疗肿瘤，尤其是肺癌、乳腺癌、食管癌也取得了较好疗效。

（一）肺癌

1. 病因病机

肺癌的形成主要是由于正气内虚，脏腑功能失调，邪毒侵肺，导致肺气郁闭，宣降失司，集聚成痰，痰凝气滞，郁阻络脉，痰气瘀毒交结，日久形成积块。《杂病源流犀烛》说："邪积胸中，阻塞气道，气不得通，为痰……为血，皆邪正相搏，邪既胜，正不得制之，遂结成形而有块。"可见在肺癌的发病机制中，痰瘀既是邪毒侵肺、脏腑功能失调的病理产物，又是导致正气内虚、邪毒交结成块的致病因素。因此，痰瘀为病贯穿肺癌的整个发病过程。历代医家认为，痰是津液

的病变，瘀是血的病理形式，二者关系密切。《灵枢·百病始生》指出："温气不行，凝血蕴里而不散，津液涩渗，著而不去，而积皆成矣。"《丹溪心法》指出："痰夹瘀血，遂成窠囊。"强调"痰中夹瘀"这一病机在致病中的广泛性和重要性，而且认为积聚、癥瘕、肺胀等诸病症多是痰中夹瘀所致。《医宗粹言》强调："若素有郁痰所积，后因伤血，故血随蓄滞与痰相聚，名曰痰夹瘀血。"《血证论》说"血病不离水""须知痰水之壅，由瘀血使然，但去瘀血，则痰水自消""水病则累血"及"痰亦可化为瘀"。说明痰瘀相关、痰瘀同病的理论历来为医家所重视。

2. 临床表现

肺癌患者不论早中晚期，多见痰瘀相关为病的情况。如咳嗽、气促为痰湿壅肺，肺失宣发肃降。痰瘀搏结，瘀阻脉络，血不循经，溢于脉管外则见瘀血或咯血。久病入络，阳气阴精不得通行，瘀结胸中，则见胸痛，痛处固定。痰浊瘀毒交结，聚积于肺脏，日久而成积块，故肺内肿块乃肺癌之重要体征。痰瘀之舌脉见症有：苔白厚浊或腻，脉弦滑为痰阻；舌有瘀斑或舌质紫黯，舌下络脉曲张，脉涩或结代者为瘀闭。若两者同见则为痰瘀闭阻。统计本科住院116例肺癌患者，入院时具有上述痰瘀临床表现者约占78%，入院检查多见纤维蛋白原、血小板、红细胞沉降率等明显升高。

3. 辨证治疗

邓铁涛对肺癌的治疗，无论早中晚期都以除痰祛瘀为治法。在早期，有时可无明显的症状，以除痰祛湿为主，少佐活血化瘀；中期痰瘀表现比较明显，治疗除痰祛瘀并重；晚期正气亏虚，痰瘀病情严重，证候错杂，治疗扶正祛邪，除痰祛瘀，不忘扶助正气，孰重孰轻，应具体分析，灵活变通。自拟基础方如下：芦根、生薏苡仁、冬瓜子各30 g，桃仁、生天南星、生半夏、山慈菇、丹参各15 g，枳壳12 g，田七末（冲服）3 g。随证加减：肺热明显发热，口干口苦，痰黄稠者加鱼腥草、黄芩、人工牛黄；咳嗽甚者加浙贝母、杏仁、百部；胸痛甚者加延胡索、郁金，兼服西黄丸；痰血、咯血明显者加仙鹤草、侧柏叶、白及粉；气促加紫苏子、莱菔子、鹅管石；胸腔积液加半边莲、葶苈子、猪苓等；有脑转移者加全蝎、蜈蚣、守宫等虫类药；气阴两虚者加用人参、黄芪、冬虫夏草等补益肺气，天冬、百合、燕窝等养肺阴，西洋参炖服独具益气养阴之功。

（二）乳腺癌

1. 病因病机

乳腺癌的形成，主要是由于正气不足，七情内伤，或因外邪客之所致。乳头属足厥阴肝经，肝脉布络胸胁，若郁怒伤肝，肝失疏泄，则胸胁脉络气机不利。乳房属胃，脾胃互为表里，脾胃运化失常，则痰浊内生，以致无形之气郁与有形之痰浊相互交凝，经络痞涩，气滞血瘀，阻于乳中而成本病。朱丹溪《格致余论·乳硬论》说："若夫不得于夫，不得于舅姑，忧郁郁闷，昕夕积聚，脾气消阻，肝气横逆，遂成隐核，如大棋子，不痛不痒，数十年后方为疮陷，名曰乳岩。""痰夹瘀血，遂成窠囊。"可见，气血痰瘀也是乳腺癌形成的重要因素。

2. 临床表现

乳腺癌早期多以气滞痰凝为主，症见乳房结块，皮色不变，质地较硬，推之可移或固定，乳房胀痛，两胁作胀，心烦易怒，或腋下瘰疬，咳嗽有痰，头晕目眩，纳呆，舌淡红或稍红或黯，苔白或厚腻或微黄，脉弦或弦滑。中晚期则以正气亏虚、痰瘀互结多见，症见乳中结块或翻花溃烂，渗流黄水或血水，形体消瘦，腰膝酸软，烦躁失眠，头晕目眩，月经不调，口干咽燥。舌黯红或绛，有瘀点瘀斑，无苔或少苔，脉弦细或涩。

3. 辨证治疗

在治疗上无论早中晚期都以理气化痰、活血祛瘀贯穿治疗过程。基本方为：柴胡 10 g，枳壳 6 g，青皮 6 g，赤芍 15 g，山慈菇 10 g，浙贝母 15 g，郁金 15 g，瓜蒌 15 g，丹参 24 g，桃仁 10 g，田七 10 g，甘草 6 g。随证加减：肝气郁久化热口干口苦、烦躁易怒加夏枯草、栀子；胁痛加香附、延胡索、川楝子；咳嗽痰多加百部、紫菀、杏仁、橘络；脾虚纳呆乏力加太子参、白术、云苓；腰膝酸软，头晕目眩，肝肾阴伤加墨旱莲、女贞子、山茱萸；血瘀偏重加川芎、生地黄、当归、穿山甲、土鳖虫等；疼痛甚剧加蒲黄、五灵脂、乳香、没药等祛瘀止痛。总之，在早期，病情较轻，以疏肝理气、健脾化痰、软坚散结为主，少佐活血化瘀；中期则除痰化瘀并重；晚期一般正气亏虚、肝肾阴伤，痰瘀互结甚重，证候虚实夹杂，治疗应扶正祛邪，标本兼顾，既祛痰化瘀，又不忘扶助正气、滋养肝肾、扶正抗癌。乳腺癌强调以手术为主的综合治疗，关键在于早发现，早诊断，早治疗。中医辨证论治可贯穿治疗始终，除痰祛瘀则是重要的治疗原则。

（三）食管癌

1. 病因病机

食管癌属于中医"噎膈"范畴。它的形成多和气滞血瘀、痰湿内阻相关。忧思过度或饮食失调则伤脾，脾伤气结则津液不能输布，聚而成痰。痰热交阻于食管，使食管干涩难咽，妨碍进食。日久气滞血瘀、痰瘀搏结阻于胃口，渐成噎膈。《订补明医指掌》说噎膈"多起于忧郁，忧郁则气结于胸，臆而生痰，久则痰结成块，胶于上焦，道路狭窄，不能宽敞，饮或可下，食则难入，而病已成矣"。徐灵胎《医学十二种》指出："噎膈之病，必有瘀血，顽痰逆气，阻隔胃气。"张景岳认为："酒色过度则伤阴，伤阴则精血枯涸，气不行则噎膈病于上，精血黏涸则燥结病于下。"综上所述，历代医家多认为痰阻、气结、血瘀是食管癌形成的主要原因。

2. 临床表现

食管癌早期多以气滞痰阻为主要表现，临床多是胸骨后不适，烧灼或疼痛，食物通过时局部有异物感或摩擦感，有时吞咽食物在某一部位有停滞或轻度梗阻感，喉间痰涎较多。下段食管癌还可引起剑突下或上腹部的不适、呃逆、嗳气，伴有纳呆，体倦乏力，形体日渐消瘦，舌质淡，苔白腻，脉滑。中晚期多是痰瘀内阻为主，又出现进行性吞咽困难，呈渐进性加重且呈持续性。多因梗阻进食减少或厌食，而出现恶液质。胸痛固定或痛掣肩背，声嘶，黄疸，腹水，呼吸困难，气管食管瘘等。肿瘤浸润至大血管可造成出血，如呕血或黑便。晚期由于全身广泛转移而引起相应的症状。此时病情危急，甚至水饮难下，食后即吐，便如羊屎，面色灰黯，肌肤甲错，舌有瘀点瘀斑，苔薄黄，脉弦细代涩。

3. 辨证治疗

食管癌在临床上往往表现为本虚标实之证。常有气郁、痰阻、血瘀等标实证候，但疾病的发展又表现为津亏液涸，精血不足，日久而致阴损及阳，表现为脾肾阳虚之证。因此，本病在临床上往往虚实夹杂，难以截然划分。治疗上要抓住阴亏热结、痰瘀内阻这一病机，以养阴清热，除痰祛瘀，理气和胃为基本治法。在证治方面，首先明确其本虚标实，抓住痰、瘀、虚这一主要病理。基本方选：生半夏、生天南星、党参、赤芍、白术、旋覆花、代赭石、生薏苡仁、丹参各 15 g，田七 10 g，甘草 6 g。随证加减：痰多、口干口苦加浙贝母、山慈菇、黄芩；梗阻明显加守宫、蜈蚣、露蜂房；气郁胸闷加郁金、瓜蒌皮；胸痛明显或痛掣胸背加五灵脂、桃仁、威灵仙；大便不通或便如羊屎，面色苍白，贫血加何首乌、生地黄、火麻仁；若晚期出现阳衰水泛，双下肢水肿加猪苓、附子、桂枝。由于本病到晚期多是阴损及阳、痰瘀内阻之本虚标实证，故在治疗过程中要时时注意扶正与祛邪相结合。同时要注意饮食调理，加强支持疗法，增强体质，以有利于提高疗效。

［吴玉生，杨海燕．邓铁涛教授"痰瘀相关理论"在肿瘤疾病的临床应用［J］.现代医院，2005（6）：39-40.］

二、石仰山理伤从痰论治的经验

石仰山伤科乃沪上中医一大流派，对痰病诊治有其独特见解，现略述如下。

1. 损伤痰病论

石仰山禀家传之学，承岐黄之说，认为损伤缠绵难愈，或劳损麻痹肿痛，大多与痰有关。宋·杨士瀛《仁斋直指方》云："夫痰者津液之异名，人之所持以润养肤体者也，气血平和，关络条畅，则痰散而无；气脉闭塞，脘窍凝滞，则痰聚而有。"明·张景岳《质疑录》曰："痰，非病也。痰非人身素有之物。痰者，身之津液也。气滞、血凝，则津液化而为痰，是痰因病而生者也。"清·何梦瑶《医碥》云："痰本吾身之津液，随气运行。气若和平，津流液布，百骸受其润泽，何致成痰为病？苟气失其清肃而过于热，则津液受火煎熬转为稠浊，或气失其温和而过于寒，则津液因寒积滞，渐致凝结，斯痰成矣。"并认为"湿能生痰聚液""热盛亦生湿生痰矣"。由此可见，痰本为人身之津液，由于各种原因致使机体损伤或劳损，引起气滞、血凝，或因气过于热，或因气失温和，皆能使津液转化为痰。"无处不到而化为痰者，凡五脏之伤皆能致之"，石仰山认为脾肾为主。"盖脾主湿，湿动则为痰；肾主水，水泛亦为痰。故痰之化无不在脾，而痰之本无不在肾。"并认为"痰非病之本，乃病之标耳"。强调痰是一种病理产物，由于气滞血瘀导致津液输布受限，聚而成痰，郁瘀化热则灼津成痰。

2. 痰病在骨伤科的临床表现

石仰山认为，损伤气血属于气脉闭塞、脘窍凝滞之类，易于痰聚为患。《本草纲目》云："痰涎之为物，随气升降，无处不到……入于经络则麻痹疼痛，入于筋骨则头项胸背腰痛，手足牵引隐痛，即为其症。"何梦瑶认为痰"积久聚多，随脾胃之气以四迄，则流溢于胃肠之外、躯壳之中，经络为之壅塞，皮肉为之麻木，甚至结成窠囊，牢不可破，其患固不一矣。"在骨伤科临床上，常见痰与风、寒、湿、瘀、热诸邪相合为患。痰湿入络，"其症或由损伤而起"，而这种损伤并不重笃，更多见于积劳或过劳。其症表现多种多样，或关节肿胀，或筋块，或麻痹疼痛，或有身热等，所谓"痰生百病也"。以及由于反复损伤，气血呆滞，痰湿因之留恋，痰瘀交凝，筋损失用，症虽不甚，却成缠绵难已之痼疾。痰病在骨伤科临床上主要表现为肢体关节的肿胀或漫肿，皮温无明显增高，或略有增高，关节酸痛，活动牵强，或为皮肉的麻痹疼痛，手足牵引隐痛，关节内有积液，或筋膜肥厚等。

3. 理伤以痰论治

从石仰山临证，随处可见于调理气血的同时，常取法豁痰化浊。如头部内伤，瘀阻于上，清气不升，浊气不降，神明被扰；且因瘀阻不散，使津液周流障碍，聚而成痰，痰瘀交凝致使症情重笃难已。其治唯以祛瘀生新、升清降浊合豁痰开窍为法。常用石菖蒲、陈胆星、远志、竹沥、青龙齿。昏聩期瘀热夹痰者，宜逐瘀醒脑、清热豁痰，取至宝丹清热开窍；清醒期，宜活血化瘀、升清降浊，取柴胡细辛汤，或葶苈大枣汤加味，用葶苈子、泽泻、木通、车前、猪苓等通利水湿，合白术、大枣健脾助运，又防通利过伤正气，活血化瘀之品必当参入，此法以泄浊替代降浊，使水湿通利，痰湿无以凝聚，血脉得以流通；恢复期，痰浊阻滞者，治宜化痰健运为主，以半夏白术天麻汤或温胆汤化裁，礞石滚痰丸亦可参用。对胸胁内伤，除了常用理气活血、化痰止咳之品外，往往用白芥子豁利皮里膜外由气血凝滞而聚积的无形之痰。新伤骨折伤筋，常用陈胆南星、万灵丹祛痰湿以达消结散肿之效，利气化痰的陈皮用之亦广；痰瘀流注经隧者（包括周围神经损伤），宜益气活血、化痰通络，以补阳还五汤为主，配以桂枝、陈胆南星、泽漆之类以温经化痰；痰湿入络者，宜祛风豁痰通络，取家传验方牛蒡子汤治之。牛蒡子豁痰消肿，通行十二经络，《本草备要》言其"散结除风，利腰膝凝滞之气"；白僵蚕化痰散结，《本草思辨录》"治湿胜之风痰"，两味合用，专治湿痰留注经络。兼风寒者，则配祛风散寒之属，气血阻遏则佐通经活血之品。腰腿痛（腰椎间盘突出症），取牛蒡子、白芥子、泽漆以化痰逐水消肿，缓解神经根水肿。此方由控涎丹的甘遂、大戟、白芥子化裁而来，用以减轻其毒性；或用威灵仙及虫类搜剔药，威灵仙能"治风、湿、痰壅滞经络中"，蜈蚣、全蝎等虫类药有化痰散结、镇痉息痛的功能。骨折后期，患肢肿胀不消，石仰山常取补阳还五汤加苍术、茯苓、泽泻、桂枝等以益气活血，健脾利湿。石仰山认为由于气虚而血运不畅，肿胀难消，故在方中重用黄芪以益气助运，或酌加草乌、天南星、泽漆以温化痰瘀，其效甚捷。正如朱丹溪所言："治痰法，实脾土燥脾湿，是治其本。"此外，对于髋关节暂时性滑膜炎、股骨头骨骺炎、退行性膝关节炎等，除取祛风活血、益气温阳之法外，常用牛蒡子、炙僵蚕、地龙、天南星、威灵仙、半夏、陈皮等健脾化痰之品治疗。股骨头缺血性坏死的治疗，则常取熟地黄、山茱萸、巴戟天等。除在内治法中善从化痰浊出入之外，在外治方中也常用化痰之品，如消散膏、黑虎丹就有化痰而消散软坚之功，用于治疗头皮血肿，瘀结成块，以及劳损疼痛，多有较满意的效果。

4. 体会

由上述可知，石仰山先生对痰与痰病的区别是非常明确的。痰本为人身之津液，由于气滞血凝而致津液输布受碍，聚而成痰，或郁瘀化热，灼津成痰，与内科疾病中主要由脾虚生湿酿痰有所不同。骨伤科多见于损伤后气血不和，内生痰湿留络，表现为各种痰病症状。痰聚为患才是病。痰常与风、寒、湿、瘀、热诸邪相合为患。总之，新伤因痰瘀相关而治痰，劳损杂病由痰湿入络而治痰。

[李浩钢. 石仰山理伤从痰论治的经验 [J]. 上海中医药杂志，1996（10）：8-9.]

三、吴一纯论治痰证及用药特色

吴一纯教授从医五十余年，常言："医不仅能治病，而贵在治难治性疾病。"兹将其论治痰证的理论认识与临床经验总结如下。

（一）痰证的病机

吴一纯教授常言："百病皆与气相关。"气滞于脾，脾胃虚损，津液失于运化，痰病则生，脉相灌渗，痰滞与血瘀病因均可始于气，临床论治虽有相似之处，但容易混淆，究其根本，终有差异。痰病的病因可归纳为：①情志抑郁，忧思伤脾，或素为脾虚之体，饮入水谷不能尽化，致水湿停聚，凝结而成痰；②殚思极虑，体力、脑力过劳，耗气伤阴，气机不利而郁，气郁则水湿郁聚则生痰；③肝气横逆，肝火上炎，或怒火动则痰生，痰火阻隔肝胆脉道；④素体阴虚或疾病致虚，阴虚火旺，虚火上炎，火邪成为灼津凝痰之源；⑤肾阳素虚，脾失温煦，中阳失运，湿浊内生，滞留经络而成痰；⑥饮食不当，秽浊入体，如酒湿酿痰，或秽污之物碍脾滞胃，湿热蕴聚，动火生痰；⑦六淫之邪，可致气血运行逆乱引起津液停滞，滞留成痰。痰随气行，无处不到，可停蓄凝聚在各个组织器官中。

吴一纯认为血瘀与痰证临床病因病机有相似之处，但痰证病机比血瘀广而深。顽痰之证比瘀血之证更重，有时二者兼有，瘀血可以致痰，痰证可以夹血。治痰容易被忽视。特别临床常见的疑难杂症、肿瘤等疾患，现代医学常感束手无策，多从益气活血论治，而不知血中之痰，虚损百劳之人，多生癥瘕积聚，而精神亦渐羸弱，百病丛生，多因津液障碍，痰湿为害。痰滞血脉则胶黏不运，顽证从生。

（二）痰瘀证的治疗用药特色

张景岳说："实痰无足虑，最可畏者为虚痰。"可见此证不易速愈。根据吴一纯的经验，临床多应用以下几种治法。

1. 扶正健脾化痰

痰证脾虚患者大多正气不足。脾虚表现为纳差，乏力倦怠，少气懒言。脾主输津，虚则运化无力，统摄失权，不能为胃行其津液，水谷精微不能敷布而滞留则出现痰的证候。治当化痰消滞，扶正健脾，脾健而气血自生。益脾用人参、黄芪、白术、茯苓、甘草，然常服此类药物又易壅滞脾胃之气，出现脘腹胀满、嗳气、纳呆等气滞之证。故多在扶正健脾中加入木香、槟榔、枳壳、苍术、陈皮等药，即可行滞开壅、运脾生津。吴一纯认为脾属阴土，喜燥恶湿，唯苍术、木香、陈皮、半夏之刚燥药可以宣阳泻浊，醒脾助运，敷布精微。治疗痰证患者不仅重视扶正健脾胃，还要注意护阴，若兼有阴虚火旺者，当加知母、黄柏等。吴一纯喜用玄参、白芍、当归配陈皮、苍术、麦芽、娑罗子，以及温胆汤、香砂六君子汤等，刚柔相济，寒温相辅，互制其弊，各展其长，动静结合，正合阴阳互根之理。扶正主要在健脾，不仅注意脾阳，更注意脾阴，使津生气足，正胜邪祛。故痰饮、痰湿治疗多注意从脾着手。

2. 疏肝理气化痰

王孟英在《温热经纬》中云："盖万物非热则寒，寒者气不运而滞，热者气亦壅而不运，气不运，则热郁痰生，血停食积，阻塞于中矣。"故凡治疗诸痰证，必须留意理气蠲痰之法。然气滞之患，多源于肝。肝主疏泄，性喜条达，肝的疏泄作用除了保持自身的气血畅利和调外，尚能影响全身的水液代谢，故肝的疏泄功能正常，水液才能正常化生。六淫、七情内伤或饮食劳倦等致病因素的影响，皆可致肝气失于条达，气机郁滞，津液停聚而成痰。即"七情内伤，郁而生痰"。《医贯》："惊怒忧思，痰乃生焉。"《医学入门》及中医典籍中所论及的"郁痰""气痰""惊痰"等，皆与肝郁有关。《丹溪心法》曰："肝郁过甚，则可化火，火灼津液，亦可生痰。"李时珍《本草纲目》中说："痰之本水也，湿也，得气与火，则凝滞为痰。"故《锦囊秘录》云："气有余则为火，液有余则为痰。气能发火，火能郁痰，故治痰必顺其气。"《医方考》所载的清气化痰丸（瓜蒌、陈皮、黄芩、杏仁、枳实、茯苓、制天南星、半夏）乃清解化痰的要方。吴一纯认为，上述的"气"多指精神情绪，故提出肝生痰和疏肝理气以治痰是继承前人而有所发挥。疏肝导滞以治痰，是吴一纯治疗痰证的常法。

3. 破积解毒化痰

吴一纯承《素问·至真要大论》"结者散之，留者攻之"之旨，认为顽痰证多本虚标实。燥热又必耗津液，温补又碍邪得泄，而推崇化痰以"消"为主。化痰属八法中的消法范畴，而立平消片（西安正大制药厂生产）为基本方。方以白金丸（明矾、郁金）豁痰，治痰阻之证；硝石破坚攻结利水，直捣痰窠；枳壳、干漆、五灵脂理气活血、攻坚破积；马钱子通血脉，祛毒除湿；仙鹤草消痞疏滞。痰毒之患，必用此方。

（三）典型病例

王某，男，45 岁。1974 年 5 月 24 日初诊。

主诉： 胸闷、咳嗽及胸痛 5 个月，并咳少量白色黏痰。经一般对症处理无效。自感体力日衰、头晕、汗多而住院治疗。入院后 1 个月症状进行性加重，声音嘶哑。经 X 线胸片及痰脱落细胞反复检查及活组织病理证实为未分化型肺癌。由于病变程度及患者全身状况不适于手术，先行化疗，同时行 ^{60}Co 照射。治疗中途出现严重的放射性肺炎。患者因咳喘不能进食而被迫中止治疗，求诊中医。刻下症见：呼吸急促，胸闷心悸，面色虚浮、灰黯无光，舌质淡，苔厚腻，脉细数滑。吴一纯辨证为痰毒瘀滞，肺气不宣。治宜化痰解毒，清肺宣气。予平消片，每次 3 g，每日 3 次。处方：生艾叶 20 g，山豆根、百部、陈皮、半夏各 12 g，半枝莲、瓦楞子（先煎）各 30 g，全蝎、露蜂房、生姜、杏仁各 10 g，三七（冲服）5 g，生甘草5 g。水煎服，每日1剂。

复诊（1974年6月10日）： 患者咳嗽、呼吸急促症状缓解，余症同前。处方：苦参、百合、瓜蒌各12 g，半夏、浙贝母、杏仁、紫菀各10 g，半枝莲、鱼腥草、薏苡仁各30 g，生甘草5 g。上方加减连服6个月，放射性肺炎痊愈。

后坚持服平消片至1975年10月5日复诊，诸症消失，恢复正常工作。1978年3月6日随访，X线片报告为左上肺部密度增高，胸膜增厚。该处体积变小系肺癌放疗后所致。为防止复发，遵吴一纯意见坚持服平消片12年，存活27年，2001年因心肌梗死病故。

［汤岳龙. 吴一纯论治痰证及用药特色 [J]. 河北中医，2004（1）：9-10.］

四、曹鸣高应用化痰活血八法经验

现代名医曹鸣高教授，从事中医教学、临床工作60年，学验俱丰，临床擅治内科疾病，辨证精确，立法用药往往出奇制胜，用变法而获效。其应用化痰活血法治疗疑难杂证及危重证亦有过人之处。简要介绍如下。

1. 滋补肺阴，化痰活血法

凡肺阴亏损，痰瘀互结，阻滞脉络而致咳喘，曹鸣高则用滋补肺阴，化痰活血法。如《曹鸣高医验·咳喘》治疗邢某因"久咳肺阴不足，痰气交滞，肺络瘀阻"而致肺结节病，症见关节疼痛，发热，摄片检查示两肺中下满布结节，"胸闷且痛，咳嗽，痰少质黏，头痛，寐差……舌苔薄白，脉细弦"。以沙参、麦冬、玄参养阴润肺，百部、远志化痰止咳，牡蛎、海藻、昆布软坚化痰，黄药子、白花蛇舌草清热解毒，化痰散瘀，三棱、莪术、丹参活血化瘀，消坚散结。诸药合用，共奏滋补肺阴，化痰散结，活血祛瘀，清热解毒之功。经半年多治疗，该患者临床表现消失，除"右下肺有少许结节外，余肺正常"。若热痰内扰，灼伤肺阴，瘀血内阻，肺失清肃而致慢性支气管炎急性发作，曹鸣高亦用该法治之。如杨某患病18年，入冬即发，咳喘加重，每晚咳剧不能平卧，痰吐黄浓黏稠，胸闷气急，饮食二便尚可，舌苔白腻，脉弦小滑见（《曹鸣高医验·咳喘》），以沙参、麦冬滋补肺明，麻杏石甘汤加黄芩、葶苈子、金荞麦、桑白皮、桔梗清化热痰、肃肺平喘，郁金、丹参活血祛瘀。俾肺阴得补，热痰清化，瘀血消祛，气机畅通，咳喘则平。《曹鸣高医验·血证》治疗支气管扩张而引起的咯血，则以北沙参、京玄参、麦冬、墨旱莲滋补肺阴，马兜铃、百部、甜葶苈子、炒黄芩、海浮石清化热痰，制大黄、广郁金、丝瓜络活血祛瘀，茜草炭、白茅根宁络止血。使咯血很快得止，身体短期康复。

2. 滋补心阴，化痰活血法

曹鸣高对心阴虚衰、痰瘀互结、阻滞心脉而致的惊悸，则用滋补心阴，化痰活血法。如《曹鸣高医验·惊悸》对许某因心阴虚损，痰阻气滞血瘀而致的风湿性心脏病，症见"胸闷心悸，心前区隐痛动则气促……不能平卧，食后脘胀噫气，舌质红，中间裂，边有齿痕，苔少，脉细滑，至数不匀，呈二尖瓣面容，听诊心尖部可闻及Ⅰ～Ⅱ级收缩期杂音及Ⅱ级舒张期杂音，则以玉竹、麦冬、南沙参、太子参、北五味子滋补心阴，炒黄芩、海浮石、炙远志、菖蒲清化热痰，丹参、郁金、鹿衔草活血顺气。使心阴得补，痰化瘀散，气血畅行，则"胸闷心悸，心前区隐痛"等症状消失，风湿性心脏病得以控制。若心痛日久及肾，阴损及阳，痰浊内蕴，瘀血内停，痰瘀互结，阻滞心脉而致风湿性心脏病、慢性充血性心力衰竭，症见怔忡，喘促，心前区疼痛，"两额黯紫，口唇发绀，小溲极少，腰以下肿胀，按之没指。舌质红，苔光剥且碎，脉沉细，至数不匀"。则用生地黄、炙龟甲、麦冬、石斛滋补心肾之真阴，附子配炙甘草，振奋心阳，且与滋阴药配伍，助阳以生阴，茯苓、炙远志、菖蒲化痰泄浊，红花、郁金活血祛瘀。服上方27天，则心肾之阴渐复，痰瘀消祛，除水肿、脉至数不匀外，其余症状消失。最后用滋阴扶阳、活血利水之剂月余，"心衰症状完全控制，并已恢复工作"。

3. 温补心阳（气），化痰活血法

心"主一身之血脉"，《素问·六节脏象论》指出"心为阳中之太阳"，只有心阳（气）隆盛，动力强大，周身上下之血脉才能正常运行，"如环无端"。阳气不仅推动血脉运行，也运化津液；因此心阳（气）虚衰，不仅导致血脉瘀滞，而且也无力宣散痰湿，致使痰浊、瘀血痹阻心脉而发生胸痹。对此，曹鸣高则用温补心阳，化痰活血法。如《曹鸣高医验·略谈温阳法》治疗闵某，"花甲之年"，因"浊阴凝滞，痹阻胸阳，阳微阴盛，心失温养，鼓动无力，气血运行迟缓"，而患"高冠心、慢心律"，表现为"胸闷，宛如石压，阵发性心前区绞痛，呼吸困难，子夜心率26次/分，迷睡，推之方醒，脉细软迟，至数不匀，苔白垢腻。血压150/100 mmHg，以参附汤加桂枝、炙甘草温补心阳，瓜蒌、薤白、杏仁、菖蒲、郁金宽胸化痰，祛浊开窍，桃仁、红花、三七活血祛瘀，以通心脉。上方随症略事增损，调治4个月，心率增至42次/分，症状消失。《曹鸣高医验·胸痹》

对心气亏损、痰瘀互结、阻滞心脉而致的高血压心脏病、冠心病、心绞痛、Ⅱ度房室传导阻滞等，每用人参、黄芪、炙甘草补养心气，桂枝辛温通阳，俾阳气旺盛则血行痰化，更以瓜蒌薤白半夏汤加菖蒲、远志、陈皮等宽胸化痰、宣痹泄浊，丹参、郁金、红花、当归、三七、五灵脂等活血祛瘀。使心之阳气渐复，痰瘀并除，心脉通畅，气血畅行，胸痹乃得以缓解。

4. 滋补肾阴，化痰活血法

肾主骨，生髓，通于脑，故凡肾亏损，痰浊内蕴，瘀血内停，痰瘀互结，阻滞脑脉而致的病证，曹鸣高用滋补肾阴，化痰活血法。如《曹鸣高医验·中风》治疗刘某，因"高年精血衰耗，水不涵木，肝阳化风，鼓动阳明痰浊，上扰清空，横阻脉络，气血瘀滞"而引起脑动脉硬化，脑血栓形成后遗症，表现为"下肢瘫痪，动则眩晕欲吐，故不能起坐，性躁易怒，饮食二便正常。刻诊脉弦滑，重按无力，舌苔黄腻"，以生地黄、玄参、枸杞子、制何首乌滋补肾阴，炙远志、竹沥半夏、石菖蒲、陈皮化痰泄浊，红花、川芎、丹参、生山楂活血祛瘀，俾痰化瘀散，则脑脉畅通，更以生牡蛎、珍珠母、夏枯草、钩藤平肝潜阳。待肾阴渐复，痰浊、瘀血消除，肝阳平潜之后，改用补肝肾、益气血、通脑脉之法。对刘某之脑动脉硬化、脑血栓形成后遗症的痼疾，调治5个月，使血压稳定，眩晕止，右下肢肌肉萎缩恢复，扶之能上楼梯。该法曹鸣高还用于"肝肾之阴亏虚，心肝之阳易亢，痰瘀交结，络脉痹阻，上盛下虚"（《曹鸣高医验·活血通脉法的临床应用》）的左心室肥厚、心肌劳损。

5. 健脾补气，化痰活血法

凡劳倦过度，饮食不节，损伤脾胃，脾气虚弱，痰自内生，痰浊久留，阻滞血运，痰瘀互结，交阻脉络而致的疾病，曹鸣高用健脾补气，化痰活血法。如《曹鸣高医验·内伤发热》治疗朱某，因气虚痰瘀而致桥本甲状腺炎，表现为先恶寒，后发热，体温39℃，汗出热降，继之又发热，已2月余，伴心慌，乏力，关节刺痛，咳呛，面色㿠白，甲状腺中等肿大，质中，表面光滑，无压痛，无血管杂音，苔白垢腻，脉细数。有甲亢病史，罗氏试验（＋），IgG 1730，IgM＞395，红细胞沉降率90～160 mm/h。先以调肝脾、和营卫，佐以化湿泄浊治之，5剂寒热止。即用炒党参、生黄芪、炒白术健脾补气，陈皮、法半夏、炙远志、制川厚朴燥化湿痰；丹参、赤芍、川续断、桂枝活血祛瘀，温通血脉；炒白芍、朱茯神和营安神。合而用之，脾气旺盛而健运，水谷精微化生气血，而不凝聚成痰，已成之湿痰得以燥化，瘀血得以消祛，则"胃纳正常，精神亦振"，全身无不适感觉。

6. 疏肝理气，化痰活血法

凡肝气郁结，痰瘀交结，阻滞脉络而致的疾病，曹鸣高用疏肝理气，化痰活血法。肝主疏泄，性喜条达，肝的疏泄作用除了保持自身的气血畅利和调和外，尚能促进全身的水液代谢，故肝的疏泄功能正常，水液才能运化，血液才能畅行。若肝气失于调达，气机郁滞，津液则停聚而成痰，血液则凝滞而成瘀。如《曹鸣高医验·胸痹》治疗徐某，因"痰湿痹阻，心阳失展，气血运行不利"，而致"心悸且慌，当脘胀满，多食或劳累则益甚，舌苔薄白，纳谷不香，脉细弦，至数不匀"。以柴胡、青皮、广木香、川楝子、香橼、制川厚朴疏肝理气，瓜蒌子、薤白、半夏、远志宽胸化痰泄浊，丹参、郁金、红花活血通脉，党参、黄芪健脾补气，以杜生痰之源。经治两次，则诸症消失。若肝郁气滞，痰瘀互结，阻塞食管胃口之噎膈（食管上、下段粘连），表现为"吞咽困难，梗噎不畅，胸满痞闷疼痛……进流汁亦感不爽，时泛清水，喜热饮，舌苔黄，质偏红，脉细弦"（见《曹鸣高医验·噎膈》）等症状，亦用疏肝理气、化痰活血法治之，并用蜣螂破瘀开结，通便攻毒。服药50天后，食管钡透复查，钡剂通过顺利，黏膜光滑，未见明显狭窄扩张，食入完全正常。

7. 平肝息风，化痰活血法

凡痰浊内蕴，肝阳上亢，肝风内动，肝风夹痰上扰，阻滞脉络而致的疾病，曹鸣高则用平肝息风，化痰活血法。如《曹鸣高医验·癫痫》治疗陈某，因"肝风痰火，上扰心神，横窜脉络，蒙闭灵机"，而引起"突然大叫一声，随即全身抽搐，口吐白沫，喉间痰鸣，口唇青紫，小便失禁，呼之不应，约半小时方苏醒，梦多，寐中常起身行步做事而不自知，多则一夜数次……舌苔黄，脉细弦"之癫痫。以煅龙齿、煅磁石、蜈蚣、杭菊花平肝潜阳，息风镇痉；礞石滚痰丸去沉香，加川黄连、法半夏、陈胆南星、朱茯苓降火逐痰；川芎、郁金活血通络。仅服12剂，癫痫、梦游均获控制。后改用定痫丸早晚各服5g，睡前服礞石滚痰丸8g，经用半年，癫痫、梦游均未发作。曹鸣高还用该法治疗"脑外伤后遗症，继发癫痫，伴发呃逆，终日无休止"（《曹鸣高医验·蜈蚣治疗呃逆》）。

8. 祛风解表，化痰活血法

曹鸣高对痰浊内蕴，瘀血内停，外感风邪，风夹痰瘀痹阻经络而致的疾病，则用祛风解表，化痰活血法。如《曹鸣高医验·中风》治疗刘某，因风夹痰瘀阻滞脉络而引起的面神经麻痹，症见 4 日以前，先以左耳疼痛，继则发现口眼㖞斜，偏向右侧，左口角流涎。颈项强硬不适，肩背疼痛，头晕而重，耳内疼痛，夜寐多梦，左侧鼻唇沟消失，鼓腮漏气，左目不能闭合。苔薄白，脉细弦。以防风、葛根、川芎祛太阳、阳明、少阳之风，且载诸药上行，直达病所；钩藤、制半夏、矾郁金息风化痰；炙全蝎、炙僵蚕、炙蜈蚣窜通经络，搜风解痉；酒制大黄引入血分，与川芎配伍，活血祛瘀。诸药合用，治疗 28 天，面神经麻痹痊愈。《曹鸣高医验·痹证》对"风热痰瘀痹阻营络，脉道不利"之皮肌炎，则用祛风清热、化痰活血法。常用威灵仙、秦艽、制僵蚕、乌梢蛇、豨莶草祛风清热；凌霄花配漏芦疏风通络，清热解毒，凉血祛瘀；海藻、昆布、白芥子、制天南星燥湿化痰，软坚散结；虎杖、鸡血藤、赤芍、生地黄、丹参、红花活血祛瘀。使全身肌肉、关节疼痛，肌肤肿胀，皮下结节、红斑，发热、红细胞沉降率快等消失，皮肌炎痊愈。

朱丹溪在《金匮钩玄》指出："痰夹瘀血，遂成窠囊。"痰浊与瘀血皆为有形的致病因子，二者每每互为因果。痰浊潴留，瘀血则易结踞；瘀血内停，痰浊则易凝聚。唐容川在《血证论》云"须知痰水之塞，由瘀血使然""血积既久，亦能化为痰水"。尤能酿成痰浊，瘀血交夹之证。痰瘀互结，肢结难解，日久难痊，故曹鸣高对痰瘀互结而致的病证，或以治痰为主，或以治瘀为先，治痰不忘瘀，治瘀须顾痰，采用化痰活血兼顾之法，分化痰瘀互阻之势。并结合体质之虚实、病位之上下、感邪之不同，配合滋阴、温阳、补气、理气、息风、解表之法，扶正祛邪，标本兼顾，虚实并治，痰化瘀消，气血畅通，病体康复。可见曹鸣高对"痰瘀互结"之证，临证有独到见解，足资启迪后学，指导临床。

[程运文. 曹鸣高应用化痰活血八法 [J]. 江苏中医，1989（7）：1.]

五、熊继柏从痰论治痫证临床经验

国医大师熊继柏教授至今行医六十余载，通熟中医经典，其夯实的理论功底及丰富的临床经验，即使在面对疑难杂症时也能迅速准确辨证，用药选方精准，并屡获奇效。

痫证，别名"羊角风"，现代医学称为癫痫，是以脑神经元异常放电引起反复痫性发作为特征的脑功能失调综合征，属于神经内科疾病范畴。痫证的发病机制非常复杂，属于难治性疾病。熊继柏教授治疗痫证主要从痰论治，临床往往收获良效，现将其临诊经验概述如下。

1. 临床辨治思路

熊继柏认为诊治痫证首先须分清标本虚实：发作期多以实邪为主，实证当鉴别风、火、痰、瘀等病理因素所致的不同证候表现；缓解期大多兼有脏腑虚损，气血不足之象，故虚证当辨心脾两虚、肝肾阴虚、心肾两虚之别。熊继柏指出痫证致病病理因素多以痰邪为主，每因风邪、火邪触动。随着生活水平提高，人们大多嗜食肥甘厚腻之物，使得脾伤而痰浊内生；又有痰阻气机，气郁化火，火灼津成痰，痰火扰神，神机失用，发为痫证。鉴于此，熊继柏临证治疗痫证总以"化痰开窍"为基本原则，结合患者其他临床表现，灵活化裁。

熊继柏总结自己多年临床经验，认为临床痫证患者多分为风痰闭阻证、痰火扰神证两证型。风痰闭阻证发作前可有眩晕、胸闷、痰多等不适，发作时症状呈多样变化，或见突然仆倒，神志不清，抽搐吐涎，或尖叫伴二便失禁，或短暂神志不清，或精神恍惚而无抽搐，喉中痰多，舌红，苔白腻，脉多弦滑有力，治以涤痰息风，开窍定痫，方用定痫丸加减。痰火扰神证发作时昏仆抽搐，口中吐涎或吼叫，平素性格急躁易怒，心烦失眠，口苦，便秘溲黄，舌红，苔黄腻，脉滑数，治以清热泻火，化痰开窍，方用芩连温胆汤。熊继柏强调人是一个有机整体，治疗痫证应注重多脏腑的调节。《黄帝内经》云："诸风掉眩，皆属于肝。"而肝又属木，木主生发，病理上易动风化火，使得痰随风火而动，导致痫证发作。因此，熊继柏辨证处方时对肝火旺盛者加黄芩、牡丹皮、栀子清泻肝火，又"脾为生痰之源"，故在治疗的同时需要健脾和胃以杜绝生痰之源，标本兼顾。熊继柏还指出，虽治疗痫证多从痰论治，但亦不可忽视痰瘀互阻所致的气血循环不利，血败脑腐而生毒，侵入脑络终致元神失控，最终发为痫证。此外，熊继柏认为，凡治病，须因势利导，总宜使邪有出路。正如张景岳云："邪之来去，必有其道，知其道则取病甚易，是谓保身之宝也。"痫证患者或痰浊内阻，或火热与痰浊交结，兼可导致气机不畅，腑气不通，表现为大便干结，故熊继柏治疗痫证患者兼大便不通时常以大黄通腑泻浊，使邪有所出。

2. 验案举隅

案一：杨某，男，48岁。主诉：癫痫反复发作5年。2013年某院行脑电图提示痫样放电（未见检查报告），头部MRI未见明显异常。既往有受惊吓病史（具体不详），长期服用抗癫痫药物治疗（具体不详），癫痫仍反复发作，各地诊治效果不佳。于2014年4月25日来门诊，现癫痫10～15天发作1次，每次持续

20 分钟左右，发作时突然仆倒，神志不清，四肢抽搐，平素口苦，大便溏，舌红，苔薄白腻，脉细弦略滑。中医诊断：痫证。辨证：风痰闭阻。处方：定痫丸加减。黄连 3 g，丹参 15 g，麦冬 10 g，陈皮 10 g，法半夏 10 g，石菖蒲 20 g，炙远志 10 g，茯神 15 g，天麻 20 g，川贝母 10 g，胆南星 6 g，僵蚕 20 g，全蝎 5 g，木香 5 g，砂仁（后下）10 g，甘草 6 g。30 剂，每日 1 剂，水煎服，分 2 次温服。

　　二诊（2014 年 5 月 28 日）：药后癫痫发作次数减少，约 20 天发作 1 次，每次发作时间较前缩短，持续约 10 分钟，无口苦，二便正常，舌淡红，苔薄白腻，脉细弦。原方有效，无口苦，大便已正常，故去木香、砂仁、黄连，续用定痫丸加减。处方：丹参 15 g，麦冬 10 g，陈皮 10 g，法半夏 10 g，石菖蒲 20 g，炙远志 10 g，茯神 15 g，天麻 20 g，川贝母 10 g，胆南星 6 g，僵蚕 20 g，全蝎 5 g，甘草 6 g。30 剂，每日 1 剂，水煎服，分 2 次温服。

　　三诊（2014 年 6 月 27 日）：癫痫发作时已无四肢抽搐，仅表现为突然仆倒，意识不清，但很快苏醒，平素盗汗，自汗，尿黄，大便正常，舌淡红，苔白腻，脉弦滑。处方：上方加黄芪 40 g，煅龙骨（先煎）30 g，煅牡蛎（先煎）30 g。30 剂，每日 1 剂，水煎服，分 2 次温服。

　　四诊（2014 年 12 月 14 日）：服药后癫痫少作，30～40 天发作 1 次，自汗、盗汗好转，夜寐不安，口微苦，二便正常，舌淡红，苔薄白腻，脉细滑。效不更方，续用上方加黄连 3 g，炒酸枣仁 30 g，龙齿（先煎）30 g。30 剂，每日 1 剂，水煎服，分 2 次温服。

　　【评析】　患者癫痫病史 5 年，既往诊断已明确，曾有受惊吓病史，造成气机逆乱。《黄帝内经》云："惊则气乱。"气机逆乱则脏腑失调，肝肾阴虚而生内风，脾胃受损，则精微不布而痰浊内聚，痰随风动，上扰清窍，蒙闭心神，故见突然仆倒，神志不清，又肝主筋，肝风内动，故而抽搐，正如《医方考》所云："癫疾者，风痰之故也……风属肝木，肝木主筋，风热盛于肝，则一身之筋牵掣，故令手足搐溺也。"舌红，苔薄白腻，脉细弦略滑，中医辨证属风痰闭阻证之痫证，主方以定痫丸涤痰息风，开窍定痫。本方源于《医学心悟》，由天麻、川贝母、法半夏、茯苓、茯神、胆南星、石菖蒲、全蝎、僵蚕、琥珀粉、灯心草、陈皮、远志、丹参、麦冬、朱砂粉、竹沥及姜汁组成。方中川贝母、胆南星性苦凉，以清热化痰，胆南星兼有解痉之功；法半夏、陈皮、茯苓温燥化痰，理气和中；全蝎、僵蚕、天麻平肝息风而止痉；配伍石菖蒲、远志、茯神祛痰开窍，宁心安神；

麦冬养阴润燥，防止伤阴；痫证病程缠绵，日久必有瘀，予以丹参活血化瘀，使瘀祛生新。首诊患者口苦，兼有热象，佐以黄连加强清热之功，腹泻佐以木香健脾行气、砂仁化湿行气；二诊大便正常，去木香、砂仁，无口苦，无热象，去黄连；三诊患者兼有自汗、盗汗，当属"表虚不固"，加用黄芪、煅龙骨、煅牡蛎益气固表，收敛止汗；四诊患者兼有夜寐不安，故加用炒酸枣仁、龙齿安神宁心。

案二：患者，刘某，女，56岁。2013年8月1日初诊。病史：患者有癫痫病史2年，既往脑电图提示中央、枕区可见类似尖波散在出现，中度异常脑电图。头部CT未见明显异常（未见报告）。长期服用卡马西平（具体剂量不详）抗癫痫治疗，现8～10天发作1次，发作时神志错乱，双手指颤动，口吐涎沫。刻下症见：喉中痰鸣，自言自语，夜寐不安，口干口苦，平素心烦易怒，舌红，苔黄腻，脉滑弦略数。中医诊断：痫证。辨证：痰火扰神。处方：涤痰汤加减。黄连6g，黄芩15g，陈皮10g，法半夏10g，茯神15g，枳实10g，竹茹10g，石菖蒲20g，丹参15g，胆南星6g，炙远志10g，牡丹皮10g，栀子15g，煅磁石（先煎）30g，龙齿（先煎）30g，甘草6g。15剂，每日1剂，水煎服，分2次温服。

二诊（2013年8月22日）：诉服药后心烦减，仍感轻微口干口苦，神志转清，但癫痫仍发作频繁，15～20天发作1次，手指颤动，头晕，夜寐一般，大便干，舌红，苔黄腻，脉滑弦数。处方：原方加大黄2g，天麻20g，僵蚕30g，全蝎5g，蜈蚣1条。30剂，每日1剂，水煎服，分2次温服。

三诊（2013年9月26日）：诉药后无心烦口苦，无手指颤动，喉中痰鸣止，无头晕，神志清，癫痫发作频率明显减少，约40天发作1次，卡马西平减量，夜寐可，大便正常，舌红，苔黄腻，脉滑。原方有效，大便已通，无手指颤动且无心烦口苦，故续用上方去大黄、天麻、牡丹皮、栀子、磁石。30剂，每日1剂，水煎服，分2次温服。后电话随访患者家属，家属告知癫痫发作次数明显减少，约60天发作1次，故自行于当地续方服用20剂。随访3个月，西药已停，癫痫少作。

【评析】 患者痫证诊断已经明确，兼见神志错乱，手指颤动，喉中痰鸣，自语，夜寐不安，口干口苦，平素心烦易怒，舌红，苔黄腻，脉滑弦，辨证属于痰火扰神证。《医学入门·痫证》云："痫有阴阳只是痰……盖伤饮食，积为痰火，上迷心窍，惊恐忧怒，则火盛神不守舍，舍空痰塞。"主方涤痰汤加减以清热泻火，化痰开窍。涤痰汤源于《奇效良方》，由胆南星、法半夏、枳实、竹茹、茯苓、陈皮、石菖蒲、人参组成。方中法半夏、胆南星、陈皮理气燥湿祛痰，黄芩、黄连以助泻火除烦，石菖蒲开窍宁心，枳实破气消痰，气顺则痰自消；竹茹清热化痰，茯苓、甘草健脾益气。患者初诊时感心烦，口干口苦为肝郁化火之症，故佐以牡丹皮、栀子清肝泻火，患者兼有夜寐差，故佐以远志、磁石、龙齿宁心、镇惊、安神；二诊患者肝火之象减，但癫痫仍发作频繁，手指颤动明显，兼有头晕，故合用天麻止痉散以祛风止痉，天麻、全蝎、僵蚕息风止痉，蜈蚣截风定搐；大便干，佐以大黄泻热通便，大黄苦寒，恐久服伤及脾胃，故小剂量使用。处方恰到好处，故而癫痫少作，日渐好转。

3. 结语

以上医案皆属"痰"为主要病理因素，熊继柏诊治痫证以化痰开窍为基本原则，临证巧用古方，如定痫丸、涤痰汤，又不拘泥于古方，用药、处方均有自己独到之处。熊继柏强调"治病必有主方"，中医诊病"舌、脉、症"缺一不可，强调因证定方，方证统一，理、法、方、药循序渐进，辨证施治，方能保证疗效。此外，熊继柏强调痫证属难治性疾病，病程缠绵难愈，病机复杂，治疗往往需要一定的周期，切不可急于求成，欲速则不达。

［聂惠琳，姚欣艳. 国医大师熊继柏教授从痰论治痫病临床经验 [J]. 湖南中医药大学学报，2018，38（12）：1363-1365.］

六、李巨谋治疗痰证经验介绍

李巨谋在长达 40 年的医疗生涯中，形成了一套治疗痰证的经验。现将其临床点滴经验总结于下。

1. 治痰之大法，温化为主

李巨谋通过多年临床实践，体悟到了治疗痰证的基本大法，当以温化为主。虽然临床上可见燥痰、湿痰、热痰、顽痰、胶固之痰、寒痰、痰核、流注等诸种不同的见症，但痰的属性，临床总以寒湿为多见。李巨谋对金匮名言"病痰饮者，当以温药和之"这一论点尤为推崇，认为这是一矢中的，阐释了中医的治疗痰证大法，为临床治疗痰证提供了借鉴。在这条理论原则指导下，对诸多临床痰证治疗，李巨谋多能随心应手，用药恰到好处，并屡起沉疴。如治陈某，男，36 岁。1983 年 5 月 7 日初诊。刻下症见：面白无华，形羸体弱，不耐步履，两足麻木不仁，右足胫肿胀，舌淡红、苔薄白水滑，脉弦滑。李巨谋认为，此患者肢体麻木肿胀，皆因痰凝、气滞血脉运行不畅，无以正常溉养经脉所致，治当温药和之，温则气血流畅，经脉调匀，痰凝自散，拟用金匮木防己汤合千金独活寄生汤加味调之。处方：木防己、党参各12 g，桂枝、细辛、当归各6 g，石膏（先煎）、茯苓、熟地黄、牛膝、白芥子、黄芪各30 g，独活、寄生、秦艽、苍术各15 g，防风10 g，川芎20 g。水煎服，每日1剂，连服5天，至5月14日复诊。自述肢麻胫肿减轻，舌淡红、苔薄白，脉弦滑，药中病机，谨守其法。以安抚中州、调理脾胃、益气化痰之剂缓调月余而愈。

2. 见痰勿治痰，求因探本

李巨谋在临床中认为，治病求本是中医的基本准则，在治疗痰证上，更是如此。不能一见痰证，辄用化痰之剂，而应依治脾、治肺、治肾之立法，辨别痰在不同部位而分别施治，对许多疑难顽症，他更是如此。特别对于痰之成因，痰之属性，痰之部位，痰与他邪相结之关系，都细斟微察，做到治病求本，朔源探流。曾治疗一老妇，隆冬感寒，咳喘气急，痰多色白，胸闷，舌淡红、苔薄白，脉滑细。若按常法，必用小青龙辈无疑，而李巨谋抓住年老、冬寒两点，从肾阳虚、痰凝致喘着手，用真武汤加味施治，很快奏效。又如治一失眠患者，男，40岁，中学教师，患失眠症已半载。刻下症见：头昏失眠，多梦，心胸憋闷，喜唾，身倦。肢体隐然作痛，舌淡红、胖大、苔薄白腻，脉滑细。李巨谋诊后，认为是痰结在胸膈，心主失常，心神被扰，阳不入阴之故。治宜蠲痰化饮，清窍安神，方用菖蒲郁金汤加味调之。复诊时诉失眠已痊愈，唯头昏，胸闷、身倦仍存，继用归脾汤加味调之，病即告愈。

3. 辨凝痰部位，活法治痰

痰既是津凝而成的病理产物，同时又是导致临床上许多痰病的致病因素。并且，随其所在的不同脏腑经脉组织，不同的部位，与他邪的不同相结，而导致人体各种不同的痰病产生。如在头可致癫狂、头痛、眩晕；在心可致心神失常、失眠不寐；在肠可致腹泻、肠鸣、腹痛；在肢体可致肢麻不仁、流痰瘰疬；在筋可致筋惕肉瞤、掉颤振摇，百般见症，难于尽述。在临床治疗上，只有切实辨清痰之所在部位，审其病因所属，如此施治，方可见效。李巨谋在长期的医疗实践中，积累了较为丰富的辨治经验，并能详分其寒热温凉属性，治疗每收良效，多为病家所称道。如治患者丁某，男，36岁。1985年6月3日初诊。自诉双上肢麻木不仁半载。伴皮肤瘙痒难忍。身倦嗜卧，腹胀纳呆，舌质淡红、苔薄白，脉滑细。

据其脉症分析，辨证为痰湿困脾，运化不及，津凝成痰。方用温胆汤加味，连服7剂，自述肢麻减轻，头晕、恶心悉减，唯乏力纳差仍存，继用六君子汤加味调治月余，斟加活血化瘀类药以善后，半年后随访病情基本稳定。

4. 辨痰之兼证，治不偏颇

由于痰之为患，每涉及心、脾、肺、肾诸多脏器，且互为因果，互相影响。各个脏腑之间，相互生克制化，一脏失衡，他脏随之，致生痰涩之变。李巨谋此认识颇为精深，他认为凡治痰，所谓治脏腑最少不能少于两个相关脏腑，甚或三四个脏腑，其中都有关联。这须反复揣摸，才可探求治痰之本。对于"肺为贮痰之器，脾为生痰之源，肾为生痰之本"，李巨谋以此作为治痰三纲，强调临床必须遵循。以三纲为基础，进而对各脏腑之兼证，条分缕析，这样，对于临床各种各样的痰证，都可以达到执简驭繁、活法圆机的施治。他以各脏腑痰之兼证，多详察其脏腑之属，分而治之，以使脏气得平，痰不内生，病即转轻。痰在肺者肺脾同治，在脾者脾肾互调，在肾者治肾为本，各司其属，按因施治。如治患者陈某，女，38岁。1985年3月5日初诊。刻下症见：形羸体弱，体痰火升，两颧潮红，心烦易怒，自述闭经已半年，他医曾按血虚经闭施治，连续服药1个月，未获寸效。李巨谋诊之，脉滑细微紧，舌淡红、苔薄白腻，其人嗜睡神倦，认为血虚为标，痰浊阻滞，阳明不降，坤任不通，胞络瘀阻为本，治以益气健脾为主，化痰利浊为辅，佐以养血调经之法。处方：柴胡、半夏各15 g，黄芩12 g，炙甘草6 g，生姜3 g，党参、升麻、桃仁、红花、当归各10 g，云苓、白术、赤芍、川芎、益母草各30 g。水煎服，每日3次，连服5剂。3月12日复诊：自述经血来潮，唯量多色黑有块，伴少腹坠不适，李巨谋复予处方：柴胡、香附、川芎、枳壳各15 g，青皮、木香各10 g，白芍、钩藤（后下）、益母草各30 g。5剂，水煎服。3月19日再诊：经血已净，少腹坠胀消失，以调理脾胃善其后，用六君子汤合逍遥散合方调之，2个月后回访，其人已体健康复，恢复工作。

［李万庆.李巨谋老中医治疗痰证经验介绍[J].陕西中医，1993，14（4）：163.］

七、洪郁文从痰瘀论治经验

洪郁文教授行医七十余年，积累了丰富的临床经验，组方立法严谨灵活，用药不多，而贵在精，形成了自己药味少、用量少、价格廉、组方至妙的特点，收奇异之效的独特风格。其治疗有效的方剂被收集在全国老中医药专家学术经验精选《处方传真》等书籍中。洪郁文擅长治疗内科常见病、多发病、疑难杂病等，尤其是对风湿病、类风湿关节炎、消化性溃疡、结肠病、肝硬化、冠心病、高血压病、心律失常、肾病、咳喘、糖尿病等疾病治疗均取得显著疗效。现将从痰瘀治论的经验介绍如下。

1. 咳喘、水肿、心悸（慢性肺源性心脏病）

姜某，男，65岁。

主诉：患慢性支气管炎，阻塞性肺气肿17年。近1周气喘加重，咳嗽痰多，颜色略黄，胸闷心悸，下肢凹陷性水肿，尿量减少。大便3日未行，双肺可闻及干湿啰音，经检查诊断为肺源性心脏病，静脉滴注抗生素及口服氨茶碱等药无效。患者唇舌紫黯，少苔，脉弦滑数。

辨证：痰热阻肺，肺失肃降，气病及血，瘀阻心肺。

治法：消痰行瘀。

处方：黄芩10 g，杏仁15 g，橘红15 g，地龙15 g，琥珀（冲服）3 g，檀香（后下）10 g，瓜蒌15 g，海浮石（先煎）20 g，服药9剂临床症状消失。

2. 顽固性失眠（神经官能症）

郑某，女，40岁。

病史：2年前因惊恐后失眠，每晚仅能睡3～4小时，饮食及二便无异常。曾服补心气、养心血、安心神药品，症状未缓解。细审其脉证，舌尖有紫点，苔薄黄微腻，脉弦滑。

辨证：痰瘀互阻，心神被扰。

治法：化痰除瘀，养心安神。

处方：竹茹10 g，胆南星10 g，瓜蒌皮15 g，琥珀（冲服）3 g，桃仁15 g，红花15 g，丹参15 g，远志16 g，石菖蒲10 g，郁金15 g，枳实10 g。此方加减连服二十余剂而愈。

3. 顽固性头痛

李某，男，35岁。

主诉：头痛3年余。病初时服止痛片等西药可以缓解。近3个月来疼痛加剧，甚则捶胸顿足、抱头呼号，阴雨天疼痛加重。某医院诊为神经性头痛。曾服川芎茶调散、通窍活血汤及中成药，头痛均未能控制。刻下症见：面色苍白，舌质紫斑，舌苔白腻，脉沉滑，四肢欠温。

辨证： 瘀血痰浊阻于络道，致使清阳被遏。

治法： 化痰行瘀，宣通阳气。

处方： 蔓荆子 15 g，川芎 15 g，桃仁 10 g，红花 10 g，炙蜈蚣（研末分 2 次冲服）5 g，炙僵蚕 15 g，法半夏 15 g，白芷 15 g，细辛 3 g，制附子 10 g，竹茹 15 g。服药 3 剂后，疼痛明显减轻，原方加陈皮 15 g，天麻 10 g，钩藤（后下）20 g，又服 6 剂，头痛即止。

4. 顽固性胃痛

张某，男，35 岁。

主诉： 胃痛 5 年余，疼痛反复发作。以往口服洛赛克及甲氰咪胍后可以止痛，但此次胃痛半月余，服西药无效。胃镜提示十二指肠部球溃疡。大便潜血（++），脘痛拒按，时反酸，舌质淡红，脉弦滑。

辨证： 久痛入络，瘀血内阻。

治法： 化瘀消痰。

处方： 陈皮 15 g，茯苓 15 g，延胡索 15 g，三七粉（冲服）5 g，血余炭 10 g，半夏 15 g，贝母 15 g，瓦楞子（先煎）20 g，甘草 10 g。6 剂药后胃痛减轻，于上方加当归 10 g，砂仁（后下）10 g，以加强化瘀健脾之功，6 剂治愈。随访 1 年病情无复发。

5. 痹证

朱某，男，42 岁。

病史： 右腿疼痛，难以屈伸，1 周前某医院诊断为坐骨神经痛，经针灸、封闭、口服西药均无效。诊其脉弦滑，舌质淡紫，苔白腻，痛有定处。

辨证： 瘀血痰浊痹阻经络。

治法： 化痰行瘀，搜风通络。

处方： 炙土鳖虫 10 g，炙蜈蚣 1 条，赤芍 15 g，地龙 15 g，乌梢蛇 15 g，没药 15 g，白芥子 10 g，老鹳草 20 g，制川乌（先煎）、制草乌（先煎）各 5 g，鸡血藤 20 g。服药 3 剂，疼痛明显减轻。原方加狗脊 20 g，伸筋草 20 g，又服 3 剂治愈。

6. 胸痹

姚某，男，66 岁。

病史： 5 年前诊断为冠心病，近两年加重，心绞痛每年发作 6 ～ 7 次，服复方丹参片、硝酸甘油等药可缓解。此次发作。疼痛较前剧烈，口服上述药物效果不显。刻下症见：胸骨柄后闷痛，向左肩放散，病已 2 天，每日发作 5 ～ 6 次，四肢厥冷，口干痰多。舌质紫黯，舌苔浊腻，脉弦滑。

辨证： 痰浊闭阻心脉。

治法： 通阳泄浊，豁痰开结。

处方： 瓜蒌 15 g，三七粉（冲服）5 g，丹参 15 g，肉桂（后下）5 g，郁金 15 g，沉香（后下）8 g，姜半夏 15 g，胆南星 15 g，太子参 15 g，茯苓 15 g。6 剂疼痛消失，又服 2 剂以巩固疗效。

7. 中风

郭某，男，69 岁。

病史： 半个月前出现右半身不遂，经脑 CT 检查诊断为脑血栓。经西医治疗后无效，求治于洪郁文。

辨证： 气虚血瘀，夹有痰浊之患。

处方： 补阳还五汤加减。赤芍 15 g，川芎 15 g，当归 15 g，黄芪 50 g，地龙 15 g，泽泻 20 g，丹参 15 g，桃仁 10 g，红花 10 g，海藻 20 g，昆布 20 g。9 剂药后左侧肢体稍能活动，后又守原方加减服用 2 个月。患者生活自理。按补阳还五汤治疗中风后遗症侧重补气行瘀，但中风患者，大多瘀血夹痰，互阻络脉，此方似嫌不足，故加用海藻、昆布取其化痰软坚之功，故用之疗效显著。

8. 癫狂

杨某，女，30 岁。

病史： 患者因情志愤郁，长期情绪不好，两年来逐渐精神失常，独言独语，目光呆滞，嗜睡，最近表现又躁扰不安，多言妄语，甚则哭笑无常，由嗜睡转为不寐，咳痰质黏，月经紫黯有血块，舌质红，苔黄腻，脉弦滑。

辨证： 恼怒伤肝，气郁化火，蒸液成痰，痰火上扰，瘀阻心窍。

治法： 解郁消火，逐痰化瘀。

处方： 石决明（先煎）30 g，柴胡 10 g，黄连 7 g，栀子 10 g，胆南星 10 g，炙僵蚕 10 g，郁金 10 g，石菖蒲 5 g，远志 15 g，酸枣仁 25 g，琥珀粉（分冲）2 g，竹茹 15 g，大黄 10 g。3 剂药后每日腹泻 3 次，以后正常。症状稍前减轻。于上方加首乌藤 20 g，将大黄改为 5 g，此方加减服用 2 个月，精神恢复正常。

［洪桂敏. 全国名医洪郁文从痰论治经验 [J]. 实用中医内科杂志，2006，20（3）：242.］

八、魏品康从痰论治胃癌四法

魏品康先生从事中西医结合临床三十余载，对胃癌的诊治具有独到的见解，他认为，胃癌的病因虽多，无论外邪入侵，还是七情内伤导致脏腑功能失调，但其最基本的病理环节是痰浊内阻。痰浊，是胃癌发生、发展的极其重要的物质基础，在胃癌的产生、发展及转移中起至关重要的作用。因此，魏品康认为，消痰散结是治疗胃癌的基本法则，应该贯穿整个治疗过程，是治疗胃癌的核心，并提出了 4 种最基本的治疗方法，即：①疏肝和胃，消痰散结；②健脾益肾，消痰散结；③养阴解毒，消痰散结；④活血化瘀，消痰散结。

1. 疏肝和胃，消痰散结

肝主疏泄，脾主运化，若肝之疏泄失常，即木郁土壅，脾土气滞，聚而为痰。临床多表现为胃脘胀闷，攻撑作痛，脘痛连胁，嗳气频繁，大便不畅，每因情志因素而痛作，苔薄白，脉沉弦。治拟疏肝和胃，消痰散结。治疗中，魏品康不仅抓住肝气郁结这一"证"，而且抓住"痰浊"这一病理环节，既辨证论治，又辨病论治。若仅疏肝理气，则难以化其痰，而消痰散结有涤痰除浊、推陈出新之妙，结合疏肝理气，可谓相得益彰。临床喜用柴胡疏肝散加减。

张某，女，61 岁。1987 年 3 月 16 日初诊。

病史： 1983 年 7 月 31 日，因上消化道出血由门诊收入病房，经检查诊断为进展期胃癌，于 8 月 31 日在连续硬膜外麻醉下行胃次全切除术。术后化疗 10 次，头昏眼花，心情烦躁，恶心欲吐，不思饮食，右胁胀痛，卧床不起，日见消瘦，舌苔厚腻，脉弦滑。拟疏肝理气、健脾和胃类处方治疗，服药数十剂，疗效不显著。

治法： 疏肝和胃，消痰散结。

处方： 柴胡 10 g，炒枳壳、炒枳实、川厚朴各 12 g，八月札 30 g，砂仁（后下）6 g，炒白芍 15 g，法半夏、制天南星各 10 g，紫金牛 30 g，黄药子、炙甘草各 6 g，大枣 5 枚。水煎服，每日 1 剂。服药二十余剂，右胁胀痛缓解，食纳大增，精神转佳，能起床散步。继以成药金龙蛇口服液（主要含消痰散结药）治疗至今，患者一般情况较好。

2. 健脾益肾，消痰散结

肾为先天之本，脾为后天之本，脾主运化水湿，若肾阳不足，脾失温煦，致脾阳虚衰，运湿无力积聚为痰。痰浊结而为块，形成肿瘤。痰为阴邪，耗损阳气，损伤脾胃，故患者肢倦乏力，面削形瘦，皮色苍淡，舌质淡胖，苔白腻，脉沉细弱。以健脾益肾，消痰散结为治。既扶助正气，又祛痰辟邪，双管齐下，得效匪浅。魏品康喜用党参、黄芪、茯苓、白术以健脾；仙茅、淫羊藿以补肾。用之临床，每每取得良好疗效。

黄某，男，73 岁。1994 年 7 月 6 日就诊。

主诉：胃脘疼痛三十余年，1995 年胃脘不适加重，伴消瘦，胃镜检查提示胃癌，1995 年 7 月底行胃癌根治术、胃空肠吻合术、腹腔 DDS 泵埋入术。术后半月 1 次 DDS 泵内化疗，每月 1 次全身化疗，1997 年 9 月在中医科行中西医结合治疗，以 FM 方案行全身化疗，每月 1 次。自觉头晕乏力，形体消瘦，痰浊上涌，吐之方能饮食，舌淡苔薄，脉细。

辨证：脾肾两亏。

治法：健脾益肾，消痰散结。

处方：党参、黄芪各 30 g，茯苓 10 g，炒白术 9 g，仙茅、淫羊藿各 12 g，天龙、制天南星、法半夏各 15 g，黄药子 10 g，薛荔果 30 g。治疗 1 个月后，黏痰消失，食纳增，可服普食。体重增加 6 kg，继以消痰散结法治疗以善其后。

3. 养阴解毒，消痰散结

胃癌患者，痰毒郁结，日久化火，或放化疗后，热邪化火伤气，煎灼胃阴，炼液为痰，表现为胃脘疼痛，食欲减退，口干唇燥，大便干燥，形体消瘦，手足心热，舌质红绛，苔少，脉细数。拟养阴解毒，消痰散结法治疗。养阴解毒仅治病之标，本为痰浊内阻，痰浊为阴邪，易阻碍气机，又可郁而化热，故治疗首先要考虑消痰散结。痰湿祛，则热无所依，随湿而去，消痰散结之剂，多辛香走窜，易化热伤津，故用养阴解毒，既可生津培本，又可解除消痰散结偏温之弊。魏品康喜用沙参麦冬汤加半夏、陈胆南星、天龙、全蝎等消痰散结药物。

案 1：王某，男，67 岁。1998 年 1 月 17 日初诊。

病史：1993 年开始，无明显诱因出现中上腹不适，自服猴头菇等药后，证情有所缓解。1997 以月 20 日，因劳累后，突然呕吐 300～400 mL 黯红色胃内容物，同时排出约 300 mL 酱红色大便，在当地医院就诊，胃镜提示贲门癌，于 1997 年 12 月 3 日在该院行近端胃癌根治术。病理提示，胃贲门部溃疡型管状腺癌，部分为低分化腺癌，发现转移淋巴结 3 个。术后曾用化疗、IL-2 等生物药治疗，不欲进食，口干较甚，明显消瘦，小便赤，大便秘结，2 日一行，舌红少津，苔黄腻，脉细数。

辨证：热毒伤阴，痰浊内聚。

治法：养阴解毒，消痰散结。

处方：北沙参、大麦冬、鲜石斛、玉竹各 10 g，蒲公英 30 g，凌霄花 10 g，蛇莓、夏枯草各 30 g，制大黄 15 g，法半夏、陈胆南星、天龙各 10 g，全蝎 3 g，炒麦芽、炒谷芽各 15 g。药进 7 剂，胃口开，口干缓，大便通畅。继以消痰散结法调治，3 个月体重增加 4 kg，面色红润，精力充沛，食纳、二便正常。完成化疗全过程。

4. 活血化瘀，消痰散结

晚期胃癌患者，久病入络，波及血分，痰瘀互结，临床多表现为胃脘疼痛，痛有定处而拒按，或痛有针刺感，食后痛甚，或见吐血便血，舌质紫黯，脉涩。治疗颇为棘手。魏品康治瘀不忘化痰，治痰不忘化瘀，从本而治，临床根据痰瘀轻重，从容调度用药，可谓匠心独运，圆机活法，临床每每获效。

案 2：刘某，女，72 岁。1998 年 5 月 23 日初诊。

病史：2 个月前出现进食后上腹部不适，查胃镜提示贲门癌，于 1998 年 4 月 17 日在全麻下行胃大部切除、食管胃吻合术。病理提示：贲门腺癌，贲门周围淋巴结阳性，术后予 FM 化疗方案，近来胃脘疼痛，多药多法均不得效，精神负担极重，纳呆，口渴欲饮，面色晦黯，舌黯红有瘀斑，脉弦滑。

辨证：痰瘀互结。

治法：活血化瘀，消痰散结。

处方：凌霄花、赤芍、当归各 10 g，丹参 30 g，全蝎 6 g，蜈蚣 3 条，天龙 10 g，地龙 15 g，制天南星、法半夏各 10 g，薜荔果 20 g，炒麦芽、炒谷芽各 15 g，炙甘草 6 g，大枣 5 枚。服药 3 剂，顽痛顿减，再拟上方加减治疗半年，胃脘疼痛完全缓解，食欲好转，精神振作，二便通畅。继以消痰散结法治疗。

［王建平，李毅华.魏品康从痰论治胃癌四法 [J].辽宁中医杂志，2001，28（6）：332.］

九、张伯礼教授从痰论治心血管疾病

张伯礼教授临证善于运用痰瘀学说治疗慢性心脑血管疾病及疑难病症。他发扬仲景"血不利则为水"之旨,有瘀必痰;总结多年临床经验提出"水不利亦可为瘀"。痰瘀可互生之假说。瘀可生痰,痰也可瘀,两者相伍,交互为患,仅孰先孰后,孰轻孰重而已。究其端由,气血流畅,津液输布,则无瘀也无痰生。气不畅则血滞而成瘀,瘀血阻滞脉络,津液失于输布,聚而变生痰浊;同时气不行则津液不布,湿、痰、饮、浊皆可变生;痰湿皆为有形之邪,留滞不去,阻遏气机,气滞则血行涩缓,而成瘀滞,故可谓"水不行可为瘀也"。湿痰瘀浊,皆为阴邪,体稠质重,易于黏结相搏,交解难释。临床治疗单纯化瘀事倍功半,痰瘀并治相互为解。如治疗冠心病此类证候时在传统活血化瘀法的基础上,重视湿邪、痰浊的辨识,湿邪轻浅用藿香、佩兰、白豆蔻之类;湿邪重者加蚕沙、半夏、苍术之品;化热生浊者则伍用茵陈、浙贝母;胶结者宜选用海藻、昆布、生牡蛎之属。临床上虽然可见纯瘀无痰者,也偶见纯痰无瘀者,但痰瘀互生总是病势所归,要于无显之处见现象,审时度势,用药宜早,防微杜渐。例如,在脂肪肝病理机转中,痰瘀互生,交互为患,是重要因素。在疾病早期此证不显,但在中后期,瘀浊胶结,已成窠囊,治之亦难。在临床治疗中创疏肝导浊法则,研制的肝脂清胶囊,选用丹参、泽泻配伍,丹参活血化瘀,泽泻利水化湿,再加柴胡疏肝调气,荷叶升清降浊,旨在调理气机,防瘀浊生变,取得较好的临床疗效,已病防变,意都在此。

患者,男,60岁。2009年3月20日来诊。

刻下症见:心慌不适,乏力、气短明显,活动后加重,伴咳喘,面色晦黯,唇甲青紫,舌质紫黯,苔厚腻,脉弦滑、结代。查心电图示:心房纤颤,心率50次/分。心脏彩超示左心功能降低(收缩+舒张),EF:37%,左心室节段性运动异常(符合左心室下、后壁陈旧性心肌梗死改变)。

西医诊断:冠心病,心衰Ⅱ度,心功能3级。

中医诊断:心衰。

辨证:心气亏虚,心血瘀阻,痰湿内盛。

治法:益气活血,健脾化痰。

处方:保元汤合丹参饮、二陈汤加减。人参12 g,黄芪20 g,桂枝10 g,云苓 15 g，炒白术 15 g，陈皮 12 g，半夏 9 g，炒酸枣仁 20 g，生龙牡（先煎）各 20 g，赤芍 15 g，川芎 15 g，丹参 15 g，葶苈子（包煎）15 g，大枣 5 枚，神曲 20 g。7 剂，水煎服。一周后，心慌、乏力明显减轻，守上方治疗两周后，心慌、气短、乏力、咳喘诸症消失，舌黯红，苔薄腻，脉结代，心率 55 次 / 分，上方去葶苈子，加山楂 15 g，减人参、黄芪为 10 g，继服 14 剂巩固疗效，两个月后随访，患者病情稳定。

[王遵来．张伯礼教授学术思想继承总结．世界中西医结合杂志，2010，5(4)：292-294.]

十、方和谦辨治论痰饮

张仲景谈"病痰饮者，当以温药和之"，是因为"无湿不生痰"。脾为生痰之源，脾主中焦，湿为阴邪，所以"病痰饮者，当以温药和之"。这是指一般规律。张仲景先师治痰饮方有：苓桂术甘汤、己椒苈黄汤、大青龙汤、小青龙汤、五苓散，具有一定的临床意义与实践经验。如对于停痰留饮的慢性肾脏疾患，最后都用温阳药、补气行水药治疗。在对急性发作的水气停留、饮邪停滞病症时，也不要忽略温热学说的应用。例如：患者高某，因急性肾功衰竭、无尿症住院。内科请方和谦会诊，方和谦认为此病在夏季，暑热伤气，气不化水，故采用了猪苓汤、益元散之类方剂，收效很好。此患者的溢饮（肾衰）是不能用"温药和之"的，而须用清热祛水药方能获效。《温病条辨》也谈治痰饮，记载有六一散、益元散等方剂。叶天士、吴鞠通认为：三焦腠理，水谷之道路，水火之通路，暑热伤元、伤阴后，也可导致痰饮。另外，张仲景在《伤寒论》阳明篇中述："若脉浮发热，渴欲饮水，小便不利者，猪苓汤主之。"猪苓汤中就有养阴的阿胶，此证就是因热伤气机而致的饮证。由此可见，对于痰饮证"温药和之"的治法，应审证求因，不要千篇一律。《金匮要略》中有苓桂术甘汤与小青龙汤对比的病案，是张仲景唯一举例说明的条文，谈的是麻黄的应用。此条文对方和谦在气管炎中的治疗，用与不用麻黄很有提示。茯苓、桂枝、半夏、五味子看患者的阳气虚否来选用。寒痰留饮，患者血虚，麻黄要慎用。"青龙汤下已，多唾口燥，寸脉沉，尺脉缓，手足厥逆，气从少腹上冲胸咽，手足痹，其面翕热如醉状，因复下流阴股，小便难，时复冒者，与茯苓桂枝五味甘草汤，治其气上冲。"条文说明此麻黄有汗无汗均可用，但汗出而喘谓实证可用麻黄，如血虚而喘则不能用麻黄，故不能用小青龙汤。麻黄禁忌：咽淋疮衄血汗寒。选用麻黄的生炙、量的大小，对喘息的患者有斟酌的必要。关于痰证，最普遍的治疗是二陈汤，其方化痰，临床应用多端，加枳实、竹茹名温胆汤。二陈汤合小柴胡汤名柴陈汤。二陈汤加当归、熟地黄名金水六君煎。二陈汤加藿香、佩兰名加减正气散。

此外，在风痰、寒痰、火痰推广的杂方就出了痰证的边际。如治神志不清的牛黄清心丸，治中风、半身不遂的再造丸、活络丸，也是祛痰。祛痰、醒神、开窍为三宝，常用的药有竹黄、远志、白蒺藜、胆南星、清半夏、鲜竹沥、礞石滚痰丸等。方和谦认为在痰核走注的治疗中，《外科证治全生》的阳和汤、小金丹、西黄丸对瘰疬、结核、乳腺增生、骨髓炎等病的治疗都有深远的意义。但在抗癌的治疗上没有明显的效果。另外，胸腔积液不能算在悬饮中。从处方学来讲有鼓证丸，方中的甘遂、半夏有泻下作用。峻猛重药的应用在什么场合用很重要。方和谦在门诊用到过小承气汤、大柴胡汤治疗胰腺炎。重药适用于病房，因可以观察。《通俗伤寒论》关于痰证的用药思考较多，为时方派。《伤寒指掌》亦可以参考。

［方和谦.中国百年百名中医临床家丛书·国医大师卷·方和谦 [M].北京：中国中医药出版社，2011.］